全国医药高职高专规划教材

U0746560

（供护理及相关医学专业用）

药　理　学

YAO　　LI　　XUE

主　编　刘志华　王培忠

副主编　李新才　彭　慧

中国医药科技出版社

内 容 提 要

本书是全国医药高职高专规划教材之一，依照教育部［2006］16号文件要求，结合我国高职教育的发展特点，根据《药理学》教学大纲的基本要求和课程特点编写而成。

全书共十篇，五十二章。总论部分主要阐述了药理学的基本轮廓，药物作用的基本规律和药理学的重要基本概念；各论主要针对基本药物进行阐述，适当引用已上市且临床评价相对成熟的新药，另外本书对药物相互作用、药源性疾病、药物依赖性安排了专门章节进行阐述。

本书适合医药高职教育及专科、函授及自学考试等相同层次不同办学形式教学使用，也可作为医药行业培训和自学用书。

图书在版编目（CIP）数据

药理学/刘志华，王培忠主编 . —北京：中国医药科技出版社，2009.8
全国医药高职高专规划教材 . 供护理及相关医学专业用
ISBN 978 - 7 - 5067 - 4246 - 7

Ⅰ. 药…　Ⅱ.①刘…②王…　Ⅲ. 药理学 - 高等学校：技术学校 - 教材　Ⅳ. R96

中国版本图书馆 CIP 数据核字（2009）第 099212 号

美术编辑　陈君杞
版式设计　郭小平

出版　中国医药科技出版社
地址　北京市海淀区文慧园北路甲 22 号
邮编　100082
电话　发行：010 - 62227427　邮购：010 - 62236938
网址　www. cmstp. com
规格　787 × 1092mm $\frac{1}{16}$
印张　26 $\frac{3}{4}$
字数　503 千字
版次　2009 年 8 月第 1 版
印次　2015 年 8 月第 8 次印刷
印刷　廊坊市广阳区九洲印刷厂
经销　全国各地新华书店
书号　ISBN 978 - 7 - 5067 - 4246 - 7
定价　**45.00 元**
本社图书如存在印装质量问题请与本社联系调换

出版者的话

随着我国医药卫生职业教育的迅速发展，医药职业院校对具有职业教育特色医药卫生类教材的需求也日益迫切，根据国发〔2005〕35 号《国务院关于大力发展职业教育的决定》文件和教育部〔2006〕16 号文件精神，在教育部、国家食品药品监督管理局的指导之下，我们在对全国医药职业教育相关专业教学情况调研的基础上，于 2008 年 12 月组织成立了全国医药高职高专规划教材建设委员会，并开展了全国医药高职高专规划教材的组织、规划和编写工作。在全国 20 多所相关院校的大力支持和积极参与下，共确定 25 种教材作为首轮建设科目。

在百余位专家、教师和中国医药科技出版社的团结协作、共同努力之下，这套"以人才市场需求为导向，以技能培养为核心，以职业教育人才培养必需知识体系为要素、统一规范科学并符合我国医药卫生事业发展需要"的医药卫生职业教育规划教材终于面世了。

这套教材在调研和总结其他相关教材质量和使用情况的基础上，在编写过程中进一步突出了以下编写特点和原则：①确立了以通过相应执业资格考试为基础的编写原则；②确定了"市场需求→岗位特点→技能需求→课程体系→课程内容→知识模块构建"的指导思想；③树立了以培养能够适应医药卫生行业生产、建设、管理、服务第一线的应用型技术人才为根本任务的编写目标；④体现了理论知识适度、技术应用能力强、知识面宽、综合素质较高的编写特点；⑤具备了"以岗位群技能素质培养为基础，具备适度理论知识深度"的特点。

同时，由于我们组织了全国设有医药卫生职业教育的大多数院校的大批教师参加编写工作，强调精品课程带头人、教学一线骨干教师牵头参与编写工作，从而使这套教材能够在较短的时间内以较高的质量出版，以适应我国医药卫生职业教育发展的需要。

根据教育部、国家食品药品监督管理局的相关要求，我们还将组织开展这套教材的修订、评优及配套教材（习题集、学习指导）的编写工作，竭诚欢迎广大教师、学生对这套教材提出宝贵意见。

全国医药高职高专规划教材建设委员会

编　委　会

主　编　刘志华　王培忠

副主编　李新才　彭　慧

编　委　（以姓氏笔画为序）

王培忠（山东中医药高等专科学校）

田　杰（长春医学高等专科学校）

刘志华（怀化医学高等专科学校）

李新才（益阳医学高等专科学校）

肖　凌（益阳医学高等专科学校）

吴卫华（怀化医学高等专科学校）

赵永新（怀化学院）

贾彦敏（山东中医药高等专科学校）

彭　慧（湘潭职业技术学院）

前　言

随着我国高等教育的迅速发展，近几年来高职高专教育的地位和作用日显凸出。为适应我国医学类高职高专层次教育教学的需要，我们本着"思想性、科学性、先进性、启发性、适用性"的原则，遵循高职高专教育规律，以"必需、够用"为度，组织编写了这本教材。

为充分体现药理学作为医学教育桥梁课程的特点和尽量满足医学类执业资格考试的需要，以及坚持面向基层、服务临床的观念，编写过程中我们注重基础理论、基本知识、基本技能的培养，力争做到基础性和前沿性相结合。全书共十篇五十二章。总论部分主要阐述了药理学的基本轮廓、药物作用的基本规律和药理学的重要基本概念；各论主要针对国家基本药物进行阐述，适当引用已上市且临床评价相对成熟的新药。在各系统药物编写中，我们注意了与相关基础医学和临床医学的结合，对代表药物进行重点的较为全面地描述，对临床常用同时安全范围小的药物着重描述了药物的不良反应和用药注意。为强调临床用药的安全性及合理用药，本书对药物相互作用、药源性疾病、药物依赖性安排了专门章节进行阐述。为配合教师教学和学生学习，保证教学活动的系统性与针对性以及便于掌握必备知识，在每章的开头和结尾分别提出了学习要求和思考题。

药理学是医学教育重要的基础课和桥梁课，同时也是指导临床合理用药的重要工具。为编好这本教材，编写组成员在充分理解医学类高职高专层次教育特点的基础上，本着科学、严谨、负责的态度和精神，精心组织素材，合理安排层次，在充分理解教学内容的基础上力求做到体现"三基"、"五性"的原则，使这本教材不仅适用于专科和高职临床医学、护理学专业用，也适用于其他相关医学类专业和基层医学专业技术人员学习、参考。

编写过程中我们主要的参考书有：周宏灏主编，药理学（中科院教材建设委员会规划教材），科学出版社，2003 年；杨宝峰主编，药理学（卫生部规划教材），第 6 版，人民卫生出版社，2006 年；陈新谦等主编，新编药物学，第 15 版，人民卫生出版社，2003 年；江明性主编，新编实用药物学，第 2 版，科学出版社，2004 年等。编写过程中得到了参编单位各级领导的大力支持，特别是马祥志教授为组织编写该书付出了大量辛勤的劳动，在此一并表示感谢。由于时间仓促，编写水平有限，书中难免有不当之处，恳切希望广大读者批评指正，以帮助我们在今后的工作中改正。

编　者
2009 年 3 月

目 录

药 理 学

第一篇 总 论

第二篇 作用于外周神经系统的药物

第四篇　作用于心血管和肾脏的药物

第五篇　作用于血液及内脏器官的药物

第六篇　内分泌系统药物

第七篇　化学治疗药

第一篇

总　论

CHAPTER 第一章

绪 言

☞ 学习要求

掌握药理学的基本概念，熟悉药理学基本研究内容和任务，了解药理学的形成和发展。

一、药理学的性质和研究内容

药理学（pharmacology）是研究药物（drug）与机体包括病原体间相互作用及其规律的学科。药物效应动力学（pharmacodynamics）和药物代谢动力学（pharmacokinetics）是药理学研究的两个基本内容。随着人类对药物安全性评价的要求越来越高，目前毒理学（toxicology）也成为药理学研究的主要内容。

药物是指能对生物体生理功能和生化过程产生影响，用于预防、诊断和治疗疾病的化学物质。计划生育是我国的基本国策，因此一些用于计划生育的化学物质也属药物的范畴。现代药物的来源包括天然物质、化学合成和生物技术三个方面，其中天然物质是人类最早使用药物的来源，包括植物、动物和矿物质。在对天然物质的应用过程中人类又逐渐学会了从中提取和分离有效成分，使药物的作用更加明确和易于掌握。化学合成是将不同的化学物质经过一系列化学反应后得到新化合物的过程，这些新化合物可以是自然界原本没有的药物，也可以是天然药物中的单一成分。生物技术包括生物和微生物培养、基因重组、单克隆抗体等技术，可以帮助我们得到疫苗、抗体、蛋白质及核酸类药物。

药物效应动力学简称药效学，是研究药物对机体的作用及其作用机制的学科。药物作用于机体产生效应前一般先与机体大分子物质结合，这一过程称药物作用。然后由大分子物质将药物的化学信息转化成生物学信息，引起生物学效应的过程称药理作用。药物代谢动力学又叫药动学，它研究的是机体对药物的处置过程及其规律。药物由给药部位进入体内后会在机体的影响下发生变化并最终被排出体外，其中的步骤先后发生但又同时存在。我们可以通过观察血药浓度随时间变化的过程，并将获得的数据运用于数学模型而寻求其体内过程的变化规律。毒理学是研究包括药物在内的化学物质对生物体的不良作用的科学。药物与毒物并无严格界限，只有在适当的剂量和疗程的条件下才能对机体产生有益作用，剂量过大或疗程过长都可能对机体产生有害作用。毒理学除了应用于药理学研究外，其研究的对象还包括工业污染物、天然有机和无机毒物，以及作用于物种和生态系统的其他毒性物质。

二、药理学的任务

药理学是以生理学、生物化学、病理学、微生物学等基础医学理论和技术为基础，为防治疾病、合理用药提供科学依据和思维方法的科学，是基础医学和临床医学以及医学和药学间的桥梁。药理学有其相对独立的理论体系，但理论的形成和研究方法与其他生命科学有着广泛联系，它的任务主要有三个方面。第一，指导临床合理用药。安全、有效是药物的基本要求，根据药动学、药效学及毒理学研究提供的参数，能基本保证在安全范围内发挥药物的最大治疗作用。第二，发现和揭示新的生命现象。药理学是基础医学理论的重要组成部分，又是人类探索生命现象未知领域的重要工具，为其他生命科学的研究提供重要的科学依据和研究方法。第三，开发新药。药效学、药动学和毒理学研究是新药研制的核心内容，旨在证明药物是否安全、有效。

新药上市须通过临床前评价和临床评价两个阶段。临床前评价包含药物化学、药理学、药剂学等内容的研究，其中药理学研究主要以符合《动物管理条例》的实验动物为研究对象，旨在系统地发现药物的治疗作用、不良反应、毒性和特殊毒理作用，初步阐述药物在体内运动变化的速率过程。但在对药物的反应性方面，人和动物存在明显的种属差异，临床评价就是运用临床药理学的研究手段，以人为对象开展的对药物有效性和安全性的研究。临床研究一般分为四期。Ⅰ期临床试验是在健康成年志愿者身上开展的人体初步药理学和安全性试验，并阐述药物在一般人的体内速率过程。Ⅱ期临床试验是对患者进行的随机、双盲的对照观察，对新药的有效性和安全性作出初步评价，并推荐临床给药剂量。Ⅲ期临床试验是扩大的多中心临床观察，同样要遵循随机、盲法、对照的原则，是对新药有效性、安全性所做的小范围社会性考察。通过Ⅲ期临床试验后，新药方能批准生产、上市，但仍需在社会人群大范围内继续进行安全性和有效性评价，即Ⅳ期临床试验。Ⅳ期临床试验除继续考察新药的有效性外，更重要的是考察在广泛长期使用条件下药物的不良反应，以最终确定该新药的临床价值。

三、药理学的形成和发展

药理学起源于欧洲，它是人类在长期使用和认识药物过程中形成的知识和经验的积累与相关基础医学、化学等学科发展相结合的产物。药物的发现始于古人类寻找食物中毒后的解毒物质，并在与疾病作斗争的长期实践中逐渐认识了更多的能治疗疾病的天然物质，在有文字后这些经验便记录下来。我华夏之都素有文明古国之称，远在夏、商就已有酒和汤液的发明，古代典籍中也有伏羲尝味百草、神农尝百草之说。《神农本草经》约成书于公元一世纪，它总结了东汉以前的药物知识，收载药物 365 种，是我国现存最早的药物学专著。唐朝政府于公元 659 年组织完成了《新修草本》的编著，收载药物 884 种，被认为是世界上最早形成的国家药典。明代李明珍编著的《本草纲目》，集历代本草之大成，是世界闻名的一部药物学巨著。全书分 52 卷，约 190 万字，共收载药物 1892 种，附方 11000 余条，插图 1160 幅，于 1578 年完成，1596 年出版，并被译为英、日、德、朝、俄、法、拉丁等七国文字传播到世界各地。

16 世纪中瑞士医生 Johann Jakob Wepfer 首次用动物实验研究药物的作用和毒性，被誉为"药理学之父"。18 世纪末，化学和实验生理学的发展为药理学的形成奠定了科学基础，人们开始大量地从植物中提取分离有效成分，并建立起在整体动物水平上观察药物作用的实验研究方法。1806 年，德国药剂师 Fredrick Surtürner 从罂粟中分离出吗啡并证实了吗啡的镇痛作用。1847 年爱沙尼亚 Rudolf Buchheim 写出了第一本药理学教科学，使药理学正式成为一门独立学科。1856 年法国生理学家证实箭毒的作用部位在神经 – 肌肉接头，成为药物作用机制的最早研究。1878 年英国的 Langly 根据阿托品和毛果芸香碱对猫唾液分泌的拮抗作用研究，提出细胞中可能存在一种能与药物结合的物质，Ehrlich 于 1908 年首次提出了受体（receptor）概念，并以"锁与钥匙"的关系解释药物 – 受体的相互作用关系。在这期间，Rudolf 的学生德国药理学教授 Oswald Schmiedeberg 先后提出了药物构效关系、药物受体、选择性、毒性等一系列药理学概念，进一步丰富和发展了药理学理论。为发展新的、更有效的药物，进入 20 世纪后，人们开始利用化学合成和改造天然有效成分分子结构作为药物新的来源。30 年代到 50 年代是新药发现的黄金时期，如磺胺类药物、抗生素、抗组胺药、抗高血压药、合成抗疟药、镇痛药、抗精神失常药、激素类与维生素类等药物均是在这段时期研发成功，其中的许多药物现在依然是临床的常用药。

20 世纪 60 年代初期发生了震惊世界的沙立度胺（Thalidomide）事件，促使人们重新审视药物有效性和安全性的关系。沙立度胺又名反应停，原本用于镇静催眠，上市后不久由于发现有良好的镇吐作用而在部分国家被用于早孕反应。结果导致全球发生 1 万多例蹼肢畸形新生儿诞生，波及德、英、法、日等 16 个国家，成为人类用药史上最惨重的一次药物不良反应事件。这一事件教训深刻，但对药理学的发展也起到了巨大的推动作用，促使人们重视新药的毒理学研究和加强临床药理学研究。临床药理学是药理学的第一个分支学科，它提出于 20 世纪 30 年代，开始只是美国、瑞典等少数几个国家开展。沙立度胺事件后，在世界卫生组织要求下，临床药理学研究在其成员国中迅速发展起来。不仅如此，还逐渐在全球范围内建立了药物不良反应监测报告制度，对药物，特别是新药开展全球性的不良反应监测，保证药物得到安全合理的使用。

近 50 年来，随着对人类生命奥秘探索的不断加深和科学技术，特别是生命科学和计算机技术的迅速发展，药理学与时俱进，由过去的单一学科发展成为与其他生命科学、生物物理学、化学等科学密切联系的综合学科。现代药理学可以说以现代科学技术的研究手段在药理学研究中得到广泛应用和分支学科不断形成与建立为特征。对药物作用机制的研究由过去的整体、器官水平推进到亚细胞、分子水平，如受体及其亚型的克隆、通道蛋白的克隆等技术加深了我们对生命现象、药物与生物大分子之间相互作用规律的认识，基因重组技术和基因敲除技术也已经在药物研发、药物基因治疗等领域得到应用。同时，药理学与其他生命科学间的互相渗透使其在纵横两方面都出现了许多新的分支。在解剖学层面上，产生了细胞药理学、分子药理学分支，根据生理学系统，出现了吸收药理学、心血管药理学、神经药理学、免疫药理学、生殖药理学等分支；根据相关学科范围，出现了遗传药理学、生化药理学、中药药理学等分支；根据生命的不同阶段，出现了围生期药理学、妊娠药理学、发育期药理学、老年药理学等。此外还有时间药理学、药物经济学、药物流行病学等等。几乎渗透到了生命科学的所有领域。

　　药理学诞生的 200 年来，在服务于人类健康做出了突出贡献，其发展的速度和研究水平也已处在了生命科学的前沿，但依然有许多问题摆在我们面前等待解决。其一是药物的滥用和不合理使用导致药物不良反应、药源性疾病发生率越来越高，细菌对抗菌药的耐药性愈演愈烈，麻醉药品和精神药品的成瘾性使用所造成的社会问题一直得不到根本解决；其二是在某些领域的药物治疗我们人类还一直处在下风，如在抗病毒和抗恶性肿瘤治疗方面；其三是联合用药时药物在体内的相互作用，现在还缺乏有效的办法来揭示其中变化的规律。药理学的发展虽说已取得了不少伟大的成就，但摆在我们面前的问题也许要花费几代人的精力才能够解决；并且还会不断有新的问题出现，需要我们不懈努力，永久地去探索。

（刘志华）

第二章

药物效应动力学

☞ **学习要求**

1. 掌握药物作用的基本概念、不良反应和常用药效学参数。
2. 熟悉药物作用的量效关系、受体机制。
3. 了解药物的其他作用机制。

药物效应动力学研究的是药物作用于机体（包括病原体）后产生的生理或生化效应，以及产生效应的机制。通过药效学研究可为合理的药物治疗和药物设计提供理论依据。药效学的基础研究也可阐明生物机体的生化和生理功能调节。

第一节 药物的作用

一、药物的作用和效应

药物进入体内后与靶点发生的相互作用称药物作用（drug action），这种相互作用引起细胞功能和形态的改变则称为药理效应（pharmacological effect）。如去甲肾上腺素与血管平滑肌细胞膜上的 α 受体结合是其作用，而后引起血管平滑肌的收缩是其效应。

1. 药物的基本作用 药物是通过调整机体的生理生化功能，使其达到正常的平衡而发挥治疗作用的，因此药物的基本作用可用兴奋作用（excitation）和抑制作用（Inhibition）来概括。药物使靶位生理生化活动增强为兴奋作用，如心率加快、肌肉收缩、腺体分泌等；药物使靶位生理生化活动减弱则为抑制作用，如心率减慢、肌肉松弛、腺体分泌减少等。

2. 直接作用和间接作用 药物作用于靶位后使作用部位的细胞生理生化活动发生变化，称直接作用。但有时药物也可通过神经反射和体液调节等机制使其他组织细胞的生理生化活动发生变化，称间接作用。如外源性去甲肾上腺素选择性激动 α 受体使血管平滑肌收缩为直接作用，但血压升高后可通过压力感受器反射调节机制兴奋心迷走神经而使心率减慢，则为间接作用。

3. **选择性作用**　通常药物在治疗剂量下只对一种或少数几种组织产生药理效应，称药物作用的选择性（selectivity）。虽然药物在体内的分布是不均匀的，但药物作用的选择性主要还是受药物与组织细胞亲和力影响。如果某种药物作用于一种受体或部位所需的浓度远低于作用于其他受体或部位，则该药对这种受体或部位具有选择性。药物作用的选择性是双向的，即药物只是选择性地与特定的药物靶点结合，同时，药物作用靶点的蛋白也只能识别特定类型的药物与之结合。如强心苷只对心肌有兴奋作用，而对骨骼肌和其他平滑肌则无作用。但药物随剂量增加，作用选择的范围也会增加，如新斯的明治疗剂量下对骨骼肌作用最强，但过量时会导致全身广泛的 M 受体和 N 受体兴奋效应，产生"胆碱能危象"。因此，药物作用的选择性只是相对的，在剂量或浓度增加时，几乎所有的药物都可能作用于其他受体或组织。

4. **吸收作用与局部作用**　药物由给药部位吸收入血后分布到其他组织产生的药理效应称吸收作用，又叫全身性作用。药物只在给药部位产生治疗作用称局部作用，如滴眼剂用于眼部疾病，消毒液用于局部消毒。但若局部用药部位血流丰富而用量较大时，药物也可以被迅速吸收而产生吸收作用，如实施局部浸润麻醉时局麻药用量过大，可因药物的大量吸收而引起局麻药中毒。

二、药物作用的两重性

药物作用没有绝对的选择性。由于受体分布的范围、用药后药理效应引发的神经－体液调节作用及药物可能与多种组织细胞或受体具亲和力等因素，使得药物对机体的作用总合表现出两个方面。一方面是符合用药目的，对预防和治疗疾病有积极意义的作用，称治疗作用（therapeutic effect）；另一方面是不符合用药目的，对机体不利的作用，称不良反应。

若药物治疗能消除病因，使疾病得到治愈，称病因治疗（etiological treatment），如抗生素杀死或抑制病原菌；若药物治疗只能缓解症状，而不能消除病因，则称对症治疗，如阿司匹林治疗风湿性关节炎。临床用药时应妥善处理两者的关系，适时、技巧地运用，特别是在抢救危重病人时，对症治疗对解除病人痛苦、维持生命指征、为病因治疗赢得时间具有重要意义。有时药物治疗是为了补充机体自身生理活性物质的不足，称替代疗法（replacement therapy），如维生素 C 治疗坏血病、糖皮质激素治疗肾上腺皮质功能不全。

三、药物不良反应

药物不良反应（adverse drug reaction，ADR）是药物在正常用法用量时产生的与治疗目的不符，给机体造成不适或伤害性的反应。ADR 不包括药物过量、药物滥用和治疗错误及其他的人为故意。药源性疾病（drag reduced disease）是由药物引起的人体器官、组织等的功能和结构的损害，并有临床过程的病症，其实质是药物不良反应的结果。

（一）药物不良反应的分类

药物不良反应可根据发生是否与剂量和疗程相关分为 A 型反应和 B 型反应两类。

1. A 型反应（type A reaction）　与剂量和疗程相关的药物不良反应为 A 型反应。这类反应大多为药物药理学作用的延续，随剂量增加或疗程延长而出现和加重，减量或停药后可减轻或消失，再次用药又可重复出现。虽发生率高，但通常在动物药理、毒理学研究中可被发现，因而可以被预知和易于防范，死亡率低。

2. B 型反应（type B reaceion）　某些药物不良反应的发生取决于患者的特异体质，而与药物的剂量和疗程无明确关系，称 B 型反应。患者的特异体质可能由遗传基因决定，也可能是药物获得性变态反应。B 型反应在一般药理、毒理研究中不易发现，只有在患者接触药物后才出现，因此在患者首次用药时难以预防其发生。患者对某种药物产生 B 型反应时，再次用药又可重复出现，因而对某些药物引起的 B 型反应也是可以预防的。B 型反应发生率小于 5%，但往往来势凶猛，病情严重，死亡率高。

表 2-1　A 型和 B 型不良反应比较

	A 型	B 型
与剂量和疗程相关	是	否
药理学研究可发现	是	否
发生率	高	低
死亡率	低	高
防治措施	调整剂量	禁用

（二）药物不良反应的性质

1. 副作用（side reaction）　指药物在治疗剂量时产生的与治疗目的无关的药理作用所引起的反应。副作用是因药物固有的药理作用而产生的，因此多数药物都会产生不同程度的副作用。给药剂量大，或药物的作用范围广，药物副作用的发生会重或多，减量或停药副作用可减轻或消失。

2. 毒性反应（toxic reaction）　也称毒性作用（toxic effect），指血药浓度达到中毒水平时对机体产生的伤害性作用。毒性反应也是与剂量和疗程明显相关的不良反应。若用药剂量过大，血药浓度会在短时间内达到中毒水平，称急性毒性作用（acute toxicity）；某些药物长期使用时会在体内蓄积，药物蓄积到一定程度时又会向血管内缓慢释放，从而使血药浓度逐渐达到中毒水平，称慢性毒性作用（chronic toxicity）。毒性反应可以是药理作用过强所致，如中枢抑制药过量引起中枢的过度抑制，也可以是药物对机体产生的病理损伤，如某些药物对肝、肾的损害。只要药物浓度在作用部位超过不要太多，毒性反应一般是可逆的，减少剂量或缩短疗程也可以预防毒性反应的发生。

某些药物可能具有基因毒性而引起遗传基因的变异，产生致突变（mutagenesis）、致畸（teratogenesis）和致癌（carcinogenesis）作用，称特殊毒性作用。这类毒性作用一般发生延迟，一般药理研究和用药早期难以发现，有时也很难将它与引起的药物联系起来。

3. 后遗效应（residual effect）　指停药后体内低于有效浓度的药物引起的效应。

后遗效应可以是短暂的，如使用巴比妥类药物催眠后次晨仍有嗜睡、乏力、困倦等现象；也可以是持久的，如长期使用糖皮质激素停药后产生肾上腺皮质功能减退。

4. 依赖性（dependence） 指反复使用麻醉药品或精神药品后机体对药物产生的生理适应现象。表现为患者需要药物的支撑才能维持内环境的稳定，突然停药会导致机体产生严重不适甚至戒断反应（withdrawal symptoms）。依赖性分精神依赖性（psychological dependence）和躯体依赖性（physical dependence）。精神依赖性一般发生在依赖性形成的早期，患者出于追求用药后的愉悦体验而反复用药，称主动觅药行为。精神依赖阶段一般无耐受性，突然停药可产生一定程度的不适，但无戒断反应。躯体依赖性继发于精神依赖性，往往与药物耐受性并行发展，突然停药会给患者造成近似痛苦的不适甚至戒断反应，此时患者反复用药的目的是迫于对戒断反应的恐惧，称被动觅药行为。目前药物依赖性导致的麻醉精神药品滥用已成为全球严重的社会问题。

5. 特异质反应（idiosyncratic reaction） 指患者受遗传特征决定而对某些药物产生的特定的不良反应，患者表现出对这些药物在低剂量时产生高度敏感性。如 G－6－PD 缺乏患者使用伯氨喹时可发生严重的溶血性贫血。

6. 变态反应（allergic reaction） 也称过敏反应（hypersensitive reaction），指药物作为抗原或半抗原引起机体产生的病理性免疫应答反应。药物引起变态反应，可能是药物本身就具有免疫原性，也可能是其降解或代谢产物作为半抗原和内源性蛋白结合后形成抗原，敏化后使机体产生抗体，再次与药物接触时而发生。变态反应的表现形式多样，常见的有皮疹、发热、血管神经性水肿、血清病样反应等，也可出现哮喘、肝肾损害、骨髓造血功能受损等，最凶险的为过敏性休克。有时患者对一种药物过敏，可能同时获得与该药物化学结构相类似的其他药物的过敏性，称交叉过敏。变态反应与剂量和疗程无关，药理毒理研究难以发现，对易致变态反应的药物用药前应询问患者有无过敏史，凡有过敏史或过敏试验阳性者禁止使用有关药物。

第二节　药物的量效关系

在一定剂量范围内，药物引起的效应强度随剂量增加而增强，这种药物的效应随剂量变化的关系，称量效关系（dose－effect relationship）。在药物的量效关系中，产生最小治疗效应对应的剂量称最小有效量（minimal effective dose），产生最大治疗效应对应的剂量称最大有效量（maximal effective dose，极量），二者之间的剂量范围称安全范围，又叫治疗窗（therapeutic window）。引起最小中毒作用的剂量称最小中毒量（minimal toxic dose），导致死亡的最小剂量称致死量（lethal dose）。最大有效量与最小中毒量的距离往往很小，因此临床用药时应尽量避免使用最大有效量。

一、剂量－效应曲线

以剂量为横坐标，效应为纵坐标作图，得到一条效应随剂量变化的曲线，称剂量–效应曲线，简称量效曲线。在量效曲线上，当达到最大效应后继续增加剂量，效应强度不再增强。药物剂量与产生的血药浓度成正比，因此量效曲线也可用浓度–效应曲线表示。

二、量反应量效曲线

药物产生的效应强度是用可测定的数据来衡量，如心率（次/分）、血压（kPa）、血糖（mg/ml），称量反应（quantitative），对量反应型药物效应作的量效曲线，称量反应型量效曲线（图 2－1）。若横坐标取对数值，则量反应型量效曲线呈对称的 S 型曲线。通过对量反应型曲线进行分析，可以得到效能、效价等药效学参数。

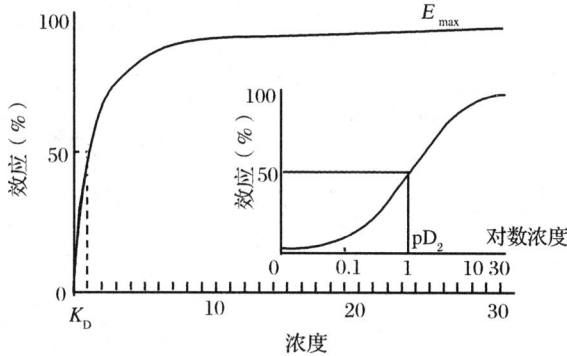

图 2－1　量反应型量效曲线

1. 效能（efficacy）　指药物所能产生的最大效应，常与药物的内在活性有关。

2. 效价（potency）　指药物达到一定效应时需要的剂量，取决于药物与受体的亲和力和反应效率。其高低与剂量成反比。

效能和效价并无直接的关系，引起同等效应的药物，其效价不一定相同，效价高的药物也不一定效能强（图 2－2）。

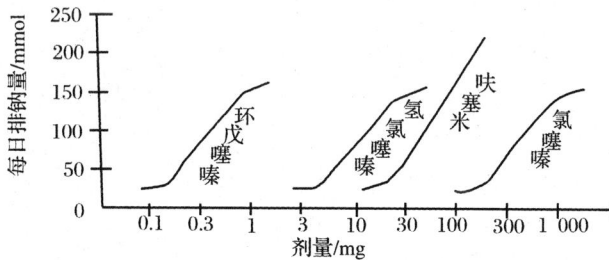

图 2－2　四种利尿药的效能效价比较

三、质反应量效曲线

药物效应不能计量，只有"阴性"或"阳性"、"全"或"无"之分，如有效或无效、抽搐或不抽搐、存活或死亡等，这类反应称质反应（quantal）。对质反应效应作的量效曲线，称质反应型量效曲线（图2-3）。质反应曲线呈近似正态分布，若横坐标取对数值，纵坐标取效应累加的百分率，也可得到对称 S 型曲线。通过对质反应型量效曲线进行分析，可得到半数有效量、半数致死亡、治疗指数等药效学参数。

1. **半数有效量**（median effective dose，ED_{50}）　指能引起 50% 最大效应（量反应）或 50% 阳性反应的剂量或浓度。

2. **半数致死量**（median lethal dose，LD_{50}）　指能引起半数动物死亡的剂量。

3. **治疗指数**（therapeutic index，TI）　是 LD_{50}/ED_{50} 的比值。ED_{50} 反映药物的活性强度，药物活性越高，ED_{50} 值越低；LD_{50} 反映药物的安全性，LD_{50} 值越大，安全性越高。孤立地使用这两个参数不能准确地判断药物的有效性和安全性。临床上常用 TI 来判断药物的安全程度，TI 越大，药物的安全性越好。TI 是根据动物毒性试验数据计算的，它不适用于药物引起的特异质反应，因此在临床上的应用也有一定限制。

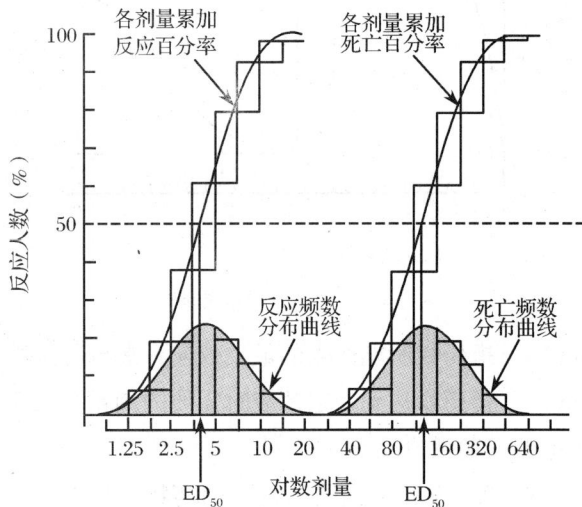

图 2-3　质反应型量效曲线

第三节　药物作用机制

药物作用机制是指药物产生作用的生物学基础，大多数药物是通过作用于受体后产生生物效应的，也有部分药物可以通过改变体液的理化性质、影响酶活性、干扰代谢过程等方式发挥作用。

一、药物作用的非受体机制

1. **影响酶的活性**　如阿司匹林抑制前列腺素合成酶，新斯的明抑制胆碱酯酶等。

2. **参与或干扰机制代谢**　如铁制剂中 Fe^{2+} 参与血红蛋白合成，6-巯嘌呤干扰肿瘤细胞核酸合成等。

3. **影响离子通道**　如硝苯地平阻滞钙通道，局麻药阻滞钠通道等。

4. 改变理化环境　如碳酸氢钠升高胃液、血液和尿液 pH，甘露醇升高血浆和肾小管腔晶体渗透压。

5. 影响递质释放　如麻黄碱促进交感神经末梢释放去甲肾上腺素，大剂量碘抑制甲状腺素释放等。

二、药物作用的受体机制

药物抵达靶位后首先与靶位的某种生物大分子结合，由生物大分子将化学信息转化为生物信息后引起生物效应，这种大分子物质就称为受体（receptor）。能与受体结合的药物则称配体。

（一）受体与配体结合的特性

1. 特异性　受体对配体具有高度的识别能力，只能与特定分子大小、形状、电荷的药物分子结合，具有严格的构象关系。这也决定了药物作用的选择性。药物化学结构的任何改变都会显著提高或降低它与受体的结合，引起治疗效应和毒性作用的改变。

2. 高度亲和力　药物与受体结合的能力称亲和力。一旦药物被受体识别，都具有高度的亲和力，极微量的药物分子即可激活受体而产生较显著的效应。

3. 可逆性结合与竞争性拮抗　内源性配体及药物与受体的结合是可逆的，配体与受体结合后可被其他特异性配体所置换。当同时存在两种或以上被同一受体识别的配体时，配体间会出现竞争性拮抗作用。

4. 饱和性　受体的数量是有限的。受体未被全部结合前，受体被结合的数量及产生的效应强度与药物浓度成正比，当所有的受体完全被结合时，再升高药物浓度，则药物效应强度不继续增强。

5. 可调节性　作为生物大分子的受体本身也是由机体生物合成的，因此它的数量也是可以改变的，称受体的调节。受体数量增加称向上调节，数量减少称向下调节。

体内受体大多有内源性配体，受体拮抗药可使受体的生物合成代偿性增加，产生受体向上调节，突然停药可能造成原发疾病症状加重，成为疾病反跳的机制之一。受体激动药可反馈性地抑制受体生物合成而使数量减少，产生受体向下调节，此时需要加大剂量才能产生疗效，成为药物耐受性的机制之一。另外，激动药对受体的长期持续刺激会导致受体对配体产生不应性（脱敏），长期使用拮抗药也会使受体对药物敏感性增强，成为受体向上或向下调节的另一种机制。

（二）作用于受体的药物分类

药物作用于受体能否产生药理效应取决于受体与药物间的亲和力与药物是否具有激活受体的能力，即内在活性。药物能被受体识别即表明有亲和力，于是可按药物内在活性的大小分为激动药和拮抗药两大类。

1. 激动药（agonist）　药物有很强的内在活性，能有效地激活受体产生激动效应，称激动药。有些药物虽能与受体结合，但内在活性低，产生的最大效应低于激动药，称部分激动药（partial agonist）。部分激动药单独使用可产生激动药的作用，但如与激动药合用则会拮抗激动药的作用。

2. 拮抗药（antagonist） 药物虽与受体有亲和力，但无内在活性，与受体结合后不仅不激动受体，还能阻止激动药或内源性配体与受体结合，称拮抗药。药物与受体的结合若以氢键、离子键、范德华力方式进行，产生的结合是可逆的，对受体的拮抗效应受激动药的抵消，称竞争性拮抗药（competitive antagonist）。若药物与受体的结合是共价键方式，则结合是不可逆的，拮抗效应几乎不受激动药影响，称非竞争性拮抗药（non – competitive antagonist）。

（三）受体的分类

受体是分布在细胞膜、细胞浆和核内的大分子物质，如蛋白质、核酸、脂质等。根据受体蛋白结构，信号传导机制等特点，受体可分为4类。

1. 离子通道受体（ion channal receptor） 是存在于快反应细胞膜上由4~5个亚单位组成的跨膜离子通道。受体激活后，离子通道开放，使细胞膜去极化或超极化，产生兴奋或抑制效应。

2. G蛋白偶联受体（G protein – coupled receptor） 这是一类超家族受体，均由300~500个氨基酸组成的肽链形成7次反复跨过细胞膜的α螺旋结构。N端在细胞外，C端在细胞内，因氨基酸组成不同而导致对配体的特异性，是体内分布最广的受体类型。

3. 酪氨酸激酶受体（tyrosine kinase linked receptor） 该类受体贯穿细胞膜，膜外部分与受体结合后，受体构象发生变化，激活胞内区段的酪氨酸激酶，使胞内酪氨酸磷酸化，激活蛋白激酶，诱导DNA、RNA及蛋白质合成。

4. 细胞内受体（intracelluar receptor） 该类受体存在于细胞浆或细胞核内。未活化的受体常与蛋白质复合物结合，当受体被激活后，复合物发生变构，进入细胞核识别特异DNA碱基区段并与之结合，促进其转录及继后的特异蛋白质合成（图2-4）。

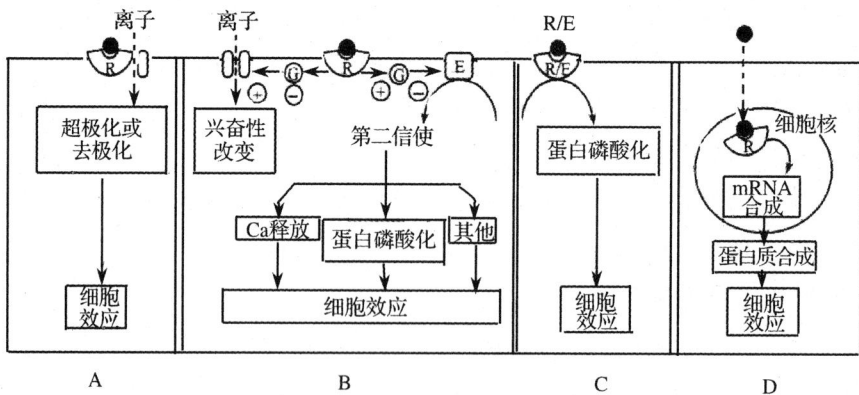

图2-4 受体结构及相关的信号道路

思 考 题

1. 什么叫药物作用的两重性，药物作用为什么具有两重性？

2. 按照 WHO 药物不良反应分类方法，A 型反应和 B 型反应有何异同，在不同的反应性质中，哪些属 A 型反应，哪些属 B 型反应？

3. 什么是药物的量效关系？量反应型量效关系与质反应型量效关系有何不同，分别得到哪些药效学参数？

4. 受体激动药、部分激动药、拮抗药有何异同？什么是受体的向上调节和向下调节，有何临床意义？

（刘志华）

第三章

药物代谢动力学

☞ **学习要求**

1. 掌握药物体内过程的基本概念和重要的影响因素，常用药动学参数的概念和意义。

2. 熟悉药物体内过程的一般影响因素、速率过程、药-时曲线的概念和意义。

3. 了解药物跨膜转运的过程。

药物由给药部位抵达靶位，以及最终被机体清除，一般须经过吸收、分布、代谢、排泄等时相，而在这一系列体内过程中药物的分子浓度每时每刻都在不断变化。药物代谢动力学就是研究药物的吸收、分布、代谢、排泄过程，并运用数学原理和方法阐述其中量变规律的科学。

第一节 药物分子的跨膜转运

药物分子在体内实现体内过程的不同时相，都存在药物跨过生物膜的运动，称跨膜转运。大多数情况下药物由膜的高浓度一侧向低浓度一侧转运，其转运速率受膜两侧药物浓度差、化学差及电位差的影响，不消耗能量，叫被动转运（passive transport）；少数情况下药物分子也可从膜的低浓度一侧向高浓度一侧实现逆差转运，这一过程须消耗能量，叫主动转运（active transport）。小分子药物可利用生物膜的某些基本属性（滤孔、脂溶性）实现跨膜转运，而大分子药物完成这一过程则需借助于膜上的载体，我们叫载体转运（carrier - mediated transport）（图3-1）。

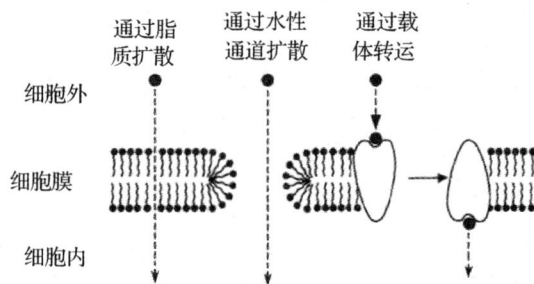

图 3 - 1 药物通过生物膜的方式

一、被动转运

1. 简单扩散（simple diffusion）　小分子的非极性药物以其所具有的脂溶性溶解于细胞膜的脂质层顺浓度差跨过生物膜称简单扩散，又叫脂溶性扩散，是绝大多数药物的跨膜转运方式。简单扩散的速率除受膜两侧药物浓度差和脂溶性程度影响外，还与药物在体液中的解离度有关。

绝大多数药物均为弱酸性或弱碱性电解质，分子状态（非解离型）疏水而亲脂，易通过生物膜；而离子状态极性高，不易通过生物膜。依据 Henderson – hasselbalch 公式，药物在体液中的解离反应式为：

弱酸性药物

$$\lg\frac{\left[A^-\right]}{\left[HA\right]} = \mathrm{pH} - \mathrm{p}K_a$$

弱碱性药物

$$\lg\frac{\left[HB^+\right]}{\left[B\right]} = \mathrm{p}K_a - \mathrm{pH}$$

式中 $[HA]$、$[B]$ 为分子状态药物浓度，$[A^-]$、$[HB^+]$ 为离子状态药物浓度，$\mathrm{p}K_a$ 为解离常数。由以上公式得知，$\mathrm{p}K_a$ 值即导致药物一半解离时的溶液 pH。

2. 滤过（filtration）　极性药物分子可借助于流体静压或渗透压通过生物膜的水性通道实现顺差的跨膜转运，称滤过。体内大多数细胞膜的水性通道很小，直径约 0.4 ~ 0.8nm，只允许分子量少于 100 ~ 150 的药物通过，而毛细血管上皮间的孔隙较大，直径可达 4nm 以上，分子量达到 20 000 ~ 30 000 者也能通过，故绝大多数药物均可透过毛细血管膜。但脑内大部分毛细血管壁无孔隙，药物不能以滤过的方式通过毛细血管进入脑组织。

虽然大多数无机离子小，但他们通过细胞膜的跨膜转运却由主动转运机制而控制。

3. 易化扩散（facilitated diffusion）　一些大分子的药物和金属离子不能由简单扩散或滤过的方式顺差转运，而需借助于细胞膜上特殊的跨膜蛋白实现药物的跨膜转运，称易化扩散，属载体转运的一种。易化扩散受跨膜蛋白的选择性、饱和性、竞争性抑制等因素的影响。跨膜蛋白对被转运的物质有结构的选择性，又称特异性，当跨膜蛋白由被转运的药物全部占领完，再升高药物浓度其转运速率不再加快，称绝对饱和性；结构相似的药物或内源性物质同时由一种跨膜蛋白转运时，其中一种物质跨膜转运的速率会下降，称竞争性抑制。

二、主动转运

指药物或离子借助于细胞膜上跨膜蛋白逆浓度差或逆电位差的转运方式，需消耗能量，属载体转运的一种。主动转运也受选择性、饱和性、竞争性抑制等因素的影响，这种转运方式对体内代谢物质和神经递质的转运，以及通过干扰这些物质而产生药理作用的药物有重要意义。

第二节　药物的体内过程

一、吸收

药物自给药部位进入血液循环的过程称吸收（absorption）。不同情况下药物只有经过吸收过程才能发挥全身作用，不同给药途径有不同的药物吸收过程和特点。静脉注射药物可直接进入血液循环，故无吸收过程。

（一）影响药物吸收的因素

1. 药物的理化性质　药物的分子大小、脂溶性高低及 pH 均影响药物的吸收。简单扩散是药物最常见的吸收方式，大多数药物属小分子非极性弱碱性物质，易于以简单扩散方式吸收。分子量大、极性强的药物吸收速度较慢。吸收环境的 pH 也会影响药物的吸收，酸性药物在碱性环境中或碱性药物在酸性环境中，药物的解离度增大，吸收速度会减慢。

2. 吸收面积和时间　吸收面积大或药物在吸收部位停留时间长有利于药物的吸收。肺和小肠的吸收面积大，药物吸收速度快。但小肠中药物会因为肠蠕动而被排出体外，从而使吸收时间缩短，药物被吸收的速度和程度将不如肺吸收。

3. 吸收时的跨膜转运层次和血流量变化　药物吸收需跨过的生物膜层次越少，吸收速率越大。血流量大的部位药物被吸收后迅速随血液转移，易于维持吸收膜两侧药物浓度差，吸收速度也会较快。呼吸吸入和肌内注射给药都只需跨过毛细血管一层吸收膜，药物易于吸收，而肺泡的吸收面积远大于肌内注射，故呼吸吸入药物吸收更快。肌肉组织的血液供应比皮下组织好，故肌内注射药物吸收比皮下注射快。

4. 首过消除（first pass elimination）　从胃肠道吸收的药物是由门静脉系统抵达肝脏，其中部分药物可能被肝脏代谢或由胆汁排泄，只有在肝脏未被代谢和排泄的药物才能进入体循环，使进入全身血液循环的有效药物量减少，这种作用称首过消除，又叫首关效应（first pass effect）。除肝脏外，肠壁细胞和肺对部分药物也有首过消除作用。药物首过消除高时，生物利用度则低，需加大剂量才能达到治疗浓度。而某些药物的代谢产物明显增多时会对机会产生毒性作用，因此使用首过消除高的药物加大口服剂量时，应先了解其代谢产物的毒性作用和消除过程。

5. 药物的剂型　分子状态是药物吸收的主要形式。液体制剂比固体制剂在吸收部位呈分子状态分布更均匀，故吸收较固体制剂快；注射剂中水溶液制剂吸收比混悬制剂和油制剂吸收快，也是因为药物分子在溶媒中分布更均匀。另外，药品的质量也会影响药物的吸收，如片剂若在小肠内崩解过程慢或不崩解，则大部分药物可因肠蠕动被排泄而使药物吸收明显减慢、减少。

（二）吸收部位

1. 消化道给药　口服是最常用的给药途径，小肠是口服给药最主要的吸收部位。胃肠道的广泛吸收面积、内容物的拌和作用以及小肠内适宜的 pH 对药物解离影响小等因素均有利于药物的吸收。但药物在胃肠道的吸收也受到很多因素的影响，如食物的干扰、消化液和酶的破坏、肠蠕动加快、肠道菌群的生化作用、药物与肠道内容物理化性质相互作用等。当使用肝脏代谢率高的药物时，首过消除还会使药物口服后生物利用度降低。

舌下含服药物可由舌下黏膜迅速吸收，且可避免首过消除，适用于脂溶性高、用量较小的药物。直肠给药药物被吸收入上痔、中痔和下痔静脉，前者汇入门静脉系统，后二者汇入下腔静脉，但上痔静脉和中痔静脉间有广泛的侧支循环，故只能在一定程度上避免首过消除。

2. 吸入　肺泡表面积大，血流量丰富，药物能被迅速吸收，是吸收速度最快的一种给药方式。只要具有一定溶解度的气态药物即能经肺迅速吸收，如吸入麻醉药、治疗性气体、易气化的药物。一些药物难溶于一般溶剂，水溶液又不稳定，可制成直径约 $5\mu m$ 的极微细粉末以特别的吸入剂气雾吸入。

3. 注射给药　静脉注射药物无需吸收而直接入血，发挥作用最快，但因以很高的浓度、极快的速度到达靶位，故也最危险。药物水溶液肌内注射是最常用注射给药，药物可以简单扩散和滤过的方式经血管内皮细胞及其细胞间隙吸收，同时肌肉组织血流量丰富，故吸收较快。皮下注射吸收较慢，有刺激性的药物还可引起剧痛，加入透明质酸酶可促进药物在组织扩散，能减轻刺激，加快吸收。动脉内和鞘内注射均为特殊给药途径，可以在特定的靶位产生较高的药物浓度。

4. 局部给药　药物可在给药部位如皮肤、眼、鼻、咽喉、阴道、支气管等部位产生局部的直接治疗作用，称局部给药。但局部给药有时也会产生吸收作用，如鼻腔滴入麻黄碱可因少数药物吸收而引起中枢兴奋。药物也可由皮肤缓慢的吸收，为了使某些药物血浆浓度维持较长时间，可制成透皮制剂经皮肤给药，但这是一种全身给药方式。

二、分布

药物随血液循环到达机体各个部位和组织的过程称为分布（distribution）。由于受到多种因素如器官和组织血流量、血浆蛋白和组织蛋白结合能力、药物 pK_a、特殊组织膜的屏障作用及药物脂溶性的影响，药物在体内的分布是不均匀的。

1. 血浆蛋白结合率　大多数药物在血液中可不同程度地与血浆蛋白可逆性结合而形成结合型药物，与未结合的游离型药物同时存在于血液中。结合型药物占血液中药物总量的百分率称血浆蛋白结合率。药物与血浆蛋白结合后分子总量变大，不能跨膜转运，因而成为药物在血液中的一种暂时储存形式，只有游离型药物才能进行分布，发挥作用及被代谢和排泄。弱酸性药物主要与白蛋白结合，弱碱性药物除与白蛋白外，

还可与脂蛋白和 α-酸性糖蛋白结合。

决定药物血浆蛋白结合率的因素主要为药物与结合蛋白的亲和力，因此在一般情况下药物的血浆蛋白结合率是一个常数。当游离型药物由于参与分布而浓度下降时，结合型药物会按比例适当地释放部分药物使成游离型，以保持结合型药物浓度与游离型药物浓度比值的动态平衡。药物与血浆蛋白结合的特异性低，因此，当同时应用两种可结合于血浆蛋白同一结合位点，且血浆蛋白结合率都很高的药物时，便可发生竞争性置换的相互作用，使游离型药物浓度升高，血浆蛋白结合率下降。但这种相互作用只有在药物分布容积小，消除慢且治疗指数低时才有临床意义。如华法林与保泰松的血浆蛋白结合率分别为 99% 和 98%，二者合用时华法林游离型药物浓度升高，抗凝作用和毒性都会增强。另外，某些药物与某些内源性化合物也可在血浆蛋白结合部位产生竞争性置换现象，如磺胺异噁唑可将胆红素从血浆蛋白结合位点置换出来，在新生儿使用时可导致胆红素脑病。

2. **器官血流量与组织亲和力**　人体各组织器官的血流量是不均一的，血流量丰富而膜通透性好的器官药物分布快，如肝、肾、脑、肺等。但这种现象只是在分布的早期，随后还可再分布，如硫喷妥钠首选迅速分布到血流量丰富的脑组织发挥作用，随后因其高度脂溶性又向血流量小的脂肪组织转移，致使患者迅速苏醒。

药物因与某些组织细胞具有特殊的亲和力而使得药物在这些组织细胞中的浓度高于其他组织或血浆，这成为药物作用部位具有选择性的重要原因。如碘主要集中在甲状腺、钙沉积于骨骼、庆大霉素与角质蛋白亲和力强而易于分布到皮肤、毛发、指甲等。有些情况下药物与组织细胞的结合也会成为药物在体内的储存方式，当药物在组织中蓄积到一定浓度时又会缓慢向血液释放而引起毒性作用。如果药物与组织发生不可逆结合也会产生毒性作用，如四环素与钙形成络合物储于骨、牙中，导致小儿生长抑制与牙齿变黄或畸形。

3. **体液 pH 和药物解离度**　生理情况下细胞内液 pH 为 7.0，细胞外液为 7.4。弱酸性药物在细胞外液中解离多，浓度高，升高血液 pH 还可进一步促进药物从细胞内往细胞外转移，降低血液 pH 则会使弱酸性药物往细胞内转移，弱碱性药物则相反。巴比妥类药物呈弱酸性，碱化血液和尿液可促进药物由脑细胞往血液转移，同时抑制药物在肾小管的重吸收而加速排泄，这是临床抢救巴比妥类药物中毒的措施之一。

4. **体内屏障**

（1）血脑屏障　脑组织内的毛细血管内皮细胞紧密相连，内皮细胞间无间隙，且毛细血管外表几乎均被星状胶质细胞包围。这种特殊结构只允许脂溶性高的药物以简单扩散的方式向脑组织分布，阻碍许多大分子、水溶性或解离型药物通过，形成了血浆与脑脊液之间的屏障。但血脑屏障在中枢炎症时通透性会增高。如青霉素在一般情况下即使大剂量也难以进入脑脊液，但在脑膜炎症时，血脑屏障对青霉素的通透性增加，使青霉素在脑脊液中达到有效治疗浓度。

（2）胎盘屏障　胎盘绒毛与子宫血窦之间的屏障称胎盘屏障。事实上胎盘无屏障作用，几乎所有的药物都可以通过胎盘进入胎儿体内，并在胎儿与胎盘、胎盘与母体之间达到平衡。因此，对妊娠期妇女应禁用可引起胎儿畸形或对胎儿有毒性的药物，若确需使用则需终止妊娠。同时，对孕妇使用其他药物也应十分谨慎。

三、生物转化

药物在组织中经酶的作用化学结构发生变化的过程称生物转化（biotransformation），又称代谢（metabolism）。大多数药物经代谢后作用减弱或失去活性，称灭活，是药物在体内消除的重要途径；也有少数药物需经代谢后才具有活性或活性增强，称活化；还有一些药物在体内不被代谢而以原形被排出体外。肝脏是代谢药物的主要器官，胃肠道、肺、肾、皮肤也可产生有意义的药物代谢活动，还有少数药物在靶位被代谢。

1. 药物代谢步骤　药物代谢通常经Ⅰ相反应和Ⅱ相反应两个时期。Ⅰ相反应通过脱去功能基团或引入其他基团使生成极性增强的代谢产物，氧化、还原、水解均属Ⅰ相反应。少数药物经Ⅰ相反应后可被排泄，但多数药物经Ⅰ相反应的代谢产物还需经Ⅱ相反应，即与内源性极性基团葡糖醛酸、硫酸、醋酸、甘氨酸等结合后极性进一步增强才经尿液排泄。Ⅰ、Ⅱ相反应是先后进行的，但也有例外，如异烟肼在肝脏代谢时先在氮位乙酰化（结合）生成乙酰异烟肼，后者再进行Ⅰ相水解反应生成乙酰肼和乙酸而完成代谢。

2. 药物代谢酶　体内存在非微粒体酶和微粒体同工酶两大代谢药物的酶系统。非微粒体酶系统存在于组织中或靶位，特异性强，一种酶只代谢一种或化学结构相类似的几种药物。如琥珀胆碱只由假性胆碱酯酶水解，儿茶酚氧位甲基转移酶（COMT）、单胺氧化酶（MAO）只代谢含有儿茶酚胺结构的药物。

微粒体同工酶系统主要存在于肝脏，又称肝药酶。肝药酶缺乏特异性，一种药物可以被多种酶代谢，同时一种酶也可能参与多种药物的代谢。细胞色素 P_{450}（cytochrome，CYP_{450}）酶系统是体内最重要的肝药酶，它是一类亚铁血红素－硫醇盐蛋白的超家庭，根据氨基酸序列的同源性分为 17 个家族和许多亚家族，几乎介导绝大多数药物的代谢。

3. 酶诱导和酶抑制　肝药酶可因某些药物的反复应用而被诱导，导致酶活性增强。这一作用是通过加速 CYP_{450} 的合成或减慢其降解而产生的。具有酶诱导作用的药物称肝药酶诱导剂，它会使合用的底物药物代谢速率加快，药理作用减弱，但若药物的代谢产物对机体有毒时也会使药物的毒性增强。某些酶诱导剂还会使自身成为被诱导酶的底物，使其自身代谢也加快，这一作用称自身诱导。自身诱导可能成为药物产生耐受性的一个原因。

某些药物可抑制肝药酶的活性，导致同时应用的其他药物代谢减慢，称酶抑制剂，这一作用称酶抑制。酶抑制作用可能导致底物药物的药理作用或毒性作用增强。

四、排泄

药物及其代谢产物由排泄器官排出体外的过程称排泄（excretion）。尿液是药物排泄的主要途径，其次是粪便，挥发性药物主要经肺呼出的气体排泄。另外，药物也可经某些外分泌腺如汗液、乳汁、胆汁等排泄。

1. **肾脏排泄**　肾脏可通过肾小球滤过和肾小管分泌排泄药物。肾小球毛细血管膜孔较大，除结合型药物外均可滤过排泄，排泄速率取决于药物分子量和血药浓度。肾小球滤过率是影响这一排泄机制的主要因素。药物也可由肾近曲小管以主动方式由血浆分泌入肾小管而排泄。经同一机制分泌的药物可因竞争载体而产生竞争性抑制，通常是分泌速度慢的药物能更有效地抑制分泌速度较快的药物。如丙磺舒与青霉素由同一分泌机制排泄，合用时青霉素血药浓度升高，疗效增强，丙磺舒也可经同一机制增强对氨水杨酸的毒性。某些药物还可与某些内源性物质产生分泌排泄的竞争性抑制。如氢氯噻嗪、水杨酸盐等与尿酸竞争肾小管分泌机制而引起高尿酸血症，诱发或加重痛风。

被排泄到肾小管内的药物随原尿抵达肾远曲小管时，由于尿液浓缩机制的缘故使远曲小管部位药物在尿液中与在血浆中形成较大的浓度差，此时药物可以被动扩散的方式经肾小管上皮吸收入血。由于肾小管上皮同样具有脂质膜的特性，故只有未解离的分子型药物才能被重吸收。因此可以通过改变尿液 pH 而影响药物在肾远曲小管重吸收的速率。尿液 pH 降低时，碱性药物解离度大，重吸收少，排泄将会加快，酸性药物则相反。

肾功能受损时，主要经肾脏排泄的药物消除速度慢，应减小剂量，以免蓄积中毒。不以肾脏排泄为主要消除途径的药物则无需减量。

2. **消化道排泄**　药物可由肠黏膜排入肠腔而随粪便排泄，也可通过胆汁分泌入肠腔而随粪便排泄。但经胆汁分泌排入肠腔的药物在小肠部位可被再次吸收进入肝脏，或进入体循环，或又随胆汁分泌入肠腔，从而形成肝肠循环（enterheptic cycle）。较大药量反复进行肝肠循环可延长药物的半衰期和作用维持时间，药理作用和毒性可能增强。

3. **其他排泄途径**　药物经外分泌腺的排泄主要是依靠脂溶性分子型药物由腺上皮细胞被动扩散，少数也可主动转运。药物由汗液、唾液，乳汁等途径的排泄量很少，对药物体内过程的影响意义不大，但在某些情况下具有特殊的意义。

药物经乳汁排泄时，因乳汁酸度较血浆高，故碱性药物在乳汁内的浓度较血浆内高，酸性药物则相反。当药物可能影响婴儿生长发育或碱性药物治疗指数小时，哺乳期妇女则应禁用或慎用。某些药物在唾液中的浓度与血浆内浓度平行，在采血困难时可取唾液测定药物浓度。经皮肤或头发排泄的药物虽然量很少，但以微量分析法测定这些组织内的有毒物质具有法医学意义。

第三节　药物消除动力学与体内药物的时－量关系

药物进入体内后，其吸收、分布、代谢和排泄是同时进行的，故药物在体内的量随时间而不断变化。体内的药物经代谢和排泄后作用消失，二者又合称为药物的清除或消除。房室模型的提出是为了使较复杂的生物系统简化，从而能定量地分析药物在体内的动态过程。我们在定量分析药物体内过程时往往借助于一定的数学模型通过描述血药浓度随时间变化的关系而阐述药物体内过程的规律。

一、房室模型

1. **一室模型** 最早认为药物进入体内后各部位瞬时达到平衡，称一室模型。一室模型认为药物在体内呈均匀分布，各部位药物的分布速率与清除速率相等。事实上，体内器官组织间的血流分配是不均匀的，只有少数不往血管外分布的药物在体内的分布与清除接近一室模型。

2. **二室模型** 大多数药物进入体内后首先在血管内和血流量大、血流速度快的器官内分布达到瞬时平衡，称中央室，而其他部位因血流量分配不均衡而迟于中央室分布均衡，称周边室（图3-2）。药物在中央室和周边室的分布与消除的速率是不一致的，早期中央室药物还存在向周边室再分布的过程。当药物在中央室和周边室的分布达到均衡后，由于中央室的药物不断被消除，周边室的药物又会向中央室分布，使二室模型的药-时曲线上药物的消除呈双指数衰减（图3-3）。

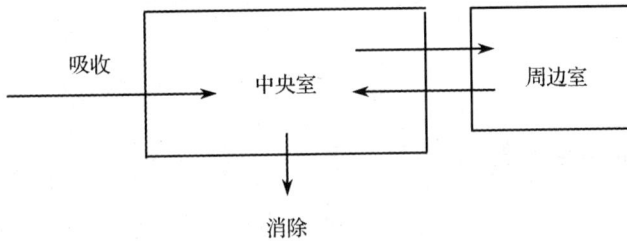

图 3-2 二室模型

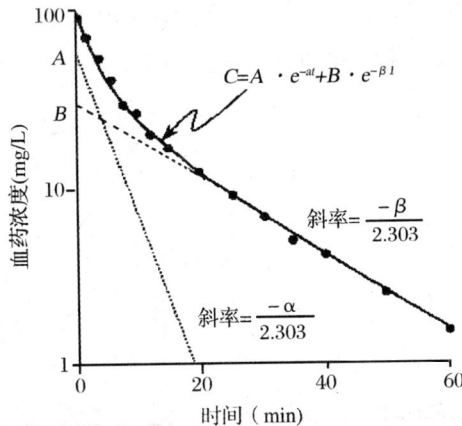

图 3-3 二室模型的药-时曲线

二、药物消除动力学

1. **一级动力学消除** 体内药物单位时间内按恒定的比例进行消除，称一级动力学消除，单位时间内消除的药物量与血药浓度成正比，又称恒比消除。反映药物恒比消除引起血药浓度衰减规律的方程式为：

$$\frac{dc}{dt} = -keC$$

式中 C 为体内可消除的药物，ke 为消除速率常数，t 为时间，负值表示药物经清除而减少。

上式经积分、移项后，再以常用对数表示，可得到 t 时间的药量 C_t 与初始药量（$t = 0$ 时）C_0 关系：

$$\log C_t = \frac{-ket}{2.303} + \log C_0$$

恒比清除的药 – 时曲线在坐称图上呈曲线，半对数坐标图上为直线（图 3 – 4）。大多数药物在体内的消除过程遵循一级动力学过程。

2. **零级动力学消除** 体内药物单位时间内按恒定数量进行消除，称零级动力学消除，又称恒量消除。恒量消除的计算公式为：

$$\frac{dc}{dt} = -k_0$$

此处 k_0 为恒比消除速率常数，经积分得：

$$C_t = -k_0 + C_0$$

上式表明药物以恒量消除时单位时间内消除的药量与血药浓度无关。药物恒量消除时药 – 时曲线坐标图上呈直线，半对数坐标图上呈恒比消除的反向曲线（图 3 – 4）。只有少数药物以恒量消除的方式进行消除，但以恒比消除的药物体内药量超过消除能力时，超出部分的药物将以恒量消除的方式进行消除。

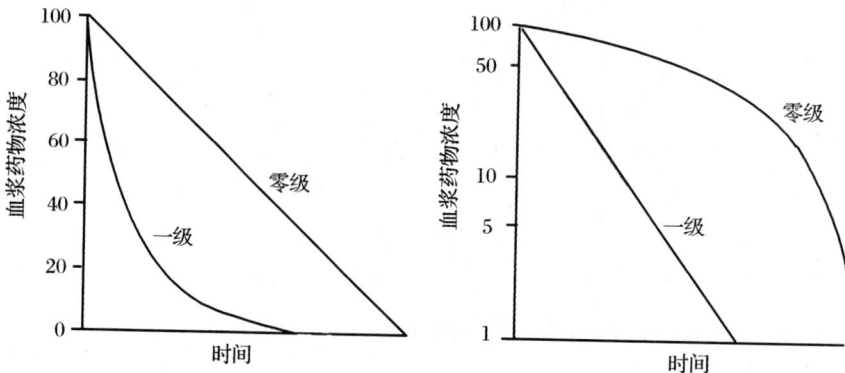

图 3 – 4   一级消除动力学和零级消除动力学药 – 时曲线
左：常规坐标图   右：半对数坐标图

三、血药浓度随时间变化规律

药物进入体内后我们可以通过测定血药浓度随时间变化的过程来了解体内药量的变化规律。以给药后时间为横坐标，以给药后不同时间测定得到的血药浓度为纵坐标作图，会得到一条血药浓度随时间变化的曲线，称药-时曲线（图3-5）。一般用单次给药后的药-时曲线了解体内药量的变化规律。静脉注射药物无吸收过程，药-时曲线由急速下降的分布相和以后缓慢下降的消除相两部分组成。非静脉注射给药药-时曲线由吸收为主的上升的吸收相和消除为主的下降的消除相两部分组成。

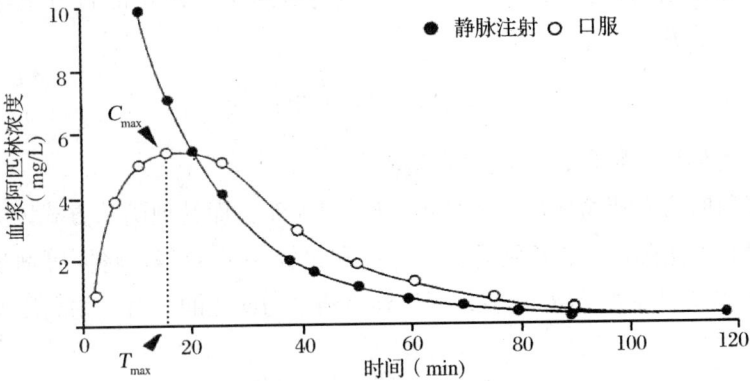

图3-5 静脉注射和非静脉注射后的药-时曲线

非静脉注射的药-时曲线上，药物吸收速率和消除速率相等时血药浓度达峰值，称峰浓度（peak concentration, C_{max}），相对应的时间称达峰时间（peak time, T_{max}）。C_{max}越大同时T_{max}越小，表明药物吸收越快。药物进入血循环的总量可通过计算曲线下面积（area under curve, AUC）来推测。AUC指药-时曲线与横坐标间覆盖的面积，可由梯形法求得。

第四节 常用药动学参数

一、消除半衰期

药物血浆半衰期（half life time, $t_{1/2}$）是血浆药物浓度下降一半所需要的时间。$t_{1/2}$是通过药物消除动力学过程相应公式经换算后求得，恒比消除的药物$t_{1/2}$的计算公式为

$$t_{1/2} = 0.693/ke$$

ke为恒比消除药物的消除速率常数。恒量消除的药物$t_{1/2}$计算公式为

$$t_{1/2} = 0.5C_0/k_0$$

k_0为恒量消除药物的消除速率常数。由上两式可见，恒比消除的药物$t_{1/2}$是个常数，

不受给药量和初始血药浓度的影响，而恒量消除的药物 $t_{1/2}$ 与给药量或初始血药浓度成正比。

$t_{1/2}$ 的长短可反映体内药物消除的速度，还可帮助推测体内药物完全消除的时间，停药后经过 5 个 $t_{1/2}$，体内大约有 97% 的药，物被消除。对治疗指数大的药物有时 $t_{1/2}$ 也作为给药间隔的参考，并可推测达到稳态血液浓度的时间。恒定的剂量和以半衰期为给药间隔连续给药经 5 个 $t_{1/2}$ 达到的血药浓度可接近稳态浓度的 97%。

二、生物利用度

经任何途径给药后进入全身血液循环的药量占给药总量的百分率称生物利用度（bioavailability，F）。即：

$$F = A/D \times 100\%$$

式中 A 为体内药物量，D 为给药总量。

静脉注射时所有药物均进入体循环，F 为 100%，而其他给药方式因无法具体测定进入血液循环的实际药量，F 则为通过计算和比较 AUC 获得。将同等剂量下血管外给药的 AUC 与静脉注射的 AUC 比较，可得到该药给药途径的绝对生物利用度：

$$F = \frac{AUC_{血管外给药}}{AUC_{静脉注射}} \times 100\%$$

若 AUC 的比较是在同样剂量下不同给药途径或不同剂型，甚至是不同厂家同种制剂之间进行，可得到待测药物的相对生物利用度：

$$F = \frac{AUC_{受试制剂}}{AUC_{标准制剂}} \times 100\%$$

生物利用度可反映药物的生物等效性。两个药学等同的药品，若它们所含有效成分的生物利用度无显著差别，则称为生物等效。生物利用度有时可反映药物制剂的质量，不同厂家的同种药物制剂，因原料的晶型、颗粒大小不同或生产中工艺、质量控制条件差异，生物利用度可以有很大的差别。

三、表观分布容积

当药物在血浆和组织内分布达到平衡后，药物在组织分布所需的体液容积称表观分布容积（apparent volume of distribution，V_d），它等于平衡时体内药物总量（A）与此时血药浓度（C_0）的比值：

$$V_d = A/C_0$$

由于药物在体内的分布是不均匀的，因此 V_d 并不是一个真正的容积空间，只是假设，用于推测药物在体内的分布状况。体重 70kg 的男子体液总容积约 42L，V_d 在 5L 左右时容积与血浆相当，表明药物主要存在于血管内，V_d 在 10~20L 时则分布全身体液中；V_d 在 40L 以上时表示药物在各组织器官广泛分布。若药物的分布总容积过大，则可能在特定的组织或器官中蓄积。在已知药物 V_d 时，还可以计算产生期望药物血浆浓度所需要的给药剂量。

四、清除率

清除率（clearance，Cl）指单位时间内机体清除药物的表观分布容积数：

$$Cl = k \cdot V_d \quad (\text{ml/min 或 L/h})$$

k 为药物清除速率常数。机体清除药物是由肝、肾和其他清除器官共同完成的，因此一般清除率系指机体各组织清除药物能力的总和。这种总清除率也可以根据血药浓度计算，称血浆清除率（plasma clearance）：

$$Cl = A/AUC_{0 \sim \infty}$$

当药物以恒比清除时，单位时间内消除恒定百分率的药物，因此清除率是一个恒定值；当药物以恒量消除时，单位时间内清除药物的数量相等，因而清除率是可变的。肝脏和肾脏是机体清除药物的主要器官，因此当肝、肾功能不全时药物的清除率会下降，应适当调整剂量或延长给药间隔。

五、稳态血药浓度

临床治疗用药往往需反复多次给药。当以恒定的剂量和给药间隔反复多次给药，达到一定时间后体内药物的吸收速率和消除速率将处于动态平衡，血药浓度上升到一定水平后会在一定范围内上下波动，称稳态血药浓度（steady state concentration，C_{ss}），又称坪值（图 3-6）。

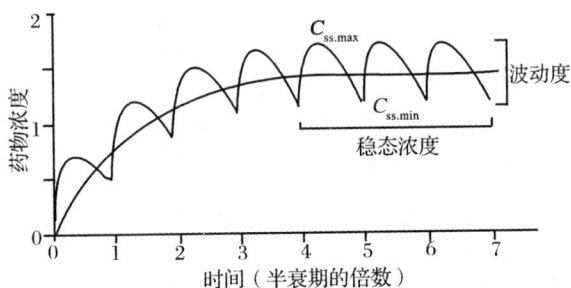

图 3-6 恒定剂量和给药间隔时的药-时曲线

一般经 4~5 个半衰期血药浓度可达到 C_{ss} 的 94% 和 97%，提高给药频率和加大给药剂量不能使 C_{ss} 提前到达。C_{ss} 的水平与体内药物总量成正比，波动幅度则取决于给药间隔，间隔越大，波动幅度也越大。若以半衰期为给药间隔反复给药，首剂量加倍则只需一个半衰期即可实现 C_{ss}，但这种给药方法在半衰期较长的药物 C_{ss} 会因波幅过大而影响疗效，甚至产生毒性作用，只适用于少数治疗指数大的药物。小儿对药物耐受性差，为保证安全往往将 24h 总量在一日内分多次给予。

思 考 题

1. 影响药物吸收的主要因素有哪些？药物经胃肠吸收时，首过消除有何临床意义？

2. 什么是血浆蛋白结合率的竞争性置换，有何临床意义？

3. 什么叫肝药酶的酶诱导和酶抑制，有何临床意义？改变尿液 pH 对药物经肾排泄有何影响？

4. 什么叫药 – 时曲线？静脉注射和非静脉注射药 – 时曲线有何不同？

5. 常用药动学参数有哪些，各有何临床意义？

（刘志华）

第四章

影响药物效应的因素

☞ **学习要求**

1. 熟悉年龄、性别、特异体质、病理状态对药物作用的影响及给药途径对药物作用的影响。

2. 了解药物剂型对药物作用的影响，了解遗传因素、心理因素对药物作用的影响。

药物在机体内产生药理效应是药物与机体间相互作用的结果。机体是个复杂的生物系统，药物进入体内发挥作用过程中会受到许多因素的影响，这些因素可能使药物产生效应与预期的有所差异。这些差异可能发生在药物吸收、分布、代谢、排泄等环节，也可能发生在与靶位的相互作用过程，从而使药物的药理作用或毒性作用发生变化。除机体因素外，药物本身也会对药物在体内的作用产生影响。药物剂型不同，给药途径也会不同，会对药物的体内过程产生影响而改变药物效应。有时即使药物的剂型剂量相同，但药物的质量差异也会导致药物效应不同。很多情况下临床上存在两种或以上的药物同时使用，此时部分药物可能在体内产生相互作用。这时药物在体内的相互作用会显得更为复杂，通过不同方式相互间影响药物效应。

第一节 药 物 因 素

一、药物的剂型和给药途径

决定药物效应的主要因素是药物的化学结构，但药物是以一定的剂型和相应的给药方式进入体内的，这时药物剂型就可能对药物作用产生影响。药物制剂是按照国家标准要求将药物制成一定规格形态的药品，按药品形态不同，临床使用的药物可分为固体类、半固体类、液体类、气体类等剂型，经消化道、注射、吸入，甚至皮肤等途径或方式给药。此时不同的剂型、不同的给药方式和途径就会对药物进入体内的速率过程产生影响，从而影响药物产生效应的速度和强度。

口服是临床最常见的给药方式，药物经胃肠黏膜等途径吸收入血发挥全身作用。片剂、胶囊剂、冲剂（颗粒剂）、口服液是常用的剂型。同一种药物相同的剂量，但若剂型不同，药物抵达吸收部位后分散达到分子状态的程度和速度会产生差异，使药物在吸收部位达到的吸收时间、速率、程度受到影响，药时曲线上 T_{max}、C_{max}、AUC 都可能产生不同。有时即使是相同的剂型，但由于来自不同厂家、工艺过程控制不同导致药品质量出现差异，也会导致生物等效性不同。在口服制剂中也并非完全是吸收速率快的剂型就好，有时我们还要考虑药物在体内的 C_{max} 和消除速率。如吸收速率快同时使用的治疗量足够大，产生的 C_{max} 则可能接近或达到中毒水平；若药物的消除速率也快，则可能缩短药物在体内的作用时间而影响疗效。对于吸收速率和消除速率都快的药物，有时我们可以在制备过程中添加特定辅料，制成缓释制剂或控释制剂，以保证用药后24h 内能维持相对稳定的血药浓度。

注射也是临床常用的给药方式。供注射用剂型包括水溶液、混悬液、油剂等。溶媒不同，药物分子在溶媒中分布的均匀状态也不同，那么在给药部位的吸收速率也会不同。一般水溶液药物分子在溶媒中分布均匀，混悬液次之。虽然药物剂型相同，但给药部位不同，吸收速率则差别甚大。水溶液注射剂可供静脉、肌内、皮下等途径注射给药，静脉注射药物无需吸收即进入体循环，可迅速发挥作用；肌内注射时肌肉组织血流丰富，可迅速吸收而较快地发挥作用；皮下注射吸收缓慢，但可使药物维持较长的作用时间。同一注射部位但采用注射液剂型不同，也会对药物作用产生影响，如皮下注射，水溶液药物分子分布均匀，吸收快，药物作用快而强；混悬液药物分子分布不均匀，吸收慢而作用较持久；油剂由于药物分子被溶媒包裹不易释放，吸收十分缓慢，但作用时间更为持久。

为了提高药物作用的选择性，增强疗效的同时降低毒性，近年来也发展出一些靶向剂型，如脂质体、静脉乳剂、微球剂、纳米球剂等。它们都有一定的靶向作用和缓释性，在肝、肾、肺、淋巴及肿瘤组织中浓度较高。如脂质体是将药物包封在类脂质双分子层内，在体内有淋巴定向作用，利于阻止恶性肿瘤播散；乳剂也有淋巴亲和性；微球剂若直径小于 $7\mu m$，则易于被肝、脾巨噬细胞吞噬，若直径在 $7\sim10\mu m$，则易于被肺毛细血管截留；某些纳米制剂可在肿瘤组织聚集。

二、剂量

药物的剂量与药物效应明确正相关，合适的剂量是保证临床用药安全有效的基础。任一种药物在上市前都须经严格的动物试验和临床试验确定一个明确的治疗量或常用量，这是一个超过最小有效量，但比最小中毒量小得多的剂量范围，目的是为了保证药物的安全性。多数情况下我们都在这个范围内选择剂量，以保证用药安全。但对某些安全范围小的药物，如地高辛、氨茶碱，即使治疗量也可能出现毒性反应；有些药物体内过程存在较大的个体差异，如苯妥英钠、地西泮，相同剂量在不同个体可能出现不同疗效或不良反应，在这些情况下临床则需采取剂量个体化。少数抢救患者生命的情况下药物也可能直接使用最大有效量，如抢救有机磷农药中毒时阿托品的用量要达到"阿托品化"、强心苷的用量要达到"洋地黄化"。

三、给药时间和间隔

合理的给药时间和间隔也是保证药物疗效和安全的重要因素。在口服给药时我们应根据食物是否对药物吸收产生影响而决定药物在餐前或餐后使用。具有中枢抑制作用的药物应尽量在晚上或睡前使用。有时给药时间我们也应根据病情来选择，如糖尿病使用降血糖药宜在餐前使用，氨茶碱治疗支气管哮喘白昼作用比夜间强，强心苷抗心衰作用夜间强于白昼等。个别药物还可根据昼夜节律选择给药时间，如糖皮质激素药两日剂量隔日早上顿服，对肾上腺皮质反馈抑制的作用最弱，可预防类肾上腺皮质功能不全。

合适的给药间隔对维持稳态血药浓度至关重要。静脉滴注能实现最稳定的稳态血药浓度，但停药后由于药物的体内分布和消除使血药浓度迅速下降，只适用于重症病人的治疗。其他给药方式的给药间隔我们应根据药物的剂量和体内消除速率来决定，剂量大、消除速率慢的药物可延长给药间隔，剂量小、消除速率快的药物给药间隔可短。半衰期可作为给药间隔的参考，但只适于少数安全范围大的药物或在保证安全剂量的前提下使用。稳态血药浓度的波动幅度会影响药物的安全性和有效性，儿童对药物耐受性差，因此儿童用药剂量宜小，间隔宜短。

四、药物相互作用

联合用药时，由于药物间的理化性质和体内的生物过程影响可使药物间在体外或体内产生相互作用而影响药物的疗效或毒性。药物在体外的相互作用主要由理化性质决定，混合时可能产生混浊、沉淀、结晶、降解等现象，使药物活性降低或毒性增强。产生这些现象的药物即不能混合使用，称配伍禁忌（incompatibility）。药物的理化性质和体内生物过程也可能在体内产生相互作用而影响药物效应。这些相互作用可能发生在药动学方面，如互相干扰吸收、竞争血浆结合蛋白、酶诱导或酶抑制、干扰肾小管重吸收或分泌等；也可能发生在药效学方面，如拮抗、协同、敏化等（第五十一章）。

第二节　机　体　因　素

一、年龄

临床上药物的治疗量是根据一般人群的共性而制定的，对儿童和老年人因特殊的生理状况并不完全适用。

儿童处在生长发育阶段，内脏的各项功能并不完善，神经精神系统也不成熟，对药物的耐受性差，易发生不良反应。如苯妥英钠主要由肝脏代谢，儿童肝药酶活性低，消除慢，易形成较高的血药浓度；同时儿童血脑屏障的通透性较高，药物易于透过血脑屏障在中枢达到中毒浓度。因此儿童的癫痫大发作不宜用苯妥英钠作为首选。另外，有些药物会直接影响儿童的生长发育，当属禁忌，如四环素影响儿童骨、牙的发育。

老年人处在衰老的过程，各脏器功能也处在衰退的状态，另外，老年人大多伴有不同疾病，对使用药物的影响因素极为复杂。一方面对药物的耐受性差，药物消除速率减慢易于在体内蓄积，另一方面还受到不同疾病的干扰，因此，用药应十分谨慎。

针对儿童和老年人特殊的生理条件，一般情况下儿童用药宜将 24h 总量在一天内分多次给予，老年人宜取常用量的 3/4 剂量。

二、性别

女性患者存在月经、妊娠、分娩、哺乳等特殊生理阶段，在女性用药时应予以特殊注意。月经期不宜使用抑制血液凝固或使盆腔充血的药物；妊娠期不宜使用有收缩子宫作用或影响胎儿生长发育的药物；分娩期不宜使用延长产程的药物和抗凝药；哺乳期不宜使用对婴儿生长发育有影响而同时又能通过乳汁排泄的药物。女性体重一般低于男性，脂肪含量高于男性，在用药时也应予以考虑。另外，在使用异性激素或具有性激样作用的药物时，还可能对男性或女性的性征产生影响。

三、遗传

遗传基因的表达是导致药物作用产生个体差异的主要原因。遗传药理学研究已发现有一百余种与药物作用有关的异常遗传基因。遗传因素的影响可能发生在药动学方面，也可能发生在药效学方面。药动学方面目前研究较多的是对肝药酶的影响，一般表达为快代谢型和慢代谢型。前者表现为药物消除速率加快，药物作用减弱，但若代谢产物有生物毒作用则使药物毒性增强。如异烟肼快速乙酰化者抗结核作用降低，同时产生大量的乙酰异烟肼对肝脏的毒性增强。后者表现为药物消除速率减慢，作用和毒性增强。药效学方面可发生在机体代谢酶、受体发生遗传变异。如 G - 6 - PD 缺乏患者使用损伤红细胞中 GSH 的药物时，易导致溶血发生；肝脏过氧化物还原酶发生变异者对香豆素类抗凝药物耐受；患者横纹肌肌质网上肉桂碱受体变异使用琥珀胆碱、吸入麻醉药时易产生恶性高热。

四、疾病状态

疾病本身会导致药物在体内的药动学和药效学过程发生改变。肝功能障碍使药物代谢速率减慢，血药浓度升高；同时肝脏合成蛋白质能力下降，血浆结合蛋白水平降低，血液中的游离型药物浓度升高，这些变化均可使药物作用和毒性增强。肾功能障碍时药物排泄速率减慢，会使药物及其代谢产物在体内的作用和毒性增强。慢性心功能不全或低蛋白血症时因肠黏膜水肿而减慢药物吸收，腹泻时肠蠕动加快会缩短药物在吸收部位停留时间而减少吸收。

使用药物时还应考虑药物对伴发疾病的影响。如氯丙嗪可降低癫痫发作阈值，阿司匹林可诱发或加重消化性溃疡，呋塞米和氢氯噻嗪可诱发或加重痛风，糖皮质激素可诱发或加重感染、消化性溃疡、高血压、糖尿病等。

五、心理因素

有些情况下，药物的疗效并不仅仅取决于药物本身的作用，还受到非特异性药物效应和疾病自然恢复的影响。某些疾病使用无药理活性或无针对性药理作用的安慰剂也会缓解症状，说明心理因素也在一定程度上影响药物效应。心理因素对药物效应的影响取决于患者对药物和医生的信赖、患者对疾病的认识以及配合治疗的依从程度或信心。这些因素会使患者接受医生给予的药物后在精神上和生理上产生一系列变化，特别是带给患者的是乐观的情绪活动时，将有利于药物发挥治疗作用。安慰剂常被用于解释心理因素干预较大的疾病的治疗。如在新药研究时常采用空白对照（安慰剂）排除心理因素的干扰，癔病发作时采取安慰剂配合心理暗示往往奏效。但安慰剂不能随意使用，使用时必须遵循伦理原则。

思 考 题

1. 药物的剂型和给药途径会对药物效应产生哪些方面的影响？
2. 儿童、老年人和女性用药应注意哪些影响因素？
3. 制定给药间隔时应考虑哪些影响因素？

（刘志华）

第二篇
作用于外周神经系统的药物

第五章

传出神经系统药物药理概论

☞ **学习要求**

1. 掌握传出神经系统药物的分类。
2. 熟悉传出神经系统药物的作用方式。
3. 了解受体的类型、分布和效应。

第一节 概　　述

传出神经是指将神经冲动由中枢传向外周的神经。作用于传出神经系统的药物简称为传出神经药。

一、传出神经的解剖学分类

传出神经包括运动神经和自主神经两大类。

1. 运动神经　运动神经由中枢发出后，不更换神经元，直接到达所支配的骨骼肌。

2. 自主神经　曾称为植物性神经，分为交感神经和副交感神经，两者自中枢发出后，先进入神经节更换神经元，然后到达所支配的效应器如心脏、腺体、平滑肌等。因此，自主神经有节前纤维和节后纤维之分，由中枢发出的神经元为节前纤维，直接支配效应器的神经元为节后纤维，交感神经的节后纤维长，而副交感神经的节后纤维则较短（图 5 - 1）。

二、突触结构与神经递质的传递

传出神经末梢与效应器细胞或次一级神经元的交接处，称为突触，运动神经与骨骼肌的接头处又称为运动终板，在电子显微镜下，可见突触部位神经末梢与次一级神经元或效应器之间并不是直接相连，而是存在着间隙，称为突出间隙，传出神经末梢靠近间隙的细胞膜称为突出前膜，效应器或次一级神经元邻近间隙的细胞膜称为突出后膜，当神经冲动到达末梢时，突触前膜释放传递信息的化学物质称为递质，通过间隙作用于突触后膜，从而影响次一级神经元或效应器细胞的活动，这一过程称为递质的化学传递。

传出神经的递质主要有乙酰胆碱（acetylcholine，ACh）和去甲肾上腺素（noradrenaline，NA 或 norepinephrine，NE）。

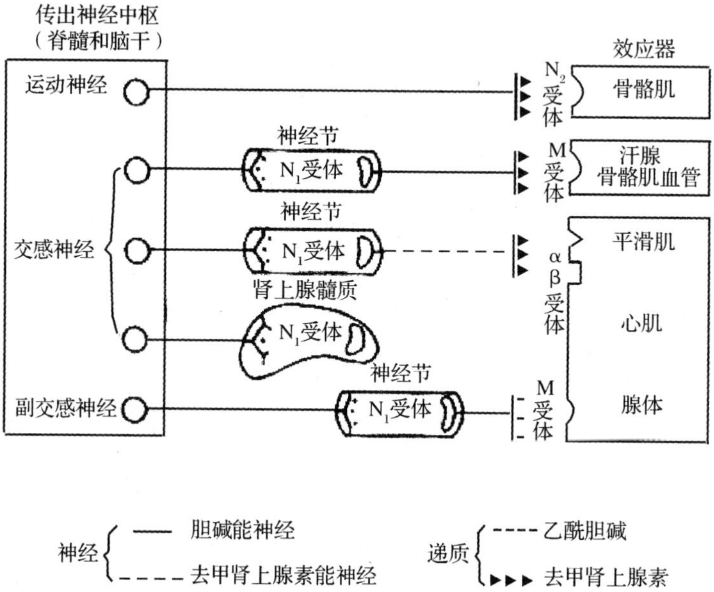

图 5-1 传出神经系统的分类与作用

三、传出神经按递质分类

按传出神经释放的递质不同，可分为胆碱能神经和去甲肾上腺素能神经。

1. 胆碱能神经　即兴奋时末梢释放 ACh 的神经，包括以下几种。

（1）全部交感神经和副交感神经节前纤维。

（2）全部副交感神经的节后纤维。

（3）小部分交感神经的节后纤维，如支配汗腺分泌和骨骼肌血管舒张的神经。

（4）运动神经。

此外，支配肾上腺髓质的神经为交感神经节前纤维，也属于胆碱能神经。

2. 去甲肾上腺素能神经　即兴奋时末梢释放 NA 的神经，只存在于大部分交感神经节后纤维（图 5-1）。

在某些效应器官如肾血管和肠系膜血管内还发现了多巴胺能神经，能释放多巴胺，其作用是使血管舒张。

第二节 传出神经递质的合成与代谢

一、乙酰胆碱

1. **合成** 乙酰胆碱（ACh）主要是在胆碱能神经末梢的胞浆内合成，它是以胆碱和乙酰辅酶 A 为原料，在胆碱乙酰化酶的催化下合成乙酰胆碱，然后进入囊泡贮存。

2. **贮存与释放** ACh 在胞浆内合成后，转运到囊泡中与三磷酸腺苷（ATP）、蛋白多糖结合而贮存。部分则以游离形式存在于胞浆中。囊泡为神经末梢释放 ACh 的基本单位，每一个囊泡所含的 ACh 的量称为一个量子，以囊泡为单位的 ACh 的释放被称为"量子释放"。当神经冲动到达末梢时，突触前膜的通透性发生变化，Ca^{2+} 内流进入神经末梢，使部分囊泡与突触前膜融合，并产生裂孔，将 ACh 释放到突触间隙，这种方式称为胞裂外排，释放出来的 ACh 与效应器或神经节细胞的胆碱受体结合，产生一系列生理效应。

3. **消除** ACh 与受体结合产生效应后，迅速被位于突触间隙的胆碱酯酶（AChE）水解，生成乙酸和胆碱，部分胆碱又被神经末梢再摄取，并重新合成新的 ACh（图 5 - 2）。

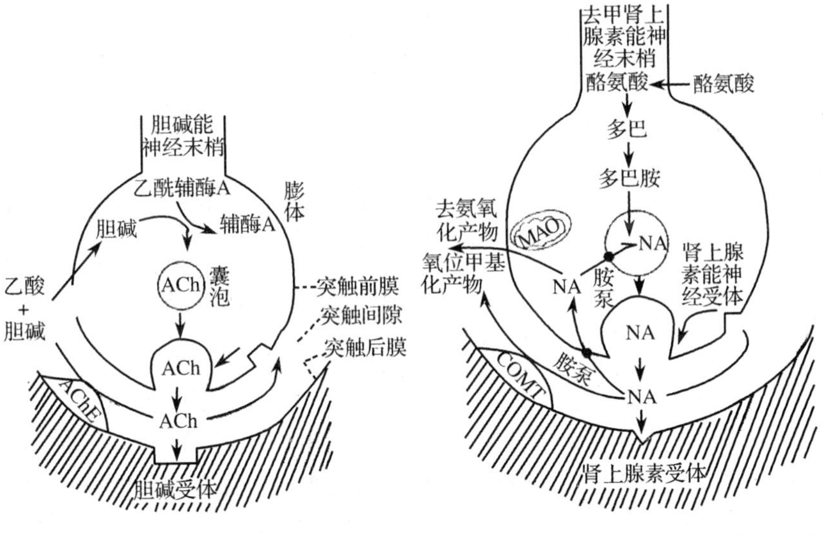

图 5 - 2 ACh 的合成与代谢

二、去甲肾上腺素

1. **合成** 去甲肾上腺素（NA）是在去甲肾上腺素能神经内合成的，以酪氨酸为原料，在酪氨酸羟化酶催化下生成多巴，又在多巴脱羧酶的作用下生成多巴胺，然后进入囊泡内，在多巴胺 β - 羟化酶的催化下生成 NA。在合成过程中酪氨酸羟化酶是限速酶，当胞浆中的多巴胺或 NA 浓度增高时，对该酶有反馈性抑制作用；反之，当胞浆中的多巴胺和 NA 浓度降低时，对该酶的抑制作用减弱，加速 NA 合成。

2. 贮存与释放　生成的 NA 与 ATP 和嗜铬颗粒蛋白结合而贮存于囊泡中，当神经冲动到达 NA 能神经末梢时，也通过胞裂外排的方式，将 NA 释放至突触间隙，作用于突触前、后膜引起生理效应。

3. 消除　NA 的消除有以下途径。

（1）通过突触前膜和囊泡膜对递质的主动重摄取。释放到突触间隙的 NA，约 80% 被突触前膜摄入神经末梢内，并重新贮存在囊泡中，此过程依赖于胺泵的主动转运。

（2）神经末梢内囊泡外的 NA 可被线粒体膜所含的的单胺氧化酶（MAO）代谢。

（3）非神经组织如心肌、平滑肌等也能摄取 NA，随后即被细胞内的儿茶酚胺氧位甲基转移酶（COMT）和单胺氧化酶（MAO）所灭活。

（4）还有少量的 NA 从突触间隙扩散到血液中，最后被肝肾组织中的 COMT 和 MAO 所转化。

第三节　传出神经受体的类型、分布及其效应

传出神经的受体是位于突触前膜和突触后膜上的特殊蛋白质，它能选择性的与特定的递质或药物结合，从而产生效应。受体的命名是根据它能与之相结合的递质而命名的，如胆碱受体、肾上腺素受体和多巴胺受体。

一、受体的类型及分布

1. 胆碱受体　能选择性地与 ACh 结合的受体称为胆碱受体，分为以下两种。

（1）毒蕈碱型胆碱受体　即能选择性地与毒蕈碱（muscarine）结合的胆碱受体，简称 M 受体。又分为 M_1、M_2 及 M_3 三种亚型，M_1 受体主要分布于神经节、胃腺和中枢；M_2 受体主要分布于心脏、传出神经突触前膜及中枢；M_3 受体则主要分布于平滑肌与腺体等处。

（2）烟碱型胆碱受体　能选择性地与烟碱（nicotine）结合的胆碱受体，简称 N 受体。又分为 N_1 与 N_2 两种亚型。N_1 受体位于自主神经节细胞膜与肾上腺髓质等处；N_2 受体则分布于骨骼肌细胞膜。

2. 肾上腺素受体　能选择性地与肾上腺素（adrenaline，AD）或 NA 结合的受体称为肾上腺素受体，分为以下两种。

（1）α 型肾上腺素受体　简称 α 受体，可分为 α_1 和 α_2 两种亚型，α_1 受体存在于突触后膜，如皮肤、黏膜、内脏血管、虹膜辐射肌及腺体等处；α_2 受体则位于突触前膜上。

（2）β 型肾上腺素受体　简称 β 受体，又分为 β_1 和 β_2 两种亚型，β_1 受体位于心脏；β_2 受体主要分布在血管、支气管和去甲肾上腺素能神经末梢突触前膜等处。

3. 多巴胺受体 能选择性地与多巴胺（dopamine，DA）结合的受体称多巴胺（D）受体，有 D_1 和 D_2 受体两种亚型，D_1 受体主要分布于肠系膜、肾、心、脑等处血管；D_2 受体主要分布在中枢部位，如延髓催吐化学感受区，中脑边缘系统和黑质纹状体等部位。

二、受体的生理效应

递质可激动受体产生生理效应，不同的递质通过激动不同的受体而呈现不同的生理效应。

（1）M 受体激动时，主要表现为心脏抑制（如心肌收缩力减弱，心率减慢，传导减慢等）；皮肤、黏膜血管舒张；支气管、胃肠道和膀胱逼尿肌收缩；瞳孔缩小、汗腺和唾液腺分泌增加。

（2）N_1 受体激动时，表现为自主神经节和肾上腺髓质兴奋，血压升高。

（3）N_2 受体激动时，表现为骨骼肌兴奋。

（4）α_1 受体激动时，皮肤、黏膜和内脏血管收缩，血压升高。

（5）突触前膜的 α_2 受体激动时，可使 NA 的释放减少，这是一种负反馈性调节作用，可引起血压下降。

（6）中枢部位的 α_2 受体激动时，能兴奋中枢抑制性神经元，而抑制外周交感神经的活性，使 NA 释放减少，血压下降。

（7）β_1 受体激动时，表现为心脏收缩力加强，心率加快，传导加速。

（8）β_2 受体激动时，支气管平滑肌松弛，骨骼肌血管和冠状血管舒张。

（9）突触前膜的 β_2 受体激动时，可促进去甲肾上腺素的释放，起到正反馈的调节作用。

（10）D_1 受体激动时，肠系膜、肾和冠状血管舒张。

（11）D_2 受体激动时，可引起呕吐、诱发精神失常、震颤麻痹和内分泌失调等。

传出神经受体的生理效应详见表 5-1。

表 5-1 传出神经系统的受体分布及其效应

效应器		肾上腺素能神经兴奋		胆碱能神经兴奋	
		效应	受体	效应	受体
心脏	心肌	收缩力加强	β_1	收缩力减弱	M
	窦房结	心率加快	β_1	心率减慢	M
	传导系统	传导加快	β_1	传导减慢	M
血管	皮肤、黏膜	收缩	α	扩张	M
	腹腔内脏	收缩、舒张	α、β_2	-	
	骨骼肌	收缩、舒张	α、β_2	舒张（交感神经）	M
	冠状血管	收缩、舒张	α、β_2	-	
支气管	平滑肌	舒张	β_2 为主	收缩	M
胃肠道	胃平滑肌	舒张	β_2	收缩	M
	小肠平滑肌	舒张	a、β	收缩	M
	括约肌	收缩	α	舒张	M

效应器		肾上腺素能神经兴奋		胆碱能神经兴奋	
		效应	受体	效应	受体
膀胱	逼尿肌	舒张	β_2	收缩	M
	括约肌	收缩	α	舒张	M
眼睛	虹膜括约肌			收缩（缩瞳）	M
	虹膜辐射肌	收缩（扩瞳）	α		
	睫状肌	舒张（远视）	β_2	收缩（近视）	M
腺体	汗腺	分泌（手脚心）	α	分泌（交感神经）	M
	唾液腺	分泌 K^+ 及 H_2O	α	分泌 K^+ 及 H_2O	M
		分泌淀粉酶	β		
	胃肠道及呼吸道腺体			分泌	M
自主神经节				兴奋	N_1
骨骼肌				收缩（运动神经）	N_2
肾上腺髓质				分泌（交感神经节前纤维）	N_1
代谢	肝糖代谢	肝糖原分解	α、β_2	–	
	骨骼肌糖代谢	肌糖原分解增加	β_2	–	
	脂肪代谢	脂肪分解	α、β_1、β_2	–	
	肾	肾素分泌增加	β_1	–	

第四节 传出神经药物的分类

一、传出神经系统药物的作用方式

1. 直接作用于受体 药物与受体结合后能激动受体而呈现拟似递质的作用，这类药物称为受体兴奋药或受体激动药，如毛果芸香碱激动 M 受体，即为受体激动药；药物与受体结合后，不激动该受体，反而占据受体，阻碍递质与受体结合，这类药物称为受体阻断药，如阿托品占据 M 受体，但并不激动该受体，而且阻断了 ACh 与 M 受体的结合，此称为受体阻断药。

2. 影响递质的体内过程 有些药物可通过影响递质的合成、贮存、释放、消除或摄取过程而呈现作用，例如，有的药物能抑制胆碱酯酶的活性而阻止 ACh 的破坏，使 ACh 蓄积，呈现拟胆碱作用，这类药物称为胆碱酯酶抑制药。能使被抑制的胆碱酯酶恢复活性的药物，称为胆碱酯酶复活药。

二、传出神经系统药物的分类

根据传出神经系统药物的作用部位和作用方式不同进行分类，见表 5 – 2。

表 5 – 2　　作用于传出神经系统药物的分类

拟似药		拮抗药	
1. 胆碱受体激动药		1. 胆碱受体阻断药	
（1）M、N 受体激动药	乙酰胆碱	（1）M 受体阻断药	阿托品
（2）M 受体激动药	毛果芸香碱	（2）N_1 受体阻断药	美卡拉明
（3）N 受体激动药	烟碱	（3）N_2 受体阻断药	琥珀酰胆碱
2. 胆碱酯酶抑制药	新斯的明、有机磷酸酯类	2. 胆碱酯酶复活药	氯解磷定、碘解磷定
3. 肾上腺素受体激动药		3. 肾上腺素受体阻断药	
（1）α、β 受体激动药	肾上腺素	（1）α、β 受体阻断药	拉贝洛尔
（2）$α_1$、$α_2$ 受体激动药	去甲肾上腺素	（2）$α_1$、$α_2$ 受体阻断药	酚妥拉明
（3）$α_1$ 受体激动药	苯肾上腺素	（3）$α_1$ 受体阻断药	哌唑嗪
（4）$α_2$ 受体激动药	可乐定	（4）$α_2$ 受体阻断药	育亨宾
（5）$β_1$、$β_2$ 受体激动药	异丙肾上腺素	（5）$β_1$、$β_2$ 受体阻断药	普萘洛尔
（6）$β_1$ 受体激动药	多巴酚丁胺	（6）$β_1$ 受体阻断药	阿替洛尔
（7）$β_2$ 受体激动药	沙丁胺醇	（7）$β_2$ 受体阻断药	布他沙明

思　考　题

1. 传出神经系统药物的基本作用方式在哪些？

2. 传出神经系统药物是如何分类的？可细分为哪几类？

3. 简述传出神经受体的类型和分布及效应。

（王培忠）

CHAPTER 第六章

胆碱受体激动药

☞ **学习要求**

1. 掌握毛果芸香碱、新斯的明的作用和应用。
2. 熟悉氯解磷定和碘解磷定的作用和应用。
3. 了解有机磷酸酯类中毒的的防治。

胆碱受体激动药是一类作用与 ACh 相似的药物。根据作用方式的不同分为两类：一类是直接作用于胆碱受体的激动药，如毛果芸香碱和氨甲酰胆碱等；另一类是抗胆碱酯酶药，能间接的激动胆碱受体，如新斯的明、加兰他敏和毒扁豆碱等。

第一节 直接激动胆碱受体药

一、M、N 受体激动药

本类药物既作用于 M 胆碱受体，也作用于 N 胆碱受体。

乙酰胆碱（Acetylcholine，ACh）

乙酰胆碱为胆碱能神经末梢释放的递质，现已能人工合成，它能特异性地与胆碱受体结合，产生胆碱能神经兴奋样作用。因易被胆碱酯酶水解而作用短暂，故无临床应用价值，只作为药理学研究的工具药。

【药理作用】

1. **M 样作用** 静注小剂量的 ACh 能激动 M 受体，产生与兴奋胆碱能神经节后纤维相似的作用，可引起心肌收缩力减弱、心率减慢、传导变慢、血管扩张、血压下降；支气管和胃肠平滑肌兴奋；瞳孔括约肌和睫状肌收缩；腺体分泌增加等。

2. **N 样症状** 剂量稍大时，ACh 则能激动 N 胆碱受体，产生与兴奋全部自主神经节相似的效应。同时还能兴奋肾上腺髓质嗜铬细胞的 N_1 胆碱受体，使肾上腺素释放增加。机体多数器官由胆碱能神经和 NA 能神经双重支配，而在功能上又是相互拮抗的，

44

但通常是其中一种神经支配占优势，例如在胃肠道、膀胱平滑肌和腺体是以胆碱能神经占优势；而心肌、小血管则以去甲肾上腺素能神经支配占优势，故 N 样作用常常表现为胃肠道、膀胱平滑肌兴奋，腺体分泌增加，心脏兴奋，小血管收缩，血压升高。ACh 还能兴奋骨骼肌上的 N_2 受体，表现为骨骼肌收缩。

氨甲酰胆碱（Carbamylcholine）

又名卡巴胆碱，本品的化学结构与作用和 ACh 相似，也能直接激动 M 和 N 受体，同时还能促进胆碱能神经末梢释放 ACh 而发挥间接作用，因毒性大，故现仅用于治疗青光眼。

二、M 受体激动药

毛果芸香碱（Pilocarpine）

毛果芸香碱又名匹鲁卡品，是从毛果芸香属植物中提出的生物碱，现已能人工合成，水溶液稳定。

【药理作用】能直接激动 M 受体，产生 M 样作用，对眼睛和腺体作用最明显，是眼科常用药。

1. 眼　滴眼后可引起以下三方面作用。

（1）缩小瞳孔　虹膜内有两种平滑肌，一种是瞳孔括约肌（环状肌），受胆碱能神经支配，分布有 M 受体，兴奋时向瞳孔中心方向收缩，瞳孔缩小；另一种是瞳孔辐射肌（开大肌），分布有 α 受体，受去甲肾上腺素能神经支配，兴奋时向瞳孔外周收缩，瞳孔扩大。毛果芸香碱能激动瞳孔括约肌的 M 受体，使瞳孔括约肌收缩，瞳孔缩小。

（2）降低眼内压　毛果芸香碱通过缩瞳作用，使虹膜向中心收缩，虹膜根部变薄，致使前房角扩大，房水易经滤帘流入巩膜静脉窦而进入血循环，使眼内压降低。

（3）调节痉挛　本品激动睫状肌的 M 受体，使睫状肌向瞳孔中心方向收缩，导致悬韧带松弛，晶状体因自身的弹性而自行变凸，屈光度增加，视远物模糊不清，视近物清楚，导致近视，此作用称为调节痉挛（图 6 - 1）。

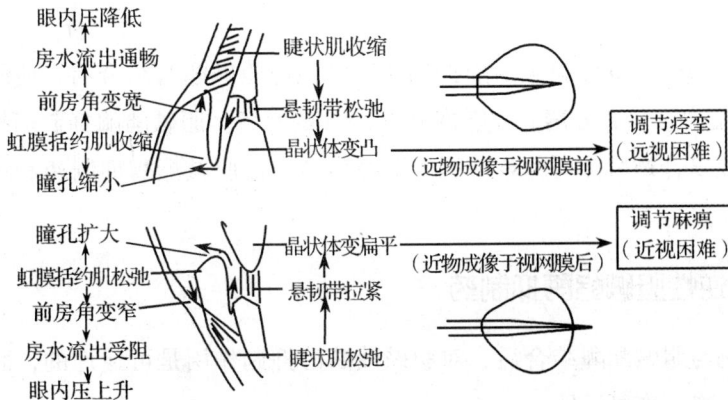

图 6 - 1　胆碱受体激动药和胆碱受体阻断药对眼的作用

滴眼后 30 ～ 40min 缩瞳作用达高峰；降低眼压作用温和，持续 4 ～ 8h，但调节痉挛作用仅持续 2h。

2. 其他作用 可使腺体分泌增加和平滑肌兴奋，其中汗腺和唾液腺分泌增加最明显，也使泪腺、呼吸道等腺体分泌增加，但临床意义不大。

【临床应用】

1. 青光眼 青光眼患者由于眼压过高，可引起头痛、视力减退、严重者可致失明，青光眼又分为开角型青光眼和闭角型青光眼，患者前房角狭窄，眼内压升高，用本品滴眼，通过缩瞳，扩大前房角间隙，而使眼内压迅速降低，临床主要用于闭角型青光眼，对开角型青光眼早期也有一定疗效，可能是通过扩张巩膜静脉窦周围的小血管以及收缩睫状肌后，小梁网结构发生改变而使眼压降低。

2. 虹膜睫状体炎 与扩瞳药交替应用，可防止虹膜与晶状体粘连。

3. 阿托品类中毒 本品为阿托品的拮抗剂，当阿托品中毒时可用本品解救。

【不良反应】过量或吸收过多可出现全身 M 受体兴奋症状，如出汗、流涎、呕吐等，可用阿托品解救。滴眼时应注意用手压迫内眦，以防药液经鼻泪管入鼻腔吸收。

三、N 受体激动药

烟碱（Nicotine）

烟碱又名尼古丁，由烟叶中提取的生物碱，作用广泛，可激动自主神经节上 N_1 受体并呈现双向作用，开始表现为短暂的兴奋作用，随后出现持续性的抑制作用；同时激动骨骼肌上 N_2 受体。本品无临床实用价值，仅具有毒理学意义。

第二节 抗胆碱酯酶药

胆碱酯酶（AChE）是一类分子量为 8 万的糖蛋白，水解乙酰胆碱为乙酸和胆碱，每一分子的胆碱酯酶在 1min 内可水解 6×10^5 个 ACh 分子，一分子的 ACh 完全水解仅需 $80\mu s$。

抗胆碱酯酶药，也称胆碱酯酶抑制药，它们与胆碱酯酶结合后，使胆碱酯酶失去水解 ACh 的能力，只有分离后才能恢复对 ACh 的水解。胆碱酯酶抑制药按它们与胆碱酯酶结合形成复合物后分离的难易程度，分为易逆性胆碱酯酶抑制药和难逆性胆碱酯酶抑制药。

一、易逆性胆碱酯酶抑制药

本类药物与胆碱酯酶结合后，对胆碱酯酶的抑制作用是可逆性的，胆碱酯酶可自动与抑制药分离而恢复活性。

新斯的明（Neostigmine）

【体内过程】口服吸收少而不规则，故口服剂量要比注射剂量大 10 倍以上。不易通过血脑屏障，无明显的中枢作用，滴眼时，不易通过角膜进入眼内，因此对眼的作用也较弱。

【作用与用途】新斯的明可短暂性地抑制胆碱酯酶活性而使 ACh 浓度升高，呈现 M 样和 N 样作用。

1. **兴奋骨骼肌**　作用强大，其机制为：① 抑制 AChE 活性，使 ACh 浓度升高，兴奋 N_2 受体；②直接兴奋 N_2 受体；③促进运动神经释放 ACh。故兴奋骨骼肌作用强大。常用于治疗重症肌无力，该病是神经 – 肌肉传递功能障碍的慢性疾病，表现为受累骨骼肌极易疲劳，属于自身免疫性疾病，轻症病人口服给药，急症、重症病人注射给药可改善患者的肌无力等症状。

2. **兴奋胃肠及膀胱平滑肌**　对胃肠平滑肌和膀胱平滑肌兴奋作用较强，能增加胃肠蠕动和膀胱的收缩力 ，促进排气、排尿，适用于术后的腹气胀和尿潴留。

3. **减慢心率**　ACh 浓度的升高，而兴奋心脏上 M 受体，使心率减慢，可治疗阵发性室上性心动过速。

4. **其他**　能对抗筒箭毒碱和阿托品的作用，用于抢救筒箭毒碱等非去极化型肌松药中毒和阿托品等抗胆碱药中毒出现的外周症状。

【不良反应】治疗量时副作用较小，有腹痛、恶心、呕吐、上腹部不适等症状，过量时可引起心动过缓、肌束颤动或肌无力加重等，这是因为 ACh 在运动终板处堆积，产生持久性去极化，使神经 – 肌肉传导阻滞所致，此称为胆碱能危象，可用阿托品解救。

【禁忌证】心动过缓、支气管哮喘、机械性肠梗阻、尿路栓塞等患者禁用。

吡斯的明（Pyridostigmine）

吡斯的明又名美斯地浓。其抗胆碱酯酶作用较新斯的明弱而持久，副作用较轻，临床用于重症肌无力，手术后腹气胀，尿潴留，暂时功能性闭经等的治疗。很少引起胆碱能危象。

安贝氯铵（Ambenonium）

安贝氯铵又名酶抑宁。作用较新斯的明强而持久，用于治疗不能耐受新斯的明的重症肌无力、腹气胀等病人，副作用较少。

加兰他敏（Galanthamine）

加兰他敏是从石蒜科植物中提取的生物碱，具有较弱的抗胆碱酯酶作用，使 ACh 浓度升高，并直接激动 N_2 受体使骨骼肌兴奋，用于重症肌无力、脊髓灰质炎（小儿麻痹症）后遗症、多发性神经炎、脊神经根炎等的治疗。使用有效者，可连用 3 个疗程（20 ~ 40 日为 1 个疗程）。

依酚氯胺 （Edrophonium）

依酚氯胺又名腾喜龙。为超短时抗胆碱酯酶药，作用快而短暂，静脉给药 30s 出现作用，持续 2 ~ 4min。临床用于诊断重症肌无力，可先静脉注射 2mg，如在 30 ~ 40s 内未见肌力增强，再静脉注射 8mg，如受试者出现肌力改善，则提示诊断阳性。

毒扁豆碱 （Physostigmine）

毒扁豆碱又名依色林。是从非洲产植物毒扁豆种子中提取的生物碱，现已能人工合成，其抑制胆碱酯酶作用与新斯的明相似，但对中枢作用明显，小剂量兴奋、大剂量抑制，中毒时可致呼吸麻痹，滴眼后作用较毛果芸香碱持久，眼内压降低作用可维持 1 ~ 2 日，临床主要用于治疗青光眼。水溶液不稳定，易氧化成红色，药效降低，刺激性增加，故应临用前配制，避光保存。因毒性大，滴眼时应压迫内眦，以防止吸收中毒。

石杉碱甲 （Huperzine A）

石杉碱甲是从石杉科植物千层塔中提取的生物碱。对胆碱酯酶有选择性的抑制作用，其强度与新斯的明相当，作用时间长，肌内注射维持 5 ~ 7h。对重症肌无力的疗效优于新斯的明，不良反应与新斯的明相似但较轻。

二、难逆性胆碱酯酶抑制药

本类药物与胆碱酯酶结合后，对胆碱酯酶的抑制作用是不可逆性的，胆碱酯酶与抑制药不能分离，胆碱酯酶不能自动恢复活性，必须用特效药恢复胆碱酯酶的活性。

有机磷酸酯类

有机磷酸酯类主要为农业的杀虫剂，常用的有：如内吸磷（1059）、对硫磷（1605）、敌敌畏（DDVP）、敌百虫、马拉硫磷（4049）、甲拌磷（3911）等，还有毒力极大的化学战争用的神经毒剂，如沙林、塔崩、梭曼等。由于易致人畜中毒，故生产和使用过程中必须严格管理，注意防护，预防中毒。

【中毒途径】本类药物多易挥发，脂溶性高，可经消化道、呼吸道吸收中毒，也可经完整的皮肤吸收中毒。农业生产使用过程中，经皮肤吸收是主要的中毒途径。

【中毒机制】当有机磷被吸收进入体内后，与胆碱酯酶牢固结合，生成难以分离的磷酰化胆碱酯酶复合物，使胆碱酯酶活性被抑，不能水解 ACh，从而导致 ACh 在突触间隙内大量积聚，引起一系列中毒症状，若不及时抢救，磷酰化胆碱酯酶的磷酰化基团上的一个烷氧基断裂，生成更稳定的单烷氧基磷酰化胆碱酯酶（称酶"老化"），再用胆碱酯酶复活药也难以奏效，需要 10～15 日产生新的胆碱酯酶后，才能使体内集聚的 ACh 水解。故抢救有机磷酸酯类中毒时应尽早使用胆碱酯酶复活药以恢复胆碱酯酶的活性。

【中毒症状】本类药物以急性中毒者居多。因有机磷酸酯类抑制了胆碱酯酶的活性，使 ACh 蓄积而过度地兴奋胆碱受体，产生中毒症状，轻度中毒以 M 样症状为主，中度中毒时同时出现 M、N 样症状，严重中毒时可同时出现 M、N 样症状和中枢神经系统症状（表6－1）。

表6－1　有机磷酸酯类急性中毒症状

作　　用		症　　状
M 样作用	兴奋虹膜括约肌及睫状肌	瞳孔缩小、视物模糊、眼痛
	增加腺体分泌	流涎、出汗、口吐白沫、支气管腺体分泌增加
	兴奋支气管平滑肌	支气管痉挛、呼吸困难、严重者肺水肿
	兴奋胃肠平滑肌	恶心、腹痛、腹泻、大便失禁
	兴奋膀胱平滑肌	小便失禁
	扩张血管	血压下降
	抑制心脏	心动过缓
N 样作用	兴奋神经节 N_1 受体	心动过速、血压升高
	兴奋骨骼肌 N_2 受体	肌肉震颤、抽搐、肌无力
中枢神经系统反应	先兴奋后抑制	不安、失眠、谵妄、呼吸抑制、循环衰竭

【急性中毒及解救措施】

1. **一般处理**　迅速切断毒源，脱离中毒现场，根据中毒途径，采取相应措施，对经皮肤吸收者，用温水或肥皂水清洗皮肤；经口中毒者用2%～5%碳酸氢钠溶液、1% 生理盐水或1∶5000 的高锰酸钾溶液反复洗胃，直至洗出液无农药味，再用硫酸镁或硫酸钠导泻，昏迷患者不能用硫酸镁导泻，因少量的镁离子吸收后，可加重中枢抑制，使中毒加深。碳酸氢钠溶液不宜用于敌百虫中毒，因其在碱性溶液中能变成毒性更强的敌敌畏。对硫磷中毒不宜用高猛酸钾液洗胃，因其氧化后成为毒性更强的对氧磷。眼部染毒，可用2%碳酸氢钠或0.9%盐水反复冲洗数分钟。

2. **解除 M 样症状**　及早、足量、反复注射阿托品以缓解中毒的 M 样症状，直至出现轻度阿托品化，如散瞳、面部潮红、心率加快、口干、意识好转等。对轻度中毒者可肌内注射 1～2mg，每日 2～3 次；对中度中毒者可肌内注射或静脉注射2～4mg，以后每0.5～2h注射 1～2mg，病情好转后可适当减量；重度中毒者可肌内注射或静脉注射 5～10mg，以后每15～30min 注射 2～5mg，直至达到阿托品化，治疗过程中如出现严重的阿托品中毒症状，如谵妄、躁动或心率加快、体温升高等应减量或暂停给药。必要时用毛果芸香碱对抗，但此时不能用毒扁豆碱和新斯的明，以免加重有机磷酸酯类中毒。

3. **特效解毒药**　胆碱酯酶复活药。

胆碱酯酶复活药

胆碱酯酶复活药是一类能使已被有机磷酸酯类抑制的胆碱酯酶恢复活性的药物，

常用者为氯解磷定和碘解磷定，其化学结构属于肟类（图6-2）。

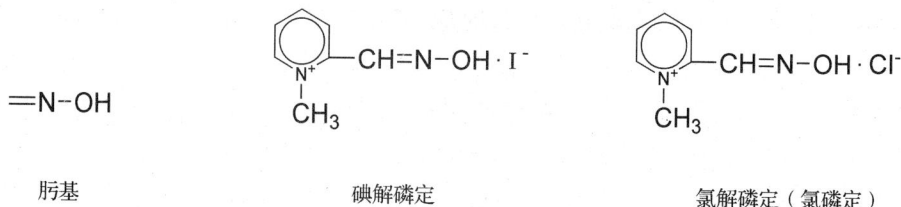

$$=N-OH$$

肟基 　　　　　　　　　　　碘解磷定 　　　　　　　　氯解磷定（氯磷定）

图6-2　碘解磷定与氯解磷定的化学结构

【解毒机制】　胆碱酯酶复活药与磷酰化胆碱酯酶接触后，能夺取磷酰化胆碱酯酶中的有机磷酸酯类，并与之结合为无毒物被排出体外，同时使胆碱酯酶游离，恢复其水解ACh的活性，使ACh浓度降低，缓解M、N样中毒症状。但对中毒过久已老化的胆碱酯酶，解救效果差，故中毒时应及早应用胆碱酯酶复活药。肟类化合物对内吸磷、对硫磷和马拉硫磷的解救效果较好，对乐果中毒无效，可能是乐果中毒时形成的磷酰化胆碱酯酶比较稳定，不易恢复有关。

肟类还能与体内游离的有机磷酸酯类直接结合，形成无毒的磷酰化合物排出体外，从而阻止游离的有机磷酸酯类对胆碱酯酶的继续抑制。

【临床应用】用于解救有机磷酸酯类中毒。能迅速缓解骨骼肌兴奋症状；对M样症状的疗效较差，因不能直接对抗体内已蓄积的ACh，因此，宜与M受体阻断药合用。

【不良反应】治疗量时较少见，可产生轻度乏力、视力模糊、眩晕，恶心、呕吐、心动过速等。剂量过大时，也抑制胆碱酯酶的活性，引起神经-肌肉传导阻滞，加重中毒。

碘解磷定（Pyraloxime Methiodide，PAM）

碘解磷定又名派姆。为最早应用的胆碱酯酶复活药，须缓慢静脉注射，注射过快有暂时性呼吸抑制，对中、重度中毒必须与阿托品合用，本品不易通过血脑屏障，主要在肝内转化，其转化物和原形药均从肾脏排出，静脉注射$t_{1/2}$小于1h，故必须重复给药，才能达到解毒效果。

氯磷定（Pyraloxime Methylchoride，PAM-CI）

氯磷定又名氯解磷定，氯化派姆。作用与碘解磷定相同，其恢复AChE活性的作用约为碘解磷定的1.5倍，不良反应较少，既可静脉给药，也可肌内注射，应用方便，价格低廉，已成为胆碱酯酶复活药中的首选药。

思考题

1. 毛果芸香碱为什么能治疗青光眼？对何种类型青光眼疗效较好？
2. 新斯的明治疗重症肌无力的药理作用是什么？
3. 有机磷酸酯类的中毒机制？
4. 胆碱酯酶复活药为何能治疗有机磷酸酯类中毒？

制剂和用法

氯卡巴胆碱　0.5% ~1.5% 溶液滴眼。

硝酸毛果芸香碱　滴眼剂：0.5%、15%、2%、4%。对闭角型青光眼急性发作，0.5% ~15% 滴眼液，第1小时每 10 ~15min 1 次，以后每小时 1 次。症状缓解后改为 1 ~2 滴/次，3 ~4 次/日，开角型青光眼 1 ~2 滴/次，2 ~6 次/日。治疗阿托品中毒：5 ~10mg/次，皮下注射。

溴化新斯的明　片剂：15mg。15mg/次，3 次/日。极量：30mg/次，100mg/d。

甲基硫酸新斯的明　注射液：0.5mg/ml、1mg/2ml。皮下注射或肌内注射，0.25 ~0.5mg/次，1 ~3 次/日。极量：1mg/次。

溴化吡斯的明　片剂：60mg。口服：60mg/次，3 次/日。极量：120mg/次，360mg/d。

氢溴酸加兰他敏　片剂：5mg。口服：10mg/次，3 次/日。注射剂：1mg/ml、2.5mg/ml。肌内注射：2.5 ~10mg/次。

水杨酸毒扁豆碱　滴眼液或眼膏：0.25%，每 4h 1 次，或按需要决定滴眼次数。溶液变红色后不可应用。

安贝氯铵　片剂：5mg，10mg、25mg。口服：5 ~25mg/次，3 次/日。

依酚氯铵　注射剂：10mg/ml、100mg/10ml。诊断重症肌无力：2 ~5mg 静脉注射。对抗肌松药：10mg/次，肌内注射。

氯解磷定　注射液：0.25g/2ml、0.5g/2ml。0.25 ~0.5g/次，肌内注射。0.5 ~0.75g/次，加入等渗盐水 500ml 中静脉滴注。

碘解磷定　注射剂：0.4g/10ml、0.5g/10ml。每次 0.5 ~1g，缓慢静脉滴注。

（王培忠）

CHAPTER 第七章

胆碱受体阻断药

☞ **学习要求**

掌握阿托品、山莨菪碱的作用、应用和不良反应。

了解阿托品的合成代用品的作用及应用。

胆碱受体阻断药（抗胆碱药），它们能与 ACh 或拟胆碱药竞争胆碱受体，对胆碱受体有较高的亲和力，但无内在活性，从而阻断 ACh 和拟胆碱药对胆碱受体的激动作用，产生与 ACh 相反的作用。按对受体选择性的不同可分为以下几种。

1. M 受体阻断药　阿托品、东莨菪碱、山莨菪碱及合成解痉药等。

2. N 受体阻断药

（1）N_1 受体阻断药（神经节阻断药）阿方那特、美加明等。

（2）N_2 受体阻断药（骨骼肌松弛药）筒箭毒碱、琥珀胆碱等。

第一节　M 受体阻断药

一、阿托品类生物碱

阿托品（Atropine）

阿托品是从茄科植物颠茄、曼陀罗中提取的生物碱。现已能人工合成。

【体内过程】口服后吸收迅速，生物利用度约为 80%，1h 后血药浓度达峰值，$t_{1/2}$ 约为 4h。可分布于全身组织，能透过血－脑屏障而进入脑组织，易通过胎盘屏障进入胎儿循环，也能经乳汁分泌，24h 内约有 85% 随尿排出。局部滴眼作用持续 2 周，可能与通过房水循环排出缓慢有关。

【药理作用】阿托品的作用机制是与 ACh 或拟胆碱药竞争 M 受体，拮抗 ACh 或拟胆碱药的 M 样作用；大剂量时也可阻断神经节的 N_1 受体，并可扩张血管和兴奋中枢神经系统等。主要作用如下。

1. 腺体　阻断腺体上的 M 受体，抑制腺体分泌。以唾液腺和汗腺最为敏感，一般治疗量（0.3 ~ 0.5mg）即有明显抑制作用，引起口干和皮肤干燥。也抑制泪腺和支气管腺体分泌。较大量亦可抑制胃液分泌，但对胃酸的分泌影响较小。

2. 平滑肌　阻断平滑肌上的 M 受体，松弛内脏平滑肌。在治疗量时，对处于过度兴奋或痉挛状态的内脏平滑肌有显著的解痉作用，对正常的平滑肌影响较小。对不同器官的平滑肌解痉强度不同，如对胃肠、输尿管和膀胱逼尿肌松弛作用较强，对胆道、支气管平滑肌松弛作用弱，对子宫平滑肌影响最小。

3. 心血管

（1）心脏　注射治疗量（0.5mg）阿托品，可使部分患者出现轻度心率减慢，这可能是由于阿托品兴奋迷走神经中枢所致；注射较大剂量（1 ~ 2mg）阿托品能阻断心脏上的 M 受体，从而解除迷走神经对心脏的抑制，使心率加快，传导加速。

（2）血管　治疗量时对血管、血压无明显影响；较大剂量时能引起血管扩张而出现皮肤潮红与温热；大剂量则对小血管有明显的解痉作用而扩张血管，因而能增加组织的血流灌注量，改善组织的供血与供氧，从而改善微循环，此作用与抗胆碱作用无关，可能与大剂量阿托品能阻断 α 受体有关，也可能是直接扩张血管作用的结果。

4. 眼　其作用与毛果芸香碱相反（图 6 - 1）。

（1）扩瞳　阿托品能阻断虹膜括约肌上的 M 受体，使括约肌松弛，而瞳孔辐射肌则保持原有收缩力向外收缩，故瞳孔散大。

（2）升高眼内压　由于扩瞳，虹膜退向周边，使虹膜根部变厚，导致前房角间隙变窄，阻碍房水流入巩膜静脉窦，使房水蓄积，引起眼内压升高。

（3）调节麻痹　因阿托品阻断睫状肌上的 M 受体，使睫状肌松弛而退向边缘，则悬韧带拉紧，晶状体处于固定扁平状态，导致屈光度降低，视近物模糊不清，只能视远物，这种视力调节障碍称为调节麻痹。

5. 中枢神经系统作用　较大量时可轻度兴奋中枢，剂量增大，中枢兴奋作用增强，严重中毒时，中枢由兴奋转入抑制。

【临床应用】

1. 缓解内脏绞痛　阿托品可用于各种内脏绞痛，对胃肠痉挛性疼痛，能迅速缓解；对膀胱刺激症如尿频、尿急等疗效较好；对肾绞痛及胆绞痛疗效较差，常与哌替啶等镇痛药合用，以增强疗效。阿托品能松弛膀胱逼尿肌并增加膀胱括约肌的张力，可用于治疗小儿遗尿症。

2. 抑制腺体分泌　用于全身麻醉之前给药，以减少呼吸道腺体和唾液腺的分泌，防止分泌物阻塞呼吸道和吸入性肺炎的发生。也用于流涎症和严重盗汗。

3. 眼科

（1）虹膜睫状体炎　用 0.5% ~ 1% 的硫酸阿托品液滴眼，使虹膜括约肌和睫状肌松弛，使之充分休息，有利于炎症的恢复；同时由于散瞳作用，能预防虹膜和晶体粘连。

（2）检查眼底 用阿托品扩瞳后，可观察视网膜血管的变化及其他改变，为疾病的诊断和治疗提供依据。

（3）验光配镜 阿托品调节麻痹作用强，使晶体固定，能准确的测出屈光度。因作用维持时间长（2 周），视力恢复较慢，现已少用，而用作用快，持续时间短的托吡卡胺和后马托品。但儿童的睫状肌调节能力较强，验光时仍用阿托品。

4. 抗缓慢型心律失常 用于迷走神经张力过高引起的窦性心动过缓、房室传导阻滞和阿－斯综合征。

5. 抗感染性休克 暴发型流行性脑脊髓膜炎、中毒性菌痢、中毒性肺炎等并发的休克，可在容量的基础上给予较大剂量的阿托品，以解除小血管痉挛，改善微循环，以增加重要脏器的血流灌注量，而缓解休克。

6. 解救有机磷中毒 有机磷酸酯类中毒时，给以阿托品能迅速解除 M 样症状，也能部分解除中枢症状，但对 N_2 胆碱受体激动引起的肌肉震颤无效。因对胆碱酯酶无复活作用，故应与胆碱酯酶复活药合用，此时阿托品用量应减少。

【不良反应】常见的副作用有口干、视力模糊、心悸、皮肤干燥、潮红、体温升高和便秘等。

【急性中毒及解救措施】一次剂量超过 5mg，即产生中毒，有烦躁不安、谵妄、惊厥等兴奋症状，严重时可由兴奋转入抑制，出现昏迷、呼吸麻痹而死亡。如口服阿托品中毒者可洗胃、导泻，以清除未吸收的阿托品；兴奋过于强烈时可用地西泮或短效巴比妥类解救，呼吸抑制可用人工呼吸，给氧等处理；也可用毛果芸香碱、毒扁豆碱和新斯的明对抗，但治疗有机磷酸酯类中毒而使用阿托品过量时，不能用抗胆碱酯酶药解救；不可使用吩噻嗪类如氯丙嗪等，因有 M 受体阻断作用而加重中毒。阿托品的最低致死量成人为 80～130mg，儿童约为 10mg。

【禁忌证】青光眼、前列腺肥大、幽门梗阻、休克伴有心动过速或高热者禁用。

东莨菪碱（Scopolamine）

东莨菪碱是由洋金花等植物提取的生物碱。

【药理作用】

1. 外周作用 外周作用与阿托品相似，也能阻断 M 受体，仅作用强度有所不同，抑制腺体分泌、扩瞳、调节麻痹作用比阿托品强 1 倍；而兴奋心脏和扩张血管作用弱。

2. 中枢作用 东莨菪碱有较强的中枢抑制作用，小剂量镇静，较大剂量催眠，甚至麻醉，但对呼吸中枢呈现兴奋作用。

【临床应用】

1. 麻醉前给药 因抑制腺体分泌的作用比阿托品强，又有镇静和兴奋呼吸中枢作用，故用作麻醉前给药比阿托品好。

2. 治疗震颤麻痹 本药具有中枢性抗胆碱作用，能缓解流涎、震颤和肌强直等症状。一般从小剂量开始，逐步确定其最合适的剂量。

3. **防晕止吐** 对晕车、晕船等恶心、呕吐有效，也用于妊娠呕吐及放射性呕吐。

4. **全身麻醉** 东莨菪碱可代替中药洋金花用于中药复合麻醉。

不良反应与阿托品相似。

山莨菪碱（Anisodamine，654）

山莨菪碱是从茄科植物唐古特山莨菪中提取的生物碱。天然品为 654 - 1，合成品称 654 - 2。

作用与阿托品相似，有以下特点：①松弛平滑肌，解除血管痉挛，改善微循环的作用突出；②抑制腺体分泌和扩瞳作用仅为阿托品的 1/20 ~ 1/10；③因不易通过血脑屏障，故中枢兴奋作用弱。

临床上取代阿托品用于各种感染性休克，如暴发型流行性脑脊髓膜炎、中毒性菌痢等引起的休克，也用于内脏平滑肌痉挛性绞痛。

不良反应及禁忌证与阿托品相似，而毒性较低，临床应用较多。

二、阿托品的合成代用品

阿托品对机体不同部位的 M 受体选择性较低，因此在临床使用时副作用较多，对此，目前通过改变化学结构，合成了一系列选择性较高的代用品，其中包括合成扩瞳药和合成解痉药等。

1. **合成扩瞳药** 对眼睛选择作用较强，与阿托品比较，扩瞳时间明显缩短，对扩瞳引起的视近物模糊可较快缓解，故更适合于眼底检查，但对儿童仍以扩瞳作用强的阿托品为主（表 7 - 1）。

表 7 - 1　几种扩瞳药滴眼作用的比较

药物	浓度（%）	扩瞳作用		调节麻痹作用	
		高峰（min）	消失（日）	高峰（min）	消失（日）
硫酸阿托品	1.0	30 ~ 40	7 ~ 10	1 ~ 3	7 ~ 12
氢溴酸后马托品	1.0 ~ 2.0	40 ~ 60	1 ~ 2	0.5 ~ 1	1 ~ 2
托吡卡胺	0.5 ~ 1.0	20 ~ 40	0.25	0.5	<0.25
环喷托酯	0.5	30 ~ 50	1	1	0.25 ~ 11
尤卡托品	2.0 ~ 5.0	30	1/12 ~ 1/4	无作用	—

2. **合成解痉药**

溴丙胺太林（Propantheline Bromide）

溴丙胺太林又名普鲁苯辛，具有与阿托品相似的 M 受体阻断作用，其特点是对胃肠 M 受体选择性较高，解除胃肠平滑肌痉挛作用强而持久，能延缓胃的排空时间，并能抑制胃酸分泌。主要用于胃、十二指肠溃疡和胃肠绞痛，也用于胃炎、多汗症及妊娠呕吐等。不良反应与阿托品相似，但较少。

其他合成的解痉药有溴甲阿托品（Mebropine，胃疡平）、胃安（Aminopentamide

Sulfate）、苯那替嗪（Benzactyzine，胃复康）等，它们的作用、用途和不良反应均与溴丙胺太林相似。

第二节　N 受体阻断药

一、N₁受体阻断药

N₁受体阻断药能与 ACh 竞争神经节细胞膜上的 N₁胆碱受体，阻断 ACh 与 N₁胆碱受体的结合，从而阻断神经冲动在神经节中的传递，故也称为神经节阻断药。本类药物对交感神经节和副交感神经节的 N₁受体均有阻断作用，代表药有美卡拉明（Mecamylamine，美加明）、樟磺咪芬（Trimethaphan，阿方那特）。

交感神经对血管的支配占优势，用药后阻断交感神经节上的 N₁胆碱受体，引起血管扩张，特别是小血管扩张明显，使外周阻力降低而迅速降低血压。可用于麻醉时控制血压，以减少手术出血，也用于高血压急症的治疗；副交感神经对胃肠道平滑肌、膀胱平滑肌和腺体的支配占优势，因此阻断副交感神经节的 N₁受体，出现便秘、排尿困难和口干等反应。本品不良反应多，临床现已少用。

二、N₂受体阻断药

N₂受体阻断药能与神经肌肉接头处运动终板膜上 N₂胆碱受体结合，阻断神经冲动向肌肉的传递，导致骨骼肌松弛，故又称骨骼肌松弛药。临床常用于辅助全身麻醉，使骨骼肌松弛，并能减少麻醉药的用量。根据作用机制的不同，分为去极化型肌松药和非去极化型肌松药两类。

（一）去极化型肌松药

药物与运动终板膜上 N₂胆碱受体结合，激动该受体，产生与 ACh 相似而更为持久去极化作用，使终板对 ACh 不再产生反应，因而骨骼肌松弛。

琥珀胆碱（Succinycholine，Scoline，司可林）

【体内过程】口服不吸收，注射后在血液中被血浆假性胆碱酯酶迅速水解，1min 内水解血浆中药物总量的 90%，其余部分在肝脏被水解。首先水解成琥珀酰单胆碱，肌松作用减弱，然后又进一步水解成琥珀酸和胆碱，肌松作用消失，故作用时间短，仅有 2%～5% 的琥珀胆碱以原形从肾脏排出。新斯的明能抑制血浆假性胆碱酯酶的活性，因而能加强和延长琥珀胆碱的作用，甚至有中毒的危险，因此，琥珀胆碱中毒时，禁用新斯的明抢救。

【药理作用】静脉给药后先出现短暂的肌束颤动，1min 内即出现肌肉松弛，2min 最强，5min 左右肌松作用消失。肌肉松弛的顺序是眼睑、颜面部肌肉、颈部肌、上肢肌、下肢肌、躯干肌、肋间肌和隔肌，对呼吸肌松弛作用不明显，恢复顺序则相反，最先松弛的肌肉最晚恢复。

【临床应用】

1. 外科麻醉辅助用药　使肌肉完全松弛，以便在较浅麻醉下获得满意的肌松效果。

2. 短时操作用药　用于气管内插管、气管镜、食道镜和胃镜检查等短时操作。

【不良反应和注意事项】

1. 呼吸肌麻痹　过量时引起呼吸肌麻痹，在用药时应备有人工呼吸机及其他抢救器材，以便及时抢救。

2. 肌肉酸痛　可能是肌束颤动损伤肌梭所致，小量地西泮可防治。

3. 血钾升高　肌肉持久去极化导致大量 K^+ 离子外流，使血钾升高，高血钾则能抑制心脏，对血钾偏高的病人，如大面积烧伤、广泛软组织损伤、恶性肿瘤及脑血管意外等患者禁用，以免引起心跳骤停而而死亡。

4. 眼压升高　因眼球外骨骼肌短暂收缩，可升高眼内压，青光眼患者禁用。

【药物相互作用】本品不易与毒扁豆碱、氨基糖苷类、多肽类抗生素配伍应用，避免发生呼吸肌麻痹；在碱性溶液中易水解，不宜与呈碱性的全麻药硫喷妥钠联合使用。

（二）非去极化型肌松药

本类药物能与骨骼肌运动终板膜上的 N_2 胆碱受体结合，但不激动受体，从而阻断 ACh 的去极化作用，使骨骼肌松弛，故称为非极化型肌松药。

筒箭毒碱（D‑Tubocurarine）

筒箭毒碱简称为箭毒。是从南美防己科植物中提取的生物碱，仅右旋体有药理活性。能竞争性地阻断 ACh 对 N_2 胆碱受体的激动作用，使骨骼肌松弛，静脉注射后 2 ~ 3min 产生肌松作用，5min 达高峰，持续 20 ~ 30min。肌松顺序类似于琥珀胆碱，过量也可引起呼吸肌麻痹。抢救时除人工呼吸外，还应同时注射新斯的明，因新斯的明抑制 AChE 的活性，使 ACh 增多，可拮抗筒箭毒碱的作用。

用于外科麻醉时的辅助用药。因有神经节阻断和促进组胺释放作用，可致血压下降、心跳减慢、支气管痉挛等，故禁用于支气管哮喘和严重休克患者。10 岁以下儿童对此药高度敏感，不宜应用。本品副作用较多，现已少用。

目前使用其他非除极化型肌松药取代筒箭毒碱，如米库氯铵（Mivacurium）、阿曲库铵（Atracurium）、维库溴铵（Vecuronium）、罗库溴铵（Rocuronium）、泮库溴铵（Pancuronium）、哌库溴铵（Pipecuronium）和多库溴铵（Doxacurium）等。

思 考 题

1. 简述阿托品的药理作用和临床应用。
2. 试述阿托品、东莨菪碱和山莨菪碱之间的药理作用有何异同。
3. 阿托品的合成代用品有哪些，其主要用途是什么？

制剂和用法

硫酸阿托品 片剂：0.3mg。0.3～0.6mg/次，3次/日。注射剂：0.5mg/ml、1mg/2ml、5mg/ml。一次0.5mg，皮下、肌内或静脉注射。滴眼液：0.5%～1%。眼膏剂：1%。极量：口服：1mg/次，3次/日；皮下或肌内注射：2mg/次。

复方颠茄 片剂：1～2片/次。

颠茄 酊剂：0.3～1ml/次，3次/日。常配成颠茄合剂（含颠茄酊6%），解痉止痛：10ml/次，3次/日。

氢溴酸东莨菪碱 片剂：0.3mg。0.3～0.6mg/次，0.6～1.2mg/d。注射剂：0.3mg/ml、0.5mg/ml，皮下注射，0.3～0.5mg/次。极量：口服：0.6mg/次，2mg/d；皮下注射，0.5mg/次，1.5mg/d。

氢溴酸山莨菪碱 片剂：5mg、10mg。5～10mg/次，3次/日，注射剂：5mg/ml、10mg/ml、20mg/ml。5～10mg/次，1～2次/日，静脉或肌内注射。

氢溴酸后马托品 滴眼液：1%～2%，滴眼，按需要而定滴数。

托吡卡胺 滴眼剂：0.5%。1～2滴/次，滴眼。

溴丙胺太林 片剂：15mg。15mg/次，3次/日。

溴甲阿托品 片剂：1mg、2mg。1～2mg/次，3次/日。

胃复康 片剂：1mg。1mg/次，3次/日。

胃安 片剂：0.5mg。0.5mg/次，3～4次/日。

氯化琥珀胆碱 注射剂：50mg/ml、100mg/2ml。成人50～100mg/次，静脉注射；静脉注射极量，250mg/次。

氯化筒箭毒碱 注射液：10mg/ml。6～9mg/次，静脉注射，重复时用量减半。

米库氯铵 注射剂：初始量为70～80μg/kg，维持量为5～10μg/kg。

维库溴铵 注射剂：初始量为80～100μg/kg，静脉注射，可追加10～15μg/kg。

罗库溴铵 注射剂：初始量为600μg/kg，维持量150μg/kg。

泮库溴铵 注射剂：4mg/2ml。初始量为40～100μg/kg，静脉注射，可追加10～20μg/kg。

哌库溴铵 注射剂：初始量为20～85μg/kg，静脉注射，维持量为初始量的1/4。

（王培忠）

CHAPTER **第八章**

肾上腺素受体激动药

☞ **学习要求**

1. 掌握肾上腺素、去甲肾上腺素、异丙肾上腺素和多巴胺的作用和应用。
2. 了解其他药的主要用途。

　　肾上腺素受体激动药是一类化学结构和药理作用都与肾上腺素相似的胺类药物，故又称拟交感胺类。本类药物通过直接激动肾上腺素受体或促进去甲肾上腺素能神经末梢释放递质间接激动受体，而产生与肾上腺素相似的作用。

　　拟肾上腺素药的基本化学结构是 β-苯乙胺，苯环上有两个邻位羟基者为儿茶酚胺类，如肾上腺素、去甲肾上腺素、异丙肾上腺素和多巴胺；无邻位羟基者为非儿茶酚胺类，如间羟胺、麻黄碱等，作用强度减弱，但不被 COMT 破坏，作用时间长，当侧链上的 α、β 位碳原子被不同的化学基因取代后，可人工合成多种拟肾上腺素药（表8-1），它们的作用相似，仅在作用强度、作用时间和对受体的选择上有差别，根据药物对不同肾上腺素受体的选择性，将拟肾上腺素药分为主要激动 α 受体药，激动 α、β 受体药和激动 β 受体药三类。

表 8-1　拟肾上腺素药物化学结构与分类

药物			β位	α位		受体选择性
儿茶酚胺类						
肾上腺素	3—OH	4—OH	OH	H	CH₃	α、β
去甲肾上腺素	3—OH	4—OH	OH	H	H	α₁、β₂
多马胺	3—OH	4—OH	OH	H	CH(CH₃)₂	β₁、β₂
多马酚丁胺	3—OH	4—OH	H	H	HC—(CH₂)₂—〇—OH / CH₃	β₁
非儿茶酚胺类						
间羟胺	3—OH	4—H	OH	CH₃	H	α₁
去氧肾上腺素	3—OCH₃	5—OCH₃	OH	CH₃	H	α₁
甲氧胺	3—OCH₃	5—OCH₃	OH	CH₃	H	α₁
舒喘灵	3—CH₂OH	4—OH	OH	H	—C(CH₃)₃H	β₂
麻黄碱	3—H	4—H	OH	CH₃	CH₃	α、β

第一节　α和β受体激动药

肾上腺素（Adrenaline，AD）

肾上腺素又名副肾素，是肾上腺髓质分泌的主要激素，药用肾上腺素是从家畜肾上腺中提取或人工合成的，其化学性质不稳定，遇光易分解，在碱性溶液中迅速氧化，变为粉红色或棕色而失效。

【体内过程】口服后易被胃肠道破坏，故口服无效，肌内注射吸收快，作用维持约 10～30min，皮下注射因能收缩局部血管，吸收缓慢，作用维持时间为 1h 左右，故一般以皮下注射为宜，肾上腺素在体内一部分被儿茶酚胺氧位甲基转移酶（COMT）和单胺氧化酶（MAO）转化；另一部分被非神经组织再摄取，故作用时间短暂。

【药理作用】对 α 受体和 β 受体均有强大的激动作用，主要作用如下。

1. **心脏**　可兴奋心肌、窦房结和传导系统的 $β_1$ 受体，对心脏产生强大的兴奋做用，使心肌收缩力加强，传导加速，心率加快，心排出量增加，为一强效的心脏兴奋药，但因心脏做功和代谢显著增加，使心肌耗氧量增加，易引起心肌缺氧。剂量过大或静脉注射过快，可引起心律失常如早搏、心动过速，甚至心室纤颤等。

2. **血管**　对血管的作用因受体分布的不同而有差异。激动 $α_1$ 受体，能使 $α_1$ 受体分布较多的内脏、皮肤及黏膜血管收缩；激动 $β_2$ 受体，则使 $β_2$ 受体分布较多的骨骼肌血管和冠状血管舒张；对肺和脑血管收缩作用微弱，有时因血压升高而被动地舒张。

3. **血压**　肾上腺素对血压的影响与剂量有关，注射一般剂量时，由于兴奋心脏而使心排出量增加，可使收缩压升高；但因骨骼肌血管的舒张作用抵消或超过了皮肤、黏膜及内脏等血管的收缩作用，故舒张压不变或稍低，脉压差加大（图 8-1）。如注射剂量过大，收缩压和舒张压均升高。

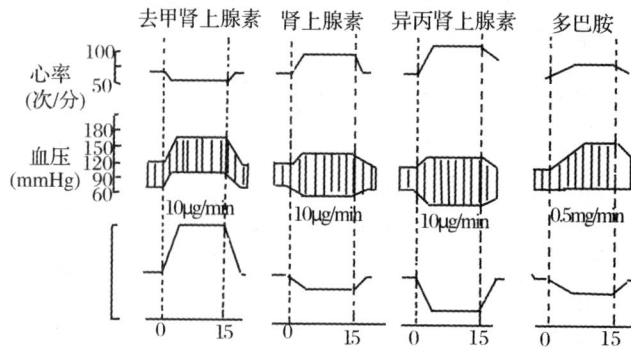

图 8-1　人静脉注射去甲肾上腺素、肾上腺素、异丙肾上腺素、多巴胺对心血管系统的影响

4. 支气管　肾上腺素能激动支气管平滑肌的 β_2 受体，使支气管舒张，当支气管痉挛时，其舒张作用更加明显，同时激动 α 受体而收缩支气管黏膜血管，降低其通透性，能消除支气管黏膜水肿。

5. 代谢　可促进肌糖原和肝糖原分解，使血糖升高；促进脂肪分解，使血液中游离脂肪酸升高。

6. 中枢　因不易通过血脑屏障，故肾上腺素对中枢神经系统仅有较弱的兴奋作用。

【临床应用】

1. 心跳骤停　肾上腺素具有强大的强心作用，是心跳骤停复苏的首选药，主要用于溺水、电击、房室传导阻滞、药物中毒或手术意外等引起的心跳骤停，可用本品 0.5～1mg 稀释后心室内注射，以恢复心跳，但应配合心脏按摩和人工呼吸等。目前临床常用"三联针"（阿托品、肾上腺素各 1mg，利多卡因 100mg）进行心内注射，治疗心跳骤停。对电击所致的心跳骤停，还应配合除颤器或利多卡因等药物除颤。

2. 过敏性休克　休克时由于组胺等过敏性介质的释放，而引起小血管舒张，毛细血管通透性增加、血压下降、喉头水肿、支气管痉挛、呼吸困难等。应用肾上腺素能兴奋心脏，收缩血管，升高血压，消除黏膜水肿，扩张支气管而消除呼吸困难，故能迅速缓解休克症状，是抢救过敏性休克的首选药。一般采用皮下或肌内注射，危急时也可用生理盐水稀释后缓慢静脉注射。静注必须缓慢，以免发生血压剧升的危险。

3. 支气管哮喘　作用迅速强大，常用于控制支气管哮喘的急性发作，皮下或肌内注射肾上腺素，在数分钟内奏效，但作用持续时间短。

4. 与局部麻醉药合用　在局部麻醉药（如普鲁卡因溶液）中加入适量肾上腺素（一般浓度为 1:200 000），可使局部血管收缩，延缓局麻药的吸收而减轻中毒，并延长局麻作用时间。局麻药中肾上腺素用量不得超过 0.3mg。

5. 局部止血　当鼻黏膜或齿龈出血时，可将浸有 0.1% 的肾上腺素溶液的纱布或棉球填塞出血处，使局部血管收缩而止血。

【不良反应】主要为心悸、头痛、激动不安、血压升高。剂量过大可使血压突然升高，有引起脑溢血的危险，也可引起期前收缩，甚至心室纤颤等反应，故应严格掌握剂量。

【禁忌证】对器质性心脏病、高血压、脑动脉硬化、糖尿病、甲状腺功能亢进者禁用，老年人应慎用。

麻黄碱（Ephedrine）

麻黄碱又名麻黄素。是从中药麻黄中提取的生物碱，药用麻黄碱为人工合成品。

【体内过程】口服易吸收，在胃肠中不易被破坏，可通过血脑屏障进入脑脊液，少量在体内经脱胺氧化而被代谢，大部分以原形由尿中排出，由于代谢和排泄都较缓慢，故药理作用较持久。

【药理作用】麻黄碱能直接激动 α 和 β 受体，还可促进去甲肾上腺素能神经末梢释放 NA，间接的产生拟肾上腺素的作用。与肾上腺素相比，其性质稳定，可以口服，作用弱而持久，中枢兴奋作用明显，易产生快速耐受性。

1. **血管**　对皮肤、黏膜和内脏血管收缩作用强，对骨骼肌血管和冠状血管扩张作用弱。

2. **心脏**　能增强心肌收缩力，增加心排出量，也有直接加快心率的作用，但在整体时，这种作用可因血压升高反射性地兴奋迷走神经而被抵消，所以心率变化不大。

3. **血压**　由于增强心收缩力和收缩血管，可使收缩压和舒张压都升高，但收缩压升高较舒张压明显而使脉压差增大，其升压作用缓慢而持久，能持续 3～6h。

4. **支气管**　扩张支气管作用较肾上腺素弱、慢而持久。

5. **中枢神经系统**　兴奋大脑皮质和呼吸中枢，引起精神兴奋、不安、失眠和呼吸兴奋等。

【临床应用】

1. **防治哮喘**　主要用于预防和治疗轻症的哮喘患者，对严重哮喘发作疗效较差，一般不用。

2. **鼻塞**　用 0.5%～1% 溶液滴鼻，通过缩血管作用，可减轻鼻腔黏膜充血水肿所致的鼻塞。

【不良反应】

1. **中枢兴奋**　剂量较大能出现精神兴奋、不安、震颤、失眠等中枢兴奋症状，可与苯巴比妥或苯海拉明合用以减轻中枢兴奋的症状。

2. **耐受性**　短期内反复使用，可出现快速耐受性，使疗效降低，但停药数小时后可恢复敏感性。

【禁忌证】甲亢、高血压、动脉硬化、心绞痛患者禁用。

多巴胺（Dopamine，DA）

多巴胺又名 3 - 羟酪胺，是去甲肾上腺素生物合成的前体，也是中枢神经系统的重要递质，药用多巴胺为人工合成品。

【体内过程】口服无效，因易被胃肠道破坏，常采用静脉给药，在体内经 COMT 和 MAO 转化而失去活性，故维持时间短。因不易通过血脑屏障，外源性多巴胺无中枢作用。

【药理作用】主要激动 α、β 受体和外周多巴胺受体。

1. **心脏**　通过激动心脏上 β_1 受体，可加强心肌收缩力，使心排出量增加，对心率无明显影响，很少引起心律失常。

2. **血管和血压**　对血管的作用与浓度有关，低浓度时（每分钟 $10\mu g/kg$）能激动肾脏、肠系膜和冠状血管上的多巴胺受体，而使这些部位的血管舒张；高浓度时（每分钟 $20\mu g/kg$）激动心脏的 β_1 受体，使心肌收缩力加强，心排出量增加，使收缩压升高，对舒张压无明显影响，或稍微增加（图 8 - 1），这是因为心排出量增加，而肾和肠系膜血管阻力下降，其他血管阻力基本不变，总的外周阻力变化不大所致。继续加大给药浓度，多巴胺可激动 α_1 受体，导致血管收缩，引起总的外周阻力增加，使血压升高。

3. **肾脏**　低浓度的多巴胺即可激动肾脏上的多巴胺受体，使肾血管扩张，增加血流量和肾小球滤过率而利尿，此外还能抑制肾小球的重吸收而排钠利尿。大剂量时可激动肾血管的 α_1 受体，也可使肾血管收缩。

【临床应用】

1. **抗休克**　适用于感染性休克、出血性休克及心源性休克等，尤为适宜伴有心收缩力减弱及尿量减少的休克患者。

2. **急性肾功能衰竭**　本品可改善肾功能，增加尿量，故可与利尿药合用治疗急性肾功能衰竭。

【不良反应】较轻，有恶心、呕吐、头痛等。用量过大或滴注太快可出现心动过速、异位节律等，一旦出现，应减慢滴速或停药。高血压、动脉硬化、心肌梗死和室性心律失常患者慎用。

第二节　α受体激动药

去甲肾上腺素（Noradrenalinum，NA；Norepinephrine，NE）

去甲肾上腺素是交感神经末梢释放的递质，肾上腺髓质也有少量分泌。药用为人工合成品，常用其重酒石酸盐，化学性质不稳定，见光易失效，在酸性溶液中稳定，遇碱性溶液后变色失效，故禁与碱性药物配伍。

【体内过程】口服易在消化道内被破坏，故不易口服，皮下注射因血管剧烈收缩而引起组织坏死，一般静脉注射给药。不易通过血-脑屏障，外源性去甲肾上腺素在肝内由 COMT 转化。

【药理作用】主要激动 α_1 和 α_2 受体，对心脏 β_1 受体激动作用微弱，对 β_2 受体几无作用。

1. **血管**　激动血管上的 α_1 受体，使血管收缩，以收缩皮肤黏膜血管作用最为明显，其次是收缩肾、脑、肝、肠系膜和骨骼肌血管。冠脉血管则呈现扩张作用，这是由于心脏兴奋，心肌的代谢产物（如肌苷）增加，而使血管舒张，同时血压升高也可提高冠状血管的灌注压，引起冠脉流量增加。

2. **心脏**　在离体情况下，可直接兴奋 β_1 受体，使心肌收缩力增强，传导加快，心率加快。在整体情况下，由于血压升高，又反射性兴奋迷走神经而减慢心率，因其反射作用大于直接作用，故心率减慢。

3. **血压**　小剂量滴注 NA 使心肌收缩力加强，外周血管阻力增加，可使收缩压明显增加，舒张压仅略升高，脉压差加大；大剂量时几乎所有的血管剧烈收缩，外周阻力明显增高，使收缩压和舒张压均增高，脉压差减小（图8-1）。

【临床应用】

1. 抗休克　去甲肾上腺素在休克的治疗中已不占主要地位，仅限于治疗神经源性休克早期血压骤降时，小剂量静滴，使收缩压维持在90mmHg左右，以保证心、脑、肾等重要脏器的血液灌流，缓解症状。大剂量或长时间应用，可使血管强烈收缩，致使微循环障碍而加重休克症状。

2. 上消化道出血　用本药1～3mg稀释后口服，可使食管或胃黏膜血管收缩而止血。

3. 药物中毒性低血压　中枢抑制药中毒引起的低血压，用NA静滴，可使血压回升，维持正常水平，特别是在氯丙嗪、α受体阻断剂中毒时应选用NA，不宜用肾上腺素，否则将使血压更加下降。

【不良反应】

1. 局部组织缺血性坏死　静滴时间过长、浓度过高或药液漏出血管外，可因局部血管剧烈收缩而引起组织缺血性坏死。如发现药液外漏或滴注部位皮肤苍白，应进行热敷，立即改换滴注部位，并以0.25%普鲁卡因10ml或以酚妥拉明5mg溶于10ml生理盐水中，作局部浸润注射，以扩张血管。

2. 急性肾功能衰竭　用药时间过长或剂量过大，可使肾血管剧烈收缩，导致尿少、尿闭和肾实质损伤，用药期间尿量至少应保持在每小时25ml以上。

【禁忌证】高血压、动脉硬化症及器质性心脏病患者禁用。

间羟胺（Metaraminol，阿拉明）

间羟胺为人工合成品，不易被COMT和MAO转化，故作用时间长。主要激动α受体，对心脏β$_1$受体激动作用弱。也可被去甲肾上腺素能神经末梢摄取进入囊泡，通过置换作用促使囊泡中的去甲肾上腺素释放，间接地发挥拟肾上腺素的作用。

间羟胺的收缩血管作用和升高血压作用较去甲肾上腺素缓慢而持久。对肾血管收缩作用弱，很少发生尿少、尿闭等不良反应。可使心肌收缩力加强，心排出量增加，冠脉血流量增加，有时因血压升高，可反射性使心率减慢，但较少引起心律失常。

临床取代去甲肾上腺素用于各种低血压和休克早期。

长期大量应用可造成窦性或室性心动过速。连续应用可产生快速耐受性。

去氧肾上腺素（Phenylephrine，苯肾上腺素，Neosynephrine，新福林）

去氧肾上腺素为α$_1$受体激动药，系人工合成品。能使血管收缩，外周阻力增加，血压升高，此作用较去甲肾上腺素弱而持久，用于防治脊椎麻醉和全身麻醉及药物引起的低血压；由于血压升高反射性引起心率减慢，也用于阵发性室上性心动过速；因激动瞳孔开大肌上的α$_1$受体而产生扩瞳作用，但不引起调节麻痹和眼内压升高等副作用，可作为眼底检查时的快速短效扩瞳剂。

第三节　β受体激动药

异丙肾上腺素（Isoprenaline，喘息定）

异丙肾上腺素系人工合成品。

【体内过程】口服无效，因易在消化道内被破坏，舌下和气雾给药均迅速吸收，吸收后主要被肝脏和其他组织中的 COMT 所代谢，MAO 对其代谢作用较弱，持续时间略长于肾上腺素。

【药理作用】对 β_1、β_2 受体有强大的激动作用，对 α 受体几无作用。

1. **心脏**　因激动心脏上 β_1 受体，可使心肌收缩力加强，心率增加，传导加速，心排出量和心肌耗氧量均增加。虽也可引起心律失常，但比肾上腺素少见，较少引起心室纤颤。

2. **血管**　通过激动 β_2 受体，使骨骼肌血管、肾血管和肠系膜血管舒张，其中以骨骼肌血管舒张最为明显。

3. **血压**　因心脏兴奋使心排出量增加，同时又扩张血管使外周阻力降低，故使收缩压升高，舒张压下降，脉压差明显增大（图 8 - 1）。

4. **支气管**　激动支气管平滑肌的 β_2 受体，使支气管平滑肌松弛，特别是当支气管平滑肌处于痉挛状态时，其松弛作用更加明显，此作用较肾上腺素强，但不同于肾上腺素，不能消除支气管黏膜水肿。

5. **代谢**　通过激动 β 受体，促进糖原和脂肪的分解，使血糖升高，血中游离脂肪酸含量增加，也使组织耗氧量增加。

【临床应用】

1. **支气管哮喘**　舌下或气雾给药能迅速控制急性发作，但常伴有心悸，长期反复用药易产生耐受性，使其疗效降低。

2. **心跳骤停**　当溺水、高度房室传导阻滞等引起心跳骤停时，常与肾上腺素合用作心室内注射，可产生强大的起搏作用。

3. **房室传导阻滞**　本药能兴奋窦房结及房室结，加速房室传导，用于 II、III 度房室传导阻滞的治疗。

4. **抗休克**　因能兴奋心脏，增加心排出量，并舒张血管，改善微循环，故可治疗感染性休克。但异丙肾上腺素易使心肌耗氧增加和诱发心律失常等，现已较少用于抗休克。

【不良反应】常见心悸、头痛等。用量过大，特别对支气管哮喘已有明显缺氧状态者，易引起心律失常，甚至发生心室纤颤而死亡。因此在用药过程中应注意控制心率（一般不超过 120～140 次/分）。

【禁忌证】冠心病、心肌炎和甲状腺功能亢进者禁用。

思 考 题

1. 肾上腺素受体激动药为何又称为拟交感胺类药物？分为几类？

2. 肾上腺素、去甲肾上腺素、异丙肾上腺素都具有兴奋心血管系统的作用，有何异同？

3. 简述肾上腺素、去甲肾上腺素、异丙肾上腺素的作用、用途和不良反应。

制剂和用法

盐酸肾上腺素 注射剂：0.5mg/0.5ml、1mg/1ml。0.25～0.5mg/次。皮下或肌内注射。必要时用 0.25～0.5mg 以生理盐水稀释 10 倍后心内注射。极量：皮下注射 1mg/次。

盐酸麻黄碱 片剂：15mg、30mg。口服：15～30mg/次，3 次/日。注射剂：30mg/ml。皮下或肌内注射，15～30mg/次。极量：口服、皮下或肌内注射，0.06g/次，0.15g/d。

盐酸多巴胺 注射剂：20mg/2ml。一次 20mg，以 5% 葡萄糖注射液 200～500ml 稀释后静滴，75～100μg/min。极量：静滴每分钟 20μg/kg。

重酒石酸去甲肾上腺素 注射剂：2mg/ml（相当于去甲肾上腺素 1mg）、10mg/2ml。常用 2mg 加入 5% 葡萄糖注射液 500ml 中，以 0.004～0.008mg/min 的速度静滴。

重酒石酸间羟胺 注射剂：10mg/ml（相当于重酒石酸间羟胺 19mg）、50mg/5ml。10～20mg/次，以 5% 葡萄糖液 100ml 稀释后静滴。极量：静脉滴注 100mg/次。

盐酸异丙肾上腺素 气雾剂：0.5% 10ml、0.25% 10ml、0.25% 20ml。0.2～0.4ml/次。用气雾剂时勿振摇、勿受热，置凉暗处保存。片剂：10mg。10～15mg/次，3 次/日，舌下含服。极量：喷雾吸入 0.4mg/次，2.4mg/d；舌下含化 20mg/次，60mg/d。

盐酸去氧肾上腺素 注射剂：10mg/1ml。2～5mg/次或 10mg/次加入 5% 葡萄糖注射液 100ml 中稀释后静脉滴注。滴眼液：2%～5%。滴眼。极量：肌内注射 10mg/次，静脉滴注，0.18mg/min。

（王培忠）

第九章

肾上腺素受体阻断药

☞ **学习要求**

1. 掌握 α 受体阻断药酚妥拉明的作用和用途。
2. 掌握 β 受体阻断药普萘洛尔等的作用和应用。

肾上腺素受体阻断药又称抗肾上腺素药，本类药物与肾上腺素受体有较强的亲和力，而内在活性则非常小，不产生或很少产生拟肾上腺素的作用，但却能阻断去甲肾上腺素能神经递质或外源性拟肾上腺素药与受体的结合，从而产生拮抗作用。根据药物对 α 和 β 受体的选择性不同，将其分为 α 受体阻断药和 β 受体阻断药。

第一节 α 受体阻断药

α 受体阻断药是能选择性地与 α 受体结合，阻断神经递质或拟肾上腺素药与 α 受体的结合，从而产生抗肾上腺素的作用，它们能阻断肾上腺素和去甲肾上腺素的升压作用，并使肾上腺素的升压作用转为降压，此现象称为"肾上腺素升压作用的翻转"，这是因为 α 受体阻断药选择性地阻断了与血管收缩有关的 α 受体，但不影响与血管舒张有关 β 受体，致使肾上腺素激动 β 受体的作用充分的表现出来，而引起血压下降。对主要激动 α 受体的去甲肾上腺素，α 受体阻断药仅能取消或减弱其升压效应，而无翻转作用，对主要激动 β 受体的异丙肾上腺素的降压效应则无影响（图 9-1）。α 受体阻断药作用范围较广，根据其对 α_1、α_2 受体的选择性不同，可分为非选择性 α 受体阻断药和选择性 α 受体阻断药两类。

一、非选择性 α 受体阻断药

（一）短效类 α 受体阻断药

本类药物以氢键或离子键等与受体结合，结合力弱，易解离，故维持时间短，作用温和，并可被大剂量的儿茶酚胺类拮抗，故也称为竞争性 α 受体阻断药。

酚妥拉明（Phentolamine，苄胺唑林，Regitine，立其丁）

【药理作用】

1. **血管**　能阻断血管平滑肌的 α_1 受体和直接松弛血管平滑肌的双重作用，使血管扩张、血压下降，组织血流灌注量增加，改善微循环。

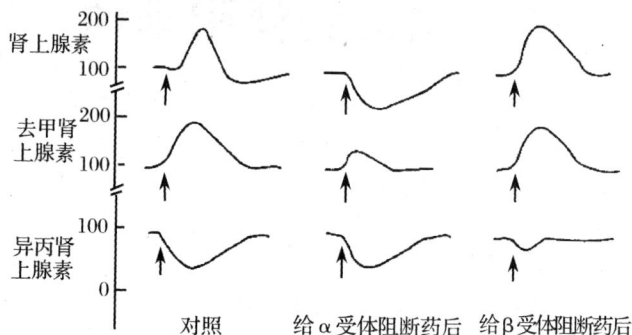

图 9-1　给肾上腺素受体阻断药前后对犬血压的影响

2. **心脏**　因血管扩张，血压下降，而反射性兴奋交感神经，同时阻断神经末梢突触前膜的 α_2 受体，促进去甲肾上腺素的释放，引起心肌收缩力加强，心率加快，传导加速，心排出量增加。

3. **拟胆碱作用**　可使胃肠平滑肌兴奋，增强胃肠蠕动；同时还有组胺样作用，可使胃酸分泌增多、皮肤潮红等。

【临床应用】

1. **外周血管痉挛性疾病**　利用其舒张血管作用，可治疗肢端动脉痉挛症（雷诺病），血栓闭塞性脉管炎等。

2. **抗休克**　在补足血容量的基础上，利用本品增加心排出量，舒张血管，增加组织血流灌注量，改善微循环，纠正组织的缺血与缺氧，用于各种休克，特别是感染性休克。

3. **诊断和治疗嗜铬细胞瘤**　肾上腺嗜铬细胞瘤分泌大量的肾上腺素而引起高血压。注射本品 5mg 后，每 30s 测血压一次，连续 10min，如在 2～4min 内，血压下降 35/25mmHg 以上者，为阳性反应，可能有嗜铬细胞瘤，但也有假阳性和致死的报道，应慎用。也可用于嗜铬细胞瘤骤发高血压的治疗以及手术前的准备。

4. **去甲肾上腺素静滴外漏**　取本品 5mg 溶于 10～20ml 生理盐水中作皮下浸润注射，以对抗去甲肾上腺素的缩血管作用，防止组织缺血性坏死。

5. **顽固性充血性心力衰竭和急性心肌梗死**　本品能扩张血管，降低心脏前、后负荷，使冠脉动脉供血增加，心排出量增加，有利于心衰的纠正；由于增加冠脉血流量，缩小心室容积，有助于降低心肌耗氧量，缩小心肌梗死的范围。

【不良反应】常见体位性低血压、心动过速。还可引起恶心、呕吐、腹痛、腹泻等不良反应。胃、十二指肠溃疡和冠心病患者慎用。

（二）长效类 α 受体阻断药

本类药物以共价键与 α 受体牢固结合，不易解离，α 受体阻断作用强而持久，即使应用大量的儿茶酚胺类也难以与其竞争，故又称非竞争性 α 受体阻断药。

酚苄明（Phenoxybenzamine，苯苄胺）

酚苄明系人工合成品。

【作用与用途】本品以共价键方式与受体结合，故阻断 α 受体作用强大、缓慢、持久。可使血管舒张，改善微循环，用于治疗外周血管痉挛性疾病、血栓闭塞性脉管炎和感染性休克等。由于舒张血管而降低血压，亦可治疗嗜细胞瘤引起的高血压和前列腺增生引起的尿潴留。此外，还具有较弱的抗组胺作用。

【不良反应】有体位性低血压、心率加快等反应，因有局部刺激性，不宜作肌内及皮下注射；口服可引起恶心、呕吐等胃肠刺激。

二、选择性 α 受体阻断药

（一）选择性 α_1 受体阻断药

本类能选择性阻断血管平滑肌上的 α_1 受体，引起血管舒张，血压下降，但对去甲肾上腺素能神经末梢突触前膜的 α_2 受体无明显阻断作用，因此，降压的同时较少引起心率加快等副作用。常用的药物有：哌唑嗪、特拉唑嗪、多沙唑嗪等，临床主要用于治疗高血压（第十九章）。

（二）选择性 α_2 受体阻断药

育亨宾（Yohimbine）

育亨宾能选择性阻断中枢和外周突触前膜 α_2 受体，促进去甲肾上腺素末梢释放去甲肾上腺素，引起血压升高，心率加快。该药目前主要作为实验工具药，如造成高血压模型，以观察降压药的降压效果和分析降压机制。

第二节　β 受体阻断药

β 受体阻断药是一类选择性与 β 受体结合，竞争性地阻断去甲肾上腺素能神经递质或 β 受体激动药 β 效应的药物。根据药物对 β_1 和 β_2 受体的选择性不同，分为 β_1 和 β_2 受体阻断药；β_1 受体阻断药和 α、β 受体阻断药（表 9 - 1）。

表 9 - 1　常用的 β 受体阻滞药药理作用比较

药物	作用强度 *	膜稳定作用	内在拟交感活性	血浆半衰期（h）
β_1、β_2 受体阻滞药				
普萘洛尔（Propranolol）	1	+ +	0	2 ~ 5
纳多洛尔（Nadolol）	2 ~ 4	0	0	17 ~ 23

续表

药物	作用强度*	膜稳定作用	内在拟交感活性	血浆半衰期（h）
吲哚洛尔（Pindolol）	6~15	±	++	2~3
噻吗洛尔（Timolol）	6~100	0	0	2~5
阿普洛尔（Alprenolol）	1	+	+	2~3
索他洛尔（Sotalol）	0.1~0.33	0	0	5~8
β₁受体阻滞药				
醋丁洛尔（Acebutolol）	0.5	+	+	3~8
阿替洛尔（Atenolol）	0.5~1	0	0	6~9
美托洛尔（Metoprolol）	1	0	0	3~4
α和β受体阻滞药				
拉贝洛尔（Labetalol）	0.25	0	±	5.5

注：*为在犬体内对抗标准剂量异丙肾上腺素加速心率作用的比较。

【药理作用】

1. **阻断β受体作用**

（1）心脏　阻断心脏β₁受体，使心肌收缩力减弱，心率减慢和房室传导减慢，心排出量减少，血压稍降低，心肌耗氧量降低。

（2）血管　由于心脏受到抑制，心排出量减少，而反射性兴奋交感神经，引起血管收缩。

（3）支气管　阻断支气管平滑肌上的β₂受体，使支气管平滑肌收缩，可诱发和加重支气管哮喘。

（4）肾素　阻断肾小球旁器细胞的β₁受体，抑制肾素释放，而使血压降低。

2. **内在拟交感活性**　部分β受体阻断药如醋丁洛尔、吲哚洛尔等与β受体结合后，尚有微弱的激动β受体作用，这种作用称为内在拟交感活性，这种作用较弱，被其β受体阻断作用所掩盖，不易表现出来。

3. **膜稳定作用**　实验证明，有些β受体阻断药能降低神经或心肌细胞膜对Na^+的通透性，从而稳定神经细胞膜和心肌细胞膜，产生局麻作用和奎尼丁样作用，统称为膜稳定作用。临床使用的剂量达不到膜稳定的作用。

4. **代谢**　脂肪的分解与激动β受体有关，β受体阻断药能抑制交感神经兴奋所引起的脂肪分解，降低游离脂肪酸含量。肝糖原的分解与激动α及β受体均有关，当β受体阻断药与α受体阻断药合用时，则能拮抗肾上腺素的升高血糖作用。β受体阻断药并不影响正常人的血糖，也不影响胰岛素的降血糖作用，但能延缓应用胰岛素后血糖水平的恢复，因此，在用胰岛素治疗糖尿病患者时，使用β受体阻断药可引起低血糖反应，应提高警惕。

5. **降低眼内压**　局部应用噻吗洛尔等可减少房水的生成，使眼内压降低。

【临床应用】

1. **心律失常**　对多种原因引起的快速型心律失常有效，如窦性心动过速和室上性心动过速，与强心苷合用治疗心房纤颤和心房扑动。

2. **心绞痛和心肌梗死**　本品能降低心肌耗氧量，对防治心绞痛有良好的疗效。对心肌梗死两年以上的患者，长期应用可降低复发和猝死率，用量比抗心律失常时的剂量要大。

3. **高血压**　能使高血压患者的血压下降，并伴有心率减慢，较少发生体位性低血压。

4. **甲状腺功能亢进**　甲亢病人体内 β 受体明显增多，对儿茶酚胺类敏感，本类药物可通过阻断 β 受体作用而控制甲亢病人的交感神经兴奋症状，如焦虑、心率加快等。可作为治疗甲亢的辅助用药。

5. **青光眼**　噻吗洛尔、倍他洛尔、左布洛尔能降低眼内压，常用于治疗青光眼。

【不良反应】

1. **一般反应**　初期可出现头晕、疲倦、嗜睡、恶心、轻度腹泻，继续使用可在一周内消失。

2. **心脏反应**　可出现心动过缓、房室传导阻滞，严重时诱发心力衰竭。故心动过缓、房室传导阻滞和潜在性心力衰竭者禁用。

3. **支气管哮喘**　非选择性 β 受体阻断药，阻断支气管上的 $β_2$ 受体，可诱发或加重支气管哮喘。对慢性支气管炎患者和有支气管哮喘史者禁用。

4. **其他反应**　偶可引起过敏反应，如皮疹及血小板减少性紫癜；也能加剧降血糖药的降糖作用，应引起注意。

一、非选择性 β 受体阻断药

普萘洛尔（Propranolol，心得安）

【体内过程】口服吸收快而完全，但通过肝脏时有明显的"首过效应"，故口服生物利用度仅为 30%；静脉注射后，90% 与血浆蛋白结合。脂溶性高，易通过血脑屏障和胎盘，也可分布于乳汁中。主要在肝脏内代谢，其代谢物的 90% 从肾脏排泄。因肝脏代谢功能有差异，不同个体口服相同剂量时血药浓度可相差 20 倍，因此临床用药应从小剂量逐渐开始，增加至适当剂量。

【药理作用】同时阻断 $β_1$ 和 $β_2$ 受体，无内在拟交感活性，用药后使心肌收缩力减弱，心率减慢和心排出量减少，冠脉血流量降低，心肌耗氧明显减少，血压下降，支气管平滑肌收缩。

【临床应用】治疗心律失常、心绞痛、高血压和甲状腺功能亢进等。

【不良反应】诱发和加重支气管哮喘。由于阻断血管上的 $β_2$ 受体，使血管上的 $α_1$ 受体相对占优势而导致外周血管收缩和痉挛，引起四肢发冷、皮肤苍白等。

【禁忌证】心功能不全、窦性心动过缓的人、重度房室传导阻滞和支气管哮喘的患者禁用，因能加强胰岛素的降血糖作用，糖尿病人应慎用。

噻吗洛尔 （Timolol，噻吗心安）

噻吗洛尔对 β 受体的阻断作用最强，无内在拟交感活性和膜稳定作用。能使房水生成减少，眼内压降低，在滴眼后 20s 内眼内压开始下降，持续 12～24h，临床主要治疗青光眼，疗效与毛果芸香碱相似或较优，且无缩瞳和调节痉挛等副作用。

吲哚洛尔 （Pindolol，心得静）

吲哚洛尔对 β 受体的阻断作用是普萘洛尔的 6～15 倍，具有较强的内在拟交感活性，主要表现为激动血管上的 β_2 受体引起血管舒张，有利于高血压的治疗，临床用于治疗高血压和心绞痛，对中度高血压患者，其降压效果与普萘洛尔相一致。对心绞痛患者，运动耐量明显提高。

二、选择性 β_1 受体阻断药

β_1 受体激动时，心脏兴奋；β_2 受体激动时，支气管和血管平滑肌舒张，应用 β_1 和 β_2 受体阻断药治疗心脏性疾病时，支气管和胃肠道平滑肌收缩是常见的副作用，选择性 β_1 受体阻断药，它只能阻断 β_1 受体，对 β_2 受体则无阻断作用，因此，可较少发生支气管痉挛，但支气管哮喘病人仍应慎用。

阿替洛尔 （Atenolol，氨酰心安）和美托洛尔 （Metoprolol，美多心安）

两药对 β_1 受体有选择性阻断作用，对 β_2 受体阻断作用较弱，一般不诱发或加重支气管哮喘。主要治疗各型高血压、心绞痛及室上性心律失常。也用于甲状腺功能亢进和偏头痛等。

三、α、β 受体阻断药

拉贝洛尔 （Labetalol，柳胺苄心定）

拉贝洛尔兼有 α 和 β 受体阻断作用，阻断 α 受体作用为酚妥拉明的 1/6～1/10；阻断 β 受体作用为普萘洛尔 1/2.5，对 β 受体阻断作用强于对 α 受体阻断作用，临床用于治疗中、重度高血压、高血压危象、心绞痛。

思 考 题

1. α 受体阻断药产生的"肾上腺素升压作用的翻转"的原因是什么？

2. α 受体阻断药常用于何种疾病的治疗？

3. β 受体阻断药的临床应用有哪些？

制剂和用法

甲磺酸酚妥拉明　注射剂：5mg/ml。5mg/次，肌内注射或静脉注射。

盐酸酚苄明　胶囊剂：10mg。10～20mg/次，2 次/日。注射剂：100mg/2ml。抗休克时一次用 0.5～1mg/kg，加于 5% 葡萄糖注射液 250～500ml 中稀释后静脉滴注，2h 内滴完。

盐酸普萘洛尔　片剂：10mg。10～20mg/次，3 次/日。注射剂：5mg/5ml。5mg/次，以 5% 葡萄糖注射液稀释后静脉滴注，按需要调整滴数。

噻吗洛尔　滴眼液：0.25%（5ml），1 滴/次，2 次/日，滴眼。

吲哚洛尔　片剂：5mg、10mg。5～10mg/次，3 次/日，从小剂量开始，根据病情及病人耐受情况逐渐增量。

酒石酸美托洛尔　片剂：50mg、100mg。50mg/次，2 次/日，根据病情逐渐增加剂量。

盐酸拉贝洛尔　片剂：100mg。100mg/次，2～3 次/日。

（王培忠）

CHAPTER 第十章

局 部 麻 醉 药

☞ **学习要求**

1. 掌握普鲁卡因的作用、应用及不良反应。
2. 了解局部麻醉药的作用机制和应用方法。

局部麻醉药（local anaesthetics）简称局麻药，是局部应用于神经末梢或神经干，可逆性阻断神经冲动的传导，在意识清醒的状态下引起局部痛觉等感觉暂时消失的药物。局麻作用消失后，神经功能即恢复正常，一般临床用量对其他生理功能影响较小。

一、局部麻醉药的作用及其机制

（一）作用

1. 局麻作用 局麻药在低浓度时就能阻断感觉神经冲动的传导，使感觉先消失。感觉消失的顺序是：痛觉→温觉→触觉→压觉。较高浓度时对神经系统的任何部分和各种类型的神经纤维都有阻断作用。

2. 吸收作用 局麻药剂量过大或浓度过高，或误将药物注入血管时产生吸收作用。这实际上是局麻药的毒性反应，主要表现在中枢神经系统和心血管系统。

（1）中枢作用 局麻药对中枢神经系统的作用是先兴奋后抑制，前者表现为兴奋不安、肌肉震颤、抽搐、惊厥等。兴奋产生的原因是中枢抑制性神经元被选择性抑制，而使兴奋性神经元的活动相对增强，引起脱抑制而出现的兴奋现象。中枢过度兴奋可转为抑制，最终延髓抑制，导致呼吸衰竭而死亡。

（2）心血管作用 局麻药能降低心肌兴奋性，使心肌收缩力减弱，传导减慢，不应期延长，引起心律失常，甚至心搏停止；同时也能舒张血管，使血压下降。

预防：在局麻药中加入 1∶200 000 的肾上腺素以收缩血管，减少局麻药的吸收，以预防中枢和心血管作用的发生，并延长局麻药的作用时间。

（二）作用机制

局麻药两端带正电荷的胺基能与神经细胞膜钠通道闸门内侧磷脂分子中带负电荷的磷酸基联成横桥，阻断 Na^+ 内流，使膜不能除极化，从而阻滞神经冲动的传导，产生局麻作用。

二、局部麻醉药的应用方法

1. 表面麻醉 选用穿透力强的药物喷或涂在黏膜表面，使黏膜下神经末梢麻醉。临床适用于咽喉、鼻腔、眼睛与尿道手术或检查。常用药物有丁卡因、利多卡因等（图10-1）。

2. 浸润麻醉 是将局麻药注射于手术野皮下或深部组织，使局部神经末梢受药物浸润而麻醉。浸润麻醉用药量常较大，临床常用毒性较小的普鲁卡因，其次是利多卡因，浸润麻醉适用于浅表小手术。

3. 传导麻醉 将局麻药注射于神经干或神经丛周围，阻断神经冲动传导，使其支配的区域产生麻醉。常用药物有普鲁卡因、利多卡因等。

4. 蛛网膜下腔麻醉 又称脊髓麻醉或腰麻，将局麻药从第3~4或4~5腰椎间隙注射入蛛网膜下腔，麻醉该部位的脊神经根。药物在脊髓腔内的扩散受患者体位、姿势、注射量和药液比重等影响。临床适用于下腹部及下肢手术。常用药物有普鲁卡因、丁卡因等。

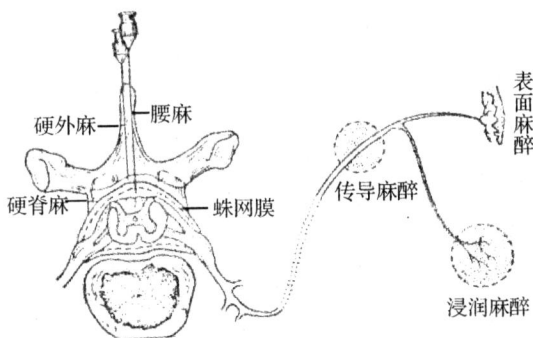

图10-1　局部麻醉方法示意图

5. 硬脊膜外麻醉 将局麻药注射入硬脊膜外腔，使通过硬脊膜外腔穿出椎间孔的神经根所支配的区域产生麻醉。由于硬脊膜外腔与颅腔不通，不易引起呼吸中枢麻痹，无腰麻时的头痛和脑膜刺激现象。临床适用于颈部到下肢的手术，特别适用于上腹部手术。但因用药剂量比腰麻大5~10倍，故应避免刺破硬膜，误将局麻药注入蛛网膜下腔，引起呼吸与循环抑制等严重后果。临床常用利多卡因，也可用普鲁卡因和丁卡因。

蛛网膜下腔麻醉和硬膜外麻醉又统称椎管内麻醉，因其能阻滞交感神经，使血管舒张，易致血压下降，可用麻黄碱防治。

三、常用的局麻药

普鲁卡因（Procaine，奴佛卡因）

普鲁卡因是最早合成的局麻药，毒性较低，水溶液不稳定，加热和久贮逐渐变黄，麻醉效能下降，宜现用现配。

普鲁卡因对黏膜穿透力差，不宜作表面麻醉。注射用药后，在 1～3min 内生效，维持 30～40min。常与肾上腺素合用，局麻作用可延长到 1～2h。但高血压、心脏病、指或趾端及阴茎手术禁用肾上腺素，以免造成局部组织缺血坏死。临床广泛用于浸润麻醉、传导麻醉、蛛网膜下腔麻醉和硬膜外麻醉；也可用于局部封闭疗法，即将 0.25%～0.5% 的普鲁卡因溶液注入损伤或炎症病灶内，可使损伤或炎症部位的症状缓解。

普鲁卡因能被血浆及组织中的胆碱酯酶水解，产生对氨苯甲酸，对抗磺胺类药物的抗菌作用，故本品应避免与磺胺类药物同时应用。

过量应用可出现中枢作用和心血管反应。极少数患者发生变态反应，故用药前要详细问患者过敏史，并做皮肤敏感试验。

丁卡因（Tetracaine，地卡因）

丁卡因化学结构与普鲁卡因相似，与普鲁卡因相比，局麻作用强 10 倍，毒性强 10～12 倍，不宜用于浸润麻醉；黏膜穿透力强，作用迅速，1～3min 生效，作用持续 2h 以上，最常用于表面麻醉，也用于传导麻醉、蛛网膜下腔麻醉和硬膜外麻醉。

利多卡因（Lidocaine，昔罗卡因）

利多卡因水溶液稳定，可耐反复高压消毒而不变质。与相同浓度的普鲁卡因比较，利多卡因起效快，作用强而持久，可达 1.5～2h；毒性及穿透力介于普鲁卡因与丁卡因之间；无刺激性，不舒张血管。临床适用于表面麻醉、浸润麻醉、传导麻醉和硬膜外麻醉。蛛网膜下腔麻醉时因利多卡因药液易弥散，麻醉平面难控制，应慎用。普鲁卡因过敏者可用本品。

本品也常用于室性心律失常，为防治各种急性快速型室性心律失常的首选药。

布比卡因（Bupivacaine，麻卡因）

布比卡因又名麻卡因。麻醉作用强，持续时间长。局麻作用和毒性均比利多卡因强 3～4 倍，持续时间达 5～10h。临床适用于浸润麻醉、传导麻醉、蛛网膜下腔麻醉和硬膜外麻醉。因穿透力不强，不做表面麻醉。应注意其心脏毒性。

表 10-1 为常用局部麻药物点比较。

表 10 - 1   常用局麻药特点比较

药物	局麻作用	毒性	穿透力	维持时间（h）	主要用途
普鲁卡因	1	1	弱	0.5 ~ 1	浸润、传导、腰麻、硬膜外麻醉、局部封闭
丁卡因	10	10 ~ 12	最强	2 ~ 3	表面、传导、腰麻、硬膜外麻醉
利多卡因	2	2	较强	1 ~ 2	浸润、表面、传导、硬膜外麻醉、抗心律失常
布比卡因	3 ~ 4	3 ~ 4	较弱	5 ~ 10	浸润、传导、腰麻、硬膜外麻醉

思 考 题

1. 简述局部麻醉药的作用机制和应用方法。
2. 为何在局麻药液中常加入少量肾上腺素？
3. 普鲁卡因的作用、应用及不良反应有哪些？

（王培忠）

第三篇

作用于中枢神经系统的药物

CHAPTER 第十一章

全 身 麻 醉 药

👉 **学习要求**

了解全身麻醉药的分类；了解药的主要作用和应用。

全身麻醉药（general anaesthetics）简称全麻药，是指能可逆性地广泛抑制中枢神经系统，引起意识、感觉（物别是痛觉）和反射消失，骨骼肌松弛的药物。适用于进行外科手术。按其给药途径可分为吸入麻醉药和静脉麻醉药。

一、吸入麻醉药

吸入麻醉药是一类挥发性的液体和气体类药物，经肺泡扩散而吸收入血，通过血－脑屏障进入脑组织产生麻醉作用。

氟烷（Halothane）

氟烷为无色透明液体，不燃不爆，但化学性质不稳定。麻醉作用较快且强，对呼吸道黏膜无刺激性；麻醉诱导期平稳而短暂，停药 1h 左右病人即可苏醒；镇痛、松弛作用差；可增加心脏对肾上腺素的敏感性，而诱发心律失常，能松弛子宫平滑肌，不宜适用于产科，可损害肝脏，禁用于肝脏病患者。

甲氧氟烷（Methoxyflurane）

甲氧氟烷作用类似于氟烷，但麻醉作用更强，诱导和恢复期比氟烷长，毒性作用明显，现已少用。

恩氟烷（Enflurane）

恩氟烷为目前广泛使用的吸入麻醉药，其麻醉诱导迅速、平稳，苏醒快，肌肉松弛作用大于氟烷，对呼吸道无刺激性，不增加心脏对肾上腺素的敏感性。肝脏毒性罕见，但浓度过高可致惊厥，有癫痫病史者禁用。

氧化亚氮（Nitrous Oxide，笑气）

氧化亚氮为无色无臭气体。化学性质稳定、不燃不爆，镇痛作用较强，停药后苏醒快，患者使用后舒适愉快。缺点是麻醉效能弱，肌松不完全，主要用于诱导麻醉或与其他全麻药配合使用。

二、静脉麻醉药

静脉麻醉药是由静脉给药的非挥发性全麻药。此类麻醉方法简便易行，作用迅速，主要缺点是麻醉深度不易控制。单用仅适用于时间短，镇痛要求不高的小手术。

硫喷妥钠（Sodium Pentothal）

硫喷妥钠属超短效巴比妥类药，因脂溶性高，注射后极易透过血－脑屏障进入脑组织，30s 即进入麻醉状态。因药物重新分布并储存于脂肪组织内，可使脑内药物浓度迅速下降，故维持时间短暂，为 30min 左右，若需延长麻醉时间，需反复给药。用硫喷妥钠麻醉时各种反射依然存在，镇痛和肌松弛作用减弱，临床主要用于诱导麻醉、基础麻醉和脓肿切开引流、骨折、脱臼的闭合性复位等短时间小手术；也可用于控制惊厥。不良反应主要有呼吸抑制、喉肌痉挛和支气管痉挛等，后者用阿托品可以预防。本品碱性强，注射时外漏可引起疼痛与红肿。对巴比妥类过敏者禁用。

氯胺酮（Ketamine）

氯胺酮静注后迅速显效，但作用与硫喷妥钠不同，产生满意的镇痛效果，同时兴奋脑干网状结构和大脑边缘系统，导致患者意识未完全消失，眼睛睁开，肌张力增加，呈木僵状态；有梦幻般的感觉和烦躁不安等表现，这种感觉和意识分离的现象称为"分离麻醉"。本品维持时间短，临床适用于小手术或诱导麻醉。近年来，广泛用氯胺酮、地西泮、肌松药进行复合麻醉，用于各种特殊手术，如器官移植术、急诊手术等提供安全麻醉。

三、复合麻醉

复合麻醉是为克服全麻药的缺点，减少其不良反应和增加麻醉的安全性，增强麻醉效果而采取的联合用药方法。常用的复合麻醉有以下几种。

1. **麻醉前给药** 在麻醉之前常使用地西泮或巴比妥类、吗啡或哌替啶等药物，主要目的是消除病人的紧张、恐惧、不安和增强麻醉效果、减少麻醉药用量和防治不良反应。

2. **基础麻醉** 全麻前使用硫喷妥钠、氯氨酮等药使患者达到深睡眠的浅麻醉状态，在此基础上再进行全麻。临床主要适用于过度紧张或不能合作的小儿患者。

3. **诱导麻醉** 应用作用迅速的全麻药如硫喷妥钠或氧化亚氮等使患者迅速进入外

科麻醉期，避免兴奋期各种不利症状的出现。然后改为易于调节麻醉深度的麻醉药维持麻醉。

4. 低温麻醉 麻醉时配合低温并合用氯丙嗪以消除机体对物理降温所致的寒颤反应，使体温降至较低水平（28~30℃）。主要目的是降低心、脑、肾等重要器官的耗氧量及反应性，便于截止血流，进行心脏直视手术。

思 考 题

全身麻醉药分为几类，各有哪些药物，其主要作用和应用有哪些？

（王培忠）

CHAPTER 第十二章

镇静催眠药

☞ **学习要求**

1. 掌握苯二氮䓬类、巴比妥类的分类、作用特点、临床应用和主要不良反应。
2. 熟悉苯二氮䓬类与巴比妥类药物的药动学特点、作用机制及量效（反应）规律。

生理学研究表明，正常生理性睡眠可分为 2 种时相，即非快动眼睡眠（non - rapid - eye movement sleep，NREMS）和快动眼睡眠（rapid - eye movement sleep，REMS）。NREMS 又可分为 1、2、3、4 期，其中 3、4 期又合称慢波睡眠（slow wave sleep，SWS）期。慢波睡眠有利于机体的发育和疲劳的消除，REMS 对脑和智力的发育起着重要作用。药物对睡眠时相的影响各不相同。

镇静催眠药（sedative - hypnotics）是指能引起和维持情绪安静和近似生理性睡眠的药物。它们对中枢神经系统具有剂量依赖性的抑制作用。同一药物在小剂量时可引起安静或嗜睡状态，称为镇静作用；较大剂量时引起类似生理性睡眠的催眠作用。

常用的镇静催眠药可分为三类：苯二氮䓬类、巴比妥类及其他类。苯二氮䓬类临床应用安全范围大，不良反应少见，已经几乎取代了传统的巴比妥类镇静催眠药。

第一节 苯二氮䓬类

苯二氮䓬类（Benzodiazepines，BZ）多为 1，4 - 苯并二氮䓬的衍生物。临床常用的有 20 余种。虽然它们结构相似，但不同衍生物之间，抗焦虑、镇静催眠、抗惊厥、肌肉松弛和安定作用则各有侧重。本节只讨论主要用于镇静催眠的衍生物，包括地西泮（Diazepam，安定）、氟西泮（Flurazepam，氟安定）、氯氮䓬（Chlordiazepoxide）、奥沙西泮（Oxazepam）和三唑仑（Triazolam）等。根据各个药物（及其活性代谢物）的 $t_{1/2}$ 长短可分为三类：长效类如地西泮（Diazepam），中效类如硝西泮（Nitrazepam），短效类如三唑仑（Triazolam）等。

【体内过程】苯二氮䓬类口服吸收良好，约 1h 达血药峰浓度。其中三唑仑吸收最快；奥沙西泮和氯氮䓬口服吸收较慢，肌肉给药吸收也缓慢，且不规则。欲快速显效时，应静脉注射。

苯二氮䓬类血浆蛋白结合率较高，其中地西泮的血浆蛋白结合率高达99%。由于脂溶性很高，使之能迅速向组织分布并在脂肪组织中蓄积。静脉注射时首先分布至脑和其他血流丰富的组织和器官。脑脊液中浓度约与血浆游离药物浓度相等。随后进行再分布而蓄积于脂肪和肌组织中。其分布容积在老年患者更大。

此类药物主要在肝脏代谢，但多数药物的代谢产物具有与母药相似的活性，而且代谢产物血浆半衰期比母药更长。例如氟西泮的血浆 $t_{1/2}$ 仅 2~3h，而其主要活性代谢产物 N－去烷基烷氟西泮的 $t_{1/2}$ 却在 50h 以上。连续应用长效类药物时，应注意药物及其活性代谢物在体内蓄积。苯二氮䓬类及其代谢产物最终均与葡萄糖醛酸结合后经肾脏排泄。

【药理作用和临床应用】

1. **抗焦虑作用**　苯二氮䓬类小于镇静剂量时即有良好的抗焦虑作用，显著改善紧张、忧虑、激动和失眠等症状。这可能是选择性作用于大脑边缘系统的结果。主要用于焦虑症。对持续性焦虑状态则宜选用长效类药物。对间断性严重焦虑患者则宜选用中、短效类药物。临床常用地西泮和氯氮䓬。

2. **镇静催眠作用**　苯二氮䓬类缩短睡眠诱导时间，延长睡眠持续时间。其他催眠药均缩短快动眼睡眠时相（REM），停药时则代偿性反跳延长，而使梦魇增多。但本类药物对 REM 影响较小，停药后代偿性反跳较轻，由此引起的停药困难亦较小，是其优点之一。但该类药物连续应用，可引起依赖性而发生停药困难，应予警惕。

由于本类药物安全范围大，镇静作用发生快而确实，且可产生暂时性记忆缺失，用于麻醉前给药，可缓和患者对手术的恐惧情绪，减少麻醉药用量而增加麻醉安全性，使患者对术中的不良刺激在术后不复记忆。这些作用均优于吗啡和氯丙嗪。多用地西泮静脉注射。

3. **抗惊厥、抗癫痫作用**　所有苯二氮䓬类药物都有抗惊厥作用，其中地西泮和三唑仑的作用尤为明显，临床用于辅助治疗破伤风、子痫、小儿高热惊厥和药物中毒等所致的惊厥。静脉注射地西泮是目前抢救癫痫持续状态的首选药。对于其他类型的癫痫发作则以硝西泮和氯硝西泮较为常用（第十四章）。

4. **中枢性肌肉松弛作用**　有较强的肌肉松弛作用，可缓解动物去大脑僵直，也可缓解人类大脑损伤所致的肌肉僵直。发挥肌肉松弛作用时一般不影响正常活动。在小剂量时抑制脑干网状结构下行激动系统对 γ 神经元的易化作用，较大剂量时增强脊髓神经元的突触前抑制，抑制多突触反射，引起肌肉松弛。临床上可用于脑血管意外、脊髓损伤等引起的中枢性肌肉强直，缓解局部关节病变、腰肌劳损及内窥镜检查所致的肌肉痉挛，以及加强全麻药的肌松作用。

【作用机制】苯二氮䓬类药物的中枢作用可能和药物作用于不同部位的 $GABA_A$ 受体密切相关。$GABA_A$ 是一个大分子复合体，为神经元膜上的配体－门控性 Cl^- 通道。

γ－氨基丁酸（GABA）作用于 $GABA_A$ 受体，使细胞膜对 Cl^- 通透性增加，Cl^- 大量进入细胞膜内引起膜超级化，使神经元兴奋性降低。苯二氮䓬类与 $GABA_A$ 受体结合，

可以诱导受体发生构象变化，促进 GABA
与 GABA$_A$ 受体结合，增加 Cl$^-$ 通道开放的
频率而显示中枢抑制效应（图12–1）。

【不良反应与用药注意】治疗量连续用
药可出现头昏、嗜睡、乏力等反应，长效
类尤易发生。大剂量偶致共济失调。一次
用量过大或静脉输注过快可发生急性中毒，
表现为昏迷和呼吸抑制，用特异性解救药
氟马西尼（Flumazenil）解救。后者是选择

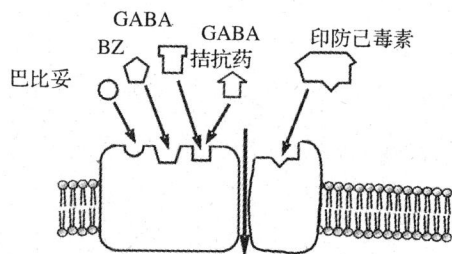

图 12–1　GABA$_A$ 受体氯离
子通道复合体模式图

性中枢性苯二氮䓬受体拮抗药，亦可用于逆转苯二氮䓬类药物的中枢镇静作用。

静脉注射对心血管有抑制作用，治疗量口服则无此作用。

长期用药仍可产生一定耐受性，需增加剂量。

久服可发生依赖性和成瘾性，停药时出现反跳和戒断症状（失眠、焦虑、激动、
震颤等）。与巴比妥类相比，本类药物的戒断症状发生较迟、较轻。

对该类药物过敏者、休克、昏迷、急性酒精中毒者、孕妇和哺乳妇女忌用。肝肾
功能损害、抑郁、呼吸功能不全者、驾驶员、高空作业和机器操作者、青光眼、重症
肌无力者、老年人和过度衰弱者慎用。

【药物相互作用】与其他中枢抑制药、乙醇合用时，中枢抑制作用增强，加重嗜
睡、昏睡、呼吸抑制、昏迷，严重者可致死。如临床需合用时宜降低剂量，并密切监
护病人。肝药酶诱导剂利福平、卡马西平、苯妥英钠或苯巴比妥等药物可显著加快该
类药物的代谢，增加清除率，合用时可适当增加剂量；应用肝药酶抑制药如西咪替丁
等药物可抑制该类药物在肝脏的代谢，导致清除率降低，从而加重不良反应。

第二节　巴比妥类

巴比妥类（Barbiturates）是巴比妥酸的衍生物。根据本类药物药代动力学的特点
可将药物分为四类：长效类如苯巴比妥（Phenobarbital）；中效类如戊巴比妥（Pento-
barbital）、异戊巴比妥（Amobarbital）；短效类如司可巴比妥（Secobarbital）和超短效
类如硫喷妥钠（Pentothal Sodium）（表12–1）。

表 12–1　巴比妥分类及特点

分类	药物	显效时间	作用时间	主要用途
长效	苯巴比妥	0.5～1	6～8	镇静、催眠、抗惊厥
中效	戊巴比妥	0.25～0.5	3～6	镇静、催眠、抗惊厥
短效	司可巴比妥	0.25	2～3	镇静、催眠、抗惊厥
超短效	硫喷妥钠	静注立即	0.25	静脉麻醉

【体内过程】巴比妥类口服或肌内注射均易吸收，迅速分布于全身组织、体液，也易通过胎盘进入胎儿血液循环。各药进入脑组织的速度与药物的脂溶性呈正比，如硫喷妥钠脂溶性极高，极易通过血脑屏障，静脉注射后立即起效，而脂溶性小的苯巴比妥静脉注射，却需 30 min 才起效。硫喷妥钠起效快，作用时间很短，维持 15 min 左右，与该药迅速自脑组织再分布至外周脂肪组织有关。此外，脂溶性高的药物如司可巴比妥等主要在肝脏中代谢而失效，作用持续时间短。而脂溶性小的药物如苯巴比妥主要以原形自肾脏排泄而消除，作用持续时间长。药物在体内消除方式有两种，即在肝脏被代谢和经肾脏排出。苯巴比妥部分在肝被肝药酶代谢侧链氧化，再与葡萄糖醛酸结合，其余从尿中以原形排出。

尿液 pH 值对苯巴比妥的排泄影响较大。碱化尿液时，该药解离增多，肾小管再吸收减少，排出增加。因此，在苯巴比妥中毒时，为促进药物排泄，可用碳酸氢钠碱化尿液。

【作用与用途】巴比妥类是普遍性中枢抑制药。随剂量由小到大，相继出现镇静、催眠、抗惊厥和麻醉作用。10 倍催眠量时则可抑制呼吸，甚至致死。由于安全性差，易发生依赖性故其应用已日渐减少，目前在临床上主要用于抗惊厥、抗癫痫和麻醉。

1. 镇静、催眠 小剂量巴比妥类可引起安静，可缓解焦虑、烦躁不安状态；中等剂量可催眠，即入睡时间缩短，觉醒次数和睡眠时间减少。巴比妥类品种不同，起效时间和持续时间不同。

巴比妥类可改变正常睡眠模式，缩短 RMES 睡眠，引起非生理性睡眠。久用停药后，可"反跳性"地显著延长 REMS 睡眠时相，伴有多梦，引起睡眠障碍，导致病人不愿停药。这可能是巴比妥类产生精神依赖性和躯体依赖性的重要原因之一。巴比妥类作为催眠药有许多缺点：①易产生耐受性和依赖性，可产生严重的戒断症状；②不良反应多见，过量可产生严重毒性；③诱导肝药酶的活性，干扰其他药物经肝脏的代谢。因此，巴比妥类已不作为镇静催眠药常规使用。

2. 抗惊厥 在本类药物中，巴比妥类有较强的抗惊厥作用及抗癫痫作用，临床用于癫痫大发作和癫痫持续状态的治疗。临床也应用于小儿高热、破伤风、子痫、脑膜炎、脑炎及中枢兴奋药引起的惊厥。

3. 麻醉前给药及麻醉 长效及中效巴比妥类可作麻醉前给药，以消除病人手术前情绪紧张，但效果不及地西泮。一些短效及超短效巴比妥类，如美索巴比妥（Methohexital）和硫喷妥等的钠盐静脉注射可产生短暂的麻醉作用。

4. 增强中枢抑制药作用 镇静剂量的巴比妥类与解热镇痛药合用，使后者的镇痛作用加强，故各种复方止痛片中常含有巴比妥类。此外也能增强其他药物的中枢抑制作用。

【作用机制】巴比妥类的中枢作用主要抑制多突触反应。近年来试验资料显示，其中枢作用，与其激活 $GABA_A$ 受体有关。在没有 GABA 时，巴比妥类能模拟 GABA 的作用，增加 Cl^- 的通透性，使细胞膜超极化。与苯二氮䓬类增加 Cl^- 通道的开放频率不同，巴比妥类主要延长 Cl^- 通道的开放时间。此外，巴比妥类还可减弱或阻断谷氨酸作用于相应的受体后去极化导致的兴奋性反应，引起中枢抑制作用。

【不良反应与用药注意】

1. **后遗效应** 服用催眠剂量的巴比妥类后，次晨可出现头晕、嗜睡、精细运动不协调及定向障碍等。这可能是由于巴比妥类消除缓慢，作用延缓至次日所致。驾驶员或从事高空作业人员服用巴比妥类后应警惕后遗效应。

2. **耐受性** 短期内反复服用巴比妥类而引起药效逐渐降低，需加大剂量才能维持原来的预期作用。耐受性产生的主要原因可能是由于神经组织对巴比妥类产生适应性和其诱导肝药酶加速自身代谢有关。

3. **依赖性** 长期连续服用巴比妥类可使患者产生对该药的精神依赖性和躯体依赖性，迫使病人继续用药，终致成瘾。

4. **对呼吸系统的影响** 影响强度与剂量成正比，若静脉注射速度过快，治疗量也可引起呼吸抑制。催眠剂量的巴比妥类对正常人呼吸影响不明显，但对已有呼吸功能不全者（严重肺气肿或哮喘者）则可显著降低每分钟呼吸量及动脉血氧饱和量。大剂量巴比妥类对呼吸中枢有明显抑制作用。

5. **急性中毒** 大剂量服用或静脉注射过快，可引起急性中毒，主要表现为深度昏迷、高度呼吸抑制、血压下降、体温降低、休克及肾功能衰竭等。深度呼吸抑制是急性中毒的直接死因。对急性中毒者应积极采取抢救措施，维持呼吸与循环功能，保持呼吸道通畅，吸氧，必要时行人工呼吸，甚至气管切开，也可应用中枢兴奋药（第十六章）。为加速药物的排泄，可用碳酸氢钠等碱性药物，严重中毒病例可采用透析疗法。

6. **其他** 少数人服用后可见荨麻疹、血管神经性水肿、多形性红斑及哮喘等过敏反应，偶可引起剥脱性皮炎。巴比妥类可致肝功能损害及肝小叶中心坏死。临产期妇女服用巴比妥类可使新生儿发生低凝血酶原血症及出血，巴比妥类可透过胎盘并经乳汁分泌，故分娩期和哺乳期妇女慎用。

【禁忌证】支气管哮喘和颅脑损伤所致的呼吸抑制，严重肝功能不全、过敏和未控制的糖尿病等患者禁用。妊娠和哺乳期，甲状腺功能低下，发热，贫血，低血压，出血性休克，心、肝、肾功能不全，老年、精神病人等慎用。

【药物相互作用】巴比妥类是肝药酶诱导剂，提高药酶活性。加速自身代谢的同时，还可加速其他药物经肝代谢，如双香豆素、性激素、皮质激素类、口服避孕药、强心苷类、苯妥英钠、氯霉素及四环素等。巴比妥类与上述药物合用可加速这些药物的代谢速度，缩短其作用时间，减弱其作用强度，往往需加大剂量才能奏效。而当停用巴比妥类以前，又必须适当减少这些药物的剂量，以防发生中毒反应。

第三节 其他镇静催眠药

水合氯醛 (Chloral Hydrate)

水合氯醛口服易吸收,用于催眠,约15min起效,维持6~8h。此药不缩短快动眼睡眠的时间,停药时也无代偿性快动眼睡眠时间延长。对胃有刺激性,须稀释后口服。久服也可引起耐受性、依赖性和成瘾性。

甲丙氨酯 (Meprobamate,眠尔通)、格鲁米特 (Glutethimide) 和甲喹酮 (Methaqualone) 也都有镇静催眠作用,久服都可成瘾。

思 考 题

1. 苯二氮䓬类取代巴比妥类用于镇静催眠的原因是什么?
2. 抢救巴比妥类中毒时,为什么用碳酸氢钠?
3. 简述地西泮的药理作用、临床应用和不良反应。

制剂与用法

地西泮 (安定) 片剂:每片2.5mg或5mg。抗焦虑、镇静:2.5~5mg/次,3次/日。注射剂:10mg/2ml。癫痫持续状态:5~20mg/次,缓慢静脉注射。再发作时可反复应用。心脏电复律:每2~3min静脉注射5mg,至出现嗜睡、语言含糊或入睡。常用量:10~25mg。

氯氮䓬 (利眠宁) 片剂:每片5mg或10mg。抗焦虑、镇静:5~10mg/次,3次/日。催眠:10~20mg,睡前服。

盐酸氟西泮 (氟安定) 胶囊:每粒15mg或30mg。催眠:15~30mg/次,睡前服。

奥沙西泮 片剂:每片15mg。15~30mg/次,3次/日。

三唑仑 片剂:每片0.125mg或0.25mg。催眠:0.25~0.5mg/次,睡前服。

苯巴比妥 (鲁米那) 片剂:每片15mg或30mg或100mg。镇静:15~30mg/次,催眠:60~100mg/次,睡前服。抗癫痫:大发作从小剂量开始,15~30mg/次,3次/日,最大剂量60mg/次,3次/日。

苯巴比妥钠 注射液:0.1g/1ml或0.2g/2ml。抗惊厥:0.1~0.2g/次,肌内注射。癫痫持续状态:0.1~0.2g/次,缓慢静脉注射。

异戊巴比妥 片剂:每片50mg或100mg。催眠:0.1~0.2g/次,睡前服。

司可巴比妥 胶囊:0.1g。催眠:0.1~0.2g/次,睡前服。麻醉前给药:0.2~0.3g/次。

硫喷妥钠 注射液:0.5g或1g。临用前配成1.25%~2.5%溶液,缓慢静脉注射,至病人入睡为止。极量：1g/次。

水合氯醛 10%**溶液** 催眠：5～10ml/次，睡前服。抗惊厥：10～20ml/次。

甲丙氨酯 片剂：0.2g 或 0.4g。镇静、抗焦虑：0.2～0.4g/次，3 次/日。催眠：0.4～0.8g/次。睡前服。

甲喹酮 片剂：0.1g 或 0.2g。催眠：0.1～0.2g/次，睡前服。

格鲁米特 片剂：0.25g。催眠：0.1～0.2g/次，睡前服。

（吴卫华）

CHAPTER 第十三章

抗精神失常药

学习要求

1. 掌握氯丙嗪的药理作用、临床应用及不良反应。
2. 熟悉其他抗精神病药的特点。
3. 了解碳酸锂、丙咪嗪和其他药物作用、应用及主要不良反应。

精神失常是多种原因（遗传、生物学等）引起认知、情感、意志、行为等精神活动不同程度异常的一类疾病，包括精神分裂症、躁狂抑郁症和焦虑症等疾病。治疗这些疾病的药物统称为抗精神失常药。根据临床用途，分为三类：抗精神病药（antipsychotic drugs）、抗躁狂抑郁症药（antimanic and antidepressive drugs）和抗焦虑药（antianxiety drugs）。

第一节 抗精神病药

抗精神病药在临床上主要用于治疗精神分裂症。但对其他精神失常如躁狂抑郁症的躁狂症状也有效。

根据化学结构可将常用抗精神病药分为吩噻嗪类、硫杂蒽类、丁酰苯类及其他药物。

一、吩噻嗪类

吩噻嗪类是由硫、氮原子联结两个苯环（称为吩噻嗪母核）的一类化合物（图13-1）。根据其侧链基团不同，分为二甲胺类、哌嗪类及哌啶类。

以上三类中，以哌嗪类抗精神病作用最强，其次是二甲胺类，哌啶类最弱。目前国内临床常用的有氯丙嗪、氟奋乃静及三氟拉嗪等，以氯丙嗪应用最广。

氯丙嗪（Chlorpromazine，Wintermin，冬眠灵）

【体内过程】口服或注射均易吸收，但吸收速度受剂型、胃内食物的影响，与胆碱受体阻断药同时口服可显著延缓其在胃肠道的吸收。口服氯丙嗪 T_{max} 约 $2\sim4h$，肌内注射吸收迅速，但因刺激性强应深部注射，其生物利用度比口服大 $3\sim4$ 倍。吸收后约 90% 与血浆蛋白结合。氯丙嗪具有高亲脂性，易透过血脑屏障，脑内浓度可达血浆浓度的 10 倍，以下丘脑、基底神经节、丘脑和海马等部位浓度最高。氯丙嗪主要经肝脏代谢，代谢产物及少量原型

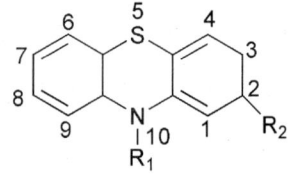

图 13-1 吩噻嗪母核结构

主要经肾排泄。老年患者对氯丙嗪的代谢与消除速率减慢，不同个体口服相同剂量氯丙嗪后，血浆药物浓度相差可达 10 倍以上，因此，临床用药应个体化。氯丙嗪排泄缓慢，停药后 $2\sim6$ 周，甚至 6 个月，尿中仍可检出，这可能是氯丙嗪脂溶性高，蓄积于脂肪组织的结果。

【药理作用】氯丙嗪具有中枢多巴胺（DA）受体阻断作用，另外对外周 α 受体和 M 受体也有阻断作用。

DA 受体存在于外周神经系统和中枢神经系统。至少有 D_1 和 D_2 二种亚型。D_1 受体与 GS 蛋白相偶联，激动时可经 GS 蛋白激活腺苷酸环化酶，使 cAMP 增加。在外周引起血管扩张，心肌收缩增强。但在中枢神经系统的功能尚不清楚。D_2 受体在中枢神经系统见于脑内 DA 能神经通路。脑内 DA 通路有多条，其中主要的是黑质 - 纹状体通路、中脑 - 边缘叶通路和中脑 - 皮质通路。前者与锥体外系的运动功能有关，后两条通路与精神、情绪及行为活动有关。此外还有结节 - 漏斗通路，与调控下丘脑某些激素的分泌有关。D_2 受体与 Gi 蛋白相偶联，激动时抑制腺苷酸环化酶，另还能开放钾通道。氯丙嗪对脑内 DA 受体缺乏特异的选择性，因而作用多样。

1. 中枢神经系统

（1）抗精神病作用　氯丙嗪能明显减少动物的自发活动，诱导其入睡，但对刺激有良好的觉醒反应。加大剂量不引起麻醉。同时能抑制动物的攻击行为，使之变得温驯。正常人服用治疗量时出现安定、镇静、感情淡漠等效应，及对周围事物不感兴趣，活动减少。在安静环境中易诱导入睡，醒后神志清楚。精神病患者用药后，在不引起过分镇静的情况下，可迅速控制兴奋、躁狂等症状，继续用药，可使幻觉、妄想、躁狂及精神运动性兴奋逐渐消失，理智恢复，情绪安定，生活自理。氯丙嗪抗幻觉及抗妄想作用一般需连续用药 6 周至 6 个月才充分显效，且无耐受性。但连续用药后，安定及镇静作用则逐渐减弱，出现耐受性。

氯丙嗪抗精神病的作用机制尚未明确。目前认为精神分裂症的临床症状是由于脑内 DA 功能过强所致，且脑内 D_2 受体密度已特异性地增高。吩噻嗪类是 D_2 受体的强大拮抗剂，因此认为吩噻嗪类抗精神病的作用是通过阻断中脑 - 边缘叶及中脑 - 皮质通路中的 D_2 受体而发生的。

（2）镇吐作用　动物实验证明，氯丙嗪能对抗静脉注射去水吗啡（Apomorphine）引起的呕吐。氯丙嗪镇吐作用强，小剂量能抑制延髓第四脑室底部的催吐化学感受区，

大剂量能直接抑制呕吐中枢。

（3）对体温调节的影响 氯丙嗪抑制下丘脑体温调节中枢，使体温调节失灵，因而机体体温随环境温度变化而升降。在低温环境中体温降低，而在高温环境则体温升高。氯丙嗪不仅降低发热体温，而且也能略降正常体温。

（4）加强中枢抑制药的作用 氯丙嗪可加强麻醉药、镇静催眠药、镇痛药及 Ethanol 的作用。上述药物与氯丙嗪合用时，应适当减量，以免加深对中枢神经系统的抑制。

（5）内分泌系统 氯丙嗪能减少下丘脑释放催乳素抑制因子，使催乳素分泌增加，引起乳房肿大及泌乳。抑制促性腺激素的分泌，使卵泡刺激素和黄体生成素释放减少，引起排卵延迟。还能抑制促肾上腺皮质激素和生长激素的分泌。

（6）对锥体外系的影响 长期应用时可出现锥体外系反应。

2. 自主神经系统 氯丙嗪具有明显的 α 受体阻断作用，可翻转肾上腺素的升压效应，同时还能抑制血管运动中枢，并有直接舒张血管平滑肌的作用，因而扩张血管、降低血压。但反复用药降压作用减弱，故不适于高血压病的治疗。氯丙嗪可阻断 M 胆碱受体，但作用弱，无治疗意义。

【临床应用】

1. 治疗精神病 氯丙嗪对急、慢性精神分裂症均有效，对急性患者疗效较好，能解除病人的躁狂、兴奋攻击状态，解除或减轻幻觉与妄想，也能改善某些思维联想障碍。病人的思维、情感及行为趋于一致，生活能自理。对运动性抑制症状如木僵状态也有明显的疗效。但对精神病无根治作用。此外也可治疗躁狂症及其他精神病伴有兴奋、紧张及妄想的患者。

2. 治疗神经症 对焦虑、紧张、不安和失眠等症状有效。注意剂量不宜过大。因为剂量过大反而会加重病情。

3. 止吐 对尿毒症、胃肠炎、放射病、癌症时的呕吐有效。也能对抗强心苷（Digitalis）、吗啡（Morphine）等药物所致的呕吐。对妊娠呕吐也有效。但对前庭功能障碍（晕船、晕车等）所致的呕吐无效。

4. 治疗呃逆 氯丙嗪对顽固性呃逆有效。其作用机制未明。

5. 人工冬眠 氯丙嗪在物理降温配合下，可将体温降到正常水平以下，使机体进入"冬眠"状态，降低基础代谢及机体对各种病理刺激的反应，提高组织（特别是脑组织）耐缺氧能力。临床常用氯丙嗪与抗组胺药异丙嗪（Promethazine）和镇痛药哌替啶（Pethidine）组成冬眠合剂。用于治疗严重感染、中毒性高热、惊厥、甲状腺危象、妊娠高血压综合征和低温麻醉等。

【不良反应与用药注意】氯丙嗪安全范围大，但长期大量应用，不良反应较多。

1. 一般不良反应 有嗜睡、无力、视力模糊、鼻塞、心动过速、口干、便秘等中枢神经及自主神经系统反应，长期应用可致乳房肿大、闭经及生长减慢等。

2. 锥体外系反应 长期大量应用氯丙嗪治疗精神分裂症时常见，其发生率与药物剂量、疗程和个体因素有关。其表现如下。

（1）帕金森综合征　出现肌张力增高、面容呆板（面具脸）、动作迟缓、肌肉震颤、流涎等。

（2）急性肌张力障碍　多出现于用药后 1～5 d，由于舌、面、颈及背部肌肉痉挛，患者出现强迫性张口、伸舌、斜颈、呼吸运动障碍及吞咽困难。

（3）静坐不能　患者出现坐立不安，反复徘徊；以上反应可用中枢性胆碱受体阻断药苯海索（Trihexyphenidyl）缓解。

（4）迟发性运动障碍（tardive dyskinesia）或迟发性多动症　表现为不自主、有节律的刻板运动，出现口－舌－颊三联征，如吸吮、舐舌、咀嚼等。若早期发现及时停药可以恢复，但也有停药后仍难恢复。应用胆碱受体阻断药反可使之加重。造成迟发性运动障碍的原因可能与氯丙嗪长期阻断突触后多巴胺受体，使多巴胺受体上调节有关。

3. 过敏反应　常见皮疹、光敏性皮炎。少数患者出现肝细胞内微胆管阻塞性黄疸。也有少数患者出现急性粒细胞缺乏，应立即停药，并用抗生素预防感染。

4. 急性中毒　一次吞服超大剂量（1～2 g）氯丙嗪后，可发生急性中毒，出现昏睡、血压下降达休克状态，并出现心动过速、心电图异常（P－R 间期或 Q－T 间期延长，T 波低平或倒置），应立即进行对症治疗。

氯丙嗪局部刺激性较强，不应作皮下注射。静脉注射可引起血栓性静脉炎，应以生理盐水或葡萄糖溶液稀释后缓慢注射。静脉或肌内注射后，可出现体位性低血压，应嘱患者卧床 1～2 h 后方可缓慢起立。氯丙嗪能降低惊厥阈，诱发癫痫，有癫痫史者禁用，昏迷（特别是应用中枢抑制药后）、青光眼、乳腺增生、乳腺癌患者及严重肝功能损害者禁用。伴有心血管疾病的老年患者慎用，冠心病患者易致猝死，应加注意。

【药物相互作用】氯丙嗪能增强其他一些药物的中枢抑制作用，如乙醇、镇静催眠药、抗组胺药、镇痛药等，联合使用时注意调整剂量。特别是当与吗啡、哌替啶等合用时要注意呼吸抑制和降低血压的问题。某些肝药酶诱导剂如苯妥英钠、卡马西平等可加速氯丙嗪的代谢，应注意适当调节剂量。

其他吩噻嗪类药物

奋乃静（Perphenazine）、氟奋乃静（Fluphenazine）及三氟拉嗪（Trifluoperazine）是吩噻嗪类中的哌嗪衍生物，其共同特点是抗精神病作用强，锥体外系不良反应也很显著，而镇静作用弱。其中以氟奋乃静和三氟拉嗪疗效较好，最为常用，而奋乃静疗效较差。硫利达嗪（Thioridazine，甲硫达嗪）是吩噻嗪类的哌啶衍生物，疗效不及氯丙嗪，但锥体外系反应少见，而镇静作用强（表 13－1）。

表 13 –1 不同吩噻嗪类药物的特点比较

药物	剂量（mg/d）	副作用		
		镇静	锥体外系	低血压
氯丙嗪	300 ~ 800	+ + +	+ +	+ + +（肌注）+ +（口服）
氟非那嗪	2.5 ~ 20	+	+ + +	+
三氟拉嗪	6 ~ 20	+	+ + +	+
奋乃静	8 ~ 32	+ +	+ + +	+
硫利达嗪	200 ~ 300	+ + +	+	+ +

注：+ + +，强；+ +，较强；+，弱

二、硫杂蒽类

硫杂蒽类基本化学结构与吩噻嗪类相似，其代表药物为氯普噻吨（Chlorprothixene），又名泰尔登（Tardan），其抗精神分裂症和抗幻觉、妄想作用比氯丙嗪弱，但镇静作用强，而抗肾上腺素作用和抗胆碱作用较弱。因化学结构又与三环类抗抑郁药相似，故有较弱的抗抑郁作用。适用于伴有焦虑或焦虑性抑郁的精神分裂症、焦虑性神经症、更年期抑郁症等。引起锥体外系反应与氯丙嗪相似。

氯哌噻吨（Clopenthixol）及氟哌噻吨（Flupentixol）为选择性多巴胺受体阻断的抗精神病药，作用较强，起效较快。不良反应同氯丙嗪。

三、丁酰苯类

丁酰苯类（Butyrophenones）有氟哌啶醇（Haloperidol），其作用及作用机制与吩噻嗪类相似，抗精神病作用及锥体外系反应均很强，镇静、降压作用弱。因抗躁狂、抗幻觉、妄想作用显著，常用于治疗以兴奋躁动、幻觉、妄想为主的精神分裂症及躁狂症。镇吐作用较强，用于多种疾病及药物引起的呕吐，对持续性呃逆也有效。锥体外系反应高达80%，常见急性肌张力障碍和静坐不能。大量长期应用可致心肌损伤。同类药物氟哌利多（Droperidol）作用维持时间短，临床常与镇痛药芬太尼（Fentanyl）合用作安定镇痛。

四、其他类

五氟利多（Penfluridol）

为长效抗精神病药。口服后8 ~ 16 h血药浓度达峰值，128 h后，血药浓度仍为峰值的30%。一次用药后7天，血中仍可检出。其长效原因与贮存于脂肪组织，并自其中缓慢释放入血及进入脑组织有关。每周口服一次即可维持疗效。疗效与氟派啶醇相似，但无明显镇静作用。不良反应以锥体外系反应常见。适用于急、慢性精神分裂症，尤适用于慢性患者维持与巩固疗效。同类药物尚有匹莫齐特（Pimozide），其作用维持时间较五氟利多短，每日口服一次，疗效可维持24 h。

舒必利 (Sulpiride)

对急、慢性精神分裂症有较好疗效,对长期用其他药物无效的难治病例也有一定疗效。无明显镇静作用,对自主神经系统几无影响,不良反应少,锥体外系反应轻微。本药还有抗抑郁作用,也可用于治疗抑郁症。

氯氮平 (Clozapine)

抗精神病作用较强,对其他药物无效的病例仍可有效,也适用于慢性精神分裂症。几无锥体外系反应,这可能与氯氮平有较强的抗胆碱作用有关。可引起粒细胞减少,应予警惕。

利培酮 (Risperidone)

为一新型抗精神病药,除能拮抗多巴胺 D_2 受体外,尚可拮抗 $5-HT_2$ 受体,但不拮抗胆碱受体。有良好的抗精神病作用,可以改善精神分裂症的阳性症状,而锥体外系等副作用较轻。

第二节 抗躁狂症药

抗躁狂症药物主要用于治疗躁狂症,上述抗精神病药物也经常用来治疗躁狂症,此外一些抗癫痫药物如卡马西平和丙戊酸钠抗躁狂症也有效。目前临床最常用的是碳酸锂。

碳酸锂 (Lithium Carbonate)

【体内过程】碳酸锂口服吸收快而完全,T_{max} 约 $2\sim4h$。锂离子先分布于细胞外液,然后逐渐蓄积于细胞内。锂虽吸收快,但不易通过血脑屏障,进入脑组织和神经细胞达到治疗浓度需要一定时间,因此显效较慢。主要自肾排泄,约 80% 由肾小球滤过的锂在近曲小管与钠竞争重吸收,故增加钠摄入可促进其排泄,而缺钠或肾小球滤过减少时,可导致体内锂潴留,引起中毒。

【作用与用途】治疗量锂盐对正常人精神活动几无影响,但对躁狂症发作者则有显著疗效,使言语、行为恢复正常。实验表明锂盐可抑制脑内 NA 及 DA 的释放,并促进其再摄取,使突触间隙 NA 浓度降低,而产生抗躁狂作用。近来发现,锂盐能抑制肌醇磷酸酶,此酶催化磷脂酰肌醇(phosphatidylinositol,PI)系统中三磷酸肌醇(inositol triphosphate,IP3)的脱磷酸化反应,促进肌醇的生成。锂盐能抑制脑组织中肌醇磷酸酶活性而减少肌醇的生成,减少磷脂酰肌醇二磷酸(phosphatidylinosital biphosphate,PIP_2)的含量。因而认为锂盐是通过干扰脑内 PIP_2 系统第二信使的代谢,从而发挥其抗躁狂作用的。

临床主要用于治疗躁狂症。对精神分裂症的兴奋躁动也有效，与抗精神病药合用疗效较好，可减少抗精神病药的剂量；同时抗精神病药还可缓解锂盐所致恶心、呕吐等副作用。

【不良反应和用药注意】锂盐不良反应较多，有个体差异。用药初期有恶心、呕吐、腹泻、疲乏、肌肉无力、肢体震颤、口干、多尿。常在继续治疗1~2周内逐渐减轻或消失。此外，尚有抗甲状腺作用，可引起甲状腺功能低下或甲状腺肿，一般无明显自觉症状，停药后可恢复。锂盐中毒主要表现为中枢神经症状，如意识障碍、昏迷、肌张力增高、深反射亢进、共济失调、震颤及癫痫发作。静注生理盐水可加速锂的排泄。为确保用药安全，对服用锂盐患者，应每日测定血锂浓度，当血锂高至1.5~2.0 mmol/L时，应立即减量或停药。

第三节　抗抑郁症药

抗抑郁症药是主要用于治疗情绪低落、抑郁消极的一类药物，对焦虑性障碍、惊恐发作、强迫性障碍及恐惧症也有效。目前常用的抗抑郁症药包括三环类抗抑郁药、NA再摄取抑制药、5-HT再摄取抑制药及其他抗抑制药。

一、三环类抗抑郁症药

米帕明（Imipramine，米丙嗪）

【体内过程】口服吸收良好，但个体差异大。T_{max} 2~8h，$t_{1/2}$ 约10~20h。广泛分布于全身各组织，以脑、肝、肾及心肌分布较多。主要在肝代谢，其侧链N脱甲基转化为地昔帕明（Desipramine），后者有显著抗抑郁作用。米帕明及地昔帕明最终被氧化成无效的羟化物或与葡萄糖醛酸结合，自尿排出。

【药理作用】

1. 中枢神经系统　正常人口服本药后，出现困倦、头晕、口干、视力模糊及血压稍降等。若连续用药数天，以上症状加重，并出现注意力不集中，思维能力下降。相反，抑郁症患者连续服药后，情绪提高，精神振奋，出现明显抗抑郁作用。但米帕明起效缓慢，连续用药2~3周后才见效，故不作应急药物应用。

米帕明抗抑郁作用机制不明，早期发现利舍平能引起抑郁症状，而预先给予米帕明则可防止，但若先用利舍平耗竭脑内儿茶酚胺后则无效。表明米帕明必须在脑内有儿茶酚胺贮存时，才能发挥抗抑郁作用。因而推测，米帕明可能因抑制突触前膜对NA及（或）5-HT的再摄取，使突触间隙的NA浓度升高，促进突触传递功能而发挥抗抑郁作用。但近年出现的非典型抗抑郁药，并不抑制或仅微弱抑制NA及5-HT的再摄取（如伊普吲哚，Iprindole），却仍有较强的抗抑郁作用。此外，米帕明虽可迅速抑制脑内单胺类递质再摄取，但抗抑郁作用的出现却需几周之久，因此增强脑内单胺类递质的作用，只是其复杂作用机制中一个早期环节。

2. 自主神经系统 治疗量米帕明能阻断 M 胆碱受体，引起阿托品样作用。

3. 心血管系统 米帕明能降低血压，抑制多种心血管反射，易致心律失常，这与它抑制心肌中 NA 再摄取有关。此外还可以引起体位性低血压及心动过速。心电图中 T 波倒置或低平。近来证明，米帕明对心肌有奎尼丁样作用，因此心血管疾病患者慎用。

【临床应用】主要用于各型抑郁症的治疗。对内源性、反应性及更年期抑郁症疗效较好，而对精神分裂症的抑郁状态疗效较差。

【不良反应与用药注意】最常见的副作用为阿托品样作用的口干、便秘、视力模糊、心悸等。中枢神经方面表现为乏力、肌肉震颤。某些患者用药后可自抑制状态转为躁狂兴奋状态，剂量大时尤易发生。极少数患者出现皮疹、粒细胞缺乏及黄疸等过敏反应。

因易致尿潴留及升高眼内压，故前列腺肥大及青光眼患者禁用。

【药物相互作用】三环类药物能增强中枢抑制药的作用以及对抗可乐定的降压作用。三环类与安坦等抗帕金森病药或抗精神病药合用，则注意它们的抗胆碱效应可能相互增强。

阿米替林（Amitriptyline）

阿米替林又名依拉维，是临床常用的三环类抗抑郁药，其药理特性及临床应用与丙米嗪极为相似，与后者相比，阿米替林对 5 - HT 再摄取的抑制作用明显强于对 NA 再摄取的抑制；镇静作用和抗胆碱作用也较强。一般主张每天口服一次，从 25mg 开始逐渐增加剂量，甚至用到 150mg，睡前口服。阿米替林的不良反应与丙米嗪相似，但比丙米嗪严重，偶有加重糖尿病症状的报道。禁忌证同丙米嗪。

多塞平（Doxepin）

多塞平又名多虑平，作用与丙米嗪类似，抗抑郁作用比后者弱，抗焦虑作用强，镇静作用和对血压影响也比丙米嗪强，但对心脏影响小。对伴有焦虑症状的抑郁症疗效最佳，焦虑、紧张、情绪低落、行动迟缓等症状数日后即可缓解，达显效需 2 ~ 3 周。也可用于治疗消化性溃疡。不良反应和注意事项与丙米嗪类似。慎用于儿童和孕妇，老年人应适当减量。

二、NA 再摄取抑制药

该类药物选择性抑制 NA 的再摄取，用于以脑内 NA 缺乏为主的抑郁症，尤其适用于尿检 MH - PG（NA 的代谢产物）显著减少的患者。这类药物的特点是起效快，而镇静作用、抗胆碱作用和降压作用均比 TCAs 弱。

地昔帕明（Desipramine）

地昔帕明（去甲丙米嗪），在去甲肾上腺素能神经末梢为一强去甲肾上腺素摄取抑制药。其特点是：抑制去甲肾上腺素摄取是抑制 5 - 羟色胺摄取的 100 倍以上；对多巴胺的摄取亦有一定的抑制作用；对 α 受体和 M 受体的拮抗作用较弱；有轻度镇静作用，缩短 REMS，但延长了深睡眠；对轻中度抑郁症疗效较好；与米帕明相比，不良反应较少。

同类药物还有马普替林（Maprotiline）、去甲替林（Nortriptyline）等。

三、5 - HT 再摄取抑制药

虽然三环类抗抑郁药（TCAs）疗效确切，但仍有 20% ~ 30% 的患者无效，副作用较多，患者对药物的耐受性差，过量易引起中毒甚至死亡。从 20 世纪 70 年代起开始研制的选择性 5 - HT 再摄取抑制剂与 TCAs 的结构迥然不同，但对 5 - HT 再摄取的抑制作用选择性更强，对其他递质和受体作用甚微，既保留了 TCAs 相似的疗效，也克服了 TCAs 的诸多不良反应。本类药物很少引起镇静作用，也不损害精神运动功能，对心血管和自主神经系统功能影响很小，同时还具有抗抑郁和抗焦虑双重作用。

氟西汀（Fluoxetine）

氟西汀（百忧解），是一种强效选择性 5 - 羟色胺再摄取抑制药，比抑制去甲肾上腺素摄取作用强 200 倍。口服吸收良好，血浆蛋白结合率高，$t_{1/2}$ 约 48 ~ 72h，主要经肝代谢。临床主要治疗抑郁症，也用于神经性贪食症的治疗。不良反应轻，偶有胃肠道症状。

同类药物还有帕罗西汀（Paroxetine，赛洛特），舍曲林（Sertraline，郁乐复）等。

四、其他抗抑郁症药

曲唑酮（Trazodone）

曲唑酮，具有镇静作用，适于夜间给药。无 M 受体阻断作用，也不影响去甲肾上腺素再摄取，对心血管系统无明显影响，是一个比较安全的抗抑郁药，适用于老年或伴有心血管疾病的抑郁症患者。

米安色林（Mianserin）

米安色林为近年合成的四环类抗抑郁药，能选择性抑制 NA 的再摄取。为广谱抗抑郁药，具有奏效快，副作用小的特点。临床用于各型抑郁症，老年抑郁症患者尤为适用。

米氮平（Mirtazapine）

米氮平通过阻断突触前 α₂ 肾上腺素受体而增加 NA 的释放，间接提高 5 - HT 的更新率而发挥抗抑郁作用，抗抑郁效果与阿米替林相当，其抗胆碱样不良反应及 5 - HT

样不良反应（恶心、头疼、性功能障碍等）较轻。主要不良反应为食欲增加及嗜睡。

思 考 题

1. 为什么氯丙嗪会引起帕金森综合征？
2. 氯丙嗪过量所致低血压，为何不用肾上腺素纠正？应选用哪些药物？
3. 氯丙嗪在什么条件下可使体温降低？为什么？

制剂与用法

盐酸氯丙嗪 片剂：每片 25mg 或 50mg。一般口服量 12.5～50mg/次，2 次/日。注射剂：10mg/ml 或 25mg/ml。肌内注射，25～50mg/次。治疗精神病宜从小剂量开始，轻症 300mg/d，重症 600～800mg/d，好转后逐渐减用维持量（50～100mg/d）。拒服药者用 50～100mg/次，加于 25% 葡萄糖溶液 20ml 内，缓慢静脉注射。

奋乃静 片剂：每片 2mg 或 4mg。一般 2～4mg/次，3 次/日。注射剂：10mg/2ml。5～10mg/次，肌内注射。治疗精神病：轻症 20～30mg/次，重症 40～60mg/d，分 2 次肌内注射。

盐酸三氟拉嗪 片剂：每片 1mg 或 5mg。10～30mg/d，分 3 次服。

盐酸氟奋乃静 片剂：每片 2mg。2～20mg/d。注射剂：10mg/2ml。肌内注射，2～5mg/次，1～2 次/日。

氟普噻吨 片剂：每片 12.5mg、25mg 或 50mg。轻症 150mg/d，重症 300～600mg/d，口服。

氟哌啶醇 片剂：2mg 或 4mg。口服 2～10mg/次，3 次/日。注射剂：5mg/ml。肌内注射，5mg/次，2～3 次/日。

氟哌利多 注射液：5mg/2ml。治疗精神分裂症：10～30mg/d，分 1～2 次，肌内注射。神经安定镇痛：每次 5mg，加入芬太尼 0.1mg，在 2～3min 内缓慢静脉注入，5～6min 内如未达一级浅麻状态，可追加半量至一倍量。麻醉前给药：手术前半小时肌内注射 2.5～5mg。

碳酸锂 缓释片：每片 0.3g。由小剂量开始，0.5g/d，递增至 0.9～1.8g/d，分 1～2 次口服。

盐酸米帕明 片剂：每片 10mg 或 25mg。25～75mg/次，3 次/日。年老体弱者每日自 12.5mg 开始，逐渐增量。

阿米替林 片剂：每片 25mg。75～150mg/d，分 3 次口服。

马普替林 片剂：每片 25mg。开始 25～75mg/d，分次服用，至少 2 周，然后根据病情每天增加 25mg，有效治疗量一般为 150mg/d。

氟西汀 胶囊：每粒 20mg。开始 20mg/d，早餐后服。有效治疗量 20～40mg/d，1 次/日。

（吴卫华）

抗癫痫药和抗惊厥药

☞ **学习要求**

1. 掌握苯妥英钠、卡马西平、苯巴比妥、地西泮、乙琥胺的抗癫痫作用、临床应用及主要不良反应。

2. 熟悉其他抗癫痫药的特点。

3. 了解抗癫痫药的临床应用原则。

第一节 抗 癫 痫 药

一、癫痫概述

癫痫（epilepsy）是多种病因引起的长期反复发作性的大脑功能失调。其病理特征为大脑局部病灶神经元突发性的异常高频放电并向周围组织扩散，出现短暂的大脑功能失调。表现为突然发作性的短暂的运动、感觉、意识和自主神经功能异常，可伴有脑电图改变。癫痫的治疗应长期用药，以减少或防止发作，但不能根治。临床上，已经确定的癫痫类型多达 40 多种，但通常分为两大类。

1. 部分性发作（partial seizures） 包括：①单纯性部分性发作（simple partial seizures），②复杂性部分性发作（complex partial seizures）。

2. 全身性发作（generalized seizures） 主要包括：①强直阵挛发作与癫痫持续状态（又称癫痫大发作，tonic – clonic seizures，grand mal and status epilepticus）；②失神发作（absence seizures）；③肌阵挛性发作（myoclonic seizures）；④婴儿肌阵挛性发作（infant myoclonic seizures）。

上述各类癫痫中以大发作最常见，亦有部分患者可同时伴有两种类型的混合性发作。

目前临床应用的抗癫痫药（anti – epilepsy drugs）种类较多，大多数药物作用于病灶周围正常的神经元，抑制异常放电的扩散，部分药物可抑制癫痫病灶神经元的过度放电，达到控制癫痫发作的目的。作用机制多与增强 γ - 氨基丁酸（GABA）的作用或干扰 Na^+、K^+、Ca^{2+} 等离子通道有关。

二、常用抗癫痫药

苯妥英钠（Phenytoin Sodium，大仑丁）

【体内过程】口服吸收慢而不规则，个体差异大。连续服用治疗量需经 6 ~ 10 日才能达到有效血药浓度（10 ~20μg/ml）。因此，常先用苯巴比妥等作用较快的药物控制发作，再改用苯妥英钠，一般将本药与前药合用 7 ~ 10 日后逐步撤除前用的药物。因刺激性大，不宜作肌内注射，治疗癫痫持续状态时宜静脉注射。其血浆蛋白结合率约为 90%，大部分经肝脏代谢为无活性的羟基苯妥英，再与葡萄糖醛酸结合自肾排出。本药的消除速率与血药浓度密切相关，浓度低于 10μg/ml 时，按恒比消除，$t_{1/2}$ 约 20 h；浓度高于此浓度时，则按恒量消除，$t_{1/2}$ 可延长至 40 h。此外，血药浓度的个体差异较大，因而临床用量应注意个体化。

【作用与用途】

1. **抗癫痫** 是常用的抗癫痫药，对癫痫大发作、单纯部分性发作和对精神运动性发作疗效较好，但对小发作无效或甚至加重。

2. **治疗外周神经痛** 用于治疗三叉神经、舌咽神经和坐骨神经等神经性疼痛。其中对三叉神经痛疗效较好，使疼痛明显减轻，发作次数减少。

3. **抗心律失常**（见第二十二章） 苯妥英钠的抗癫痫和抗心律失常等作用与其对多种细胞膜如神经细胞和心肌细胞的膜稳定作用有关。它对高频异常放电神经元及周围正常神经元的 Na^+ 通道具有显著的阻滞作用，降低细胞膜的兴奋性，从而能抑制癫痫病灶神经元的高频异常放电及其放电的扩散。

苯妥英钠还能阻滞神经元的 T 型 Ca^{2+} 通道，抑制 Ca^{2+} 的内流。在较高浓度时也可抑制 K^+ 的外流，延长动作电位时程和不应期。此外，高浓度时也能抑制神经末梢对 GABA 的摄取和诱导 $GABA_A$ 受体增多，从而增强 GABA 介导的突触后抑制作用。这些作用与其抑制癫痫病灶神经元高频放电的产生及其扩散有关。

【不良反应与用药注意】

1. **局部刺激** 本药局部刺激性较大，口服可引起厌食、恶心、呕吐和腹痛等症状，故宜饭后服用。静脉注射可发生静脉炎。

2. **齿龈增生** 长期应用出现齿龈增生，多见于儿童和青少年，发生率约 20%，这与药物自唾液排出刺激胶原组织增生有关。一般停药 3 ~6 个月后可自行消退。

3. **神经系统反应** 药量过大引起中毒，出现为眼球震颤、复视、眩晕、共济失调等。严重者可出现语言障碍、精神错乱或昏迷等。

4. **血液系统反应** 由于抑制叶酸的吸收并加速其代谢，以及抑制二氢叶酸还原酶活性，长期用药可致巨幼细胞贫血，宜用叶酸类药物防治。

5. 骨骼系统反应　通过诱导肝药酶而加速维生素 D 的代谢，长期应用可致低钙血症、佝偻病样改变和骨软化症。必要时应用维生素 D 预治。

6. 过敏反应　可发生皮疹、血小板减少、粒细胞缺乏、再生障碍性贫血。

7. 其他反应　偶见男性乳房增大、女性多毛症、淋巴结肿大等。可偶致畸胎，故孕妇慎用。久服骤停可使癫痫发作加剧，甚至诱发癫痫持续状态。

【药物相互作用】保泰松、磺胺类和水杨酸类等可与苯妥英钠竞争血浆蛋白的结合部位，使后者游离型血药浓度增加。通过诱导肝药酶而加速多种药物如避孕药的代谢和降低其药效。氯霉素等通过抑制肝药酶而提高苯妥英钠的血药浓度；苯巴比妥通过诱导肝药酶而加速苯妥英钠的代谢而降低其血药浓度和药效。

苯巴比妥（Phenobarbital）

苯巴比妥又名鲁米那（Luminal），能抑制癫痫病灶神经元的高频异常放电和阻止异常放电的扩散。其抗癫痫作用机制是激动突触后膜上的 $GABA_A$ 受体及阻断突触前膜 Ca^{2+} 的摄取，减少 Ca^{2+} 依赖性神经递质（NA 和乙酰胆碱等）释放。苯巴比妥起效快、疗效好、毒性低，可用于防治癫痫大发作和癫痫持续状态，对后者更宜用苯巴比妥静脉注射；对单纯部分性发作及精神运动性发作亦有效，但对小发作无效。

扑米酮（Primidone）

扑米酮又名去氧苯巴比妥（Desoxyphenobarbital），口服后吸收迅速而完全，3h 血药达峰浓度。本药物对癫痫大发作疗效优于苯巴比妥，但对部分性发作疗效不及苯妥英钠和卡马西平，对小发作无效。不宜与苯巴比妥合用。扑米酮可引起嗜睡、共济失调等，偶可发生巨幼红细胞性贫血、白细胞减少和血小板减少。

乙琥胺（Ethosuximide）

乙琥胺对小发作疗效不及氯硝西泮，但副作用及耐受性较少，故仍为防治小发作的首选药，对其他类型癫痫无效。乙琥胺的作用机制与抑制神经元 T 型 Ca^{2+} 通道有关。常见的副作用为胃肠道反应如厌食、恶心、呕吐等；其次为中枢神经系统症状如头痛、头晕、嗜睡等；偶见粒细胞缺乏症和再生障碍性贫血。

苯二氮䓬类

地西泮是治疗癫痫持续状态的首选药，静脉注射显效快，安全性较高。但可致呼吸抑制，故应缓慢静脉注射。硝西泮（硝基安定）主要用于癫痫小发作和非典型失神性发作等。氯硝西泮（氯硝安定）的抗癫痫谱较广，对各型癫痫均有效，尤以癫痫小发作、非典型失神性发作和肌阵挛性发作疗效为佳。

丙戊酸钠（Valproate）

丙戊酸钠为广谱抗癫痫药，对各型癫痫均有效。对大发作的疗效不及苯妥英钠和苯巴比妥；对小发作疗效优于乙琥胺，因有肝毒性，一般不作首选用药；对非典型失神性发作疗效不及氯硝西泮；对精神运动性发作疗效与卡马西平相似。其抗癫痫机制与增强 GABA 的作用有关。它能促进脑内 GABA 生成和抑制其转化，使 GABA 含量增高；并能提高突触后膜对 GABA 的反应性。丙戊酸钠不良反应较轻，常见有恶心、呕吐、食欲减退。中枢神经系统反应少，主要表现为嗜睡、平衡失调、乏力、震颤等。约25%的患者出现肝毒性。

卡马西平（Carbamazepine）

卡马西平能阻滞 Na^+ 通道，抑制癫痫病灶的异常放电及其放电扩散。此外，也可能与增强 GABA 的突触后抑制有关。本药是一种高效的广谱抗癫痫药，对各类型癫痫均有效，其中对精神运动性发作、大发作和单纯部分性发作疗效较好，对小发作和肌阵挛性发作效果差或无效。治疗三叉神经痛和舌咽神经痛疗效优于苯妥英钠。对躁狂症疗效也比碳酸锂好而副作用少。常见的不良反应有眩晕、恶心、呕吐，少数患者可有粒细胞和血小板减少。

三、抗癫痫药的应用原则

1. **合理选药**　根据发作类型合理选用抗癫痫药物。成人癫痫大发作和局限性发作可将苯妥英钠作为首选，但儿童宜选用苯巴比妥；卡马西平可作为精神运动型发作的首选；儿童失神小发作首选乙琥胺。长期用药时要考虑药物的不良反应，宜选用安全范围较大、不良反应较小的药物维持治疗。

2. **剂量合适**　单纯型癫痫一般选用一种有效药物，先从小剂量开始，逐量增加至获得理想疗效而不产生严重不良反应的有效剂量。若一种药难以奏效或治疗混合型患者，常需联合用药。一年内偶发 1~2 次者，不需药物预防。

3. **合理疗程**　在治疗过程中不宜随便更换药物，必要时采用过渡换药方法，即在原药的基础上加用新药，待新药发挥疗效后再逐渐停用原药。症状完全控制后，还要维持治疗 2~3 年再逐渐停药，以防复发。

4. **注意不良反应**　癫痫需长期甚至终生用药，因此需注意药物的毒副作用，特别是血象、肝功能等应定期检查。孕妇服用抗癫痫药引起畸胎及死胎概率较高，应注意。

第二节　抗惊厥药

惊厥是各种原因引起的中枢神经过度兴奋的一种症状，表现为全身骨骼肌不自主的强烈收缩。常见于小儿高热、破伤风、癫痫大发作、子痫和中枢兴奋药中毒等。

常用抗惊厥要除前面介绍的苯二氮䓬类、巴比妥类和水合氯醛等外，注射硫酸镁也可产生抗惊厥作用（第二十六章）。

思 考 题

1. 强直－阵挛性发作、失神性发作、复杂部分性发作及癫痫持续状态各首选何药治疗?

2. 试述苯妥英钠的主要临床应用及不良反应。

3. 卡马西平的主要临床应用是什么?

4. 抗癫痫药的应用原则是什么?

制剂与用法

苯妥英钠　片剂：每片 50mg 或 100mg。0.3～0.6g/d，分 2～3 次，或于晚上 1 次顿服。极量：0.3g/次，0.6g/d。注射用干粉：100mg 或 250mg。癫痫持续状态：若患者未用过苯妥英钠，可用 0.25～0.5g，加 5% 葡萄糖 20～40ml，在 6～10min 内缓慢静脉注射。

卡马西平　片剂：每片 0.1g 或 0.2g。开始剂量：100mg，2 次/日，以后逐渐增至 600～900mg/d 或 8～10mg/（kg·d），分次服用。用于抗癫痫时，剂量可偏大。用于三叉神经痛等症时，剂量一般宜小，1.2g/d，常不能耐受。

扑米酮　片剂：每片 50mg 或 100mg。开始 0.06g，3 次/日；渐增至 0.25g，3 次/日。每日总量不超过 1.5g。

乙琥胺　胶囊：每粒 0.25g。儿童 15～35mg/（kg·d）；成人 0.5g，2～3 次/日。

丙戊酸钠　片剂：每片 100mg 或 200mg。儿童 15～60mg/（kg·d）；成人 0.6～1.8g/d，分 3 次服。

氯硝西泮　片剂：每片 0.5mg 或 2mg。起始儿童 0.01～0.03mg/（kg·d）；成人不超过 1.5mg/d，分 3 次服。以后儿童每 3 天加 0.25～0.5mg；成人加 0.5～1mg。最大耐受量儿童 0.2mg/(kg·d)；成人 20mg/d。

硝西泮　片剂：每片 5mg。用于婴儿痉挛和不典型小发作，0.5～1.0mg/（kg·d）。

地西泮　注射液：10mg/2ml。用于癫痫持续状态，5～10mg 静脉注射，间隔 10～15min1 次，最大量可至 30mg，注射速度以不超过 5mg/min 为宜。必要时在 2～4h 内重复上述方案。亦可静脉滴入，至发作停止。

（吴卫华）

第十五章

抗帕金森病药

👉 学习要求

1. 掌握左旋多巴的药理作用、临床应用、不良反应。

2. 熟悉卡比多巴、苯海索的药理作用、临床应用及不良反应。

3. 了解帕金森病的发病机制及其他治疗帕金森病药。

帕金森病又称震颤麻痹（paralysis agitans），是一种主要表现为进行性的锥体外系功能障碍的中枢神经系统退行性疾病。由英国人 J. Parkinson 于 1817 年首先描述得名。其典型症状为静止性肌肉震颤、肌强直、运动迟缓和共济失调。

帕金森病发病机制尚未完全明确，一般认为系因黑质-纹状体通路多巴胺递质减少或缺乏所致，神经生化检查可见黑质内多巴胺能神经元退行性病变。基底神经节组成调节旁路，对发自大脑皮质传向脊髓前角运动细胞的信号进行调节。黑质中多巴胺能神经元发出上行纤维到达纹状体，其末梢与尾-壳核神经元形成突触，以多巴胺为递质，对脊髓前角运动神经元起抑制作用；另一方面，尾核中的胆碱能神经元与尾-壳核神经元形成突触，以乙酰胆碱为递质，对脊髓前角运动神经元起兴奋作用。正常时这两条通路功能处于平衡状态，共同调节运动功能。帕金森病患者因黑质病变，多巴胺合成减少，使纹状体多巴胺含量减少，造成黑质-纹状体通路多巴胺能神经功能减弱，胆碱能神经功能相对占优势，从而出现帕金森病的临床表现。提高脑内多巴胺含量或应用多巴胺受体激动药可显著缓解震颤麻痹等症状；耗竭黑质-纹状体内多巴胺、用神经毒素 MPTP 选择性地破坏黑质多巴胺能神经元或长期使用多巴胺受体拮抗剂可导致震颤麻痹；胆碱受体药阻断药可缓解帕金森病的某些症状。

按照作用机制，抗帕金森病药（anti-Parkinson's disease drugs）可分为拟多巴胺类药（dopaminergic drugs）和中枢抗胆碱药（antimuscarinic drugs）两类。前者通过直接补充多巴胺前体物或抑制多巴胺降解而产生作用；后者通过拮抗相对过高的胆碱能神经功能而缓解症状。两药合用可增加疗效，其总体目标是恢复中枢多巴胺能和胆碱能神经系统功能的平衡状态。近年，多巴胺受体及其亚型选择性激动剂已成为帕金森病治疗的亮点。其他新的治疗手段如胚胎干细胞移植、基因干预治疗等正在探索之中。

第一节　拟多巴胺类药

一、多巴胺前体药

左旋多巴（Levodopa，*L* - dopa）

左旋多巴是儿茶酚胺类合成过程的中间产物，即多巴胺的前体，由酪氨酸羟化酶催化左旋酪氨酸形成，现已人工合成。

【体内过程】口服吸收迅速，$T_{max} 0.5 \sim 2\ h$。$t_{1/2}$约$1 \sim 3\ h$，胃排空延缓、胃酸酸度高或高蛋白饮食等均可降低其生物利用度。口服后极大部分在肠黏膜、肝和其他外周组织的 *L* - 芳香族氨基酸脱羧酶（AADC）脱羧成为多巴胺，仅 1 % 左右的左旋多巴能进入中枢神经系统。左旋多巴在外周脱羧形成的多巴胺，易引起不良反应，抑制外周脱羧酶作用，可增加血和脑内左旋多巴达 $3 \sim 4$ 倍，并可减少不良反应。左旋多巴生成的多巴胺一部分通过突触前的摄取机制返回多巴胺能神经末梢，另一部分被单胺氧化酶（MAO）或儿茶酚胺 - O - 甲基转移酶（COMT）代谢，然后由肾排泄。

【作用与用途】通过血脑屏障的左旋多巴在中枢经多巴脱羧酶转化成多巴胺，从而提高中枢多巴胺递质水平。

对大多数帕金森病有显著疗效，起病初期治疗效果更为显著，但对吩噻嗪类等抗精神病药所引起的帕金森综合征无效。用药早期效果良好，可使80%的帕金森病病人症状明显改善，其中 20 % 的病人可达正常运动状态。服用后先改善肌肉强直和运动迟缓，后改善肌肉震颤，但对痴呆症状效果不明显。随着用药时间的延长，本品的疗效逐渐下降，$3 \sim 5$ 年后疗效已不显著。其原因可能与病程的进展、受体下调以及其他补偿机制有关。左旋多巴对帕金森病的治疗作用有如下特点：①用药早期效果好，后期（$3 \sim 5$ 年后）效果差。②对轻症及年轻患者疗效好，对重症及老年患者效果差。③起效慢，用药 $2 \sim 3$ 周才出现疗效，$1 \sim 6$ 个月才达到最大疗效。④长期应用可出现症状波动和药效消失现象。

【不良反应与用药注意】不良反应分为早期和长期两大类。

1. 早期反应

（1）胃肠道反应　治疗早期约 80 % 患者出现厌食、恶心、呕吐，数周后能耐受，应用 AADC 抑制药后可明显减少。此乃左旋多巴在外周和中枢脱羧成多巴胺，分别直接刺激胃肠道和兴奋延髓呕吐中枢的 D_2 受体之故，使用 D_2 受体阻断药（如多潘立酮等）可有效消除恶心、呕吐症状。

（2）心血管反应　治疗初期30 % 患者出现直立性低血压，其原因可能是外周形成的多巴胺一方面作用于交感神经末梢，反馈性抑制交感神经末梢释放去甲肾上腺素，另一方面作用于血管壁的多巴胺受体，舒张血管。还有些患者出现心律不齐，主要是由于新生的多巴胺作用于心脏 DA 受体的缘故。可用 DA 受体阻断剂加以治疗。

2. 长期反应

（1）运动过多症（hyperkinesia） 是异常动作舞蹈症的总称，也称为运动障碍（dyskinesia），是由于服用大量左旋多巴后，多巴胺受体过度兴奋，出现手足、躯体和舌的不自主运动，服用 2 年以上者发生率达 90%。有报道多巴胺受体拮抗药 Stepholidine（左旋千金藤啶碱）可减轻不自主运动。

（2）症状波动 服药 3~5 年后，有 40%~80% 病人出现症状快速波动，重则出现"开－关反应"（on－off response）。"开"时活动正常或几近正常，而"关"时突然出现严重的帕金森病症状。症状波动的发生与帕金森病的发展导致多巴胺的储存能力下降有关，此时病人更依赖于 $L-dopa$ 转运入脑的速率以满足多巴胺的生成。为减轻症状波动，可使用左旋多巴或 AADC 抑制药缓释剂或用多巴胺受体激动药，或加用 MAO抑制药如司来吉兰（Selegiline）等，也可调整用药方法，即改用静脉滴注、增加服药次数而不增加或减少药物剂量等。

（3）精神症状 出现精神错乱的病例约占 10%~15%，有逼真的梦幻、幻想、幻视等，也有抑郁症等精神病症状，只能用非经典安定剂如氯氮平治疗，它不引起或加重帕金森病病人锥体外系运动功能失调，或迟发性运动失调。

【药物相互作用】维生素 B_6 是多巴脱羧酶的辅基，可增强左旋多巴外周副作用，降低疗效；抗精神病药物，如吩噻嗪系和丁酰苯类，均能阻滞黑质－纹状体多巴胺通路功能，利舍平耗竭多巴胺，它们均能引起锥体外系运动失调，出现药源性帕金森病，对抗左旋多巴的疗效；抗抑郁药能引起直立性低血压，加强左旋多巴的副作用。以上药物不能与左旋多巴合用。

二、左旋多巴增效药

（一）氨基酸脱羧酶（AADC）抑制药

卡比多巴（Carbidopa，α－甲基多巴肼，洛得新）

卡比多巴不能通过血脑屏障，但能抑制外周多巴脱羧酶，从而减少左旋多巴在外周的脱羧，使进入中枢神经系统的左旋多巴增加。本身不具抗帕金森病作用，但可明显增强左旋多巴的抗帕金森病疗效，可使左旋多巴用量减少 75%，并且不良反应明显减少，症状波动减轻，作用不受维生素 B_6 的干扰。本品与左旋多巴混合剂名为心宁美（Sinemet），混合比例为 1：4 或 1：10，现有心宁美控释剂（Sinemet CR）。

苄丝肼（Benserazide，羟苄丝肼）

苄丝肼也是外周多巴脱羧酶抑制剂，作用与用途同卡比多巴相似，与左旋多巴混合称美多巴（Madopa），比例为 1：4。

（二）单胺氧化酶 - B（MAO - B）抑制剂

人体内单胺氧化酶分为 A、B 两型，MAO - A 主要分布于肠道，其功能是对食物中、肠道内和血液循环中的单胺类物质氧化脱氨进行解毒；MAO - B 主要分布于黑质 - 纹状体，其功能是降解多巴胺。

司来吉兰（Selegiline，丙炔苯丙胺，Deprenyl）

司来吉兰能迅速通过血脑屏障，选择性抑制中枢 MAO - B，降低脑内多巴胺降解代谢，使多巴胺浓度增加，有效时间延长。本品低剂量（ < 10mg/d）对肠道 MAO - A 无作用，肠道、血液中 DA 和酪胺代谢不受影响，不会产生 MAO 非选择性抑制药所引起的高血压危象。本品与左旋多巴合用后，能增加疗效，降低左旋多巴用量，减少外周不良反应，并能消除长期使用左旋多巴出现的"开 - 关反应"。

近来发现司来吉兰作为神经保护剂能优先抑制黑质 - 纹状体的超氧阴离子自由基 O^{2-}·和羟自由基·OH 形成，延迟神经元变性和帕金森病发展。临床上将司来吉兰与抗氧化药维生素 E 联合应用治疗帕金森病，称 DATATOP 方案（deprenyl and tocopherol antioxidative therapy of Parkinsonism），但确切效果尚不肯定，还需进一步观察。本品大剂量（ > 10mg/d）亦可抑制 MAO - A，应避免使用。

（三）儿茶酚氧位甲基转移酶（COMT）抑制药

左旋多巴代谢有两条途径：由 AADC 脱羧转化为多巴胺，由儿茶酚氧位甲基转移酶代谢转化成 3 - O - 甲基多巴（3 - OMD），后者又可与左旋多巴竞争转运载体而影响左旋多巴的吸收和进入脑组织。因此，抑制儿茶酚氧位甲基转移酶就显得尤为重要：既可降低左旋多巴的降解，又可减少 3 - O - 甲基多巴对其转运入脑的竞争性抑制作用，提高左旋多巴的生物利用度和在纹状体中的浓度。近来发现三种儿茶酚氧位甲基转移酶抑制药硝替卡朋（Nitecapone）、托卡朋（Tolcapone）、安托卡朋（Entacapone）的作用强，毒性低。

三、多巴胺受体激动药

溴隐亭（Bromocriptine）

溴隐亭又称溴麦角隐亭、溴麦亭。为 D_2 类受体（含 D_2、D_3、D_4）强激动药，对 D_1 类受体（含 D_1、D_5）具有部分拮抗作用。选择性作用首先是垂体 D_2 受体，抑制催乳素和生长激素分泌，用于治疗泌乳闭经综合征和肢端肥大症；增大剂量才激动黑质 - 纹状体多巴胺通路的 D_2 受体。与左旋多巴合用治疗帕金森病取得较好疗效，能减少症状波动。其不良反应与左旋多巴相似，有恶心、呕吐、直立性低血压、运动困难和精神症状等。此外，治疗早期可导致高血压，应从低剂量开始，再逐渐增加和调整剂量，需时数周或数月。

利修来得（Lisuride）

利修来得为 D_2 类受体激动剂，D_1 类受体弱拮抗剂，激动作用比溴隐亭强 1000 倍，用于治疗帕金森病的优点有改善运动功能障碍、减少严重的"开－关反应"和左旋多巴引起的异常运动亢进（即舞蹈症）。

培高利特（Pergolide）

培高利特又称硫丙麦角林。对 D_1 和 D_2 类受体均为激动剂，对 D_2 类受体激动作用强于利修来得，对 D_1 类的激动作用较弱。作用时间长，适用于长期应用左旋多巴出现疗效减退的病人，可延长"开"的时间。不良反应与溴隐亭类似。

四、促多巴胺释放药

金刚烷胺（Amantadine）

金刚烷胺又称金刚烷。可能通过多种方式加强多巴胺的功能，如促进左旋多巴进入脑循环，增加多巴胺合成、释放和减少多巴胺重摄取等，表现出多巴胺受体激动剂的作用。它对帕金森病的肌肉强直、震颤和运动障碍的缓解作用较强，优于抗胆碱药物，但不及左旋多巴。近年来认为其作用机制与拮抗兴奋性氨基酸受体（NMDA 受体）有关。

第二节　中枢抗胆碱药

中枢 M 受体阻断药对早期帕金森病病人有较好的治疗效果，对晚期严重帕金森病病人的疗效差，可与左旋多巴合用。阿托品、东莨菪碱是最早用于治疗 PD 的抗 M－胆碱受体药，但因外周抗胆碱作用引起的副作用大，因此现主要使用合成的中枢性 M－胆碱受体阻断药。

苯海索（Benzhexol，安坦）

苯海索口服易吸收，通过拮抗胆碱受体而减弱黑质－纹状体通路中乙酰胆碱的作用，抗震颤效果好，也能改善运动障碍和肌肉强直；外周抗胆碱作用为阿托品的 1/3 ~ 1/10，副作用与阿托品相同，禁用于青光眼病人。对少数不能接受左旋多巴或多巴胺受体激动药的帕金森病病人，可用抗胆碱药治疗。对帕金森病疗效不明显，副作用较多，现已少用。有人认为本类药可加深帕金森病病人的痴呆症状，该症状明显者慎用。

苯扎托品（Benzatropine）

苯扎托品又名苄托品，作用近似阿托品，具有抗胆碱作用，同时还有抗组胺、局部麻醉作用和大脑皮质抑制作用。临床应用及不良反应同苯海索。

思 考 题

1. 为什么临床用左旋多巴而不直接用多巴胺治疗帕金森病？左旋多巴治疗帕金森病的机制是什么？

2. 改善帕金森病症状可以通过哪些药理学途径？试列举其代表药物。

3. 左旋多巴在治疗帕金森病时为何与卡比多巴合用？

4. 使用吩噻嗪类抗精神病药导致的帕金森综合征用何药治疗？

制剂与用法

左旋多巴　片剂：每片 0.5g。抗帕金森病：开始口服 0.1～0.25g/次，2～4 次/日。以后每隔 2～4 天递增 0.25～0.75g，通常有效量为 2～5g/d。最大日用量不超过 8g。如与卡比多巴合用，左旋多巴 600mg/d，最多不超过 2g/d。治疗肝昏迷：先 0.3～0.4g/d，加入 5% 葡萄糖溶液 500ml 中静滴，清醒后减量至 0.2g/d。

卡比多巴　片剂：每片 25mg。开始口服卡比多巴 10mg/次，左旋多巴 100mg/次，4 次/日，以后递增至每日量卡比多巴 200mg，左旋多巴达 2g 为限。

盐酸司来吉兰　片剂：每片 5mg。开始每日清晨口服 5mg。需要时增加至 2 次/日，上午及中午各 5mg。

甲磺酸溴隐亭　片剂：每片 2.5mg。开始 1.25mg/次，2 次/日，以后每日递增 2.5mg。

盐酸金刚烷胺　片剂：每片 50mg。0.1g/次，早晚各服 1 次。

盐酸苯海索　片剂：每片 2mg。开始 1～2mg/次，3 次/日；以后递增，每日不超 20mg。

甲磺酸培高利特　片剂：每片 0.05mg。开始 0.05～0.1mg/d，逐渐增加剂量，平均可达 2.4mg/d。

甲磺酸苯扎托品　片剂：每片 1mg 或 2mg。从小剂量开始，3mg/d，分次口服。注射液：2mg/2ml。紧急时用，静脉注射或肌内注射 1～2mg。

（吴卫华）

CHAPTER 第十六章

中枢兴奋药

☞ **学习要求**

1. 熟悉尼可刹米、洛贝林、咖啡因的药理作用、临床应用及不良反应。
2. 了解其他中枢兴奋药的特点。

中枢兴奋药（central stimulants）是一类能选择性地提高中枢神经系统功能活动的药物。按其作用部位可分为主要兴奋大脑皮质的药物，如咖啡因等；主要兴奋延髓生命中枢的药物，即呼吸兴奋药（respiratory stimulants），如尼可刹米等；主要兴奋脊髓的药物，如士的宁等。此类药物常用于各种原因引起的呼吸抑制与呼吸衰竭。本类药作用部位的选择性是相对的，剂量过大时，其作用会发生扩散引起广泛兴奋，可导致惊厥。由惊厥转变为中枢抑制时，可采取人工呼吸、给氧进行救治。

中枢兴奋药的使用现在一般限于发作性睡病（narcolepsy）以及作为辅助性措施用于儿童多动症等。其他方面的应用不提倡。现认为此类药物作为呼吸兴奋药的作用有限，治疗中枢抑制药中毒或某些传染病引起的中枢性呼吸衰竭时，选择性一般都不高，安全范围小，兴奋呼吸中枢的剂量与致惊厥剂量之间的距离小，很难控制。兴奋脊髓的药物因为特别容易致惊厥，临床基本不用，现主要用作实验工具药。

第一节 主要兴奋大脑皮质的药物

咖啡因（Caffeine）

咖啡因从茶叶或咖啡中提取出的一种生物碱，呈白色或带极微黄绿色，有丝光的针状结晶，无臭，味苦。现已人工合成。

【体内过程】口服和注射给药均易吸收，与苯甲酸钠形成复盐后吸收更好。局部刺激性较小。吸收后迅速通过血脑屏障发挥中枢作用，亦可见于唾液、乳汁中。在肝内代谢，代谢产物由肾排出。

【药理作用】咖啡因对大脑皮质有选择性兴奋作用。小剂量（50～200mg）即能增强大脑皮质的兴奋过程，使睡意消失，疲劳减轻，精神振奋，思维敏捷。动物实验中，咖啡因引起觉醒型脑电波，在损伤间脑和中脑后，这种作用仍然存在，提示其作用部位在大脑皮质。较大剂量可直接兴奋延髓呼吸中枢及心血管运动中枢，使呼吸加深加快，血压升高，循环改善。当呼吸中枢受抑时，作用更明显。中毒剂量则兴奋脊髓，动物表现为阵挛性惊厥。此外，本药尚有舒张支气管平滑肌、利尿及刺激胃酸分泌的作用。咖啡因的中枢兴奋与舒张支气管平滑肌作用与其对腺苷受体的阻断有关。

【临床应用】用于对抗中枢抑制状态，如严重急性传染病和中枢抑制药中毒所致的昏迷、呼吸抑制和循环衰竭情况、早产儿呼吸暂停等；与解热镇痛药合用，可增强一般性头痛镇痛效果；与麦角胺合用可治疗偏头痛；与溴化物合用（咖溴合剂、巴氏合剂）可调节大脑皮质的兴奋与抑制过程，用以治疗神经症。

【不良反应与用药注意】一般少见。此药安全范围大，但过量时可致失眠、激动、反射亢进、心动过速、期前收缩、肌肉抽搐甚至惊厥。少数人用药后出现耐受。婴儿高热时易发生惊厥，不宜用含咖啡因的解热复方制剂。此外，因增加胃酸分泌，消化性溃疡患者不宜久用。因药物经胃分泌，注射给药亦可产生刺激症状。动物实验发现能引起幼鼠先天缺损，骨骼发育迟缓，故孕妇慎用。该药长期使用可产生依赖性，应予控制。

【药物相互作用】与麻黄素或肾上腺素有相互增强作用，不宜同时注射。

哌醋甲酯（Methylphenidate，利他林）

哌醋甲酯的化学结构与具有中枢兴奋作用的苯丙胺相似，作用也相似。

【体内过程】口服易吸收，在体内迅速代谢，经肾排出，$t_{1/2}$约2 h，一次给药可维持药效4 h。

【作用与用途】哌醋甲酯的中枢作用较温和，能提高精神活动，对抗抑郁症状，解除疲劳与轻度抑制。临床用于轻度脑功能失调、轻度抑郁、中枢抑制药中毒、发作性睡病、强迫观念与意念行为等疾病，因其可兴奋大脑皮质，使儿童易被尿意唤醒，故可治疗小儿遗尿症。由于该药能促进脑干网状结构中某些递质，如多巴胺、去甲肾上腺素、5-羟色胺等的释放，故可治疗儿童多动症（因该病患儿中枢缺乏上述某些递质），用药后注意力集中，自制力提高，学习能力提高。

【不良反应与用药注意】不良反应与剂量有关，若用量小于30mg/d，则不良反应甚少。治疗量时常见不良反应是食欲减退，调节食物品种、加用健胃药可改善之；其他有口干、头痛、失眠、困倦、神经质、心律失常或心悸等；大剂量可致血压升高，甚至惊厥。长期应用可致精神依赖与成瘾。6岁以下儿童、癫痫、高血压患者慎用，严重焦虑、激动、过度兴奋者或青光眼患者禁用。

【药物相互作用】与抗癫痫药如苯妥英、苯巴比妥和扑痫酮，香豆素等抗凝血药，保泰松和三环类抗抑郁药等合用可增加这些药物血浆浓度。

匹莫林（Pemoline）

匹莫林的作用和用途等类似哌醋甲酯，其作用强度介于苯丙胺和哌醋甲酯之间。作用发生慢，维持时间较长。不易致过度兴奋。用于轻度脑功能失调，20mg/d，晨间1次口服。一般剂量不超过60mg/d。

第二节　主要兴奋延髓呼吸中枢的药物

尼可刹米（Nikethamide，可拉明，Coramine）

【药理作用】本品主要直接兴奋延髓呼吸中枢，也可刺激颈动脉体化学感受器，反射性地兴奋呼吸中枢，并能提高呼吸中枢对CO_2的敏感性，使呼吸加深加快，呼吸功能改善。对大脑皮质、心血管运动中枢和脊髓有微弱兴奋作用。一次静脉注射，作用仅维持 $5 \sim 10$ min。作用温和，安全范围较大。

【临床应用】用于疾病或中枢抑制药中毒所致呼吸及循环衰竭；肺心病引起的呼吸衰竭及吗啡过量引起的呼吸抑制、吸入麻醉药中毒。对巴比妥类中毒者效果较差。

【不良反应与用药注意】少见。用量过大时出现血压升高、心悸、出汗、震颤、阵挛性惊厥等，惊厥时可用硫喷妥钠静脉注射控制。可致卟啉症急性发作。

洛贝林（Lobeline，山梗菜碱）

洛贝林系从北美洲山梗菜中提取的生物碱，现已能人工合成。

【药理作用】洛贝林不直接兴奋延髓，而是通过刺激颈动脉体和主动脉体的化学感受器，反射性地兴奋延髓呼吸中枢。静脉注射可致心率加快和血压上升。通过兴奋延髓极后区催吐化学感受器，同时激动参与呕吐动作的迷走和脊髓传入通路，致呕吐。此药效短（几分钟）而安全范围较大，不易引起惊厥。

【临床应用】用于新生儿窒息、CO 中毒所致窒息、吸入麻醉药及其他中枢抑制药如吗啡、巴比妥等中毒以及肺炎、白喉等传染病所致呼吸衰竭。

【不良反应与用药注意】剂量太大可致迷走中枢兴奋，导致心动过缓、传导阻滞。更大剂量可使交感神经节及肾上腺髓质兴奋，而释放大量拟交感递质引起心动过速。严重时也可引起惊厥、呼吸与循环衰竭。为防止不良反应，静脉注射宜缓慢。由于进行性呼吸中枢衰竭而引起的呼吸停止和呼吸无力等，不宜应用此药。

二甲弗林（Dimefline，回苏林）

直接兴奋呼吸中枢，作用极强，比尼可刹米约强 100 倍，能增加肺换气量与动脉PO_2，能降低 PCO_2。

临床上用于各种原因所致中枢性呼吸衰竭，麻醉药、催眠药所致呼吸抑制，外伤、手术等所致虚脱与休克，对肺性脑病因降低 PCO_2 而有苏醒作用。

不良反应有恶心、呕吐、皮肤灼热感等。用量较大时易引起肌肉抽搐或惊厥，小儿较多见。孕妇、肝肾功能不全者禁用，有惊厥史者忌用或慎用。产生惊厥者，可用异戊巴比妥处理。

贝美格（Bemegride，美解眠）

对呼吸及心血管中枢有直接兴奋作用，作用快、维持时间短，过量可致惊厥。多用于解除巴比妥类及其他催眠药中毒所致呼吸抑制，也用于加速硫喷妥钠麻醉后的恢复。因本品作用短暂，多采用静脉滴注，亦可静脉注射，50mg 在 3~5 min 注射完。迟发性毒性表现为情绪不安、精神错乱、幻觉等。

思 考 题

1. 为什么咖啡因与解热镇痛药组成复发制剂？
2. 尼可刹米的主要临床应用是什么？
3. 新生儿窒息和 CO 中毒所致窒息用何药治疗？

制剂与用法

苯甲酸钠咖啡因　注射液：1ml：0.25g；2ml：0.50g。0.25~0.5g/次，皮下或肌内注射。极量0.8g/次，3g/d。

哌醋甲酯　片剂：每片 10mg。10mg/次，2~3 次/日，口服。10~20mg/次，1~3 次/日，肌内或静脉注射。

盐酸甲氯芬酯　胶囊：每粒 100mg。100~200mg/次，3 次/日，至少服 1 周。注射用干粉：0.1g或 0.25g。昏迷状态，250mg/次，每 2h 肌内注射 1 次。

吡拉西坦　片剂：每片 400mg。0.4~0.8g/d，2~3 次分服。

尼可刹米　注射液：1.5ml：0.375g 或 2ml：0.5g。皮下、肌内或静脉注射 0.25~0.5g/次。必要时，每 1~2h 重复 1 次，或与其他中枢兴奋药交替使用，直到可以"唤醒"患者而无肌震颤或抽搐。极量：皮下、肌内或静脉注射，1.25g/次。

盐酸二甲弗林　注射液：2ml：8mg。肌内注射 8mg/次；静脉注射 8~16mg/次，以葡萄糖溶液稀释后缓慢注射；重症患者 16~32mg，用生理盐水稀释后，静脉滴注。

盐酸山梗菜碱　注射液：1ml：3mg。3~10mg/次，皮下或肌内注射。极量：20mg/次。

贝美格　注射液：10ml：50mg。静脉滴注，用 5% 葡萄糖液稀释后，每 3~5min 静脉注射 50mg，至病情改善或出现毒性症状为止。

（吴卫华）

镇 痛 药

☞ **学习要求**

1. 掌握吗啡、哌替啶的药理作用、临床应用及不良反应。

2. 熟悉临床常用镇痛药的分类及滥用镇痛药的危害性。熟悉镇痛药的镇痛机制；熟悉可待因、喷他佐辛、布桂嗪的作用特点和临床应用。

3. 了解其他镇痛药的作用特点和临床应用。

疼痛是一种因伤害性刺激而产生的痛苦感觉，常伴有不愉快的情绪活动甚或心血管和呼吸方面的变化。它既是机体的一种保护性机制，也是临床许多疾病的常见症状，剧烈疼痛不仅给患者带来痛苦和紧张不安等情绪反应，还可引起机体生理功能紊乱，甚至诱发休克。控制疼痛是临床药物治疗的主要目的之一。

按痛觉冲动的发生部位，疼痛可分为躯体痛、内脏痛和神经性痛三种类型。躯体痛是由于身体表面和身体深层组织的痛觉感受器受到各类伤害性刺激所致。又可分为急性痛（亦称锐痛）和慢性痛（亦称钝痛）两种。前者为尖锐而定位清楚的刺痛，伤害性刺激达到阈值后立即发生，刺激撤除后很快消失；后者为强烈而定位模糊的"烧灼痛"，发生较慢，持续时间较长。内脏痛是由于内脏器官、体腔壁浆膜及盆腔器官组织部位的痛觉感受装置受到炎症、压力、摩擦或牵拉等刺激所致。神经性痛是由于神经系统损伤或受到肿瘤压迫或浸润所致。

由于疼痛及其特点是很多疾病的重要表现和诊断依据，故在诊断尚未明确之前，应慎用镇痛药，以免掩盖病情，贻误诊断和治疗。此外，因其反复应用易成瘾，故即使有用药指征，亦应尽量减少应用次数和剂量。

本章所介绍的镇痛药是指作用于中枢神经系统特定部位，在不影响患者意识状态下选择性地解除或减轻疼痛，并同时缓解疼痛引起的不愉快情绪的药物。因其镇痛作用与激动阿片受体有关，且易产生药物依赖性或成瘾，故称阿片类镇痛药或麻醉性镇痛药、成瘾性镇痛药。本类药中的绝大多数被归入管制药品之列，其生产、运输、销售和使用必须严格遵守有关"国际禁毒公约"和我国"麻醉药品管理办法"的规定。

第一节 阿片受体激动药

阿片（Opium）为罂粟科植物罂粟未成熟蒴果浆汁的干燥物，其药理功效早在公元前3世纪即有文献记载，在中世纪中期已被广泛地用于镇痛、止咳、止泻、镇静催眠。现已知阿片含有20余种生物碱，其中仅有吗啡、可待因和罂粟碱具有临床药用价值。吗啡属于菲类生物碱，由德国学者于1803年首次从阿片中分离出来。可待因是阿片中的另一重要菲类生物碱，也能产生阿片样作用，但镇痛作用较吗啡弱。罂粟碱属于异喹啉类生物碱，具有松弛平滑肌、舒张血管作用。

吗啡 （Morphine）

吗啡是阿片中的主要生物碱，含量高达10％。

【体内过程】吗啡口服后胃肠道吸收快，但首过消除明显，生物利用度约为25％。常注射给药，皮下注射30 min后吸收60％，硬膜外或椎管内注射可快速渗入脊髓发挥作用。本品吸收后约1/3与血浆蛋白结合，游离型吗啡迅速分布于全身，血流丰富的组织如肺、肝、肾和脾等浓度最高，仅有少量通过血脑屏障，但足以发挥中枢性药理作用。吗啡在肝内与葡糖醛酸结合，代谢产物吗啡-6-葡糖醛酸具有药理活性，血浆药物浓度远远高于吗啡。动物静脉注射等量吗啡-6-葡糖醛酸，其镇痛强度是吗啡的2倍，而直接脑内或椎管内注射，作用强度为吗啡的100倍。主要以吗啡-6-葡糖醛酸的形式经肾排泄，少量经乳腺排泄，也可通过胎盘进入胎儿体内。$t_{1/2}$为2~3 h，吗啡-6-葡糖醛酸血浆$t_{1/2}$稍长于吗啡。肾功能减退者和老年患者吗啡-6-葡糖醛酸排泄缓慢，易致蓄积效应。

【药理作用】

1. 中枢神经系统

（1）镇痛作用 吗啡对伤害性疼痛具有强大的镇痛作用，并改善因疼痛所致的不良情绪反应。对绝大多数急性痛和慢性痛的镇痛效果良好，对持续性慢性钝痛作用大于间断性锐痛，对神经性疼痛的效果比对组织损伤、炎症和肿瘤等所致疼痛的效果差。皮下注射5~10mg能明显减轻或消除疼痛，椎管内注射可产生节段性镇痛，不影响意识和其他感觉。一次给药，镇痛作用可持续4~6 h。

（2）镇静、致欣快作用 镇痛剂量下还产生镇静作用，提高对疼痛的耐受力。给药后，患者常出现嗜睡、精神朦胧、理智障碍等，在安静环境易诱导入睡，但亦易被唤醒。吗啡还可引起欣快感，表现为精神上的满足和肉体上的舒适，这是吗啡造成强迫用药的重要原因。吗啡的致欣快作用与病人所处状态有关，对正处于疼痛折磨的病人十分明显，而对已经适应慢性疼痛的病人则不甚显著或没有甚或引起烦躁不安。吗啡改变情绪的作用机制尚未明了，可能与中脑边缘叶的中脑腹侧背盖区-伏隔核多巴胺能神经通路与阿片受体-肽系统互动有关。

（3）抑制呼吸　治疗量即可抑制呼吸，使呼吸频率减慢、潮气量降低、每分通气量减少，其中呼吸频率减慢尤为突出，急性中毒时呼吸频率可减慢至 3~4 次/分。呼吸抑制发生快慢及程度与给药途径密切相关，静脉注射吗啡 5~10 min 或肌内注射30~90 min 时呼吸抑制最为明显。与麻醉药、镇静催眠药以及酒精等合用，加重其呼吸抑制。吗啡的呼吸抑制与降低呼吸中枢对血液 CO_2 的敏感性以及抑制脑桥呼吸调整中枢有关，过量时也会产生对延髓心血管中枢的抑制。呼吸停止是吗啡急性中毒致死的主要原因。

（4）镇咳　直接抑制咳嗽中枢产生镇咳作用，其镇咳作用与其镇痛和呼吸抑制作用无关，具体机制尚不清楚。

（5）其他中枢作用　吗啡可兴奋支配瞳孔的副交感神经，引起瞳孔括约肌收缩，使瞳孔缩小。吗啡中毒时瞳孔极度缩小，针尖样瞳孔为其中毒特征；作用于下丘脑体温调节中枢可改变体温调定点，使体温略有降低，但长期大剂量应用，体温反而升高；兴奋脑干化学感受区，引起恶心和呕吐；抑制下丘脑促性腺激素释放激素和促肾上腺皮质激素释放因子的释放，可降低血浆促肾上腺皮质激素、黄体生成素和卵泡刺激素水平。

2. 平滑肌

（1）胃肠道平滑肌　胃肠道存在高密度的阿片受体，吗啡作用于这些受体可提高胃肠平滑肌张力，使胃蠕动减慢和排空延迟，小肠及大肠推进性蠕动减弱，并抑制消化腺的分泌；提高回盲瓣及肛门括约肌张力，肠内容物通过受阻。吗啡通过上述局部作用以及中枢抑制作用，减弱便意和排便反射。

（2）胆道平滑肌　治疗量吗啡引起胆道奥狄括约肌痉挛性收缩，使胆道排空受阻，胆囊内压明显提高，可致上腹不适甚至胆绞痛。阿托品可部分缓解。

（3）其他平滑肌　吗啡降低子宫平滑肌张力可延长产妇分娩时程；提高输尿管平滑肌及膀胱括约肌张力，可引起尿潴留；治疗量对支气管平滑肌兴奋作用不明显，但大剂量可引起支气管收缩，诱发或加重哮喘。

3. 心血管系统　吗啡对心率及节律均无明显影响，能扩张血管，降低外周阻力，当病人由仰卧位转为直立时可发生直立性低血压。此外，最近还发现吗啡类药物能模拟缺血性预适应（ischemic preconditioning, IPC）对心肌缺血性损伤的保护作用，减小梗死病灶，减少心肌细胞死亡。其机制可能与吗啡类药物作用于 δ_1 受体而激活 KATP 通道有关。吗啡对脑循环影响很小，但因抑制呼吸使体内 CO_2 蓄积，引起脑血管扩张和阻力降低，导致脑血流增加和颅内压增高。

4. 其他　吗啡对免疫系统有抑制作用，包括抑制淋巴细胞增殖、减少细胞因子的分泌、减弱自然杀伤细胞的细胞毒作用。也可抑制人类免疫缺陷病毒（human immunodeficiency virus, HIV）蛋白诱导的免疫反应，这可能是吗啡吸食者易感 HIV 病毒的主要原因。此外，吗啡可扩张皮肤血管，使脸颊、颈项和胸前皮肤发红，与促组胺释放有关。

【作用机制】随着吗啡构效关系的研究、阿片受体和阿片肽的发现，有关吗啡的镇痛机制的研究近年已取得了突破性进展。

现认为，内源性阿片肽和阿片受体共同组成机体的抗痛系统。痛觉传入神经末梢通过释放谷氨酸、SP 等递质而将痛觉冲动传向中枢，内源性阿片肽由特定的神经元释放后可激动感觉神经突触前、后膜上的阿片受体，通过 G - 蛋白偶联机制，抑制腺苷酸环化酶、促进 K^+ 外流、减少 Ca^{2+} 内流，使突触前膜递质释放减少、突触后膜超极化，最终减弱或阻滞痛觉信号的传递，产生镇痛作用。吗啡的镇痛作用是通过激动脊髓胶质区、丘脑内侧、脑室及导水管周围灰质等部位的阿片受体，主要是 μ 受体，模拟内源性阿片肽对痛觉的调制功能而产生镇痛作用的。其缓解疼痛所引起的不愉快、焦虑等情绪和致欣快的药理作用则与其通过激活中脑边缘系统和蓝斑核的阿片受体而影响多巴胺能神经功能有关（图 17 - 1）。

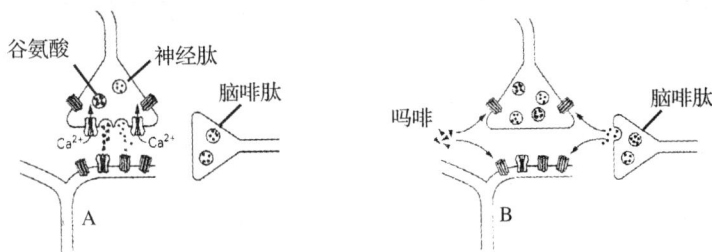

图 17 - 1　阿片类镇痛药作用机制示意图

A. 脊髓背角痛觉传入。谷氨酸和神经肽是伤害性感觉传入末梢释放的主要神经递质，突触前、后膜均接受含脑啡肽的中间神经元调控，后者受中枢下行抑制通路控制

B. 内源性脑啡肽或外源性吗啡作用于突触前、后膜的阿片受体，导致 Ca^{2+} 内流减少，K^+ 外流增加，使突触前膜神经递质释放减少、突触后膜超极化，从而抑制痛觉传入

【临床应用】

1. **镇痛**　吗啡对多种疼痛均有效，可缓解或消除严重创伤、烧伤、手术等引起的剧痛和晚期癌症疼痛；对内脏平滑肌痉挛引起的绞痛，如胆绞痛和肾绞痛加用解痉药如阿托品可有效缓解；对心肌梗死引起的剧痛，除能缓解疼痛和减轻焦虑外，其扩血管作用可减轻心脏负担。吗啡镇痛的效果与个体对药物的敏感性以及疼痛程度有关，应根据不同病人对药物的反应性来调整用量。久用易成瘾，除癌症剧痛外，一般仅短期用于其他镇痛药无效剧痛。诊断未明前慎用，以免掩盖病情而延误诊断。

2. **心源性哮喘**　除应用强心苷类、氨茶碱及吸氧外，静脉注射吗啡常产生良好效果，可迅速缓解病人气促和窒息感，减轻肺水肿。其机制可能是由于吗啡扩张外周血管，降低外周阻力，减轻心脏前、后负荷，有利于肺水肿的消除；其镇静作用又有利于消除患者的焦虑、恐惧情绪；此外，吗啡降低呼吸中枢对 CO_2 的敏感性，减弱过度的反射性呼吸兴奋，使急促浅表的呼吸得以缓解，也有利于心源性哮喘的治疗。但当病人伴有休克、昏迷、严重肺部疾病或痰液过多时禁用。

3. **止泻**　用于急、慢性消耗性腹泻，可选用含少量吗啡的酊剂或复方樟脑酊。如伴有细菌感染,应同时服用抗生素。

【不良反应与用药注意】

1. **一般不良反应** 治疗量吗啡可引起眩晕、恶心、呕吐、便秘、呼吸抑制、尿少、排尿困难（老年多见）、胆道压力升高甚至胆绞痛、直立性低血压（低血容量者易发生）等。偶见烦躁不安等情绪改变。

2. **耐受性及依赖性** 长期反复应用阿片类药物易产生耐受性（tolerance）和药物依赖性（drug dependence）。

3. **急性中毒** 吗啡过量可引起急性中毒,主要表现为昏迷、深度呼吸抑制以及瞳孔极度缩小（针尖样瞳孔）。常伴有血压下降、严重缺氧以及尿潴留。呼吸麻痹是致死的主要原因。抢救措施为人工呼吸、适量给氧以及静脉注射阿片受体阻断药纳洛酮（Naloxone）。

吗啡能通过胎盘进入胎儿体内以及对抗缩宫素对子宫的兴奋作用而延长产程,故禁用于分娩止痛;吗啡可经乳汁分泌,也禁用于哺乳妇女止痛;由于抑制呼吸、抑制咳嗽反射以及释放组胺可致支气管收缩,禁用于支气管哮喘及肺心病患者;颅脑损伤所致颅内压增高的患者、肝功能严重减退患者及新生儿和婴儿禁用。

可待因 （Codeine，甲基吗啡）

口服易吸收,生物利用度为 50%, $t_{1/2}$ 约 3 ~ 4 h,过量时可延长至 6 h。大部分在肝内代谢,约 10% 脱甲基为吗啡。代谢产物及少量原形（10%）经肾排泄。

可待因的药理作用与吗啡相似,但作用较吗啡弱,镇痛作用为吗啡的 1/10 ~ 1/12,镇咳作用为吗啡的 1/4,对呼吸中枢抑制也较轻,无明显的镇静作用。临床上用于中等程度疼痛和剧烈干咳。无明显便秘、尿潴留及直立性低血压等副作用,欣快及成瘾性也低于吗啡,但仍属限制性应用的精神药品。

哌替啶 （Pethidine，度冷丁，Dolantin）

为苯基哌啶衍生物,于 1937 年在人工合成阿托品类似物时发现其具有吗啡样作用,是目前临床常用的人工合成镇痛药。

【体内过程】本品口服易吸收,口服生物利用度为 40% ~ 60%,皮下或肌内注射吸收与起效更快,临床常用注射给药。该药血浆蛋白结合率为 60%。能透过胎盘屏障,进入胎儿体内。哌替啶在肝内代谢为哌替啶酸及去甲哌替啶,两者再以结合形式经肾排泄,仅少量原形排出。$t_{1/2}$ 约 3 h,肝硬化患者显著延长。去甲哌替啶血浆 $t_{1/2}$ 为 15 ~ 20 h,肾功能不良或反复大剂量应用可能引起其蓄积。此外,去甲哌替啶有中枢兴奋作用,反复大量使用哌替啶引起的肌肉震颤、抽搐甚至惊厥可能与此有关。

【作用与用途】哌替啶主要激动 μ 型阿片受体,药理作用与吗啡基本相同,镇痛作用弱于吗啡,其效价强度为吗啡的 1/7 ~ 1/10,作用持续时间短于吗啡,为 2 ~ 4 h。镇静、呼吸抑制、致欣快和扩血管作用与吗啡相当。本品也能兴奋平滑肌,提高平滑肌和括约肌的张力，但因作用时间短，较少引起便秘和尿潴留。大剂量哌替啶也可引起支气管平滑肌收缩。本品有轻微兴奋子宫作用，但对妊娠末期子宫正常收缩无影响，也不对抗催产素的作用，故不延缓产程。

常代替吗啡用于镇痛和心源性哮喘，因几乎不影响子宫平滑肌收缩，故可用于分娩止痛；麻醉前给药具有镇静和减少麻醉药用量的作用，提高麻醉安全性；与氯丙嗪、异丙嗪组成冬眠合剂用于人工冬眠。

【不良反应与用药注意】哌替啶治疗量时不良反应与吗啡相似，可致眩晕、出汗、口干、恶心、呕吐、心悸和直立性低血压等。剂量过大可明显抑制呼吸。偶可致震颤、肌肉痉挛、反射亢进甚至惊厥，中毒解救时可配合抗惊厥药。久用产生耐受性和依赖性。禁忌证与吗啡相同。

【药物相互作用】本品与单胺氧化酶抑制药合用可引起谵妄、高热、多汗、惊厥、严重呼吸抑制、昏迷甚至死亡；氯丙嗪、异丙嗪、三环类抗抑郁药加重哌替啶的呼吸抑制。

美沙酮（Methadone）

美沙酮为 μ 受体激动药，是左、右旋异构体各半的消旋体，镇痛作用主要为左旋美沙酮，作用强度为右旋美沙酮的 50 倍。

【体内过程】本品口服吸收良好，30 min 后起效，T_{max} 为 4h，皮下或肌内注射后达峰更快，约 1~2 h。血浆蛋白结合率为 90%，血浆 $t_{1/2}$ 约 15~40 h，主要在肝脏代谢为去甲美沙酮，随尿、胆汁或粪便排泄。酸化尿液，可增加其排泄。美沙酮与各种组织包括脑组织中蛋白结合，反复给予美沙酮可在组织中蓄积，停药后组织中药物再缓慢释放入血。

【作用与用途】与吗啡比较，美沙酮镇痛作用强度相当，持续时间较长，镇静作用较弱，耐受性与成瘾性发生较慢，戒断症状略轻。此外，抑制呼吸、缩瞳、引起便秘及升高胆道内压等作用也较吗啡弱。由于本品能先在血管外组织结合再缓慢释放，其戒断症状相对吗啡等短效药物而言出现较慢。口服美沙酮后再注射吗啡不能引起原有的欣快感，亦不出现戒断症状。因此，美沙酮被广泛地应用于吗啡和海洛因成瘾的脱毒治疗，也用于创伤、手术及晚期癌症等所致剧痛。

【不良反应与用药注意】本品可致恶心、呕吐、便秘、头晕、口干和抑郁等。长期用药易致多汗、淋巴细胞数增多、血浆白蛋白和糖蛋白以及催乳素含量升高。皮下注射有局部刺激作用，可致疼痛和硬结。禁用于分娩止痛，以免影响产程和抑制胎儿呼吸。

芬太尼及其同系物

芬太尼（Fentanyl）为 μ 受体激动剂，属短效镇痛药。作用与吗啡相似，镇痛效力为吗啡的 100 倍。起效快，静注后 1~2 min 达高峰，维持约 10 min；肌内注射 15 min

起效，维持 1~2 h。血浆蛋白结合率为 84%，经肝脏代谢而失活，$t_{1/2}$ 为 3~4 h。主要用于麻醉辅助用药和静脉复合麻醉，或与 Properidol 合用产生神经阻滞镇痛。亦可通过硬膜外或蛛网膜下腔给药治疗急性术后痛和慢性痛。不良反应有眩晕、恶心、呕吐及胆道括约肌痉挛。大剂量产生明显肌肉僵直（与抑制纹状体多巴胺能神经功能有关，可用纳洛酮拮抗）。静脉注射过快可致呼吸抑制。反复用药能产生依赖性，不宜与单胺氧化酶抑制药合用。禁用于支气管哮喘、重症肌无力、颅脑肿瘤或颅脑外伤引起昏迷的患者以及 2 岁以下小儿。

舒芬太尼（Sufentanil）和阿芬太尼（Alfentanil）均为芬太尼的类似物，主要作用于 μ 受体，对 δ 和 κ 受体作用较弱。舒芬太尼的镇痛作用强于芬太尼，是吗啡的 1000 倍，而阿芬太尼弱于芬太尼。两药起效快，作用时间短，尤以阿芬太尼突出，故称为超短效镇痛药。

第二节　阿片受体部分激动药

本类药物中大多数具有阿片受体部分激动剂的特点，即小剂量或单独使用时，可激动阿片受体，呈现镇痛等作用；当剂量加大或与激动剂合用时，又可拮抗阿片受体。此外，某些药物对某型受体起激动作用，而对另一型受体则起拮抗作用，因此本类药物又称阿片受体混合型激动－拮抗剂（mixed agonists－antagonists）。

喷他佐辛（Pentazocine，镇痛新）

【体内过程】本品口服、皮下和肌注均吸收良好，口服首过消除明显，仅 20% 药物进入体循环，血药浓度与其镇痛作用强度、持续时间相一致。肌内注射后 15 min~1 h、口服后 1~3 h 镇痛作用最明显。血浆蛋白结合率为 60%，血浆 $t_{1/2}$ 为 4~5 h，能透过胎盘屏障，主要经肝脏代谢，代谢速率个体差异较大，是其镇痛效果个体差异大的主要原因。60%~70% 以代谢物形式和少量以原形经肾脏排泄。

【药理作用】镇痛作用为吗啡的 1/3，呼吸抑制作用为吗啡的 1/2，但剂量超过 30mg 时，呼吸抑制程度并不随剂量增加而加重，故相对较为安全。用量达 60~90mg，则可产生精神症状，如烦躁不安、梦魇、幻觉，可用纳洛酮对抗。胃肠道平滑肌的兴奋作用比吗啡弱。对心血管系统的作用与吗啡不同，大剂量可加快心率和升高血压，这与升高血中儿茶酚胺浓度有关。冠心病患者静脉注射本药能提高平均主动脉压、左室舒张末压，增加心脏做功量。

【临床应用】适用于各种慢性疼痛，对剧痛的止痛效果不及吗啡。口服用药可减少不良反应的发生。由于本品仍有产生依赖性的倾向，仍不能作为理想的吗啡替代品。

【不良反应与用药注意】常见不良反应有镇静、嗜睡、眩晕、出汗、轻微头痛，恶心、呕吐少见。剂量增大产生烦躁、幻觉、恶梦、血压升高、心率增快、思维障碍和发音困难等。局部反复注射可产生无菌性脓肿、溃疡和瘢痕形成，故注射时应常更换注射部位。反复使用，可产生依赖性，但戒断症状较轻。因能增加心脏负荷，故不适用于心肌梗死时的疼痛。

布托啡诺（Butorphanol）

为阿片受体部分激动药，即激动 κ 受体，对 μ 受体有弱的拮抗作用。口服可吸收，首过消除明显，生物利用度低（＜17 %）。肌内注射吸收迅速而完全，10 min 起效，T_{max} 为 30～60 min，作用持续时间为 4～6 h。血浆蛋白结合率为 80 %，主要经肝脏代谢，大部分代谢产物和少量原形（5 %）随尿排泄，$t_{1/2}$ 为 4～5 h，老年或肾功能损伤患者血浆 $t_{1/2}$ 延长。

镇痛效力和呼吸抑制作用为吗啡的 3.5～7 倍，但呼吸抑制程度不随剂量增加而加重。对胃肠道平滑肌兴奋作用较吗啡弱。可增加外周血管阻力和肺血管阻力，因而增加心脏做功。本品对急性疼痛的止痛效果好于慢性疼痛。临床用于缓解中、重度疼痛如术后、外伤和癌症疼痛以及肾或胆绞痛等。也可作麻醉前用药。常见不良反应有镇静、乏力、出汗，个别出现嗜睡、头痛、眩晕、飘浮感、精神错乱等。久用产生依赖性。

丁丙诺啡（Buprenorphine）

丁丙诺啡是一种阿片受体部分激动剂。其镇痛效力为吗啡的 25 倍。海洛因成瘾者服用后，能较好地控制毒瘾。与喷他佐辛比较，较少引起烦躁，但更易引起呼吸抑制。作用时间长。成瘾性比吗啡小。临床应用同布托啡诺，也可用于吗啡或海洛因成瘾的脱毒治疗。

第三节 其 他 镇 痛 药

曲马多（Tramadol）

曲马多为中枢性镇痛药，镇痛效力与喷他佐辛相当，镇咳效力为可待因的 1/2，呼吸抑制作用弱，对胃肠道无影响，也无明显的心血管作用。镇痛作用机制尚未明了，本药的代谢物——去甲基曲马朵对阿片 μ 受体的亲和力比原形药高 200 倍，但其镇痛效应并不被纳洛酮完全拮抗，提示其镇痛作用尚有其他机制参与。适用于中、重度急、慢性疼痛，如手术、创伤、分娩及晚期肿瘤疼痛等。不良反应和其他镇痛药相似，偶有多汗、头晕、恶心、呕吐、口干、疲劳等。静脉注射过快可有颜面潮红、一过性心动过速。长期应用也可成瘾。抗癫痫药卡马西平可降低曲马多血药浓度，减弱其镇痛作用。安定类药可增强其镇痛作用，合用时应调整剂量。

布桂嗪（Bucinnazine，强痛定，Fortanodyn）

镇痛效力约为吗啡的 1/3。口服 10～30 min 后或皮下注射 10 min 后起效，持续 3～

6 h。呼吸抑制和胃肠道作用较轻。临床多用于偏头痛、三叉神经痛、炎症性及外伤性疼痛、关节痛、痛经及晚期癌疼痛。偶有恶心、头晕、困倦等神经系统反应,停药后即消失。有一定的成瘾性。

延胡索乙素及罗通定

延胡索乙素(Tetrahydropalmatine)为我国学者从中药延胡索(Rhizoma Corydalis)中提取的生物碱,有效部分为左旋体,即罗通定(Rotundine)。本类药物有镇静、安定、镇痛和中枢性肌肉松弛作用。镇痛作用与脑内阿片受体及前列腺素系统无关,作用较哌替啶弱,但较解热镇痛药作用强,无明显的成瘾性。罗通定口服吸收后,10 ~ 30 min 起效,维持 2 ~ 5 h。对慢性持续性钝痛效果较好,对创伤或手术后疼痛或晚期癌症的止痛效果较差。可用于治疗胃肠及肝胆系统等引起的钝痛、一般性头痛以及脑震荡后头痛,也可用于痛经及分娩止痛。本类药物对产程及胎儿均无不良影响。

第四节　阿片受体拮抗剂

纳洛酮(Naloxone)

纳洛酮对各型阿片受体都有竞争性拮抗作用,作用强度依次为 μ > κ > δ 受体。口服易吸收,首过消除明显,故常静脉给药。静脉注射 2min 后起效,持续 30 ~ 60 min。在肝脏与葡糖醛酸结合而失活,$t_{1/2}$ 为 40 ~ 55 min。与巴比妥类药物合用或长期饮酒诱导肝微粒体酶,可缩短血浆 $t_{1/2}$。

临床用于阿片类药急性中毒,解救呼吸抑制及其他中枢抑制症状。芬太尼、哌替啶等作静脉复合麻醉或麻醉辅助用药时,术后呼吸抑制仍明显者,纳洛酮可反转呼吸抑制。本品能诱发戒断症状,可用于阿片类成瘾者的鉴别诊断。试用于急性酒精中毒、休克、脊髓损伤、脑卒中以及脑外伤等也有一定的疗效。纳洛酮是研究疼痛与镇痛的重要工具药物。

纳曲酮(Naltrexone)

纳曲酮与纳洛酮相似,口服易吸收且作用维持时间较长,对 κ 受体的拮抗作用强于纳洛酮。临床主要用于阿片生物碱类药物成瘾者脱毒治疗后的防止复吸。

思 考 题

1. 为什么吗啡可用于心源性哮喘而禁用于支气管哮喘?

2. 哌替啶治疗心源性哮喘的药理学基础是什么？

3. 为什么吗啡、哌替啶类药物主要用于急性锐痛？

4. 为什么哌替啶可以用于分娩止痛而吗啡不能？

5. 阿片类药物中毒的主要症状是什么，如何解救？

制剂及用法

盐酸吗啡 注射液：5mg/0.5ml 或 10mg/1ml。10mg/次，皮上注射。极量：口服 30mg/次，100mg/d。皮下注射 20mg/次，60mg/d。

磷酸可待因 缓释片：每片 15mg 或 30mg。15～30mg/次，2～3 次/日。极量：0.1mg/次，0.25mg/d，口服。

盐酸哌替啶 注射液：50mg/ml 或 100mg/2ml。100mg/次，肌内注射。极量：150mg/次，600mg/d。

盐酸美沙酮 片剂：每片 2.5mg。5～10mg/次，2～3 次/日，口服。注射液：5mg/ml，肌内注射，每次 5～10mg。

枸橼酸芬太尼 注射液：0.05mg/ml。0.05～0.1mg/次，皮下或肌内注射。

盐酸喷他佐辛 片剂：每片 25mg 或 50mg。50mg/次，口服。

乳酸喷他佐辛 注射液：25mg/ml。30mg/次，皮下注射或肌内注射。

盐酸二氢埃托啡 舌下含片：每片 20μg 或 40μg。舌下含用，20～40μg/次，180μg/d。注射液：20μg/ml。肌内注射，10～20μg/次，90μg/d。

盐酸曲马多 缓释片：每片 100mg。50mg/次，3 次/日，口服。

强痛定 片剂：每片 30mg 或 60mg。60mg/次，3～4 次/日。注射液：50mg/ml 或 100mg/2ml。皮下注射，50mg/次。

纳洛酮 注射液：0.4mg/ml。肌内注射或静脉注射，0.4～0.8mg/次。

硫酸延胡索乙素 片剂：每片 50mg。100～150mg/次，3 次/日。注射液：60mg/2ml。皮下注射，60～100mg/次。

盐酸罗通定 片剂：每片 30mg 或 60mg。60～100mg/次。3 次/日。

硫酸罗通定 注射液：60mg/2ml。60mg/次，皮下注射。

（吴卫华）

CHAPTER 第十八章

解热镇痛抗炎药与抗痛风药

☞ **学习要求**

1. 掌握解热镇痛抗炎药的共同作用；掌握阿司匹林的药理作用、临床应用及不良反应。

2. 熟悉对乙酰氨基酚、吲哚美辛、布洛芬和萘普生的作用特点和临床应用。

3. 了解其他药物的特点和应用。

第一节　解热镇痛抗炎药概述

解热镇痛抗炎药（antipyretic - analgesic and antiinflammatory agents）是一类具有解热、镇痛、抗炎、抗风湿作用的药物。虽化学结构可属不同类别，但作用机制相同，即抑制环氧酶（cyclooxygenase，COX），从而抑制前列腺素（prostaglandins，PGs）的生物合成，故又称为前列环素合成酶抑制药（prostaglandin synthetase inhibitors，PSIs）。

前列腺素广泛地存在于人和哺乳动物的各种重要组织和体液中。细胞膜中的磷脂在磷酯酶 A_2 的作用下释放出花生四烯酸（arachidonic acid，AA）。花生四烯酸的转化途径有二：一是经细胞微粒体内的 COX 的催化生成各种前列腺素，如前列腺素 E_2（prostaglandin E_2，PGE_2）、前列腺素 F_2（prostaglandin F_2，PGF_2）、前列腺素 I_2（prostaglandin I_2，PGI_2）以及血栓素 A_2（thromboxane，TXA_2）等。它们参与多种生理和病理过程的调节，如炎症、发热、疼痛、凝血、胃酸分泌，以及血管、支气管和子宫平滑肌的舒缩；二是经过细胞质中的脂氧酶催化生成白三烯类（leukotrienes，LTs）化合物，参与过敏反应、诱发炎症、增强白细胞和巨噬细胞的趋化以及支气管、胃肠道平滑肌收缩等活动。两条代谢途径的产物有相互调节和制约作用。

COX 是前列环素化合物生物合成的关键酶，现已发现有五种同工酶，但目前认为具有生理和（或）药理学意义的主要是前两种：环氧酶 - 1（COX - 1）和环氧酶 - 2（COX - 2）。见于血管、血小板、胃肠道与肾脏，是机体固有的酶类，通过合成某些前列腺素而具有保护胃肠、调节血小板聚集（与 TXA_2 有关），降低外周血管阻力（与

PGI$_2$有关）等生理功能。COX-2 需要经过诱导产生，细胞因子与炎症介质能诱导COX-2 表达，增加前列腺素合成，参与机体炎症反应等病理过程。大多数传统的解热镇痛药及抗炎药对两种类型的 COX 无选择性。

一、解热作用

发热是各种原因（热原）所引起的一种机体产热过程增强、散热过程减弱而导致体温升高的症状。外热原（革兰阴性菌细胞膜成分，毒性高的脂多糖）和某些病毒促使白细胞或炎症组织产生内热原，如白细胞介素（IL-1、IL-6 等）、干扰素 γ 和肿瘤坏死因子（TNF-α）等，后者促使下丘脑 PGE$_2$ 合成增加，使体温调定点上移，机体产热增加、散热减少而使体温升高。解热镇痛药抑制前列腺素的合成，而使体温调定点恢复至正常水平，使散热增加而发挥解热作用。本类药能降低发热者的体温，而对正常人的体温几无影响。

二、镇痛作用

本类药物对中等程度的疼痛有较好的镇痛效果，且长期应用一般不产生耐受性和依赖性。其镇痛作用部位主要在外周神经系统。

解热镇痛药的镇痛机制主要是通过抑制病变部位 COX 而减少前列腺素（特别是 PGE$_2$、PGI$_2$）的合成，消除后者对伤害性受体的增敏作用和对伤害性感觉传导的易化作用以及其本身的致痛作用。此外镇痛药也可通过中枢机制产生，P 物质诱导的痛觉过敏可被解热镇痛药减弱。

三、抗炎和抗风湿作用

前列腺素是参与炎症反应的重要生物活性物质，在炎症组织（包括类风湿性关节炎组织）中，均发现有大量前列腺素。PGE 和 PGF 系列物能引起局部及全身性炎症，增强炎症介质如组胺、缓激肽与 5-羟色胺的作用。解热镇痛药主要通过抑制前列腺素的合成而产生抗炎作用。此外，可能还有其他机制，如抑制白细胞黏附及其功能。对于慢性炎症疾病，如风湿性关节炎，此类药物仅是对症治疗，缓解症状而不能改变疾病的慢性过程，包括骨破坏所形成的骶关节变形及功能障碍。

第二节　水　杨　酸　类

阿司匹林（Aspirin，乙酰水杨酸，Acetyl Salicylic Acid）

【体内过程】口服易吸收，给药后 T$_{max}$ 为 1～2 h，迅速在肝、血浆、红细胞中被水解成水杨酸盐并分布于各组织，可进入关节腔及脑脊液，并易通过胎盘。经肝脏代谢，大部分代谢物与甘氨酸结合，少部分与葡糖醛酸结合后，自肾排泄。肝对水杨酸盐的代谢能力有限,小剂量(<1 g)按一级动力学消除,$t_{1/2}$为3~6 h;大剂量(>1 g)则按零级动力学消除,$t_{1/2}$延长为15~30 h。长期大剂量用药,需监测血药浓度。

水杨酸主要以结合型经肾排泄,但大剂量时因肝的转化能力饱和,会有大量的水杨酸经肾排泄,碱性尿可促进其解离,减少肾小管的再吸收而增加排泄,故水杨酸类药物中毒时,可用碳酸氢钠碱化尿液以加速其排泄。

【作用与用途】

1. 解热镇痛及抗炎抗风湿作用 阿司匹林解热镇痛作用迅速而较强,常与其他药物制成复方制剂用于感冒发热、头痛、牙痛、肌肉痛、神经痛、关节痛及痛经等。抗炎抗风湿作用也较强,最大耐受剂量3~4 g/d可使急性风湿热患者于24~48 h内退热,关节红肿及疼痛缓解,血沉下降,主观感觉好转。由于控制急性风湿热的疗效迅速而确实,故也可用于鉴别诊断。对类风湿性关节炎也可迅速镇痛,消退关节炎症,减轻关节损伤,目前仍是首选药。本品产生解热镇痛作用的所需剂量较小,血药浓度较低,为20~100 g/ml;产生抗炎作用的血药浓度为150 g/ml;产生抗风湿作用的血药浓度为100~300 g/ml。

2. 抑制血小板聚集、抗血栓形成作用 小剂量(50~100mg/d)阿司匹林还能预防冠状血管和脑血管血栓形成,用以治疗缺血性心脏病和一过性脑缺血患者。此外,应用于血管成形术及旁路移植术中防止血栓形成。其机制主要是通过抑制血小板中COX-1减少TXA_2的生成而抗血小板聚集。但高浓度阿司匹林也能抑制血管壁中COX-1减少PGI_2的合成,后者为TXA_2的生理对抗剂,可能促进血栓形成。

【不良反应与用药注意】

1. 胃肠道反应 为最常见的不良反应。口服可引起恶心、呕吐、上腹部不适等,较大剂量或长期服用易诱发胃炎、胃溃疡和胃出血,也可使原有溃疡病症状加重。其发生机制除了阿司匹林可直接刺激胃黏膜和延髓催吐化学感受器外,还与阿司匹林抑制了胃黏膜内的COX-1干扰前列腺素的合成有关。

2. 凝血障碍 小剂量阿司匹林长期使用可能诱发出血倾向,大剂量时因抑制凝血酶原合成也可导致出血倾向和出血,严重肝损伤、低凝血酶原血症、维生素K缺乏和血友病患者禁用,手术前1周的患者亦应停用。产妇临产前不宜应用,以免延长产程和增加产后出血。

3. 过敏反应 少数患者发生阿司匹林过敏反应(0.3%),可见血管舒张性鼻炎、荨麻疹、血管神经性水肿等;支气管哮喘患者可能诱发哮喘发作,称阿司匹林哮喘,可能与COX被抑制后AA更多的转向白三烯等致敏物质合成有关。过敏患者禁用阿司匹林及其他前列腺素合成酶抑制药。

4. 水杨酸反应 表现有耳鸣、听力下降、头痛、眩晕、出汗、恶心、呕吐及换气过度等,是阿司匹林中毒的表现。后者是水杨酸直接兴奋呼吸中枢所致,也与其氧化磷酸化解离作用所产生CO_2有关。须及时停药,同时使用碳酸氢钠碱化血液和尿液。

5. 瑞夷综合征(Reye syndrome) 儿童患病毒性感染应用阿司匹林可能发生致死

性脑病，伴有肝脂肪变性及功能障碍，称瑞夷综合征。此病虽少见，但死亡率较高。其表现短期发热，继而出现惊厥、频繁呕吐、颅内压升高、谵妄与昏迷等症状，可有一过性的肝功能异常。故 14 岁以下儿童病毒感染者禁用，可用扑热息痛代替。

6. 肝、肾损伤 可见肝转氨酶升高，肝细胞坏死，与剂量有关，在儿童中较为常见。也可引发肾脏损害，如血管收缩性肾功能衰竭、肾乳头坏死、间质性肾炎等。肝、肾功能障碍者慎用。

【药物相互作用】阿司匹林与香豆素、磺酰脲、苯巴比妥、苯妥英钠及糖皮质激素等合用，因发生血浆蛋白的置换作用，能增强上述药物的作用，如延长出血时间、发生低血糖反应、诱发溃疡等。阿司匹林妨碍甲氨蝶呤从肾小管分泌而增强其毒性，与呋塞米合用因竞争肾小管分泌系统而使水杨酸盐排泄减少造成蓄积中毒。氨茶碱或其他碱性药物如碳酸氢钠可降低阿司匹林疗效；酸性药物可使水杨酸盐的血药浓度增加。

第三节 苯 胺 类

对-乙酰氨基酚（Paracetamol，扑热息痛）

【体内过程】口服易吸收，T_{max} 为 0.5~1h；本品经肝代谢，约有 60% 与葡萄糖醛酸结合，35% 与硫酸结合失效后经肾排泄；$t_{1/2}$ 为 2 h。有极少部分对乙酰氨基酚进一步代谢的羟化物对肝有毒性，还可使血红蛋白氧化为高铁血红蛋白以及引起溶血。

【作用与用途】对乙酰氨基酚解热镇痛作用强度与阿司匹林相似，几乎没有抗炎作用。有认为炎症组织存在高浓度的过氧化物，使其抑制 COX 的作用减弱，因而无抗炎作用。相反，脑内过氧化物浓度较低，因而解热作用仍较强。主要用于发热、头痛、痛经、肌肉痛、神经痛、关节痛。

【不良反应与用药注意】一般不良反应很少，偶见过敏反应，如皮疹，严重者伴有药热及黏膜损害。但如大剂量（10~15 g）或较长时间应用，则可发生严重的肝及肾的毒性反应。对乙酰氨基酚肝炎发生于用药后 2~3 日内，表现为恶心、呕吐、发热及不适、黄疸等，严重者产生肝功能衰竭。

第四节 乙 酸 类

吲哚美辛（Indomethacin，消炎痛）

【体内过程】本品口服吸收快而完全，约 90 % 与血浆蛋白结合。部分经肝脏脱甲氧基或脱乙酰基后与葡糖醛酸结合而失活。原药量的 60% 以原形或代谢产物经肾排出，33% 经粪便排出，有肝肠循环。$t_{1/2}$ 约为 4~10 h，个体差异较大，用药时应注意剂量个体化。

【药理作用】解热镇痛作用接近阿司匹林，抗炎抗风湿作用则强于阿司匹林。对COX-1和COX-2均有强大的抑制作用，抑制前列腺素的合成。此外，它还减少肾球旁细胞产生肾素，抑制磷酸二酯酶而影响cAMP的功能，抑制多形核白细胞的游走。

【临床应用】适用于风湿、类风湿性关节炎、强直性脊柱炎、急性痛风，还可用于肌腱炎、滑囊炎、创伤性骨膜炎；也可应用于癌症发热及其他原因引起的不易控制的发热。本品虽应用广泛且有效，但因其不良反应较多而使其应用受到限制。

【不良反应与用药注意】有35%~50%患者出现不良反应，约有20%患者必须停药。大多数不良反应与剂量过大有关。

1. **中枢神经系统反应**　如头痛、眩晕、精神紊乱。

2. **胃肠道反应**　如消化不良、恶心、呕吐、腹痛、气胀、腹泻、消化性溃疡。

3. **造血系统反应**　如白细胞减少、溶血性贫血、再生障碍性贫血、血小板减少性紫癜。

4. **肝肾等损害**　如间质性肾炎、肾乳头坏死及肾功能不全、肝炎、黄疸、胰腺炎。

5. **过敏反应**　如皮疹、皮肤瘙痒、血管神经性水肿、呼吸困难等，与阿司匹林有交叉过敏反应。

长期使用还可致视力模糊、角膜浑浊，必须做眼科常规检查。长期用药应定期检查血象、肝肾功能和视力，并注意剂量个体化。对阿司匹林过敏者、哺乳期妇女、儿童、抑郁症患者、消化性溃疡病、癫痫、帕金森病及肾病患者禁用。孕妇忌用。

【药物相互作用】吲哚美辛与抗凝血药合用可延长出血时间；与呋塞米和噻嗪类利尿药或β受体阻断药合用可降低它们的利尿或降压作用；与锂盐合用可升高锂盐浓度而致中枢惊厥。此外，丙磺舒可使吲哚美辛血药浓度增高；氨苯蝶啶与本品合用时易致肾功能障碍。

舒林酸（Sulindac）

化学结构与吲哚美辛相似，在体内的代谢产物硫化物为活性物质。$t_{1/2}$约为16~18 h。适应证与吲哚美辛相同，主要用于治疗类风湿性关节炎、骨关节病、关节强直性脊椎炎。偶见胃肠道刺激及疼痛、恶心、呕吐、腹泻及便秘等。有报道应用舒林酸后发生罕见的肾结石并发症。

托美丁（Tolmetin）

作用较阿司匹林强，而比吲哚美辛弱，作用与用途同吲哚美辛。本品不良反应少而轻。有胃肠道反应，如恶心、呕吐、腹痛、腹泻及消化不良；中枢神经系统反应，如头痛、倦睡、眩晕等；均较阿司匹林及吲哚美辛少见。

双氯芬酸（Diclofenac）

作用强于吲哚美辛。除抑制前列环素合成外，也能减少白细胞内游离花生四烯酸的浓度。双氯芬酸能被持久摄入滑膜液中，其药物浓度较血药浓度高，作用可持续 24 h。用于急、慢性风湿性和类风湿性关节炎、肩周炎、腰背痛、网球肘炎及其他风湿病痛、创伤、扭伤、拉伤及其他软组织损伤、颈腰椎肥大、关节退行性病变和肿瘤引起的疼痛以及痛经、肾及胆绞痛、口腔手术后疼痛等。亦可用于解热。

不良反应有胃肠道反应及头痛，15 % 患者出现可逆性血浆转氨酶升高。还可增加血小板聚集时间，双氯芬酸与氨苯蝶啶合用时可造成肾功能恶化。肝、肾功能损害、消化性溃疡、对阿司匹林过敏、妊娠早期、紫质症（卟啉症）病人禁用。14 岁以下儿童不用。

萘丁美酮（Nabumetone）

为前体药，经生物转化为甲氧萘乙酸发挥作用。体外试验表明，萘丁美酮抑制 COX 的作用较强，除抑制前列腺素合成外，还可抑制白细胞的趋化及白细胞释放各种细胞因子，具有抗炎作用强而不良反应较轻的特点。用于治疗类风湿性关节、骨关节炎。也可短期治疗软组织损伤。

胃肠道反应较常见，但对胃刺激性较轻，消化性溃疡及胃肠道出血的发生率很低，但还须更多的研究证实。有严重肝功能不良、活动性溃疡者禁用。

第五节　丙　酸　类

布洛芬（Ibuprofen）

【体内过程】口服吸收完全，经 2 h 血药浓度达峰值，能长时间持续蓄积于滑膜液中。血浆蛋白结合率达 99 %，分布广泛，经肾排泄，$t_{1/2}$ 约 2 h。

【药理作用】抗炎作用较为突出，亦有镇痛及解热作用。此药能相对选择性地抑制 COX－2，从而主要抑制了炎症部位的前列腺素合成，产生抗炎作用。

【临床应用】主要用于风湿性、类风湿性关节炎、骨关节炎、强直性脊柱炎，能缓解症状，增强运动能力；还可用于缓解肌肉、骨骼疼痛、头痛、牙痛、术后痛。因可降低月经液中前列腺素水平及抑制子宫收缩，故为治疗痛经的主要药物。

【不良反应与用药注意】与阿司匹林及吲哚美辛比较，布洛芬较少发生胃肠道反应，有报道发生皮疹、眩晕、视力模糊或弱视、视色变化等反应。

布洛芬与阿司匹林有交叉过敏，故对阿司匹林过敏患者禁用；能延长出血时间，故凝血障碍及应用抗凝血药治疗患者禁忌；此外，活动性溃疡、心力衰竭、肝硬化、利尿药导致的血容量降低或肾血流量不足时禁用。

第六节 芬 那 酸 类

甲芬那酸 (Mefenamic Acid, 甲灭酸)

属邻氨基苯甲酸类衍生物，也是较强的前列环素合成抑制药。止痛作用较强，解热作用相对持久，而抗炎作用比保泰松 (Phenylbutazone) 和氟芬那酸 (Flufenamic Acid) 弱。仅用于短时镇痛与痛经，时间不超过 1 周。

有较明显的胃肠道反应，约有 1/3 患者出现腹泻，其他症状如有恶心、呕吐、腹痛、出血及消化性溃疡。有 1/6 患者的血细胞比容及血红蛋白值降低，但一般无需停药。

第七节 烯 醇 酸 类

吡罗昔康 (Piroxicam)

本品是一种可逆性的 COX 抑制药，抑制前列环素合成，还可抑制溶酶体酶的释放，从而有较强的抗炎、止痛作用。同时还可抑制软骨中的黏多糖酶和胶原酶活性，减轻软骨破坏和炎症反应。主要用于治疗类风湿性关节炎及骨关节炎。不良反应有胃肠道反应、水肿、眩晕、头痛、皮疹等，有 1 % ~ 6 % 患者出现造血系统损害，也可引起严重的胃肠道反应，尤其是老年患者应用剂量过大或与阿司匹林同时应用时，可能出现严重的出血。

美洛昔康 (Meloxicam)

在体实验表明其抑制 COX - 2 的强度是抑制 COX - 1 的 10 倍，因此具有较强的抗炎作用。对胃及局部组织的刺激性较弱，消化性溃疡的发生率较低。仅需饭后一次服用，吸收缓慢而持久，又可避免给药早期产生的较高血药浓度。主要用于治疗骨关节炎、类风湿性关节炎。

第八节 吡 唑 酮 类

保泰松 (Phenylbutazone)

具有抗炎、抗风湿和镇痛作用，其机制除抑制前列环素合成外，还有抑制白细胞趋化、抑制溶酶体释放的作用，并有轻度促进尿酸排泄作用。口服易吸收，经肝代谢，$t_{1/2}$ 为 70 h。用于风湿热、类风湿性关节炎、强直性脊椎炎、急性痛风，偶尔用于某些高热，如恶性肿瘤、顽固性结核病、急性血吸虫病等引起的发热。

本品毒性较大，主要有：胃肠道反应，如上腹部不适、恶心、呕吐、腹泻，较大剂量可引起胃和十二指肠出血、溃疡及水钠潴留；过敏反应，如皮疹、偶见剥脱性皮炎、粒细胞减少及再生障碍性贫血等。因此，必须常规检查血象。40 岁以上患者较多发生不良反应。儿童不用此药。

保泰松能与其他药物竞争血浆蛋白结合，可增强口服降糖药、磺胺类药、香豆素类抗凝剂的作用。与甲状腺素竞争血浆蛋白而干扰甲状腺素功能试验结果。

羟基保泰松（Oxyphenbutazone）

是保泰松的体内活性代谢产物，对胃肠道刺激作用较保泰松略小。虽没有促进尿酸排泄的作用，但亦可用于治疗急性痛风。其作用、用途及不良反应均与保泰松相同。

第九节　选择性 COX - 2 抑制药

塞来昔布（Celecoxib）

具有抗炎、解热和镇痛作用，是 1998 在美国上市的第一个选择性 COX - 2 抑制药。其对 COX - 2 的抑制强度约为对 COX - 1 的 400 倍。本品口服吸收迅速，达峰时间 3 h，血浆蛋白结合率高，绝大多数以羧酸和葡糖醛酸结合物的形式从尿和粪便中排出，肝、肾功能不全者其排泄明显减慢。主要用于治疗骨关节炎和风湿性关节炎，对术后急性疼痛和牙痛亦有较好的镇痛效果。

不良反应少而轻。但有心血管系统疾病和消化道溃疡者则需慎用。

依托度酸（Etodolac）

为吲哚乙酸衍生物。有抗炎、镇痛、解热作用，以抗炎、镇痛最为突出。其抗炎作用比阿司匹林、保泰松强，但比吲哚美辛和吡罗昔康弱。实验证明依托度酸选择性地抑制炎症局部的 COX - 2 活性，从而抑制了前列环素的合成，同时还抑制了免疫性炎症局部胶原的合成与释放，从而抑制胶原所引发的炎症反应和关节损伤。主要用于治疗类风湿性关节炎，急、慢性骨关节炎及镇痛。

约有 50 % 患者应用 1 年，因不良反应而停药，包括皮疹及中枢神经系统的反应。

尼美舒利（Nimesulide）

具有抗炎、镇痛和解热作用。其抗炎作用是保泰松的 17 倍，布洛芬的 10 倍；镇痛作用是阿司匹林的 25 倍；退热作用与吲哚美辛和吡罗昔康相似。治疗剂量时在人体内显示其选择性 COX - 2 抑制作用。此外，本品还具有抑制中性粒细胞激活和抗氧化特性。本品口服易吸收，达峰时间为 1 ~ 2 h，持续时间为 6 ~ 8 h，几乎全部通过肾脏排泄，$t_{1/2}$为 2~3 h，即使多次服用也不会出现蓄积现象。适用于有疼痛感觉或无疼痛感觉的炎症，包括伴随发烧的炎症，特别是骨关节部位的炎症和呼吸道炎症引起的疼痛以及痛经等。

对胃肠道的副作用很小，可表现为上腹部疼痛、恶心、呕吐、腹泻等。此外，亦可引起皮肤过敏反应如皮疹、瘙痒和中枢神经系统症状如头昏、嗜睡、头痛等。近年有本品引起严重肝毒性的报道，对乙酰水杨酸等过敏者、活动性消化道出血或溃疡者、严重肝或肾功能不良者禁用。

第十节 抗痛风药

痛风为嘌呤代谢紊乱所致的疾病，因血中尿酸过高，尿酸盐在关节、肾脏及结缔组织中结晶沉积而导致局部炎症及粒细胞浸润；如未及时治疗则可发展成慢性痛风性关节炎或肾病。抗痛风药可通过抑制尿酸的生成或促进尿酸的排泄，降低血中尿酸水平而发挥治疗作用。

别嘌醇（Allopurinol）

为次黄嘌呤的异构体。次黄嘌呤及黄嘌呤可被黄嘌呤氧化酶催化而生成尿酸。别嘌醇及其代谢产物别黄嘌呤可竞争性抑制黄嘌呤氧化酶，减少尿酸生成。

本药口服后在胃肠道吸收，经肝脏代谢，大约 70 % 代谢物为有活性的别黄嘌呤。用量宜从小剂量开始。不良反应较少，偶见皮疹、转氨酶增高、粒细胞减少等，应定期检查肝功能和血象。

丙磺舒（Probenecid）

口服液吸收完全，大部分通过肾近曲小管主动分泌排出，脂溶性高，易被肾小管再吸收。此时可竞争性抑制尿酸的再吸收，增加尿酸排泄而降低血中尿酸浓度。本药也可在肾小管与青霉素或头霉素类竞争同一分泌机制，可减少后两者的排泄，提高其血药浓度。

少数病人可有胃肠道反应、皮疹、发热等。治疗初期可使痛风发作加重，这是由于尿酸盐由关节移出所致。加服碳酸氢钠并大量饮水可防止尿酸在泌尿道沉积，促进其排出。

秋水仙碱（Colchicine）

为抗有丝分裂药，对急性痛风性关节炎有选择性消炎作用，可迅速解除急性痛风发作症状。其作用机制为抑制急性发作时的粒细胞浸润。本药不良反应较多，常见消化道反应。中毒时可有水样便及血便、脱水和休克，对肾和骨髓有损伤作用。

思 考 题

1. 阿司匹林与吗啡在镇痛作用上有何不同？

2. 阿司匹林与氯丙嗪对体温的影响上有何不同？

3. 为什么应用小剂量阿司匹林防治血栓栓塞性疾病？

4. 阿司匹林的主要不良反应有哪些？

5. 非甾体抗炎药中没有抗炎作用的药物是哪个，主要应用是什么？

制剂及用法

阿司匹林　片剂：每片 0.3g 或 0.5g。解热镇痛 0.3 ~ 0.6g/次，3 次/日，饭后服。抗风湿：3 ~ 5g/d，分 4 次服，症状控制后逐渐减量。

对乙酰氨基酚　片剂：每片 0.3g。0.5g/次，3 次/日。

保泰松　片剂：每片 0.1g。0.1 ~ 0.2g/次，3 次/日。症状改善后改为 1 次/日。

羟基保泰松　片剂：每片 0.1g。0.1g/次，3 次/日。餐中服，1 周后递减，0.1 ~ 0.2g/d。

吲哚美辛　片剂：每片 25mg。25mg/次，2 ~ 3 次/日。餐中服，以后每周可递增 25mg 至每日总量为 100 ~ 150mg。

舒林酸　片剂：每片 50mg。150 ~ 200mg/次，2 次/日。每日最大剂量 400mg。

甲芬那酸　片剂：每片 0.25g。首次 0.5g。一次以后 0.25g。用药不宜超过 1 周。

氯芬那酸　片剂：每片 0.1g。0.2g/次，3 次/日。

双氯芬酸　片剂：每片 25mg。25mg/次，3 次/日。75mg/次，1 次/日，深臀部肌注。

布洛芬　片剂：每片 0.1g。0.2 ~ 0.4g/次，3 次/日，餐中服。

酮布芬　片剂：每片 50mg。50mg/次，3 ~ 4 次/日。

萘普生　片剂：每片 0.1g。0.25g/次，2 次/日。

美洛昔康　片剂：每片 7.5mg 或 15mg。7.5mg/次，1 ~ 2 次/日。

吡罗昔康　片剂：每片 20mg。20mg/d，分 1 ~ 2 次服。

尼美舒利　片剂：每片 50mg。100mg/次，2 次/日。

塞来昔布　片剂：每片 200mg。治疗骨关节炎，200mg/次，1 次或 2 次。

萘丁美酮　片剂：每片 1g。1.0g，1 次/日。

别嘌醇　片剂：每片 0.1g。第 1 周 0.1g/d，第 2 周 0.2g/d，第 3 周以后为 0.3g/d，分 2 ~ 3 次服。

丙磺舒　片剂：每片 0.25mg 或 0.5mg。治疗痛风：开始 0.25g/次，2 次/日，1 周后增至 0.5g/次。

秋水仙碱　片剂：每片 0.5mg。0.5mg/次，1 ~ 2h 1 次，一日总量不得超过 4mg。

（吴卫华）

第四篇
作用于心血管和肾脏的药物

CHAPTER 第十九章

抗高血压药

☞ **学习要求**

1. 掌握普萘洛尔、硝苯地平、尼群地平、卡托普利、氯沙坦、氢氯噻嗪、硝普钠等药物的药理作用、临床应用和不良反应。

2. 熟悉抗高血压药的分类和其他抗高血压药的作用特点。

3. 了解高血压药物治疗的新概念。

正常人血压应低于 140/90mmHg（18.7/12.0kPa），未服用降压药的情况下血压持续高于上述水平，即为高血压。90% 以上高血压病因未明，称原发性高血压或高血压病，少数作为其他相关疾病的临床表现之一，称继发性或症状性高血压。高血压是人类最常见的心血管疾病，所引起的脑卒中、冠心病、心肌梗死、心与肾功能衰竭等并发症对患者生命构成严重威胁，若不合理治疗，患者平均寿命较正常人群明显缩短。

临床用于降低高血压症状，使血压维持在一合适水平的药物称抗高血压药。高血压病发病机制不明，已知体内许多因素参与血压调节，以交感神经 – 肾上腺素系统和肾素 – 血管紧张素系统（renin – angiotensin system，RAS）较为重要，其他还有血管缓舒肽 – 激肽 – 前列腺素系统、血管内皮松弛因子 – 收缩因子系统等。使用降压药的目的，在于使血压维持在一适当水平以保靶器官免受高血压的损伤。抗高血压药物可分别作用于上述环节使外周血管扩张，实现对心、脑、肾等重要脏器的保护作用。

第一节 抗高血压药物的分类

血容量、心输出量和外周血管弹性（阻力）是形成血压的主要因素，机体通过神经 – 体液等机制调节心功能、回心血量和小动脉弹性，使血压维持在正常范围。抗高血压药根据药物的作用和作用部位的不同可分为以下几类。

1. 利尿降压药 如氢氯噻嗪、吲哒帕胺等。

2. 交感神经抑制药

（1）中枢性降压药 如可乐定等。

139

（2）神经节阻断药　如樟磺咪芬等。

（3）去甲肾上腺素能神经末梢阻滞药　如利舍平、胍乙啶等。

（4）肾上腺素受体阻断药　如普萘洛尔、哌唑嗪等。

3. 肾素－血管紧张素系统抑制药

（1）血管紧张素Ⅰ转化酶抑制药（ACEI）　如卡托普利等。

（2）血管紧张素Ⅱ受体阻断药　如氯沙坦等。

（3）肾素抑制药　如雷米克林等。

4. 钙通道阻滞药　如硝苯地平、尼群地平等。

5. 直接扩血管药　如肼屈嗪、硝普钠等。

在目前高血压病的治疗中，利尿降压药、钙通道阻滞药、β受体阻断药、ACEI及血管紧张素Ⅱ受体阻断药在初次接受降压治疗时被广泛采用，属第一线或常用抗高血压药。现代高血压病治疗要求平稳降压，同时改善患者生活质量，其他药物因作用过强或不良反应较大而很少在轻、中度高血压单独使用，可在中、重度高血压时联合应用或用于高血压危象的抢救。

第二节　常用抗高血压药

一、利尿药

早期高血压患者限制钠盐摄入是阻止高血压快速发展的手段之一，利尿药可增加体内 Na^+ 的排泄而产生降压作用。

利尿药降低血压的机制可能与导致体内钠水平下降和由于利尿使血容量减少有关。用药初期通过利尿使血容量和心输出量减少，长期用药则可能与血管平滑肌细胞内 Ca^{2+} 浓度下降，血管平滑肌对缩血管物质反应性减弱有关。

噻嗪类是最常用的利尿降压药，除本身具有降压作用外还能增强其他抗高血压药的降压作用。但长期使用该类药物对高血压预后的影响尚存争议，大规模临床试验表明它们可降低高血压并发症如脑卒中、心力衰竭的发病率和死亡率。也有研究发现噻嗪类药物可代偿性地提高肾素活性，加快高血压进程，同时对血脂和糖代谢的影响可升高血液黏稠度，从而增加心血管意外的危险性。

氢氯噻嗪（Hydrochlorothiazide）

【药理作用】

1. 利尿降压　作用于肾远曲小管近端，抑制 $Na^+ - Cl^-$ 共同转运子而抑制 NaCl 重吸收，Na^+ 排泄增加的同时产生利尿作用，使细胞外液量、血容量和心输出量减少而降压。

2. 降低血管平滑肌细胞内钙水平　排钠作用使血管平滑肌细胞内 Na^+ 水平下降，

细胞内外 $Na^+ - Ca^{2+}$ 交换减少，血管平滑肌细胞内钙水平降低，对缩血管物质反应性下降，血管平滑肌松弛。

【临床应用】单独用于早期轻度高血压病，也常与其他抗高血压药联合用于各型高血压病，与 β 受体阻断药、肾素－血管紧张素系统抑制药合用可拮抗其升高血浆肾素水平的作用。研究发现小剂量（12.5mg/d）降压效果最好，每天超过 25mg 降压作用不仅不增强，还使不良反应发生率增加。也用于各种原因所致的水肿及慢性心功能不全等（见第二十四章、第二十一章）。

【不良反应和用药注意】长期使用可引起电解质平衡失调，如低血钾、低血钙、低血镁、低血氯等；抑制尿酸排泄而使血尿酸浓度升高，诱发或加重痛风；还可使血脂和血糖水平升高。与强心苷合用时应监测血钾水平，因其引起的低血钾可提高强心苷对心脏的毒性作用；与磺胺类药物的基本结构相似，有交叉过敏反应，因此对磺胺类药物过敏者禁用；痛风、高血脂、糖尿病患者慎用。与糖皮质激素类药合用可增强其低血钾作用；因其利尿作用依赖前列腺素参与，非甾体类抗炎药可降低其疗效。

吲哒帕胺（Indapamide）

【作用与用途】对肾脏的作用与氢氯噻嗪相似，还能抑制血管平滑肌细胞外 Ca^{2+} 水平而降低细胞内钙水平，降压作用比氢氯噻嗪强而持久，对脂代谢和糖代谢无不良影响，长期应用还能逆转左室肥厚。可单独或与其他抗高血压药合用，治疗轻、中度高血压。

【不良反应与用药注意】不良反应较氢氯噻嗪轻，但少数患者可诱发痛风。治疗剂量对血钾水平影响不大，但较大剂量时可引起低血钾。严重肝、肾功能不全者慎用。

二、钙通道阻滞药

钙通道阻滞药根据其化学结构分为二氢吡啶类、苯烷胺类和地尔硫草类三类，作用部位均在 L 亚型钙通道的 α 亚单位。二氢吡啶类的结合点在细胞膜外侧，苯烷胺类和地尔硫草类的结合位点在细胞膜内侧，阻断膜外 Ca^{2+} 内流，减少胞质内钙水平而发挥治疗作用。二氢吡啶类药物如硝苯地平、尼群地平、尼莫地平等对血管平滑肌选择性强，可用于高血压及脑血管病的治疗；苯烷胺类和地尔硫草类对心肌选择性高，临床主要用于心绞痛和心律失常的治疗（见第二十章、第二十二章）。

硝苯地平（Nifedipine）

【体内过程】口服吸收完全，生物利用度约65%。主要由肝脏代谢，代谢产物及少量原形药物从肾脏排泄，$t_{1/2}$ 为 2.5h。一次用药作用维持 6～7h。

【药理作用】

1. 扩张外周血管　阻滞血管平滑肌细胞膜上钙通道，血管平滑肌细胞内钙水平下降，血管平滑肌松弛，血管扩张。对小动脉和小静脉的血管平滑肌均有松弛作用，前者可使外周阻力下降,后者可减少静脉回心血量而减轻心脏负荷与减少心输出量。

2. **反射性兴奋心脏**　因血管扩张和心输出量减少,可引起交感神经反射性活动增强,导致心率加快。

【临床应用】可用于轻、中、重度高血压病的治疗,尤适用于伴心绞痛的高血压患者,也适用于合并肾脏疾病、糖尿病、高脂血症、哮喘和恶性高血压患者。现推荐使用缓释制剂,以减轻迅速降压引起的反射性交感兴奋。

【不良反应与用药注意】不良反应主要为血管过度扩张造成的症状,如心悸、脸部潮红、眩晕、头痛、踝部水肿等。长期使用也可引起牙龈增生。因反射性兴奋心脏,在有急性心肌梗死后的高血压患者慎用或禁用。

【药物相互作用】乙醇、西咪替丁、地尔硫草、丙戊酸钠、奎尼丁等药物可抑制硝苯地平肝脏代谢酶活性,使其消除速率减慢,苯妥英钠,苯巴比妥可诱导肝药酶活性而加速其代谢。

尼群地平 (Nitrendipine)

作用与硝苯地平相似,但血管松弛作用比硝苯地平强,降压作用起效快,温和而持久。每日口服 1~2 次,可用于各型高血压。不良反应与硝苯地平相似,肝功能不全者慎用或减量使用。可提高地高辛的血药浓度,与地高辛合用时宜适当减少地高辛用量。

氨氯地平 (Amlodipine)

商品名络活喜。作用与硝苯地平相似,降压作用比尼群地平更为平缓、持久,每日一次可达到 24h 平稳降压和维持血压在合适水平。单独或与其他抗高血压药合用,可用于各种类型高血压病。不良反应有心悸、面红、头痛、踝部水肿等。体内药物相互作用与硝苯地平相似。

非洛地平 (Felodipine)

作用强度与硝苯地平相似,对冠状血管、脑血管和外周血管均有扩张作用。口服吸收好,但首关消除大,生物利用度仅 10%~25%,主要经肝脏代谢,$t_{1/2}$ 3~14h。主要适应证为高血压、心绞痛。

尼莫地平 (Nimodipine)

对脑血管的作用选择性强于外周血管,因此对脑供血的改善作用强于降血压作用,长期使用还可促进和保护大脑的记忆功能。口服吸收好,但首关消除大,生物利用度约 12%,主要经肝脏代谢,$t_{1/2}$ 约 3h,其代谢产物具有药理活性。临床主要用于脑血管痉挛、脑缺血及蛛网膜下腔出血。头痛是其主要不良反应。

三、肾素-血管紧张素系统抑制药

肾素-血管紧张素系统(RAS)是机体调节血压的重要体液调节机制,目前认为它在高血压的发病机制中具有重要意义。肾素由肾小球球旁细胞分泌，低钠和交感兴奋激动其细胞膜上 β_1 受体可导致肾素分泌增加。肾素分泌入血后使血液中由肝脏产生的血管紧张素原水解成血管紧张素 I，后者再经肺循环中的血管紧张素 I 转化酶（ACE）作用转化为血管紧张素 II（ang II）。ang II 受体有两种亚型，即 AT_1 受体和 AT_2 受体，分布在心肌、血管平滑肌和肾上腺上皮细胞。AT_1 受体被激动可介导血管收缩、促细胞生长、水钠潴留等效应。其中血管收缩和水钠潴留是高血形成的重要基础，心肌和血管平滑肌细胞增生可导致左心室肥厚（心室重构）和血管壁增厚（血管重构），使心肌顺应性下降和耗氧增加、血管壁弹性下降，促进高血压、缺血性心脏病和慢性心功能不全的病理生理过程，加重病情发展。AT_2 受体的功能与之相反，具有血管扩张，利尿排钠和促进细胞凋亡等作用。

　　临床常用的 RAS 抑制药有血管紧张素 I 转化酶抑制药（ACEI）和 ang II 受体阻断药两类。前者通过抑制 ACE 的活性而降低血浆 ang II 水平，ACE 还是缓激肽的降解酶，ACEI 使之活性降低还能减少缓激肽的分解；后者选择性阻断 ang II AT_1 型受体。两类药物均可明显抑制 ang II 介导的血管收缩、水钠潴留而发挥降低血压作用，还能抑制心室肌和血管平滑肌增生而逆转心室重构和血管重构（图 19-1）。两类药物还能代偿性地使血浆肾素水平升高，但不影响它们的降压作用和对心肌、血管平滑肌的保护作用。

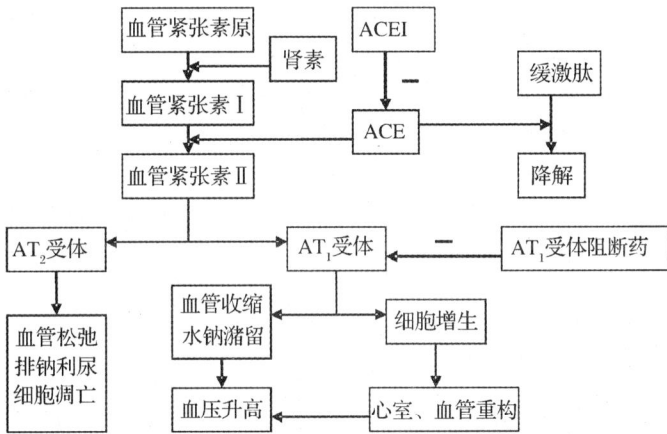

图 19-1　　RAS 抑制药降压作用示意图

卡托普利（Captopril）

　　【体内过程】口服吸收较好，生物利用度约 65%，口服后 15~30min 显效，最大降压作用发生在口服后 1~1.5h，作用持续 9~12h。部分在肝脏代谢，代谢产物及药物原形主要由肾脏排泄。$t_{1/2}$ 约 2~3h。

　　【药理作用】具有轻至中等强度的降压作用，降压时还增加肾血流量，无反射性加快心率。降压机制与抑制 ACE 有关。ACE 被抑制后一方面减少 ang II 的生成，血管扩张和醛固酮分泌减少而使血压下降，另一方面还能减少缓激肽降解，增强缓激肽介导的 NO 和 PGI_2 的扩血管作用。长期使用还能阻止或逆转心室和血管重构。该药还能增加肾血流量，改善 1 型糖尿病的肾病变。

【临床应用】适用于各型高血压，是目前抗高血压病的一线药物之一。单独使用约 60% ~ 70% 的患者可将血压维持在理想水平，加用利尿药则可达 95%。长期使用无耐受性，停药也无反跳。尤其适用于高肾素型高血压，以及伴有糖尿病、左室肥厚、心力衰竭、急性心肌梗死后的高血压患者。与利尿药及 β 受体阻断药合用于重型或顽固性高血压疗效较好。该药还是慢性心功能不全重要的治疗用药（见第二十一章）。

【不良反应和用药注意】每日剂量在 150mg 以下时不良反应较少。主要不良反应为刺激性干咳，发生率约 5% ~ 20%，机制可能与缓激肽聚集有关。其他常见的有皮疹伴发热、瘙痒、嗜酸粒细胞增多、味觉减退等，坚持用药可以消失。少数患者可产生中性粒细胞减少，血管神经性水肿。

高肾素水平患者或使用利尿药的基础上，首次使用卡托普利可引起血压陡降，使用时应先采用低剂量，减少或停用利尿药。肾功能不全时宜适当延长给药间隔，并定期检查血象和尿常规；一般不会引起高血钾，但在补钾或合用保钾利尿药时要注意监测血钾浓度。因对胎儿可能产生损害，妊娠期妇女禁用，双侧肾动脉狭窄者也禁用。

依那普利（Enalapril）

口服吸收较好，不受食物影响，生物利用度约 60%。血药浓度在给药后 1h 达峰值，$t_{1/2}$ 约 1.3h。依那普利为前体物质，在肝脏酯酶的作用下生成的依那普利拉对 ACE 的抑制作用比卡托普利强 10 倍，作用峰值出现在给药后 4h，一次用药降压作用可维持 24h。

降压机制与临床应用与卡托普利同，但降压作用比卡托普利强而持久。疗效与卡托普利相似，但每日只需用药一次。因不含 – SH，故无青霉胺样反应（皮疹、嗜酸粒细胞增多等）。因作用强，引起刺激性干咳较多。合用利尿药时更易产生低血压，应调整剂量。

其他 ACEI 类药物还有雷米普利（Ramipril）、赖诺普利（Lisinopril）、贝那普利（Benazepril）、培哚普利（Perindopril）、西拉普利（Cilazapril）、福辛普利（Fosinopril）等。它们的共同特点是每天只需用药一次，除赖诺普利外，其他均为前体物质。

氯沙坦（Losartan）

【体内过程】口服吸收好，但因首关消除大生物利用度约 33%。本身的 $t_{1/2}$ 只有 2h，但降压作用可持续 24h，是因为其在肝脏转化的活性代谢产物 EXP – 3174 的 $t_{1/2}$ 为 6 ~ 9h。氯沙坦及其代谢产物只有很少部分从肾脏排泄。

【药理作用】选择性阻断 ang Ⅱ AT_1 型受体，从而抑制 AT_1 受体激动介导的血管收缩、水钠潴留、心血管细胞增生而发挥降低血压、阻止和逆转心室和血管重构作用。氯沙坦对 AT_1 受体的阻断为竞争性抑制，但其代谢产物 EXP – 3174 对 AT_1 受体的作用却是非竞争性抑制，故降压作用强而持久。

氯沙坦代偿性升高肾素活性，使血浆 ang Ⅱ 水平升高，因 AT_1 受体阻断而使 ang Ⅱ 更多地作用于 AT_2 受体，进一步促进扩张血管、利尿排钠和促进增生肥厚的心室肌和血管平滑肌凋亡。

【临床应用】可用于各种类型的高血压，因其不影响缓激肽降解，无刺激性干咳，更易为患者接受。单独使用 3~6 周若效果不理想，可加用利尿药。也可代替 ACEI 类药物用于慢性心功能不全。

【不良反应和用药注意】除不产生刺激性干咳外，其他不良反应基本同 ACEI 类药物。肝功能不全者宜酌减剂量，妊娠期和哺乳期妇女不宜使用，肾动脉狭窄者亦属禁用。

其他 AT_1 受体阻断药还有缬沙坦（Valsartan）、厄贝沙坦（Irbesartan）、坎地沙坦（Candesartan）和替米沙坦（Telmisartan）等。其中以坎地沙坦作用最强、维持时间长和降压最平稳，是目前这类药物中最优者。

四、β 受体阻断药

该类药物包括非选择性 β 受体阻断药和选择性 $β_1$ 受体阻断药两类。前者如普萘洛尔、噻吗洛尔等，在阻断心肌 $β_1$ 受体同时还阻断外周血管和支气管平滑肌上的 $β_2$ 受体，可使外周血管 α 受体占优势和诱发或加重支气管哮喘；后者如阿替洛尔、美托洛尔等对 $β_2$ 受体作用弱或几无阻断作用。它们的降压机制相同，阻断肾球旁细胞 $β_1$ 受体，还能降低血浆肾素水平，广泛用于各型高血压病。

普萘洛尔（Propranolol）

【体内过程】口服吸收完全，但首关消除明显，生物利用度约 25%，且个体差异大。主要在肝脏代谢，代谢产物由肾脏排泄，$t_{1/2}$ 约 4h。但降压作用持续时间较长，一日只需用药 1~2 次即可维持良好的降压效果。

【药理作用】具有缓慢、持久的降压作用，一般用药数天后开始降压，1~2 周达高峰，停药后降压作用可维持 1~2 周，长期应用无耐受性。其降血压作用可能与下述机制有关：①阻断心肌 $β_1$ 受体，抑制心肌收缩力和减慢心率，减少心输出量；②阻断肾球旁细胞 $β_1$ 受体，降低血浆肾素活性；③阻断中枢 β 受体，降低外周交感张力；④阻断去甲肾上腺素能神经末梢突触前膜 $β_2$ 受体，抑制其正反馈作用。

【临床应用】用于各种程度的高血压病，可作为首选药单独用于轻度高血压病，也可与其他抗高血压药合用于中、重度高血压。尤适用于高肾素型高血压及合并心绞痛、偏头痛、焦虑症的高血压患者。与利尿药合用可拮抗后者升高肾素活性作用，与钙通道阻滞药、扩血管药合用可拮抗这些药物加快心率的不良反应。

【不良反应与用药注意】

1. **心血管反应** 对心脏的抑制可引起心动过缓、心功能不全甚至房室传导阻滞；

阻断外周血管 β_2 受体可使 α 受体占优势，血管张力增加甚至末梢血管痉挛。

2. 诱发或加重支气管哮喘 阻断支气管平滑细胞膜上 β_2 受体，使支气管平滑肌张力和气道阻力增加。

3. 反跳现象 长期使用使 β 受体水平上调，突然停药时可使原发疾病症状加重，如血压迅速升高，心律失常，心绞痛发作频率增加、程度加重，甚至急性心肌梗死。

4. 可升高血甘油三酯水平，降低 HDL - 胆固醇水平 外周血管痉挛性疾病患者、糖尿病、肺气肿、甲状腺功能低下、肝功能不全者慎用；支气管哮喘、严重心功能不全、心动过缓和重度房室传导阻滞者禁用；长期应用停药时应在 10～14 天内减量停药；口服吸收个体差异大，初次使用者宜剂量个体化。

阿替洛尔（Atenolol）

降压机制与普萘洛尔相同，但对心脏 β_1 受体有较大的选择性，而对外周血管和支气管平滑肌 β_2 受体作用小。口服用于治疗各种程度高血压，降压作用维持时间比普萘洛尔长，每天需用药一次。但较大剂量时对支气管平滑肌 β_2 受体也有作用，故支气管哮喘患者慎用。其他不良反应与用药注意与普萘洛尔同。

拉贝洛尔（Labetalol）

在阻断 β 受体的同时也阻断 α 受体。β 受体阻断作用中对 β_1 和 β_2 受体的作用相当，对 α_1 受体的作用较弱，对 α_2 受体则无影响。降压作用比普萘洛尔快而强，适用于各种程度的高血压、嗜铬细胞瘤、麻醉或手术时高血压，静脉滴注还可用于高血压急症。

大剂量可致体位性低血压，少数患者还可能出现疲乏、眩晕、上腹不适等反应，一般不影响治疗。支气管哮喘患者也属禁用。

第三节 其他抗高血压药

一、中枢性降压药

中枢性降压药作用于中枢神经系统，通过激动中枢抑制性神经元 α_2 受体或 I_1 咪唑啉受体，降低外周交感神经张力，使血管扩张，血压下降。

可乐定（Clonidine）

【体内过程】口服易吸收，生物利用度接近80%，血浆蛋白结合率低（20%），易透过血脑屏障。约50%由肝脏代谢，其余以原形从肾脏排泄，$t_{1/2}$ 5～13h。

【药理作用】

1. **降低血压** 具有中等偏强的降压作用。作用机制为激动延髓孤束核次一级神经元突触后膜上 α_2 受体和嘴端腹外侧区神经元上 I_1 咪唑啉受体，二者均为中枢抑制性神经元，抑制交感中枢的传出冲动，使外周交感张力下降，外围血管阻力降低而产生降压作用。静脉注射时也可因短暂激动外周血管 α 受体而呈现一过性血压升高。

2. **中枢镇静** 与激动中枢 α 受体有关。

【临床应用】

1. **高血压** 用于一线降压药不能控制的中、重度高血压，与利尿药合用作用增强。因其能抑制消化液的分泌，尤适用于伴消化性溃疡的高血压患者。

2. **其他** 口服也用于治疗偏头痛，或作为麻醉药品依赖时的戒毒药。25%滴眼液用于开角型青光眼的治疗。

【不良反应与用药注意】

1. **一般反应** 常见不良反应有口干、便秘、嗜睡，其他有抑郁、眩晕、血管神经性水肿、腮腺肿痛、心动过缓、恶心、食欲下降等。长期使用男性还可致性功能障碍。本药还可致钠水潴留。

2. **反跳现象** 长期使用后突然停药可产生反跳现象，出现心悸、头痛、震颤、出汗、血压突然升高等表现，常出现在突然停药后的 18～36h。因此停药时宜采取逐渐减量停药。出现反跳现象时可恢复使用可乐定，严重血压升高时可用酚妥拉明或硝普钠治疗。

精神处于抑制状态者、高空作业者和机动车驾驶员不宜使用；近期心肌梗死、心动过缓、脑血管病患者慎用；可加强中枢抑制药的作用，合用时要慎重。不宜同时使用丙咪嗪等三环类药物，因后者可竞争性拮抗可乐定的中枢降压作用。

莫索尼定（Moxonidine）

为第二代中枢降压药，对 I_1 咪唑啉受体作用强而对 α_2 受体作用弱。降压作用比可乐定弱，但不良反应也少，无中枢镇静作用，也无停药后的反跳现象。长期应用还能逆转心室重构。

甲基多巴（Methyldopa）

在中枢转化为 α - 甲基去甲肾上腺素，激动 α_2 受体而发挥降压作用。降压作用与可乐定相当，但维持时间比可乐定长，每日只需用药一次。单独用于中度高血压，也可与利尿药合用。因扩张肾血管明显，尤适用于伴肾功能不全的中度高血压患者。也可与其他抗高血压药联合用于治疗重度高血压。

一般不良反应有口干、嗜睡、性欲降低、腹泻、皮疹等。也可引起肝功能损害，产生发热伴转氨酸升高，少数可致肝坏死。约20%患者可产生抗球蛋白阳性反应，其中1%～5%患者出现溶血性贫血，需立即停药。血液系统还引起白细胞或血小板减少。

二、血管平滑肌松弛药

肼屈嗪（Hydralazine，肼苯哒嗪）

【作用与用途】直接松弛小动脉血管平滑肌，使血管扩张，外周阻力和血压下降。能明显扩张肾血管，改善肾血流。一般无体位性低血压，但反射性兴奋交感神经，使心率加快，肾素活性增强，导致水钠潴留。降压作用快而强，适用于中、重度高血压。

【不良反应与用药注意】常见不良反应有头痛、眩晕、乏力、恶心、心悸等。少数女性患者每日 200mg 以上剂量长期使用可引起红斑狼疮样综合征，冠心病患者可诱发心绞痛。脑动脉硬化、冠心病、心动过速、心功能不全者慎用，早孕期妇女禁用。

硝普钠（Sodium Nitroprusside）

【体内过程】口服不吸收，血管内被迅速代谢，静脉滴入 1～2min 起效，停药后作用只维持不到 5min。血管内代谢产物 CN^- 经肝脏代谢成 SCN^-，由肾脏排泄。

【药理作用】该药在血管平滑肌代谢释放 NO，NO 可激活鸟苷酸环化酶，促进 cGMP 形成，产生迅速而强大的扩血管作用。该药对血管的扩张作用缺乏选择性，对小动脉、小静脉均有扩张作用，能降低外周阻力，减少回心血量，降低左室充盈压。降压时不减少冠脉和肾血流量。

【临床应用】该药降压作用迅速而强大，只用于高血压危象的抢救，是高血压危象的首选药。也可用于外科麻醉时控制性降压和重度心功能不全。

【不良反应和用药注意】①用药过程中可出现恶心、出汗、不安、头痛、心悸等。②静脉滴注速度超过 $5\mu g/(kg \cdot min)$，连续使用 24h 以上时，可引起血浆氰化物和硫氰化物浓度升高而中毒，产生乏力、厌食、定向障碍、精神症状、肌肉痉挛等表现。过量硫氰酸盐还抑制甲状腺摄碘而引起甲状腺功能减退。③孕妇禁用，肾功能不全、甲状腺功能低下者慎用。④该药化学性质不稳定，遇光或在水溶液中时间过长均易分解释放 CN^-。因此应避光贮存与使用，配制时间超过 4h 的溶液不宜使用。静脉滴注时速度不可超过 $3\mu g/(kg \cdot min)$。

三、α_1 受体阻断药

哌唑嗪（Prazosin）

【体内过程】口服吸收良好，但首关消除明显。主要由肝脏代谢，由肾脏排泄。$t_{1/2}$ 为 2～4h，降压作用可维持 7～8h。

【作用与用途】选择性阻断血管平滑肌 α_1 受体，对小动脉作用强于小静脉，因此作用以降低外周阻力为主。降压时基本不引起反射性心率加快，但可短期内升高肾素活性。还能升高血中 HDL 水平，松弛尿道平滑肌。临床用于轻、中度高血压，尤适用

于伴肾功能不全、高脂血症、前列腺增生的高血压患者。

【不良反应与用药注意】

1. 首剂现象 部分患者首次使用该药后 0.5～2h 内出现严重体位性低血压，产生心悸、晕厥甚至意识丧失。首次剂量不超过 0.5mg，或在睡前服用可减少或预防首剂现象，数次用药后首剂现象可消失。

2. 其他 可见有头晕、头痛、嗜睡、乏力、心悸、恶心等，常在连续用药中自行消失。

严重肝脏疾病者禁用，严重心脏病、有精神病史者慎用。

特拉唑嗪（Terazosin）、多沙唑嗪（Doxazosin）两药作用与临床应用及不良反应均与哌唑嗪相同，不同的是它们降压维持时间较哌唑嗪长，每天只需用药 1 次。

四、钾通道开放药

米诺地尔（Minoxidil）

口服易吸收，主要在肝内代谢，$t_{1/2}$ 约 4h。一次用药降压时间可维持 24h。

激活 ATP 敏感的钾通道，促进钾外流使血管平滑肌细胞膜超极化，而使血管平滑肌松弛，血管扩张，血压下降。本品主要扩张小动脉，降压作用强而持久，降压时反射性兴奋交感神经，使心率加快，肾素活性升高，水钠潴留。临床主要用于重度高血压、肾性高血压。很少单独使用，与利尿药或 β 受体阻断药合用可抵消其水钠潴留、心率加快的作用。

一般有心悸、水肿、体重增加等反应，每日 10mg 以上连用数月可致多毛。嗜铬细胞瘤禁用，肺心病、心绞痛、慢性心功能不全及严重肝功能不全者慎用。

二氮嗪（Diazoxide）

虽口服易吸收，血浆 $t_{1/2}$ 20～60h，降压作用维持时间差异也较大（4～20h），因而常静脉注射给药。静注后 1min 见效，3～5min 作用达高峰。

作用机制与米诺地尔相同，主要用于高血压危象和高血压脑病，也可用于幼儿特发性低血糖或胰岛细胞引起的严重低血糖。

五、抗去甲肾上腺素能神经末梢药

该类药物主要通过影响儿茶酚胺类递质的储存及释放而产生降压作用，如利舍平、胍乙啶。因其要待去甲肾上腺素能神经末梢递质耗竭方显降压效应，故降压作用起效缓慢。利舍平降压作用弱而持久，长期使用停药后降压作用还可维持较长时间。因利舍平长期使用可能诱发抑郁症和消化性溃疡，现基本已不单独使用。胍乙啶降压作用起效慢，作用强，易产生体位性低血压，男性还可引起射精困难，现仅用于其他抗高血压药不能控制的重度高血压。以上两种药物降压期间往往同时产生鼻塞、乏力、心率减慢等作用。

第四节 高血压治疗的新概念

一、有效治疗与终生治疗

过去认为早期轻度高血压病在起病初期不需使用降压药,采用低钠饮食即可控制病情发展。高血压病病因未明,渐进发展,即使使用降压药物也难阻止疾病发展,故现在认为高血压病一经诊断,便需使用降压药物治疗。HOT 研究结果指出,抗高血压治疗的目标血压是 138/83mmHg(18.4/11.1kPa)。高血压病无法根治,需要终生不间断治疗。血压升高只是高血压病的临床表现之一,重要的是高血压造成靶器官的损伤。中途停药,血压重新升高,可使靶器官的损伤继续发展、加重。因此高血压的治疗中要强调终生治疗。

二、保护靶器官

高血压靶器官损伤包括心肌肥厚和动脉血管硬化,又称心室重构和血管重构。心室重构导致心肌耗氧增加、顺应性下降,心肌细胞电生理活动紊乱。血管重构发生在外周小动脉可使外周阻力逐渐升高,加速高血压发展;发生在肾血管导致肾供血不足,肾功能不全;发生在脑血管导致脑供血不足、脑血管脆性增加而增加脑血管意外的危险性。抗高血压治疗除了改善高血压血流动力学过程外,抑制细胞增生等非血流动力学效应也许更为重要。因为对高血压患者而言,实现延长寿命、改善生活质量的目的,阻止和逆转心室与血管重构显得比单纯控制血压更有意义。并非所有的抗高血压药物都有靶器官保护作用,目前认为作用突出的是 ACEI 类、长效钙通道阻滞药和 ang II AT$_1$ 受体阻断药。

三、平稳降压

高血压会导致靶器官损伤,血压的过度波动也会损伤靶器官,后者的意义也许更重要。血压在 24h 内的自发性波动称血压波动性(blood pressure variability,BPV),在血压水平相同的高血压患者中,BPV 高者,靶器官损伤严重。在抗高血压治疗时应尽可能避免人为地造成 24h 内血压不稳定。这一点上长效制剂也许比短效制剂更容易做到。但在长期应用中究竟哪些药物能真正做到平稳降压,还缺乏系统的研究。"谷峰比值"可以帮助我们做出判断。第一天用安慰剂,第二天给治疗药,药物效应最大的两天的差值为"峰",下一次给药前的差值为"谷",一般要求药物的"谷峰比值"在50% 以上比较合适。

四、联合用药与个体化治疗

对病史较长和(或)高血压较严重的高血压患者,联合用药是有益的。单纯增加剂量有时降压效果提高并不明显，反而增加药物的不良反应。因而在单独使用一种药物不能有效控制血压时就应该考虑联合用药。有研究表明，血压控制良好的患者中有2/3是联合用药的。不同作用机制的药物联合使用，可产生协同降压效应，这样可使用药剂量减少，减轻药物不良反应。有些药物联用还可相互抵消某些不良反应。目前常用的一线抗高血压药物中，任何两类间的联用都是可行的，其中α或β受体阻断药与二氢吡啶类药物联用、ACEI类或angⅡAT₁受体阻断药加钙通道阻滞药联用效果较好。

高血压病是一种渐进型的慢性病，目前还缺乏根治的办法，患者需终身用药。年龄、性别、种族、病情程度、并发症、合并症等因素均可能影响抗高血压治疗。某些药物在体内过程和药物效应方面还可能存在个体差异，如药物代谢和作用靶位的遗传多态性。因此所使用的药物、剂量都应该根据患者的不同特点进行选择。目的是要达到最佳疗效，最少不良反应。

思 考 题

1. 一线抗高血压药有几类？各类代表药物有哪些？

2. 为什么说β受体阻断药、钙通道阻滞药、ACEI类药物、angⅡAT₁受体阻断药是比较有前途的抗高血压药？

3. 临床应用硝普钠有哪些注意事项，为什么？

4. 抗高血压药物中，哪些药物易引起体位性低血压，哪些药物可反射性加快心率，哪些药物会升高肾素活性？

5. 普萘洛尔为什么禁用于支气管哮喘患者？

制剂及用法

哌唑嗪 片剂：0.5mg，1mg，2mg，5mg。开始0.5~1mg/次，1.5~3mg/d，以后逐渐增至6~15mg/d，分次服用。若每天超过20mg时，一般降压作用不再增加。

特拉唑嗪 片剂：0.5mg，1mg，2mg，5mg，10mg。首剂0.5mg睡前服，以后根据血压情况逐渐增量，一般为8~10mg/d，分次用，最大剂量为20mg/d；用于前列腺肥大，5~10mg/d，分次服。

多沙唑嗪 片剂：0.5mg，1mg，2mg，4mg，8mg。开始0.5mg/次，1次/日，根据情况可每1~2周逐渐增加剂量至2mg/d，以后逐渐增至4~8mg/d。

普萘洛尔 片剂：10mg。5mg/次，3~4次/日，1~2周后增加1/4量，在严密观察下可逐渐加至100mg/d。治疗各种心律失常20~30mg/d，分3次服，用量根据心律、心率及血压变化及时调整。注射剂：5ml：5mg，静脉滴注：2.5~5mg/次，以5%葡萄糖注射液100ml稀释。

阿替洛尔 片剂：25mg，50mg，100mg。50~200mg/次，1次/日；用于心律失常100mg/次，1

次/日；用于心绞痛，100mg/次，1 次/日，或每次 25～50mg，2 次/日。

美托洛尔 片剂：50mg，100mg。50～100mg/次，100～200mg/d；预防心绞痛，50mg/次，3 次/日。注射剂：2ml：5mg。心律失常患者采用静脉注射，开始 5mg/次，1～2mg/min，隔 5min 重复注射，直至生效，一般总量为 10～15mg。

拉贝洛尔 片剂：100mg，200mg。开始 100mg/次，2～3 次/日。如疗效不佳，可增至 200mg/次，3～4 次/日。注射剂：5ml：50mg。静脉注射每次 100～200mg。

硝苯地平 片剂：5mg，10mg。控释片：20mg。胶囊剂：5mg，10mg。5～10mg/次，3 次/日。急用时可舌下含服。

尼群地平 片剂：10mg。10mg/次，10～30mg/d。

氨氯地平 片剂：5mg。开始时每日 5mg，以后根据情况增加剂量，最大剂量为 10mg/d。

左氨氯地平 片剂：2.5mg。初始剂量为 2.5mg，1 次/日；以后可根据病情增至不超过 5mg，1 次/日。

非洛地平 缓释片剂：2.5mg，5mg。初始剂量为 2.5mg，1 次/日；维持剂量为 5mg 或 10mg。

卡托普利 片剂：12.5mg，25mg，50mg，100mg。25～50mg/次，75～125mg/d。开始时 25mg/次，3 次/日（饭前服用）；逐渐增至 50mg/次，3 次/日，最大剂量为 450mg/d。

依那普利 片剂：5mg，10mg。10mg/次，1 次/日。可根据病情需要增加至 40mg/d。

贝那普利 片剂：5mg，10mg。开始剂量为 10mg/次，然后可根据病情逐渐增量至 40mg/d，1～2 次/日。

氯沙坦 片剂：50mg。50～100mg/次，1 次/日，维持剂量为 25～100mg/d。

缬沙坦 胶囊剂：80mg，160mg。80mg/次，1 次/日，2～4 周后根据病情可增至 160mg，1 次/日，维持量为 80～160mg，1 次/日。

吲哒帕胺 片剂：2.5mg。2.5mg/次，1 次/日。

可乐定 片剂：0.075mg，0.15mg。初始剂量一次 0.075～0.15mg，3 次/日，逐渐增加剂量，维持量一日 0.2～0.8mg，极量：一次 0.6mg。注射剂：0.15mg：1ml。0.15～0.3mg/次，肌内注射或缓慢静脉注射，必要时 6h 重复 1 次。

甲基多巴 片剂：0.25g。0.25g/次，3 次/日，维持量 0.5～2.0g/d，分次服，最大剂量为 3.0g/d。

肼屈嗪 片剂：10mg，25mg，50mg。初始剂量：10～25mg/次，3 次/日，以后按需要增至 50mg/次，3 次/日。最大剂量不能超过一日 20mg。注射剂：1ml：20mg。10～20mg/次，肌内注射或静脉注射。

硝普钠 粉针剂：50mg。临用时以 5% 葡萄糖注射液 2ml 溶解，再用同一溶液 500ml 稀释，缓慢静脉滴注，滴速 0.5～3μg/（kg·min）。配制 4h 后的溶液不宜使用。

米诺地尔 片剂：2.5mg，5mg，10mg。25mg/次，2 次/日，渐增至 5～10mg/次，2 次/日。

二氮嗪 粉针剂：300mg，附专用溶剂 20ml，临用时将本品溶于专用溶剂，患者取卧位快速静脉注射，200～400mg/次，在 15～20s 内注射完毕；抢救高血压危象时，可在 0.5～3h 内重复 200～400mg，总量不超过 1200mg/d。

（刘志华）

CHAPTER 第二十章

抗 心 绞 痛 药

☞ **学习要求**

1. 掌握硝酸甘油的体内过程、药理作用、临床应用及主要不良反应，了解其他硝酸酯类药物抗心绞痛的作用特点。

2. 熟悉 β 受体阻断药、钙通道阻滞药抗心绞痛的作用特点和临床应用。

3. 了解心绞痛的病理生理学基础。

心绞痛是冠状动脉粥样硬化性心脏病的常见症状，以突发的胸骨后压迫性剧烈疼痛，并向右肩背和右上肢放射为表现特征。心肌耗氧与心率、心室壁张力及心肌收缩力正相关，当心肌需氧增加时，通过扩张冠状动脉增加供血而使氧的供需处于动态平衡。在冠状动脉粥样硬化的基础上，在心肌需氧增加时，病变区血管不能充分扩张，从而产生需氧大于供氧的病理生理状况，引起心绞痛发作。世界卫生组织将心绞痛分为三种类型。①劳累型心绞痛，常在有明显增加心肌耗氧因素存在时发作，如劳累、紧张、激动等。休息或舌下含服硝酸甘油可缓解。该型根据病程、发作频率又可分为稳定型、初发型和恶性型三种。②自发型心绞痛，常在安静时发作，与心肌耗氧无明显关系，症状重、持续长，不易被硝酸甘油缓解。该型包括：卧位型（休息或睡眠时发作）、变异型（与冠脉痉挛有关）、中间综合征和梗死后心绞痛。③混合型心绞痛，在心肌需氧增加或无明显增加时都可能发生。

控制心绞痛发作的主要对策在于实现心肌对氧需求的供需平衡。但在冠状动脉存在病理损害的前提下，药物能再扩张冠状动脉的能力极其有限，因此目前主要通过减少心肌耗氧来减少心肌需氧，达到心肌对氧的新的供需平衡而发挥抗心绞痛作用。目前临床用于抗心绞痛的药物主要有硝酸酯类如硝酸甘油，β 受体阻断药如普萘洛尔，钙通道阻滞药如硝苯地平三类。其他抗血小板药、抗血栓药也有助于心绞痛治疗。

第一节 硝 酸 酯 类

这是一类含硝酸多元酯结构的化合物，脂溶性高，分子中 $-O-NO_2$ 是其活性结

153

构。本类药物中以硝酸甘油最常用，其次为硝酸异山梨酯、单硝酸异山梨酯和戊四硝酯等。

硝酸甘油（Nitroglycerin）

【体内过程】口服后经肝脏时被迅速代谢失活，舌下含服可避过首过消除由口腔黏膜迅速吸收入血，1～2min 起效，作用维持 20～30min，$t_{1/2}$ 42min。在肝脏经谷胱甘肽还原酶脱硝基失活，脱硝基速度取决于内源性谷胱甘肽水平，谷胱甘肽的消耗可导致快速耐受性。

【药理作用】硝酸甘油在血管平滑肌细胞内经谷胱甘肽转移酶作用释放出 NO，后者激活鸟苷酸环化酶，使细胞内 cGMP 水平升高，减少细胞外 Ca^{2+} 内流和胞内肌质网 Ca^{2+} 释放，使肌球蛋白轻链去磷酸化，血管平滑肌松弛。这一作用对毛细血管后静脉血管比小动脉血管更强，对处于痉挛状态的冠状动脉的作用远远强于正常血管。

1. 降低心肌耗氧量 硝酸甘油可迅速扩张容量血管和阻力血管，降低心脏前后负荷而迅速降低心肌耗氧量。

（1）扩张静脉 小静脉是体内主要容量血管，小静脉扩张使回心血量减少（前负荷降低），心室容积减小，心室壁张力下降，心脏射血时间缩短，心肌耗氧量降低。

（2）舒张动脉 稍大剂量的硝酸甘油也可显著扩张动脉血管，特别是较大的动脉血管，使心脏射血阻力减小（后负荷降低），射血较完全，从而扩张期左室壁张力减小，心肌耗氧量下降。但较大剂量时因过度扩张血管可反射性兴奋交感神经，使心率加快、心肌收缩力增强，减弱其降低心肌耗氧的效应。

2. 改善缺血区心肌供血 硝酸甘油对冠状动脉系统中较大的输送血管和处于痉挛状态下的动脉有强而持久的扩张作用，通过促进侧支循环、改善心内膜下心肌供血而改善缺血区心肌供血。

（1）促进侧支循环开放 硝酸甘油对缺血区小阻力血管扩张作用较弱，因这些血管由于 CO_2 和酸性代谢产物的作用已处于极度扩张状态。这时硝酸甘油可通过解除血管痉挛而恢复缺血区心肌供血，同时，因非缺血区较大输送血管扩张，有利于血液经侧支循环流向已极度扩张的缺血区血管。

（2）改善心内膜下心肌供血 冠状动脉心外膜分支垂直通过心室壁抵抗达心内膜下肌层，此时血管分支已近末梢。心脏收缩时血管受到挤压，只有在心室舒张时才可向心内膜下肌层供血。而在心室舒张末期和心室等容收缩期，心室内压力逐渐升高使心内膜下血管再次受到压迫，因而心内膜下肌层是最容易发生供血障碍的区域。硝酸甘油减少回心血量，降低心室充盈压和室壁张力，使心内膜下血管所受压迫减轻，有利于改善心内膜下心肌供血。

3. 保护缺血心肌 硝酸甘油释放的 NO 能促进内源性 PGI_2、降钙素基因相关肽（calcitonin gene-related peptide，CGRP）的生成与释放，这些物质对心肌有直接保护作用，减轻缺血损伤，缩小梗死范围，还能对心肌细胞产生膜稳定作用，提高室颤阈，消除折返。

【临床应用】

1. **心绞痛** 硝酸甘油舌下含服是缓解各型心绞痛急性发作的首选。在有发作先兆（如胸前区压迫、紧张、烧灼感）时及时含服也可预防心绞痛发作。连续应用2周左右可出现耐受性，与剂量、用药频率有关。停药1~2周可恢复疗效。只在心绞痛发作时或发作预兆时用药，或加大用药间隔一般不会产生耐受性。

2. **急性心肌梗死** 低剂量硝酸甘油静脉滴注也用于早期急性心肌梗死，常与小剂量肝素合用，但应控制血压在90mmHg（12kPa）以上。

3. **其他** 慢性心功能不全、肺动脉高压、急性呼吸衰竭，硝酸甘油可作为辅助治疗。

【不良反应和用药注意】

1. **扩血管反应** 以颜面部血管扩张致面色潮红最常见。其次是脑血管扩张引起头痛和反射性心率加快。剂量过大可引起体位性低血压，因反射性兴奋交感神经而增加心肌耗氧，可加重心绞痛。眼内血管扩张可使眼压升高。

2. **高铁血红蛋白血症** 大剂量使用时出现，以呕吐与发绀为主要表现，静脉注射美蓝可缓解。

为避免以上反应，使用硝酸甘油宜从小剂量开始，服药时取坐位或卧位。青光眼、颅内压高者禁用。

其他硝酸酯类药物作用不如硝酸甘油，多用于预防心绞痛发作（表20-1）。

表20-1 硝酸酯类药物作用比较

药物	给药途径	起效（min）	维持
硝酸甘油	舌下	1~2	20~40min
硝酸异山梨酯	舌下	2~3	1~3h
	口服	15~30	3~6h
单硝酸异山梨酯	口服	15	8~12h

第二节 β受体阻断药

β受体阻断药是临床上高血压、心律失常、心绞痛的常用药，用于心绞痛治疗时能减少心肌耗氧、改善缺血区心肌供血和心肌代谢，使患者心绞痛发作次数减少，运动耐量增加。与硝酸甘油合用还能抵消硝酸甘油的反射性心脏兴奋作用，已成为一线防治心绞痛药物。

【抗心绞痛作用】

1. **降低心肌耗氧量** 该类药物通过阻断心肌细胞膜上β₁受体，使心率减慢，心肌收缩力减弱、心肌收缩速度减慢而降低心肌耗氧量。但心肌收缩力减弱和心室舒张期延长可使心脏射血时间延长和心室容积增加，导致心肌耗氧增加，但总效应仍是心肌耗氧量降低。用心房起搏方法加快心率，普萘洛尔抗心绞痛作用即失去，说明该类药物抗心绞痛作用主要与减慢心率有关。

2. 改善缺血区心肌供血　该类药物减慢心率使心室舒张期延长，从而延长冠状动脉灌注时间。因 β 受体阻断后 α 受体效应占优势，冠状动脉阻力增加，冠脉总流量还可能减少，但在缺血区的心肌供血是增加的。因为此时非缺血区血管阻力增加而缺血区血管扩张，通过侧支循环使缺血区供血增加；另外，心室舒张期延长还能使心内膜下心肌供血时间延长。

3. 改善心肌代谢　该类药物阻断 β 受体还可降低心肌游离脂肪酸含量，减少缺血区心肌对葡萄糖的利用而减少耗氧；减轻心肌因缺血所致的 K^+ 外流，有利于保护缺血区心肌细胞线粒体结构和功能。

【临床应用】普萘洛尔（Propranolol）、吲哚洛尔（Pindolol）、噻吗洛尔（Timolol）及选择性 $β_1$ 受体阻断药阿替洛尔（Atenolol）、美托洛尔（Metoprolol）、醋丁洛尔（Acebutolol）等均可用于心绞痛。尤适用于硝酸酯类药物疗效差的稳定型心绞痛，以及伴有心律失常或高血压者。不宜用于变异型心绞痛，因 β 受体被阻断后 α 受体占优势，易致冠状动脉收缩。用于急性心肌梗死有利于缩小梗死范围，但伴心衰时不宜使用。该类药物与硝酸酯类合用抗心绞痛有协同作用，还可互相抵消对心脏的不良反应。

【用药注意】①与硝酸酯类药物合时，两类药物都可降压，若血压下降过多可使冠脉供血减少，于心绞痛不利，宜调整剂量。②该类药物长期使用不可突然停药，否则因受体水平上调可导致心绞痛加剧或诱发心肌梗死。③使用时因剂量个体差异大，宜从小剂量开始，停药时宜逐渐减量。④对心功能不全、支气管哮喘、心动过缓者不宜使用，禁用于血脂异常者。

第三节　钙通道阻滞药

在世界卫生组织和国际药理学联合会关于钙通道阻滞药的分类方法中，均把选择性 L 型钙通道阻滞药分为二氢吡啶类如硝苯地平、尼群地平、尼卡地平，苯烷胺类如维拉帕米、加洛帕米，地尔硫䓬三类。这些药物均可用于心绞痛治疗。

硝苯地平（Nifedipine，心痛定）

【药理作用】

1. 降低心肌耗氧量　该药选择性阻断外周血管平滑肌细胞膜上钙通道，使外周阻力下降和回心血量减少，心脏前负荷与后负荷减轻，从而降低心肌耗氧量。

2. 增加冠脉供血　小剂量即可扩张冠状动脉而不影响血压，舌下含服 20mg 后正常心肌和冠状动脉狭窄区血流量均增加。

【临床应用】适用于各型心绞痛的预防和治疗，尤适用于变异型心绞痛和冠状动脉痉挛所致的心绞痛。在心绞痛发作预兆或发作时舌下含服或咽部喷雾给药可阻止或缓解发作，使用缓、控释制剂能预防心绞痛发作。

【用药注意】在血压较低的患者，硝苯地平可使血压进一步降低，而使其反射性交感兴奋作用增强，增加心肌梗死的发生率；在心绞痛伴心衰时可能使心衰加重，应慎用或禁用；在不稳定型心绞痛普通制剂可增加心脏不良事件的危险，因而禁用。

维拉帕米（Verapamil，异搏定，戊脉胺）

【体内过程】口服吸收完全，但首关消除明显，生物利用度仅20%，血药浓度个体差异大。体内消除主要经肝脏代谢，代谢产物甲基维拉帕米仍有部分活性。

【药理作用】维拉帕米为一对心脏选择性较高的钙通道阻滞药，可使心率减慢、心肌收缩力降低、心肌传导速度减慢，对外周血管平滑肌钙通道也有阻滞作用，产生扩血管效应。

1. 降低心肌耗氧量 维拉帕米可明显抑制窦房结细胞自律性而减慢心率，同时阻滞收缩细胞钙内流而抑制心肌收缩力，均可明显降低心肌耗氧量。另外其对外周血管的扩张作用也有利于减少心肌耗氧。

2. 增加冠状动脉供血 维拉帕米可扩张冠状动脉，延长冠状动脉灌注时间而增加冠状动脉血流量。对缺血区心肌还可通过开放侧支循环和扩张缺血区血管而改善缺血区心肌供血。

3. 抑制慢反应细胞动作电位（见第二十二章）

【临床应用】适用于各型心绞痛，用于稳定型心绞痛疗效与β受体阻断药相当，对变异型心绞痛疗效不及硝苯地平。治疗心律失常时建议静脉注射给药，症状控制后改为口服维持。

【不良反应和用药注意】①可有眩晕、恶心、呕吐、便秘、心悸等反应，突然停药可使心绞痛加重；②与β受体阻断药合用时易引起低血压、心动过缓、传导阻滞；③可使地高辛血药浓度升高，合用时宜调整地高辛用量。

禁用于低血压、传导阻滞、重度心衰、心源性休克者，支气管哮喘者慎用。

地尔硫䓬（Diltiazem，硫氮䓬酮）

【体内过程】口服吸收快而完全，但用药早期生物利用度约40%，连续用药后生物利用度逐渐增加。主要在肝脏代谢，代谢产物去乙酰地尔硫仍有部分活性。

【作用与用途】地尔硫对心肌和血管平滑肌钙通道均有阻滞作用。对心脏的作用与维拉帕米相似但稍弱，对血管的作用不如硝苯地平，但降低血压时脉压不变，提示其同时降低收缩压和舒张压。该药对大的冠状动脉和侧支循环均有扩张作用，可改善缺血区心肌供血。临床可用于各型心绞痛、室上性心律失常、高血压等。

思 考 题

1. 硝酸甘油舌下含服为什么是各型心绞痛急性发作的首选？它在缓解心绞痛的药理作用中最重要的作用是什么，为什么？

2. 硝酸甘油与硝苯地平抗心绞痛作用有何异同？

3. 为什么 β 受体阻断药禁用于变异型心绞痛？

制剂与用法

硝酸甘油 片剂：0.3mg，0.6mg。舌下含化 0.3～0.6mg/次，极量 2mg/d。

硝酸异山梨酯 片剂：2.5mg，5mg，10mg。舌下含化，5mg/次；口服，5～10mg，2～3/日。缓释片：5mg。口服：5mg，2 次/日。注射剂：10ml∶10mg。静脉滴注：2mg/h。

单硝酸异山梨酯 片剂：20mg，40mg，60mg。口服：20mg，2～3 次/日。缓释片：40mg。口服：40mg，2 次/日。

维拉帕米 片剂：40mg。口服：40～120mg，3～4 次/日。缓释片：120mg。口服：120mg，1 次/日。

地尔硫䓬 片剂：30mg。口服：30mg，3～4/日，按需可增至每日 360～480mg。缓释片：30mg。口服：90～180mg，1～2 次/日。

（刘志华）

第二十一章

抗慢性心功能不全药

学习要求

1. 掌握强心苷的分类、体内过程、药理作用、临床应用及不良反应；掌握 Ang Ⅱ 抑制药在 CHF 治疗中的应用。

2. 熟悉其他减轻心脏负荷药如利尿药、血管扩张药及 β 受体阻断药在 CHF 治疗中的应用。

3. 了解非强心苷类正性肌力药在 CHF 治疗中的应用，了解 CHF 的病理生理学基础。

慢性心功能不全（chronic heart failure，CHF，充血性心力衰竭，congestive heart failure）是心脏长期超负荷达到终末阶段而产生的一系列临床综合征，表现出心输出量减少、动脉供血不足、静脉系统淤血等复杂的临床症状和体征。由于社会老龄化，CHF 的发生率有所增加，约为 1%～2%，5 年内病死率约为 30%～50%，严重者 1 年内病死率约为 50%。凡能增加心脏负荷的因素均可引起 CHF，病理生理复杂，预后较差，是心血管病的治疗难点之一。

第一节 概 述

一、CHF 的病理生理学基础

CHF 的基本病理为心肌顺应性下降，即心肌收缩和舒张功能不全而产生一系列病理生理变化。早期通过提高交感张力，激活神经和内分泌调节机制而代偿心功能不全。但这些代偿机制使心脏负荷进一步加重，导致心肌细胞凋亡、胞外基质增加、心肌细胞纤维化速度加快，以及心肌细胞代偿性肥厚（心室重构）等心肌病变产生，进一步损伤心肌顺应性，使 CHF 进入到失代偿阶段。

1. 交感神经系统激活 这是 CHF 最早、最基本的调节代偿机制。CHF 时压力感受器敏感性降低，交感神经活性增强，儿茶酚胺递质水平升高，使心率加快以维持心输出量、收缩外周血管以减少组织对氧的需求。这一作用使心肌耗氧提高和心脏做功效率下降，同时去甲肾上腺素使心肌细胞内 Ca^{2+} 水平升高，易致细胞坏死。长期的交感张力升高还引起心肌 β_1 受体水平下调，这一作用对心肌有保护作用，可使细胞免受过量去甲肾上腺素的伤害。

2. 肾素－血管紧张素系统（RAS）激活 肾球旁细胞可受多种刺激而释放肾素增加，如心输出量减少使肾血流灌注压下降、交感张力升高刺激球旁细胞 β_1 受体、血或尿钠水平下降等。这种调节机制在 CHF 时发生较慢，只在中、重度 CHF 时才被激活。血浆肾素活性升高使血中血管紧张素Ⅱ（angiotensinⅡ，AngⅡ）含量升高。AngⅡ除通过收缩血管、刺激醛固酮分泌而增加心脏负荷外，还具有明显的促生长作用，是 CHF 心室重构形成的重要介导物质。

3. CHF 时心肌与血流动力学变化 CHF 发生时心肌结构和功能的损伤是互为因果、相互助长的。心肌功能损伤使心输出量下降激活了一系列神经、体液调节系统，这些因素一方面导致心率加快、阻力血管张力增加以代偿心输出量不足，同时又加速心肌凋亡、增加细胞基质、促进心肌纤维化以及心室重构。目前认为去甲肾上腺素、AngⅡ、原癌基因、细胞因子、生长因子等都参与了 CHF 时的心肌损伤。如去甲肾上腺素升高细胞内 Ca^{2+} 水平可加速细胞凋亡，AngⅡ水平升高可诱导原癌基因转录，后者的促细胞生长作用导致心室重构形成。心率加快与心肌代偿肥厚并不能使心输出量得到代偿，反而使心肌耗氧明显增加，做功效率下降，心肌顺应性进一步损伤，如此形成恶性循环。

CHF 时产生的血流动力学变化已参与了对心肌结构和功能的进一步损伤。心肌顺应性下降使心脏射血不全，心室残余血量增加而使心室舒张末期压升高，心脏前负荷增加；交感兴奋使阻力血管张力增加，心脏射血阻力升高，心脏后负荷增加。在心脏超负荷时，见到心肌原癌基因转录增加，血中肿瘤坏死因子－α（TNF－α）、精氨酸加压素（AVP）、内皮素（ET）等物质水平升高，这些因子都可能参与了促心肌细胞凋亡和促细胞生长（图 21－1）。

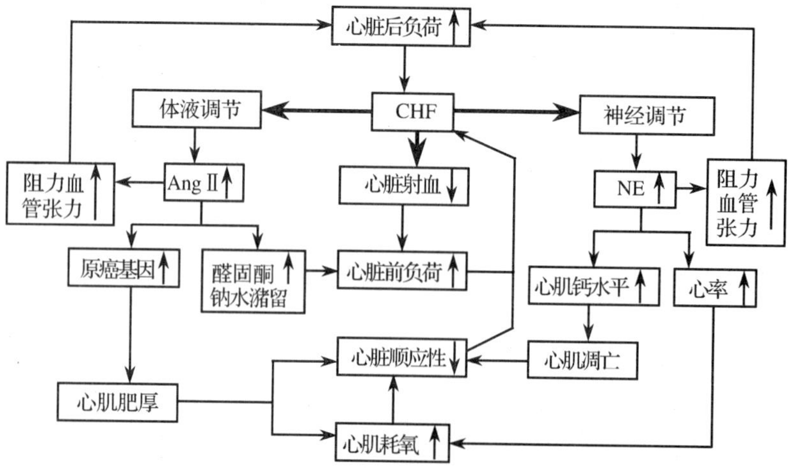

图 21－1　CHF 的病理生理基础

二、CHF 的药物治疗目标

强心、利尿、扩血管是 CHF 传统的治疗方法，对缓解症状、改善心脏血流动力学、提高运动耐力有较好的疗效，但不能阻止心室重构的形成和发展。现代的治疗目标还应包括防止和逆转心室重构，延长生命，降低病死率和提高生活质量。近 20 年来研究发现，RAS 抑制药既能缓解症状、提高运动耐力，又能防止和逆转心室重构、降低病死率，已成为与强心苷类和利尿药同样重要的治疗 CHF 的基础药物。早期认为 β 受体阻断药禁用于 CHF，1975 年 Wagstein 首先报道应用普萘洛尔（Practolol）治疗 CHF 有效，后经大量临床试验证明这类药物确能缓解症状、降低病死率，从而改变了这一传统观点。现在认为 β 受体阻断药是拮抗交感活性治疗 CHF 的新途径。

三、治疗 CHF 的药物分类

强心苷类：地高辛等。

利尿药：氢氯噻嗪等。

RAS 抑制药：ACEI 类如卡托普利等；AT_1 拮抗药如氯沙坦等。

β 受体阻断药：普萘洛尔、卡维地洛等。

血管扩张药：硝普钠、肼屈嗪等。

非苷类正性肌力药：磷酸二酯酶抑制药如氨力农、米力农；β 受体激动药如多巴酚丁胺；钙增敏药如匹莫苯。

第二节　强　心　苷　类

这是一类来源于紫花或毛花洋地黄等植物的具有强心作用的生物碱，是第一个用于 CHF 治疗的常用药。供临床应用的有洋地黄毒苷、地高辛、毒毛花苷 K、毛花苷丙等。该类药物的药理作用和不良反应相似，但作用强弱和体内过程有所不同。

【体内过程】

1. **吸收**　洋地黄毒苷和地高辛口服易吸收，前者 F 可达 100%，后者约 60% ~ 80%。毛花苷丙口服吸收差，毒毛花苷 K、去乙酰毛花苷口服不吸收，仅供静脉注射用。

2. **分布**　该类药物体内分布较广，血浆蛋白结合率药物间差异较大，洋地黄毒苷达 97%，地高辛约 25%，毒毛花苷 K 仅 5%。奎尼丁能与地高辛竞争结合蛋白而提高地高辛的游离血药浓度。

3. **代谢与排泄**　洋地黄毒苷脂溶性高，约 70% 经肝脏代谢，代谢产物与部分药物原形主要经肾脏排泄，部分经胆汁排泄并形成肝肠循环（26%），$t_{1/2}$ 在 7 日以上。地高辛约 80% 以原形从肾脏排泄，也有部分经胆汁排泄形成肝肠循环（7%），$t_{1/2}$ 约 36h。毛花苷丙和去乙酰毛花苷消除方式类似于地高辛。毒毛花苷 K 几乎全部以原形从肾脏排泄，$t_{1/2}$约 19h。

强心苷类药物在体内消除速率慢，因而其作用维持时间均较长，如洋地黄毒苷作用可维持 2~3 周，地高辛约 12~20 天，毒毛花苷 K 也在 3~6 天，易于在体内蓄积。另外该类药物安全范围小，如地高辛的有效血药浓度为 0.5~1.5ng/ml，洋地黄毒苷的有效血药浓度为 10~25ng/ml，地高辛血药浓度达 2ng/ml，洋地黄毒苷达 35ng/ml 时即达中毒水平。因而在临床应用该类药物时应严格控制剂量和给药间隔，特别是存在肝、肾功能障碍的患者，应尽量采取个体化给药方案（表 21-1）。

表 21-1　强心苷的分类与体内过程特点

分类	药物	口服 F	血浆蛋白结合率	消除		$t_{1/2}$	全效量（mg）	维持量（mg）
				肝代谢	肾排泄			
慢效	洋地黄毒苷	100%	97%	70%	10%	7 日	0.7~1.2	0.05~0.1
中效	地高辛	60%~80%	25%	20%	60%~90%	36h	1~1.5	0.125~0.5
速效	毒毛花苷 K	—	5%		100%	19h	0.25~0.5	0.25

【药理作用】

1. 正性肌力作用　强心苷对心肌有高度选择性，能明显增强 CHF 时的心肌收缩力，加快心肌收缩速度，增加心输出量，从而缓解症状和改善心脏血流动力学。强心苷在增强心肌收缩力的同时，还能明显降低心肌耗氧量，这是该类药物用于 CHF 治疗的主要药理学基础。

（1）增加心输出量　强心苷使心肌收缩力增强和收缩速度加快，心脏射血完全，心脏每搏量增加，心室残余血量减少，每搏做功明显改善。

（2）改善心脏血流动力学　心脏每搏射血完全使心室残余血量明显减少，从而使心室舒张末期容积和压力均降低，心脏前负荷减少；CHF 时颈静脉窦和主动脉弓压力感受器敏感性下降，强心苷增加心输出量及抑制压力感受器 Na^+，K^+-ATP 酶活性，可恢复窦弓压力感受器敏感性，抑制交感神经活性，降低外周阻力而使心脏后负荷减少；CHF 时心动周期中左室舒张末期压高而心输出量低，使用强心苷后在同等左室舒张末期压条件下心输出量明显增加，提高了心脏的做功效率。

（3）降低心肌耗氧量　决定心肌耗氧的因素包括室壁张力、心肌收缩力、每分钟射血时间和心肌收缩速度等。虽然强心苷增强心肌收缩力使耗氧量增加，但它可减轻心脏前、后负荷，加快心肌收缩速度、缩短收缩时间而降低室壁张力，通过激活窦弓反射提高心迷走神经张力而使心率减慢，从而有效地降低 CHF 时心肌耗氧量。这是强心苷类有别于儿茶酚胺类强心药的显著特点。对正常人或无 CHF 的心脏病患者依然使心肌耗氧增加，在心肌缺血的患者可诱发心绞痛。

2. 负性频率和负性传导作用　指使用强心苷后心率减慢和房室传导速度减慢。强心苷的这类作用是通过增强迷走神经张力而间接实现的。CHF 的长期交感活性增高使压力感受器 Na^+，K^+-ATP 酶活性升高，对压力变化的敏感性下降。强心苷可抑制压力感受器 Na^+，K^+-ATP 酶活性而使压力感受器敏感化，从而激活窦弓反射，增强心迷走神经张力，抑制窦房结细胞和房室结细胞 Ca^{2+} 内流，降低窦房结自律性和房室结的传导速度。

3. 对心肌电生理的影响　强心苷对心肌细胞电生理的影响包括改变自律性、传导速度和有效不应期，这些变化既有对心肌细胞的直接作用，也有间接通过迷走神经的作用。

（1）影响自律性　强心苷通过提高心迷走张力，加速窦房结 K^+ 外流而降低窦房结细胞自律性；心室肌迷走分布少，强心苷可抑制浦肯野细胞 Na^+，K^+ – ATP 酶，使浦肯野细胞 K^+ 外流速度减慢，膜电位水平升高，自律性增强。

（2）减慢房室传导　强心苷通过提高心迷走张力减少房室结细胞 Ca^{2+} 内流，使除极速度减慢而减慢传导速度。

（3）缩短有效不应期　强心苷通过抑制浦肯野细胞 Na^+，K^+ – ATP 酶使膜电位水平上移，复极时程缩短而缩短有效不应期；对心房肌细胞则由于心迷走张力升高，K^+ 外流加快使复极速度加快，缩短有效不应期。

强心苷对心肌电生理的作用部分具有治疗意义，如窦房结自律性降低和房室传导减慢有利于降低心肌耗氧，房室传导减慢和心房肌有效不应期缩短可能是治疗心房颤动和心房扑动的基础。但强心苷中毒时这些对心肌细胞的电生理作用可能引起各种心律失常，如浦肯野细胞自律性升高和有效不应期缩短可导致室性早搏、室性心动过速，房室传导减慢可导致房室传导阻滞等。

强心苷对心肌电生理的影响也可通过心电图变化反映出来。治疗量即显示 T 波低平甚至倒置、ST 段下移呈鱼钩状；房室传导减慢显示 P – R 间期延长；浦肯野细胞和心室肌有效不应期与动作电位时程缩短可由 Q – T 间期缩短反映；P – P 间期延长则是窦性频率减慢的反映。但强心苷引起的心电图变化缺乏特异性，易与冠心病的心电图显示混淆。

4. 其他作用

（1）对血管的作用　强心苷对血管平滑肌的直接作用是兴奋作用，可使血管收缩，外周阻力增加。但在 CHF 时强心苷对交感神经张力的抑制作用超过了它的缩血管效应，从而总外周阻力下降。

（2）增加尿量　强心苷可使 CHF 患者尿量增加。一方面强心苷增加心输出量，使肾血流增加而间接利尿，另一方面强心苷也可抑制肾小管上皮 Na^+，K^+ – ATP 酶，减少对肾小管 Na^+ 的重吸收而产生直接利尿作用。

【作用机制】强心苷能升高心肌细胞胞质内游离钙浓度，但确切机制尚未完全阐明。目前认为强心苷可与心肌细胞膜上 Na^+，K^+ – ATP 酶结合并抑制其活性，而 Na^+，K^+ – ATP 酶就是强心苷的受体。当心肌细胞 Na^+，K^+ – ATP 酶活性受抑制时，细胞内 Na^+ 水平升高，这时通过 Na^+ – Ca^{2+} 交换机制，使胞外 Ca^{2+} 往胞内转移增加。结果是细胞内 Ca^{2+} 水平升高，肌质网摄取和储存 Ca^{2+} 增加。另一方面，在细胞内 Ca^{2+} 少量增加时，还能直接促进 Ca^{2+} 内流，这时细胞内增加的 Ca^{2+} 又能促使肌质网往胞浆

释放 Ca^{2+}，即所谓"以钙释钙"的过程。这样，在强心苷的作用下，心肌细胞内 Ca^{2+} 增加，收缩力增强。

强心苷治疗量时可使心肌细胞 Na^+，K^+ - ATP 酶活性受抑 20%，当酶活性受抑达 30% 时则可能产生毒性反应，受抑超过 60% 时即可出现明显毒性反应。在中毒量强心苷使心肌细胞 Na^+，K^+ - ATP 酶过度受抑时，心肌细胞 K^+ 内流减少，导致细胞内缺 K^+，心肌细胞自律性升高，不应期缩短，易发生各种心律失常。

【临床应用】强心苷能缓解或消除 CHF 症状，改善 CHF 心脏血流量动力学，增强心脏射血功能，作用持久，疗效确切，亦无耐受性。但同时增加心肌细胞内 Ca^{2+} 载量，不能阻止 CHF 时心室重构的形成和发展，因而不能延长患者的生存时间。

1. **治疗 CHF** 强心苷对正常心脏和衰竭心脏、心房肌和心室肌都有正性肌力作用，可用于各种原因所致的 CHF。但对心肌供氧和能量代谢无影响，故对不同病因所致的 CHF 疗效有差异。对高血压、心瓣膜病、先心病所致的 CHF 疗效好；对甲亢、贫血、维生素 B_1 缺乏所致的 CHF 因心肌能量产生障碍疗效较差；对肺心病、心肌炎所致 CHF 及风心病 CHF 处于风湿活动期因心肌缺氧和能量代谢障碍疗效差，且易引起毒性反应；对缩窄性心包炎、严重二尖瓣狭窄等机械障碍所致心输出量不足无效。

2. **某些心律失常**

（1）心房颤动 指心房肌发生每分钟 400～600 次的快速而不规则的纤维颤动，过多心房冲动通过房室结传递到心室而使心室频率过快，心脏每搏量明显减少导致心输出量严重不足。强心苷是治疗心房颤动的首选药。它通过减慢房室传导，减少心房冲动传递到心室而减慢心室率，增加心脏每搏量而提高心输出量。

（2）心房扑动 指心房肌产生的每分钟 250～300 次规律而快速的冲动，虽频率不及心房颤动，但对房室结的穿透力强，使心室率过快且难以控制，导致心输出量严重不足。强心苷能缩短心房肌有效不应期，使心房扑动转化为心房颤动，继而减慢心室率。当停用强心苷后，相对延长心房肌的有效不应期，可使异位节律更多的落在不应期中而消除折返冲动形成，有可能恢复窦性节律。

（3）阵发性室上性心动过速 强心苷通过提高心迷走神经张力可终止阵发性室上性心动过速。但禁用于室性心动过速，因其提高浦肯野细胞自律性有可能引起心室颤动；强心苷中毒所致室上性心动过速也属禁忌。

【不良反应】强心苷的有效血药浓度接近中毒血药浓度，安全范围小，个体差异大，易发生中毒。各种强心苷毒性反应相似，及时停药可以消失。

1. **胃肠道反应** 厌食、恶心、呕吐、腹泻是强心苷中毒早期的常见表现，可能与药物刺激延髓化学感受区有关。但需与 CHF 时胃肠淤血所致的原发症状相区别。

2. **中枢神经系统反应** 常见淡漠、眩晕、头痛、疲倦、失眠、谵妄等，还可出现视觉障碍如视物模糊、黄视症、绿视症等。中枢症状多见于老年患者。

3. **心律失常** 是强心苷心脏毒性作用的反映。因强心苷对心肌细胞电生理作用复杂，因而中毒时可出现各种心律失常。最常见者为室性早搏，约占 33%，其次是房室

164

传导阻滞（18%）；也可见室上性或室性心动过速、窦性心动过缓等。强心苷中毒所致的心律失常缺乏特异性，也是强心苷最常见、最危险的毒性反应。

强心苷中毒可根据中毒症状和心电图表现作出初步诊断，必要时可测定强心苷血液浓度。如地高辛血药浓度超过 3ng/ml，洋地黄毒苷超过 45ng/ml 即可认定强心苷中毒。

【中毒防治】因剂量过大引起强心苷中毒并不多见，更多的是因体内存在某些诱发因素所致，如低（或高）血 K^+、高血 Ca^{2+}、高血 Mg^{2+}、心肌缺血等。在预防强心苷中毒时除严格控制剂量外，还应严密监测某些诱发因素，如用药过程中定期检测血 K^+、血 Ca^{2+}、血 Mg^{2+} 等。观察中毒先兆在预防强心苷中毒也有重要意义，一旦发现黄绿视觉、频发室性早搏、窦性心动过缓、心率低于 50~60 次/分钟时即为停药指征。测定强心苷血药浓度有助于中毒的早期诊断。

一旦发现强心苷中毒应立即停药，同时根据中毒程度采取补 K^+、抗心律失常、使用地高辛抗体 Fab 片段进行解救。

（1）补 K^+　轻度强心苷中毒通过停药、补 K^+ 即可纠正，根据缺 K^+ 程度或病情可采取口服或静脉滴注的方式补 K^+。细胞外高 K^+ 可阻止强心苷与 Na^+，K^+-ATP 酶的结合而纠正中毒。

（2）纠正心律失常　严重心律失常时应及时抗心律失常治疗。各种快速型心律失常首选苯妥英钠，不能控制的室性心律失常可改用或加用利多卡因。对房室传导阻滞、心动过缓等缓慢型心律失常可用阿托品解救。

（3）地高辛抗体 Fab 片段　对危及生命的强心苷中毒可静脉注射地高辛抗体 Fab 片段，该药与 Na^+，K^+-ATP 酶的亲和力远高于强心苷，且能迅速结合地高辛，对抗强心苷中毒。一般每 80mg 地高辛抗体 Fab 片段可中和 1mg 地高辛，给药 20min 即可见效。

【给药方法】

1. 全效量法　指在短期内给予足量以达到全效量，又称洋地黄化，然后逐日给予维持剂量以补充每日消除的药量的给药方法。根据病情轻重可采用缓给法和速给法两种方法。

（1）缓给法　适用于轻中度 CHF。口服地高辛首剂 0.25~0.5mg，而后每 6~8h 服 0.25mg 直到总量达 1.25~1.5mg。达全效量后每日 0.125~0.25mg 维持治疗。

（2）速给法　适用于病情危重且两周内未用过强心苷者，在一日内达到全效量。可用毒毛花苷 K 首剂 0.25mg，溶入 5%~10% 葡萄糖注射液 20~40ml 缓慢静脉滴注，必要时 2h 后再次注射 0.125~0.25mg；也可用去乙酰毛花苷首剂 0.4~0.6mg，必要时 2~4h 后加用半量，用法同毒毛花苷 K。达全效量后每日改用地高辛 0.125~0.25mg 维持。

全效量法达到的血药浓度已接近最大有效浓度，应根据患者对强心苷敏感性的个体差异选择合适的剂量，尽量做到用量个体化以免出现毒性反应。

2. 每日维持量法 对病情不急者，为减少毒性反应发生同时又达到治疗目的，按一级动力学消除规律，每日给予维持量，经 $4 \sim 5$ 个 $t_{1/2}$ 能达到稳态血液浓度而发挥疗效。常用地高辛，每日 $0.125 \sim 0.25 \mathrm{mg}$，经 $6 \sim 7$ 天可达到稳态血药浓度。

第三节　RAS 抑 制 药

RAS 抑制药包括血管紧张素 I 转化酶抑制药（angiotension converting enzyme inhibitor，ACEI）和血管紧张素 II 受体（AT_1 受体）阻断药两类。前者如卡托普利，20 世纪 80 年代初临床应用于高血压治疗，近 20 年来大量临床研究发现，ACEI 类药物除具有血管扩张作用外，还可逆转 CHF 心室重构及抑制心肌纤维化，降低 CHF 病死率。AT_1 受体阻断药在扩血管和逆转心室重构方面与 ACEI 有相似作用，具不影响缓激肽降解，不产生刺激性呛咳，可代替 ACEI 用于 CHF。

1. 抑制肾素 – 血管紧张素 – 醛固酮系统（RAAS）活性 ACEI 可减少血管紧张素 I（Ang I）转化为血管紧张素 II（Ang II），降低血浆和组织中 Ang II 水平；AT_1 受体阻断药选择性阻断 Ang II 受体的 AT_1 亚型，均可使 Ang II 引起的醛固酮分泌减少，从而减轻 CHF 时的钠水潴留。

2. 改善血流动力学 抑制醛固酮分泌减轻钠水潴留可减少 CHF 回心血量，减轻心脏前负荷；扩血管作用可降低心脏总外周阻力，减轻心脏后负荷；心脏前负荷减轻可降低心脏左室充盈压和室壁张力，改善心功能，改善运动耐量和生活质量；心脏后负荷减轻可增加肾血流和肾小球滤过，使尿量增加，肾功能改善。

3. 防止和逆转心室重构 CHF 心室重构包括心肌肥厚和纤维化两个方面，均与癌基因 c – fos、c – jun、Egr – 1、纤维连接蛋白等基因表达增强有关。Ang II 受体有两种亚型，即 AT_1 亚型和 AT_2 亚型。Ang II 作用于 AT_1 受体后，可激活 PLC、PLD、PLA_2，增加 IP_3、DAG、AA 含量，通过 PLC – IP_3、DAG – PKC 信号传导通路及 PLA_2 – AA 途径，使细胞内 Ca^{2+} 水平升高，诱导原癌基因 c – fos、c – jun 转录表达，增加心肌细胞 DNA、RNA 的含量，促进蛋白质合成，诱发心肌细胞增殖与心室重构。Ang II 还增强心肌纤维连接蛋白的基因表达，促进心肌细胞纤维化。CHF 患者心肌 AT_1 受体和 AT_2 受体的表达都增强，ACEI 阻断 Ang II 的生成，终止心室重构的形成和发展。AT_1 受体阻断药阻断 Ang II 与 AT_1 受体结合也能逆转心室重构，另一方面使 Ang II 更多地与 AT_2 受体结合。AT_2 受体被激动将产生扩张血管、抑制细胞因子和生长因子表达等作用。

常用 ACEI 类药物有卡托普利（Captopril）、依那普利（Enalapril）、贝那普利（Benezepril）等，AT_1 受体拮抗药常用的有氯沙坦（Losartan）、缬沙坦（Valsartan）、厄贝沙坦（Irbesartan）等。

第四节　利 尿 药

利尿药通过促进肾脏钠水的排泄，减少体液量，降低心脏前负荷、后负荷，有利于消除或缓解 CHF 静脉淤血引起的组织水肿和肺水肿，是治疗 CHF 的重要药物。但利尿药不能阻止心室重构的形成和发展，并且髓袢利尿药还可能代偿性地使 RAAS 活性增强，有可能促进心室重构的发展。

氢氯噻嗪（Hydrochlorothiazide）

是治疗 CHF 最常用的利尿药。对轻度 CHF 效果良好，对伴有水肿和明显淤血者尤佳，单独使用即可改善症状。对中度 CHF 则需与其他抗 CHF 药如强心苷、RAS 拮抗药合用。使用时宜从小剂量开始，并根据体重变化调整剂量。长期使用时还需注意对体内 K^+ 丢失的作用，因与强心苷合用时氢氯噻嗪引起的低 K^+ 血症易导致强心苷中毒，因此应适当补 K^+ 或改用或合用保钾利尿药。

呋塞米（Furosemide，速尿）

对严重 CHF、CHF 急性发作、CHF 伴严重水肿者宜选用呋塞米等强效利尿药大剂量静脉注射，能帮助迅速改善症状，还能降低猝死率。呋塞米利尿作用强大，易导致 Cl^- 和 K^+ 的迅速丢失而引起代谢性碱中毒和低血 K^+，合用乙酰唑胺有助于防止代谢性碱中毒，与强心苷合用时根据血 K^+ 水平适当补 K^+ 或合用保 K^+ 利尿药，有利于防止低血 K^+，以免造成强心苷中毒。

螺内酯（Spironolactone，氨体舒通）

通过拮抗醛固酮受体发挥保 K^+ 利尿作用，但利尿作用弱于氢氯噻嗪和呋塞米。CHF 时单独使用疗效不佳，多与氢氯噻嗪或呋塞米合用，有利于防止 K^+ 的过多丢失、拮抗以上利尿药代偿性的 RAAS 激活所致的醛固酮水平升高。CHF 时患者血中醛固酮水平明显升高，近年来研究发现醛固酮在 CHF 发病中有重要意义。它能刺激胶原蛋白合成，促进心肌纤维化和心室重构。研究还发现 CHF 接受 ACEI 治疗数日后会出现醛固酮 "逃逸" 现象，即血中 Ang II 和醛固酮水平明显升高。螺内酯在利尿的同时还能拮抗醛固酮促心肌纤维化和心室重构作用，在使用 ACEI 类药物出现醛固酮 "逃逸" 时合用螺内酯还能同时降低 Ang II 及醛固酮水平，进一步降低病死率和心律失常的发生率。

第五节　β 受体阻断药

交感神经激活是 CHF 重要的病理生理变化之一，导致血中去甲肾上腺素水平升高，由 β 受体和 $α_1$ 受体介导，引起心肌细胞生长、产生心肌细胞毒性及促进心肌细胞凋亡等生物学效应。长期高浓度儿茶酚胺还会使心肌细胞发生 β 受体水平下调，使 β 受体对正性肌力药的反应逐渐减弱。大规模临床试验表明，在心肌状况严重恶化之前使用 β 受体阻断药可缓解 CHF 症状、改善心功能、降低病死率、提高生活质量。

β 受体阻断药抗 CHF 的机制迄今尚未完全阐明，可能与以下因素有关。

1. 抗交感神经激活　该作用使 CHF 时下调的 $β_1$ 受体上调，恢复 $β_1$ 受体对儿茶酚胺的敏感性从而恢复心肌细胞正性肌力反应。

2. 阻止去甲肾上腺素对心肌细胞的细胞毒作用与促心肌凋亡作用　去甲肾上腺素激动 $β_1$ 受体后使大量 Ca^{2+} 流入心肌细胞内，损伤线粒体功能引起细胞坏死，同时加强心肌细胞氧化应激，自由基产生增多诱导细胞凋亡。β 受体阻断药可阻断去甲肾上腺素的以上效应。

3. 抗 RAS 作用与改善心脏血流动力学　可阻断肾球旁 $β_1$ 受体减少肾素释放，从而降低体内 Ang II 和醛固酮水平，这些作用有利于防止和逆转心室重构，同时还降低 Ang II 的缩血管效应和醛固酮的钠水潴留作用，有利于降低心脏后负荷与前负荷。其减慢心率作用使心室舒张期延长，降低心肌耗氧，增加心室充盈，同时增加心肌血流灌注。

4. 阻止心肌细胞内钙释放异常　CHF 时 β 受体长期过度激活使其信号通路的蛋白激酶 A（PKA）过度激活，肌质网释放钙过多。一方面肌质网钙库耗竭导致心衰，另一方面胞浆钙负荷过重导致心律失常发生。β 受体阻断药可避免 PKA 对肌质网钙释放通路的过度磷酸化而阻止心肌钙异常释放。

5. 抗心律失常　β 受体阻断药有明显的抗心律失常作用，减少 CHF 心律失常的出现。这方面作用可能是这类药物降低 CHF 猝死和病死率的重要机制。

临床用于 CHF 治疗的 β 受体阻断药有卡维地洛（Carvedilol）、拉贝洛尔（Labetalol）、比索洛尔（Bisoprolol）和美托洛尔（Metoprolol）等。目前仅用于轻、中度 CHF，尤适用于扩张型心肌病者。使用时宜从小剂量开始。不良反应有心动过缓、严重左心衰竭、重度房室传导阻滞、低血压及支气管哮喘等，患者伴有上述病症的当属禁忌。

第六节　血管扩张药

血管扩张药治疗 CHF 可缓解病症，改善 CHF 血流动力学，提高运动耐力和生活质量。但只是 CHF 治疗的辅助疗法，不能代替正性肌力药物，也不能降低病死率。血管扩张药的作用包括扩张静脉和扩张动脉两方面。扩张静脉可减少回心血量，降低肺楔压和左室充盈压，缓解肺淤血症状；扩张小动脉可降低外周阻力，增加心输出量，缓解组织缺血。

血管扩张药多用于使用正性肌力药和利尿药无效的 CHF 或顽固性 CHF，使用时应根据病因、病情进行选择。对肺静脉压明显升高、肺淤血症状明显者宜选用扩张静脉为主的药物如硝酸酯类，但该类药物易产生耐受性；对肺静脉压高而心输出量低者应选用硝普钠或合用肼屈嗪和硝酸酯类；对心输出量明显减少而外周阻力高者宜选用扩张小动脉的药物如肼屈嗪、哌唑嗪；对伴有高血压、心绞痛及心肌缺血者，还可考虑选用长效钙拮抗药如氨氯地平。

血管扩张药应与正性肌力药和利尿药合用，使用时应注意控制剂量并根据血压变化进行调整。不宜使动脉压过度下降，否则会因冠状动脉灌注不足而减少心肌供血，对改善心功能不利。

第七节　非苷类正性肌力药

非苷类正性肌力药包括磷酸二酯酶抑制药、β受体激动药和钙增敏药三类。临床应用证明能改善 CHF 血流动力学状况，但长期应用则可能增加 CHF 病死率，使用时应慎重选择、短期使用。

一、磷酸二酯酶抑制药

磷酸二酯酶（Phosphodiesterase，PDE）是水解灭活 cAMP 和 cGMP 的酶系统，其中 PDE III 是心肌细胞降解 cAMP 的主要亚型。本类药物通过抑制 PDE III 活性，减少心肌细胞 cAMP 降解，提高 cAMP 水平，进而产生正性肌力作用，同时对血管平滑肌产生正性松弛作用。常用药物有米力农（Milrinone）、依诺昔酮（Enoximone）、匹罗昔酮（Piroximone）等。

二、β受体激动药

多巴酚丁胺对 β_1 受体选择性激动作用较强，对 β_2、α受体作用弱。能使 CHF 心肌收缩力增强和增加心输出量，同时降低主动脉阻抗、肺楔压、右室舒张末期容积和压力。

三、钙增效药

这是一类近年来发现的新一代非苷类正性肌力药，它们作用于收缩蛋白，增加肌钙蛋白对 Ca^{2+} 敏感性，在不增加心肌细胞内游离 Ca^{2+} 水平的条件下加强心肌收缩力，同时不伴能量消耗的增加。这类药物大多还同时具有 PDE III 的抑制作用，但同样也可增加病死率。常用药物有匹莫苯（Pimobendan）、硫马唑（Sulmazole，甲磺唑）及噻唑嗪酮（Thiadizinone）等。

思　考　题

1. 根据 CHF 的病理生理机制，哪些药物具有延长 CHF 患者生命的作用，作用机制是什么？

2. 强心苷对心脏有哪些药理作用，为什么同具有正性肌力作用，而肾上腺素不能用于 CHF 治疗？

3. 强心苷中毒有哪些早期表现，如何防治？

4. 在 CHF 的治疗药物中，哪些对病死率无降低作用，哪些反有增加作用？

制剂与用法

洋地黄毒苷　片剂：0.1mg。口服：0.05～0.2mg/次。极量：0.4mg/次，1mg/d。

地高辛　片剂：0.25mg。口服：首剂 0.25～0.75mg，以后 0.25～0.5mg 每 6h 1 次，直到洋地黄化，改用 0.125～0.25mg/d 维持。

毛花丙苷　片剂：0.5mg。注射液：2ml∶0.4mg，静脉注射。

毒毛花苷 K　注射液：1ml∶0.25mg。0.25mg/次，0.5～1mg/d。极量：每次 0.5mg/次，1mg/d，静脉注射。

多巴酚丁胺　注射液：1ml∶20mg，5ml∶50mg。250mg/d，加入 250～500ml 葡萄糖溶液静脉滴注，2.5～10μg/（min·kg）。

米力农　片剂：2.5mg，10mg。口服，5～10mg/d。注射液：10ml∶10mg。静脉注射，25～50μg/kg，小儿：0.25～1μg/（min·kg）。

（刘志华）

CHAPTER 第二十二章

抗心律失常药

☞ **学习要求**

1. 熟悉心律失常的心肌电生理机制。
2. 掌握抗心律失常药物的基本电生理机制。
3. 掌握常用抗心律失常药物的药理作用、临床应用及主要不良反应。

心律失常是指心脏冲动起源异常或传导功能障碍导致心跳的频率或节律异常而引起的一系列临床综合征。心律失常根据心室频率的快慢可分为缓慢型和快速型两大类。缓慢型心律失常临床常用阿托品或异丙肾上腺素类药物治疗。快速型心律失常根据冲动起源可分为窦性、室上性及室性三大类，表现形式有早搏、心动过速、扑动和颤动等，治疗较为复杂。本章主要讨论治疗快速型心律失常的药物。

第一节 心律失常的电生理学基础

一、正常心肌电生理

（一）心肌细胞膜电位

心肌细胞根据控制动作电位的离子通道可分为快反应细胞和慢反应细胞两类，快反应细胞动作电位受快钠通道控制，慢反应细胞动作电位受慢钙通道控制。在快反应细胞，静息电位水平大约为 $-90mV$，阈电位水平约为 $-70mV$。当膜内电位水平升高到阈电位水平时，激活快钠通道，迅速的 Na^+ 内流导致心肌细胞产生一次可以传播的动作电位（0 相除极）。当膜内电位水平上升到 $+30mV$ 时钠通道关闭，已形成的膜内外电位差导致膜外 Cl^- 迅速内流，同时伴随膜内 K^+ 的迅速外流，膜内电位水平迅速下降（复极 1 相）。当复极达 $0mV$ 左右时，Cl^- 内流停止，K^+ 继续外流，因此时慢钙通道尚未完全关闭，K^+ 外流的同时伴有缓慢的 Ca^{2+} 内流，使复极速度减慢，形成一个平台（复极 2 相）。当钙通道关闭后，Ca^{2+} 内流停止，快速的 K^+ 外流使膜内电位再次迅速下降，直至静息电位水平（复极 3 相）。在复极过程完成后，经 Na^+，K^+ – ATP 酶和钠泵的作用，排出细胞内 Na^+、摄回 K^+，恢复静息状态的离子分布。具有自律性的心肌细胞在复极完成后，可产生缓慢自动的 Na^+ 内流，使膜内电位水平逐渐升高达阈电位水平，能自动触发一次可以传播的动作电位（4 相自动除极）（图 22-1）。

在窦房结和房室结等慢反应细胞，由于动作电位受慢钙通道控制，静息电位水平值和最大除极电位均小于快反应细胞，除极速度和复极初始的速度也比快反应细胞慢。这类细胞复极终了后都存在缓慢自动的 Ca^{2+} 内流，因而都具有自律性。

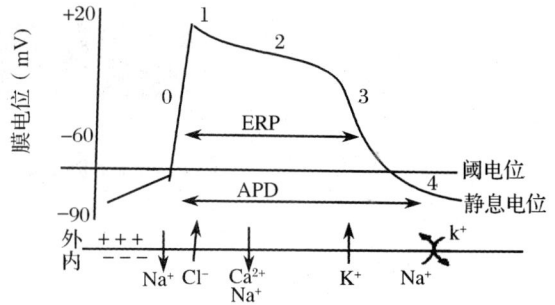

图 22-1　心肌细胞的
电生理过程

（二）动作电位时程和有效不应期

心肌细胞的电生理活动从除极开始至复极终了的过程称动作电位时程（action potential duration，APD）。从除极开始到复极至 -55mV 左右水平时，任何强大的刺激都不会使心肌细胞产生一次可传播的动作电位，称有效不应期（effective refractory period，ERP），ERP 反映离子通道恢复有效开放所需要的最短时间。ERP 越长，心肌细胞恢复膜反应能力所需要的时间也越长，有时即使 ERP 不延长，但若在 APD 所占的比例变大，即 ERP/APD 的比值增大，也会使心肌细胞暂时失去膜反应能力的时间延长。

（三）膜反应性和传导速度

膜反应性（membrane responsiveness）指膜电位水平与除极时 0 相上升最大速率之间的关系，是决定动作电位传导速度的重要因素。在快反应细胞，钠通道开放迅速，除极速度快，膜反应性强，慢反应细胞则相反。除极幅度也影响膜反应性，除极幅度越大，膜反应性也越强。心肌细胞的膜反应性越强，冲动的传导速度也越快。当快钠通道或慢钙通道被阻滞，或复极过程中钾离子外流减慢使复极终了膜电位水平上移时，可使 0 相除极的速度减慢、幅度减小，从而降低心肌细胞的膜反应性。

二、心律失常的产生机制

（一）冲动形成障碍

1. 异位节律点自律性增高

（1）窦房结功能异常　窦房结细胞 4 相自动钙内流加快会导致自律性增高，发放的冲动增加，通过房室结传递到心室肌可导致窦性心动过速。窦房结是自律性最高的心肌组织，心跳的生理节律由窦房结控制。当窦房结自律性降低时将失去对低位自律细胞的控制，从而使这些潜在起搏点的自律性相对增强，也会导致各种心律失常的发生。

（2）潜在起搏点自律性增高　心房传导细胞、房室结、浦肯野纤维虽为自律细胞，但自律性较低，生理情况下受窦房结控制难以显现。但当这些细胞 4 相自动钠离子内流加快或膜电位水平上移时，将会使 4 相自动除极速度加快，自律性增强而导致心律失常的发生。

2. **后去极化和触发活动**　后去极化是指在心肌电生理活动的复极过程中发生的去极化，其频率快、振幅小、膜电位不稳定，一般不扩布。当这些去极化活动产生叠加时即可引起可扩布的动作电位，称触发活动。根据后去极化发生的时间不同，可将其分为早后去极化和迟后去极化（图 22 - 2，图 22 - 3）。

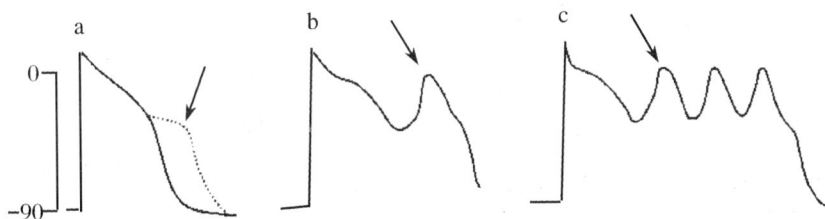

图 22 - 2　早后去极化和触发活动

a. 早后去极化的膜电位变化；b. 早后去极化引起的动作电位；c. 早后去极化引起的一连串触发动作电位

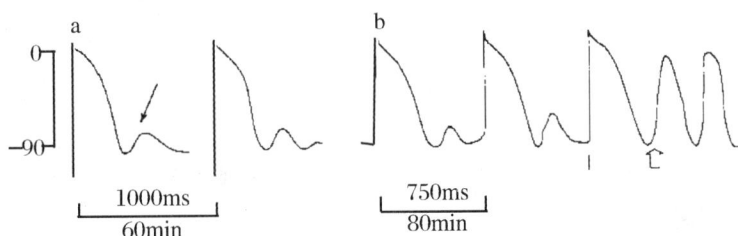

图 22 - 3　迟后去极化和触发活动

a. 迟后去极化的膜电位变化；b. 迟后去极化引起的一连串触发动作电位

早后除极发生在 APD 的 2 相或 3 相，系因钙内流增多所致，心率减慢时复极化过程延长易于发生，使用钙通道阻滞药可消除；迟后去极发生在完全复极化的 4 相，系因细胞内钙离子超载诱发钠离子短暂内流所致，心率加快时易于发生，钙通道阻滞药和钠通道阻滞药均可抑制其发生。

（二）冲动传导障碍

在快速型心律失常中，导致心律失常发生的冲动传导障碍主要是折返冲动形成。它是指一个冲动沿着环形通路返回到起源的部位，并再次激动而继续向前传播的现象，是引起早搏、心动过速、扑动和颤动的主要原因。浦肯野纤维是冲动传导的最后一级传导细胞，在抵达心肌收缩细胞前分为两个分支同时抵达收缩细胞。浦肯野纤维的传导性能是双向的，当它的其中一个分支发生单向传导阻滞时，病变支即发生冲动由上往下的传导障碍，但允许冲动由下往上的传导。这时收缩细胞产生的动作电位可从病变支逆行上传，当逆行冲动抵达分叉处时受到窦房结冲动的抵制，便沿着正常的另一分支返回到收缩细胞。此时若收缩细胞处在有效不应期之后,这次冲动即可引起收缩细胞产生一次可传播的动作电位,折返冲动由此形成(图 22 - 4)。单次折返引起一次早搏,多次折返可导致心动过速、扑动、颤动的发生。

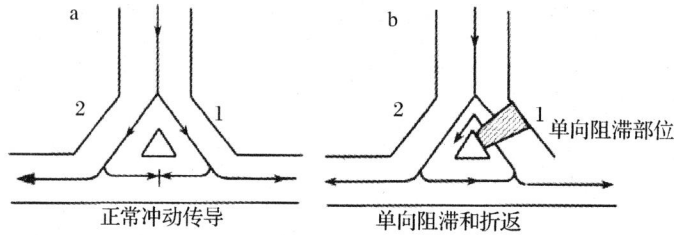

图 22 - 4　折返冲动的产生机制

抑制传导细胞的膜反应性(阻滞 Na^+ 或 Ca^{2+} 内流)可减慢传导,使单向阻滞变为双向阻滞,能消除折返冲动的形成。理论上加速传导(促进 Na^+ 或 Ca^{2+} 内流)能通过消除单向阻滞而抑制折返冲动形成,但这种作用机制的药物较为少见。

第二节　抗心律失常药的作用机制与分类

一、作用机制

(一)降低自律性

1. 抑制 4 相自动除极　阻滞 4 相 Na^+(快反应细胞)或 Ca^{2+}(慢反应细胞)内流,使 4 相自动除极速度减慢。

2. 降低膜电位水平　促进 3 相 K^+ 外流,使复极过程中 K^+ 外流速度和数量增加,复极终了膜电位水平低于原静息电位水平,阈刺激增加。

3. 消除后除极与触发活动　抑制复极 2 相 Ca^{2+} 内流可消除早后除极活动,抑制 4 相 Na^+ 和 Ca^{2+} 内流可消除迟后除极活动。

(二)消除折返冲动

1. 改变膜反应性

(1)降低膜反应性　阻滞 Na^+ 通道,可使 0 相除极速度减慢、幅度减小,心肌细胞膜反应能力进一步下降,变单向阻滞为双向阻滞。

(2)增强膜反应性　加速 3 相 K^+ 外流,降低膜电位水平,增加 0 相除极幅度,心肌细胞膜反应能力增强,传导性能改善,消除单向传导阻滞。

2. 延长 ERP　无论是绝对延长 ERP 还是相对延长 ERP,均可使折返冲动更多地落在心肌细胞动作电位的 ERP 上,从而无法引起一次可传播的动作电位。

(1)抑制 0 相除极 Na^+ 内流或抑制 3 相复极 K^+ 外流,均可使心肌细胞 APD 延长,从而绝对延长 ERP。

(2)促进 3 相复极 K^+ 外流使复极速度加快,虽心肌细胞 APD 和 ERP 均缩短,然而 ERP 处在复极的前半程，受到的影响比 APD 小，在整个 APD 中所占的比例增加，相对延长 ERP。

（3）使相邻心肌 ERP 趋于均一。当药物延长 ERP 时，对 ERP 较长的心肌 ERP 延长少，而对 ERP 较短的心肌 ERP 延长多；当药物缩短 ERP 时，对 ERP 较长的心肌 ERP 缩短多，而对 ERP 较短的心肌 ERP 缩短少；这些作用使相邻心肌的 ERP 趋于同步化，也可防止折返冲动的发生。

二、药物分类

临床上抗心律失常药根据它们的作用机制通常分为四类，其中第一类又按照作用上的差异分为 a、b、c 三类。

Ⅰ类：钠通道阻滞药。

Ⅰa 类：适度阻滞钠通道，同时抑制钾外流，如奎尼丁、普鲁卡因胺等。

Ⅰb 类：轻度阻滞钠通道，同时促进钾外流，如利多卡因、苯妥英钠等。

Ⅰc 类：重度阻滞钠通道，如普罗帕酮、氟卡尼等。

Ⅱ类：β 受体阻断药，如普萘洛尔等。

Ⅲ类：延长 ADP 药物，如胺碘酮。

Ⅳ类：钙通道阻滞药，如维拉帕米、地尔硫草。

第三节　常用抗心律失常药

一、钠通道阻滞药

（一）Ⅰa 类

奎尼丁（Quinidine）

为茜草科植物金鸡纳树皮中分离得到的生物碱，奎宁的右旋体，但对心脏的作用比奎宁强 5~10 倍。

【体内过程】口服吸收迅速，生物利用度约 80%，T_{max} 约 1~2h，有效血药浓度为 3~5μg/ml，心肌药物浓度是血液的 10 倍。主要经肝脏代谢，代谢产物 3-羟基奎尼丁仍有活性。代谢产物和少量药物原型主要由肾脏排泄，$t_{1/2}$ 约 6h。心功能不全或肝肾功能障碍时 $t_{1/2}$ 延长。静脉注射易引起低血压和心动过速。

【药理作用】

1. 适度阻滞 Na^+ 通道，同时抑制 K^+ 外流和 Ca^{2+} 内流

（1）降低自律性　抑制 4 相自动除极、消除早发和迟发后除极引起的触发活动。

（2）消除折返冲动　降低 0 相除极速度与幅度，使膜反应能力降低，变单向阻滞为双相阻滞；复极 3 相速度减慢，延长 APD 与 ERP，并使 ERP 趋向均一。

（3）抑制心肌收缩力 抑制收缩细胞 Ca^{2+} 内流，收缩力降低。

2. α 受体阻断和抗胆碱作用 α 受体阻断使血管扩张、血压下降，同时反射性兴奋心脏。抗胆碱作用可解除迷走神经对心脏的抑制，从而加强 α 受体阻断的反射性兴奋心脏作用。

【临床应用】广谱抗心律失常药，用于早搏、心动过速、心房颤动和扑动。对室上性心律失常疗效好于室性心律失常。对伴发慢性心功能不全者宜先控制慢性心功能不全。

【不良反应和注意事项】该药安全范围小，心肌中浓度高，且代谢产物依然具有活性，使用过程中易发生各种不良反应。

1. 金鸡纳反应

（1）胃肠症状 用药初期即可出现恶心、呕吐、腹泻、食欲不振等副作用。

（2）听觉和视觉障碍 较长期使用在胃肠症状基础上可产生耳鸣、听力下降，视物模糊、复视、畏光、色觉障碍等症状。

（3）严重中毒时可出现神智不清、谵妄、惊厥等中枢症状。

2. 心血管反应 α 受体阻断可引起低血压，心肌钙通道阻滞可诱发或加重心衰，对心肌传导功能的抑制、α 受体阻断及抗胆碱作用产生的心脏兴奋可引起各种心律失常，如室内阻滞、室性心动过速，严重者可致奎尼丁晕厥（尖端扭转型心律失常）。

3. 过敏反应 极少数患者可出现过敏反应，引起血管神经性水肿、血小板减少、粒细胞减少等，应及时停药。

重度房室传导阻滞、严重心肌损害、强心苷中毒、高血钾患者禁用，心功能不全、低血压及肝、肾功能不全者慎用。另外，该药可提高地高辛血药浓度，肝药酶可被苯巴比妥、苯妥英钠诱导，被普萘洛尔、维拉帕米、西咪替丁抑制。

普鲁卡因胺（Procainamide）

【体内过程】可口服和肌内注射，T_{max} 口服约 1～2h，肌内注射约 1h。静脉注射迅速起效。血浆蛋白结合率约20%，主要在肝脏乙酰化代谢，代谢产物 N－乙酰普鲁卡因胺仍有活性。肾脏是主要排泄途径，$t_{1/2}$ 约 3～4h。心、肾功能不全者 $t_{1/2}$ 明显延长。

【作用与用途】抗心律失常机制与奎尼丁相同，能抑制 0 相和 4 相除极化，延长 3 相复极过程，从而减慢传导速度、降低自律性、延长 APD 与 ERP。对心肌收缩力影响小，抗胆碱和 α 阻断作用弱于奎尼丁。

用途与奎尼丁相同，但对室性心律失常疗效更好。口服适用于不能耐受奎尼丁的心房颤动、心房扑动、室性早搏、室上性或室性心动过速等，注射给药适用于利多卡因无效的室性心动过速。

【不良反应和注意事项】

1. 一般反应 治疗剂量下易产生恶心、呕吐、厌食、腹泻等症状，但不影响治疗。静脉注射易引起低血压。

2. **过敏反应** 长期使用可产生皮疹、药物热、粒细胞减少等反应，严重者出现红斑狼疮样综合征。后者的发生与疗程和肝脏乙酰化速率密切相关，疗程长、慢乙酰化者易发生，停药后可自行消失。

3. **心脏毒性** 与奎尼丁相似，大剂量可致窦性停搏、房室阻滞等。

禁忌证与奎尼丁相似。

丙吡胺（Disopyramide）

作用与奎尼丁相似，安全性比奎尼丁和普鲁卡因胺好，主要用于室性早搏、室性心动过速、心房颤动和心房扑动。不良反应主要与抗胆碱作用有关，如口干、便秘、尿潴留、视物模糊、中枢兴奋等。长期使用可致心功能不全，宜慎用，青光眼、前列腺增生症禁用。

（二）Ⅰb类

利多卡因（Lidocaine）

该药原为局部麻醉药，1963年开始用于治疗心律失常。该药用于心律失常时只能静脉注射，毒性发生率低，是钠通道阻滞药中最具临床价值的药物。

【体内过程】口服吸收完全，但首过消除明显，F仅3%。静脉注射后15~30s见效，有效血药浓度2~4μg/ml，作用维持约20min。血浆蛋白结合率约20%，心肌中药物浓度是血药浓度的3倍，主要经肝脏代谢后由肾脏排泄，$t_{1/2}$约1.6h。因该药作用时间短，抗心律失常时须静脉滴注给药。

【药理作用】主要作用于希-浦系统和心室肌细胞，轻度阻滞钠通道，同时促进K^+外流。对心房肌、房室结和窦房结细胞几乎无作用，故主要用于室性心律失常。

1. **降低自律性** 抑制4相Na^+内流而减慢自动除极速率，促进K^+外流使复极终了膜超极化，自动除极阈值增加，降低希-浦系统自律性。

2. **改善传导** 治疗量时对浦肯野纤维传导影响不大，但在心肌缺血时抑制0相除极Na^+内流可减慢传导，血钾降低时或部分牵张除极的浦肯野纤维促进3相K^+外流使膜超极化，0相除极幅度加大，传导速度加快。高浓度利多卡因能明显抑制0相除极速率而减慢传导。

3. **缩短APD和相对延长ERP** 能促进3相K^+外流而缩短APD和ERP，但抑制0极除极速率使缩短APD程度超过ERP，从而使ERP在APD中所占比值增大。相对延长ERP，有利于消除折返冲动形成。

【临床应用】对各种室性心律失常疗效显著，是治疗各种室性心律失常的首选药。急性心肌梗死患者尽早使用利多卡因可提高室颤阈，防止严重心律失常发生。对其他器质性心脏病、麻醉、外科手术、强心苷中毒所致的心律失常均可使用，特别是危急病例。因对心房肌、房室结和窦房结细胞几无作用，故不用于室上性心律失常。

【不良反应和用药注意】治疗量缓慢静脉滴入一般无明显不良反应，静脉注射或滴注过快时可发生神经系统症状如头昏、兴奋或嗜睡、语言或吞咽困难，严重者可有短暂视物模糊、肌肉抽搐、呼吸抑制；剂量过大时出现心率减慢、血压下降、房室阻滞甚至窦性停搏。眼球震颤是中毒的早期表现。超量可致惊厥和心跳骤停。CHF 时心脏对利多卡因总负荷量降低，应控制剂量和滴注速度，肝功能障碍使消除速率减慢，应减量使用，以上两种情况最好监测血药浓度，控制血药浓度在 1.5～5μg/ml 范围。严重室内或房室传导阻滞者禁用。

苯妥英钠（Phenytoin Sodium）

该药最早用于抗癫痫治疗，20 世纪 50 年代起用于抗心律失常。用于抗心律失常时须缓慢静脉注射，注射速度不超过 50mg/min。0.125～0.25g 用量 24h 血药浓度可达 10～18μg/ml，一日总量不超过 0.5g。

【作用与用途】作用类似于利多卡因，轻度阻滞钠通道、促进 K^+ 外流，抑制希－浦系统自律性和改善传导。该药对心肌 Na^+，K^+－ATP 酶的亲和力高于强心苷，能抑制强心苷中毒所致的迟后除极和触发活动、恢复受抑制的心肌传导。临床主要用于室性心律失常和强心苷中毒所致的各种快速型心律失常，是强心苷中毒所致心律失常的首选药。对心肌梗死、心脏手术、麻醉、电复律引起的室性心律失常也有效。

【不良反应和用药注意】静脉注射过快可引起心律失常如窦性心动过缓甚至停搏、心室颤动，也可出现低血压和呼吸抑制。因强碱性刺激性大，禁止肌内注射和静脉滴注。严重 CHF、心动过缓、贫血、白细胞减少，妊娠期妇女禁用，伴重度房室传导阻滞者慎用。其余不良反应和注意事项见抗癫痫药（第十四章）。

美西律（Mexiletine）和妥卡尼（Tocainide）

二者均为利多卡因的衍生物，口服吸收迅速完全，且首过消除小，因此常口服给药，紧急复律时可静脉给药。体内主要在肝脏代谢失活，$t_{1/2}$ 约 8～15h。抗心律失常作用类似于利多卡因，主要用于各种室性心律失常。二者常在治疗量时即出现与剂量相关的不良反应，可见眩晕、复视、感觉异常、共济失调、精神错乱等，口服还可见恶心、呕吐、胃不适等消化道反应。约有 0.5% 的患者发生皮疹、发热、白细胞减少等过敏反应。

茚丙胺（Aprindine，安搏律定）

为一具有局麻作用的 Ib 类药物。口服吸收良好，血浆蛋白结合率约 90%，主要在肝脏代谢失活，$t_{1/2}$ 约 13～50h，服药后数日才见效。该药能抑制心房、心室及房室结细胞的传导，也抑制预激综合征的旁路传导，缩短浦肯野纤维的 APD 和相对延长 ERP。

临床主要用于室性心律失常，也用于奎尼丁、普鲁卡因胺、β 受体阻断药无效的室上性心律失常。该药安全范围小，有效血药浓度约 1.7μg/ml。不良反应常见，主要有头晕、颤抖、记忆力减退、幻觉、复视、共济失调、甚至癫痫样发作等中枢反应；

偶可见淤滞性黄疸、白细胞减少，停药后可恢复。对本药过敏或癫痫患者禁用。

（三）Ic类

普罗帕酮（Propafenone，心律平）

【体内过程】口服吸收完全，但F仅20%左右，约30min起效，2~3h血药浓度达峰值。血浆蛋白结合率约80%，主要在肝脏代谢，羟化产物5-羟普罗帕酮活性强于原药，$t_{1/2}$约2.4~10h。肝功能障碍者$t_{1/2}$明显延长。

【作用与用途】明显阻滞钠通道，与钠通道结合与解离均比Ia类和Ib类药物慢。主要抑制心肌细胞4相和0相Na^+内流，明显抑制心肌自律性和传导性，延长APD和ERP，消除折返冲动；该药结构类似于普萘洛尔，尚有较弱的β受体阻断作用。临床应用类似于奎尼丁，适用于室上性及室性期前收期，心动过速或心房颤动。

【不良反应和用药注意】常见恶心、呕吐、味觉异常、头痛、眩晕等反应，一般不影响治疗；严重时可致心律失常，特别是与其他抗心律失常药合用时，可见窦性心动过缓、传导阻滞、室性心动过速等。与β受体阻断合用还可加重CHF、诱发或加重支气管哮喘。与地高辛合用时可提高地高辛的血药浓度，肝功能障碍者宜减少用量。

氟卡尼（Flecainide）和恩卡尼（Encainide）

两药化学结构相似，药理作用也相似，现临床应用的主要为氟卡尼。

口服吸收完全，心肌内药物浓度可达血液的10~12倍，主要在肝脏代谢失活，$t_{1/2}$氟卡尼约14h，恩卡尼约3h。对钠通道的阻滞作用类似于普罗帕酮，对K^+外流也有明显的抑制作用，可明显延长心房肌和心室肌的APD和ERP；体外试验对钙通道也有阻滞作用。

临床对室上性和室性心律失常均可应用。有报道对心肌梗死后心律失常可增加病死率，宜慎用。常见恶心、呕吐、头痛、眩晕、视物模糊等不良反应，严重时可致心律失常，包括增加房扑患者心室率、室性心动过速的发作频率。对CHF者可能加重心功能抑制，有传导阻滞者可引起心源性休克。

二、β受体阻断药

该类药物是抗心肌缺血、抗高血压和抗心律失常的常用药，主要通过阻断心肌β受体发挥作用，部分药物有膜稳定作用，可延长心肌的动作电位。此处主要介绍该类药物的抗心律失常作用。

【药理作用】

1. 降低自律性 抑制窦房结、心房肌和浦肯野纤维的自律性，防止儿茶酚胺类物质所致的迟后除极和触发活动。

2. 减慢传导 阻断β受体浓度时并不影响心肌传导，但当血药浓度超过100ng/ml时由于膜稳定作用可减慢传导，明显降低0相除极速率，降低房室传导和浦肯野纤维的传导。

3. **影响 APD 和 ERP** 治疗量可缩短 APD 和 ERP，但相对延长 ERP，但高浓度时 APD 和 ERP 均延长，对房室结细胞 ERP 有明显延长作用。

【临床应用和用药注意】主要用于室上性心动过速。对窦性心动过速，特别是交感兴奋所致者疗效尤佳，可作为首选药；对折返性室上性心动过速部分有效；对房颤和房扑只能减慢心室率而不能使心律复转；对甲亢、嗜铬细胞瘤所致室性心律失常也有一定作用。

可致窦性心动过缓、房室传导阻滞、低血压、心力衰竭等；长期使用时对脂肪和糖代谢会产生不良影响；突然停药可致高血压、心绞痛、心律失常反跳。禁用于病窦综合征、房室传导阻滞、支气管哮喘患者。

该类药物常用者有普萘洛尔（Propranolol）、吲哚洛尔（Pindolol）、阿替洛尔（Atenolol）、美托洛尔（Metoprolol）、醋丁洛尔（Acebutolol）等。

三、延长动作电位时程药

该类药物可明显延长 APD 和 ERP，作用机制目前尚未完全阐明，可能与阻滞钾通道延长复极过程、增加内向电流如 Na^+、Ca^{2+} 内流有关。但可能导致心电图 Q - T 间期延长，引起尖端扭转型室性心律失常。

胺碘酮（Amiodarone，乙胺碘呋酮）

【体内过程】口服吸收不完全，F 约 30% ~ 40%，具有个体差异。血浆蛋白结合率约 95%，几乎完全由肝脏代谢，原药和代谢产物脂溶性高，体内完全消除约需 4 个月之久，$t_{1/2}$ 约 3 ~ 21h；长期口服 $t_{1/2}$ 明显延长达 25 ~ 60 日，故停药后 30 ~ 50 日仍有抗心律失常作用。

【药理作用】化学结构与甲状腺相似，含有碘，其抗心律失常作用与同甲状腺素受体相互作用有关。能阻滞钾通道，延长 APD 和 ERP，还具有钠通道和钙通道阻滞作用。可通过对心肌电生理的如下影响而发挥抗心律失常作用：①降低窦房结和浦肯野纤维的自律性；②减慢房室结和浦肯野纤维的传导性；③显著延长心房肌、心室肌、房室结、浦肯野纤维和房室旁路的 APD 及 ERP。此外该药还有非竞争性 α、β 受体阻断作用，可扩张冠状动脉、降低外周阻力、保护缺血心肌。

【临床应用】为强效、广谱抗心律失常药，用于室上性和室性心律失常。能使房颤、房扑和阵发性室上性心动过速转复为窦性心律，对室性早搏、室性心动过速有效率可达 80%，对心肌梗死患者可降低病死率。

【不良反应和用药注意】不良反应与剂量疗程密切相关，可产生心脏和心脏以外的不良反应。

1. **心脏不良反应** 治疗量即可使心率减慢约 10%，且用阿托品无效；静脉注射可引起心动过缓、房室阻滞、低血压、心功能不全；剂量过大可致尖端扭转型室性心动过速、房颤等。

2. 心脏外不良反应　与长期口服有关。可见恶心、呕吐、厌食、肝功能异常、眼角膜微粒沉淀等反应，一般不影响治疗，停药后可自行消失；因含较高浓度碘，可能引起甲亢或甲低，因此长期使用须监测甲状腺功能；最严重的为肺间质纤维化，需立即停药，并用糖皮质激素类药物治疗。

碘过敏者禁用，长期使用还需定期进行胸部 X 线检查。

溴苄胺（Bretylium）

为季铵类化合物，口服吸收慢而不完全，体内不被代谢，以原型从肾脏排泄。$t_{1/2}$约 7 ~ 10h。能明显阻断浦肯野纤维钾通道，延长心房、心室肌和浦肯野纤维 APD 和 ERP，对心肌传导无影响。

一般用于其他药物无效的室性心动过速、心室颤动，对药物或电复律无效者可重复使用该药。注射后可因兴奋交感神经产生短暂血压升高、心率加快，此后可有低血压、恶心、呕吐、腮腺肿痛、排尿困难等，停药后可消失。

四、钙通道阻滞药

临床用于抗心律失常的钙通道阻滞药主要为对心肌选择性高的药物，如维拉帕米、地尔硫革。主要作用于慢反应细胞，包括窦房结和房室结，可减慢心率、抑制房室传导、延长 ERP。β 受体阻断药可降低心肌梗死恢复期患者病死率，该类药物的此项作用尚未得到证实。

维拉帕米（Verapamil，异搏定）

【体内过程】口服吸收完全，但首过消除明显，F 约 15% 左右，口服后 30min 起效，作用维持 5 ~ 6h。静脉注射量约口服剂量的 1/10，注射后 1 ~ 2min 起效，作用维持约 15min。血浆蛋白结合率约 90%，主要在肝脏代谢，代谢产物去甲维拉帕米仍有活性，约 75% 经肾脏排泄，$t_{1/2}$为 6 ~ 8h。

【药理作用】阻滞慢反应细胞如窦房结、房室结细胞膜上钙通道，阻滞 Ca^{2+} 内流，对希 - 浦系统快反应细胞无作用。

1. 降低自律性　主要作用于窦房结细胞和部分心房肌细胞，阻滞 4 相 Ca^{2+} 内流，减慢自动除极速率，降低自律性。

2. 减慢传导　阻滞窦房结和房室结细胞 0 相除极 Ca^{2+} 内流，减慢除极速率和降低除极幅度，抑制膜反应能力而减慢传导。

3. 延长 ERP　阻滞慢反应细胞钙通道，延迟钙通道开放时间而延长 ERP。

此外，该药还有部分 β 受体阻断作用，可降低外周阻力、扩张冠状动脉，增加缺血区心肌供血等作用。

【临床应用】口服主要用于预防阵发性室上性心动过速及减慢房颤的心室率；静脉

注射用于房室结折返所致的阵发性室上性心动过速疗效极佳，配合颈动脉窦按摩可提高转复率。对房性心动过速、缺血再灌注心律失常也有较好疗效。但对伴预激综合征患者，心房冲动可经由旁路传导抵达心室而加快心室率，甚至引起心室纤颤动，故此类患者禁用。

【不良反应和用药注意】一般有便秘，胃部不适、恶心、眩晕、头痛等反应，静脉注射可见一过性血压下降，注射速度加快可致心动过缓、房室传导阻滞、低血压及诱发心功能不全。与β受体阻断药合用可加重对心肌传导和收缩力的抑制，与地高辛合用可减少地高辛从肾脏的排泄而升高其血药浓度。病窦预激综合征、Ⅱ或Ⅲ度房室传导阻滞、心功能不全及心源性休克者禁用，老年人、心、肾功能不全者慎用。

地尔硫草（Diltiazem，硫氮草酮）

作用与用途与维拉帕米相似，能降低慢反应细胞自律性、减慢房室传导和延长ERP，还有扩张血管和负性肌力作用。临床用于各种室上性心率失常。口服不良反应小，可见头晕、乏力、胃部不适等，偶见过敏反应。窦房结功能不全、重度房室传导阻滞者禁用，心功能不全者避免与β受体阻断药合用。

五、其他类

腺苷（Adenosine）

该药为天然核苷酸，体内迅速被代谢灭活，因此需快速静脉注射，否则在药物抵达心脏前即已被灭活失效。在心房肌、窦房结和房室结细胞有腺苷 A_1 型受体，腺苷通过与 A_1 受体结合，激活与 G 蛋白耦联的钾通道，促进 K^+ 外流，使细胞膜超极化而降低自律性。同时还能抑制儿茶酚胺类物质所致的后除极与触发活动。除对心肌的作用外，腺苷还能扩张血管、降低缺血心肌细胞内钙负荷、调节脑细胞功能和具有神经保护作用。

临床主要用于暂时减慢窦性心率和房室传导，终止阵发性室上性心动过速；也用于少数迟后除极引起的室性心动过速。不良反应可见暂时心脏停搏，通常保持 < 5s，偶可引起心房颤动。

第四节　抗心律失常药的合理应用

抗心律失常药的抗心律失常作用都是通过影响心肌细胞离子通道，干预心肌电活动而实现的，这种干预本身也可能导致心律失常。并且发生的机制与疾病引起的心律失常基本相同，亦为冲动产生异常和传导障碍。心律失常很少以一种独立的疾病出现，多是发生在相关疾病、药物或存在干预心肌电生理活动因素的情况下，这使得临床抗心律失常治疗尤为复杂，在使用药物时要斟酌利弊，合理使用。

1. 治疗原发疾病与去除诱因　器质性心脏病、心肌肥厚、CHF 等状况是产生心律失常的常见原发病，在处理这类有原发心脏疾病基础的心律失常时应首先考虑消除病因或改善心脏血流动力学。电解质和酸碱平衡紊乱是引发心律失常的常见诱因，如低血钾可加强地高辛的致心律失常作用、酸中毒可显著抑制心肌传导，另外缺氧状况下钾通道开放可缩短 APD 易引起折返冲动。在抗心律失常治疗时如不及时解决原发疾病和相关诱因，不仅不能完全消除心律失常，长期、反复使用抗心律失常药，还会增加药物性心律失常发生的概率。

2. 明确用药指征，合理选择药物　不影响心脏血流动力学的心律失常一般不需药物治疗，如单发的室性早搏、无症状的心房颤动。一些非药物疗法也常用于某些心律失常的治疗，如压迫眼球可缓解轻度阵发性室上性心动过速，梗死后频发的心律失常安装起搏器等。使用药物时要根据心律失常冲动的起源、产生的机制、是否存在旁路传导、患者心功能和血流动力学状况合理的选择药物（表 22-1）。奎尼丁、普罗帕酮、胺碘酮、普鲁卡因胺对各类自律细胞和传导细胞都有作用，可作广谱抗心律失常药使用；利多卡因、苯妥英钠、美西律、溴苄胺等对心室肌希-浦系统选择性高，主要用于室性心律失常；β 受体阻断药和钙通道阻滞药对窦房结和房室结等慢反应细胞选择性高，主要用于室上性心律失常；β 受体阻断药对窦房结细胞作用强，用于窦性心动过速疗效尤佳；苯妥英钠竞争性阻断强心苷对心肌 Na^+，K^+-ATP 酶的抑制，可作为强心苷中毒所致快速型心律失常的首选；急性心肌梗死患者尽早使用利多卡因可提高室颤阈，有效防止致死性心律失常的发生。

表 22-1　抗心律失常药的合理应用

心律失常	奎尼丁	普鲁卡因胺	利多卡因	苯妥英钠	普萘洛尔	胺碘酮	维拉帕米
室上性心律失常							
阵发性室上性心动过速	2	2	0	1	3	2	4
房性期前收缩	3	3	0	1	3	2	2
心房颤动							
转律	2	2	0	0	1	2	1
减慢心室律	0	0	0	0	2	0	3
室性心律失常							
室性期前收缩	3	3	4	2	1	2	2
室性心动过速	3	3	3	2	1	1	1
洋地黄中毒心律失常	1	1	3	3	2	0	0

在使用以延缓房室传导为主要作用的药物时要注意是否存在旁路传导，此时药物虽抑制了房室结传导通路，但大量心房冲动可由旁路传导抵达心室加快心室率，甚至加重心律失常。折返冲动和迟后除极是常见而复杂的心律失常产生机制，在原本无心室肌抑返冲动和迟后除极的心律失常使用明显延长 APD 的药物时可能诱发心室肌折返冲动和迟后除极产生。当药物浓度过高导致严重室内阻滞时可使心电图 Q-T 间期延长，窦房冲动过度受抑时浦肯野纤维自律性增强可使 Q-T 间期缩短，这些都是尖端扭转型室性心动过速（torsades de pointes，Tdp）产生的基础，频发的 Tdp 可诱发致死性

心室颤。

心律失常抑制试验（cardiac arrhythmia supression trial，CAST）指出，心肌梗死后的患者使用 Ic 类药物可提高致命性心律失常的发生率，如氟卡尼用于梗死后恢复期频发室性早搏病死率是安慰剂组的 2～3 倍；奎尼丁导致晕厥与药物引起短暂 Tdp 或室颤有关。这些可能是由于药物引起显著传导减慢导致频发室性折返冲动之故。奎尼丁、维拉帕米、普罗帕酮可提高地辛的血药浓度，因而不宜用于强心苷中毒所致心律失常。

3. 减少不良反应和采取个体化给药　一般说来，抗心律失常药物的安全范围都较小，剂量过大、给药过快、疗程过长都会导致新的心律失常发生，有些甚至是致命的。因此在用药时要严格控制剂量和疗程，静脉注射时除腺苷外均应控制注射速度。一般只有当心律失常有明显症状时才考虑使用药物干预，为防止心律失常再发生而预防性使用抗心律失常药是危险的。

在使用抗心律失常药时要明确诊断，考虑伴发或原发疾病因素有针对性地选择药物，如室性心动过速使用维拉帕米不仅不益于治疗，反可引起心衰。大多数抗律失常的不良反应与剂量相关，有时监测血药浓度是必要的，此外还该注意药物是否有活性代谢产物。存在心功能不全的患者使用抑制心肌收缩力的药物可加重心衰，应避免使用；使用胺碘酮时还需注意患者甲状腺功能，特别是监测呼吸功能，防止肺纤维化发生。

思 考 题

1. 简述抗心律失常药的基本作用机制。

2. 抗心律失常药可分几类？各有哪些代表药物？

3. 对不同冲动起源的心律失常应如何选择药物？

4. 为什么抗心律失常药常引起心律失常的不良反应，应如何预防？

5. 简述奎尼丁、普鲁卡因胺、利多卡因、苯妥英钠、普罗帕酮、普萘洛尔、维拉帕米、胺碘酮的抗心律失常机制、应用和主要不良反应。

制剂与用法

奎尼丁　片剂：0.2g。第 1 天，每次 0.2g，每 2h 1 次，连续 5 次；如无效无明显毒性反应，第 2 天增至每次 0.3g，第 3 天每次 0.4g，每 2h 1 次，共 5 次，每日总量不宜超过 2g，恢复正常心律后，改给维持量，0.2～0.4g/d，若连用 3～4 日无效或有毒性反应，均应停药。注射剂：10ml：0.5g。静脉注射，每次 0.25g，以 5% 葡萄糖注射液稀释至 50ml 缓慢静脉注射。

普鲁卡因胺　片剂：0.125g，0.25g。口服：0.25～0.5g，每 4～6h 1 次。注射剂：1ml：0.1g，2ml：0.2g，

5ml：0.5g，10ml：1g。紧急复律时，每5min静脉注射100mg或20min内注射200mg，直至有效或剂量达1~2g。有效后用静脉滴注维持，速度为1~4mg/min。

丙吡胺 片剂：100mg。口服：每次0.1~0.15g，0.4~0.8g/d，最大剂量不超过800mg/d。注射剂：2ml：50mg，2ml：100mg。静脉注射：每次1~2mg/kg，最大剂量每次不超过150mg；静脉滴注：每次100~200mg，以5%葡萄糖注射500ml稀释，滴注量为20~30mg/h。

利多卡因 注射剂：10ml：0.2g，20ml：0.4g。紧急复律时，可一次静脉注射50~100mg，如10min内无效，可再静脉注射1次，但累积量不宜超过300mg，有效后，以1~4mg/min的速度静脉滴注，每小时药量不宜超过100mg；肌内注射，4~5mg/kg。

苯妥英钠 口服：0.3~0.6g/次，分2~3次，或于晚上一次顿服，维持量300~400mg/d。注射剂：5ml：100mg，10ml：250mg。静脉注射0.125~0.25g，用注射用水溶解后缓慢注射，不超过0.5g/d。注射液呈强碱性，对组织刺激性大，不宜静脉滴注或肌内注射。

美西律 片剂：50mg，100mg，250mg。胶囊剂：50mg，100mg，400mg。口服：50~200mg，每6~8h 1次，维持量100mg，每日3次。注射剂：2ml：100mg。紧急复律时，静脉注射，100~250mg（溶于25%葡萄糖注射液20ml中；10~15min内注完）。

氟卡尼 片剂：100mg。口服：50mg，2次/日，根据需要剂量可逐渐增至100~200mg，2次/日，最大剂量600mg/d。注射剂：5ml：50mg，10ml：100mg。静脉注射，1mg/kg，15min后可重复0.5mg/kg，总量为2mg/kg。

普罗帕酮 片剂：50mg，100mg，150mg。口服：150mg，3次/日，3~4日后剂量可增至300mg，2次/日。注射剂：5ml：17.5mg，10ml：35mg。静脉注射，70mg/次，稀释后在3~5min内注完，如无效，20min后可再注射1次，总量不超过350mg/d。

普萘洛尔 口服从10~20mg开始，3~4次/日，根据疗效增加至最佳剂量。静脉注射，1~3mg，一般2~3min内给1mg，注射时应密切注意心率、血压及心功能情况。

美托洛尔 注射剂：5ml：5mg。静脉注射：开始时5mg，隔5min重复1次，直至生效，一般总量为10~15mg。

胺碘酮 片剂：0.2g。胶囊剂：0.1g，0.2g。口服：0.1~0.2g，1~4次/日；或开始0.2g，3次/日，3天后改为维持量0.2g，1~2次/日，注射剂：3ml：150mg。静脉注射：3~5mg/kg，于10min内缓慢注完，以0.5~1.0mg/min的速度静脉滴注，每日总量不超过20mg/kg。

维拉帕米 口服40~80mg，3次/日，根据需要可增至240~320mg/d。缓释剂240mg，1~2次/日；静脉注射：5~10mg，缓慢注射。

腺苷 静脉注射开始3mg，迅速注射，如在1~2min内无效，可给予6mg，必要时在1~2min之后给予12mg。

（刘志华）

调血脂药和抗动脉粥样硬化药

☞ **学习要点**

1. 掌握羟甲基戊二酸单酰辅酶 A 还原酶抑制药及苯氧酸类的药理作用、临床应用和不良反应。

2. 熟悉苯氧酸类、胆汁酸结合树脂药物的药理作用及特点。

3. 了解其他药物的药理作用及应用。

动脉粥样硬化（atherosclerosis，AS）是缺血性心脑血管疾病的病理基础，其发生与发展与多种因素有关，尤以脂质代谢紊乱最早被认识。其主要病理改变为胆固醇沉积在动脉壁上，受累动脉壁形成动脉粥样硬化斑块，血管壁增厚变硬、失去弹性、血管内膜粗糙，管腔狭窄，使血管腔内容易形成血栓，甚至堵塞管腔。近年来，AS 引起的冠心病、脑卒中的发病率和死亡率呈逐年上升的趋势。因此抗动脉粥样硬化药的研究和应用也日益受到重视。

抗动脉粥样硬化药主要包括调血脂药、抗氧化药、多烯脂肪酸类等。

第一节 调 血 脂 药

血脂是血浆中所含脂类的总称，包括游离胆固醇（free cholesterol，FC）、胆固醇酯（cholesterol ester，CE）、甘油三酯（triglyceride，TG）及磷脂（phospholipid，PL）等，它们在血浆中与载脂蛋白（apoprotein，apo）结合形成脂蛋白后溶于血浆，并进行转运和代谢。应用密度梯度超速离心技术，或电泳的方法，将血浆脂蛋白（lipoprotein，LP）分为乳糜微粒（chylomicron，CM）、极低密度脂蛋白（very low density lipoprotein，VLDL）、中间密度脂蛋白（intermediate density lipoprotein，IDL）、低密度脂蛋白（1ow density lipoprotein，LDL）和高密度脂蛋白（high density lipoprotein，HDL）等。

一、主要降低胆固醇和低密度脂蛋白的药物

（一）羟甲基戊二酸单酰辅酶 A 还原酶抑制药（他汀类）

血浆总胆固醇（total cholesterol，TC）和低密度脂蛋白-胆固醇（1ow density lipo-protein-cholesterol，LDL-C）升高与 AS 的发生和发展密切相关。羟甲基戊二酸单酰辅酶 A 还原酶抑制药（HMG—CoA reductase inhibitors，他汀类，statins）是为目前临床上降低 TC 和 LDL-C 的首选调血脂药。目前供临床使用的有洛伐他汀（Lovastatin）、辛伐他汀（Simvastatin）、普伐他汀（Pravastatin）、氟伐他汀（Fluvastatin）、阿伐他汀（Atorvastatin）等。

【体内过程】所有的他汀类均能被肠道吸收，洛伐他汀和辛伐他汀代谢成有活性的开环羟酸衍生物（β-hydroxyacid）而发挥作用，可通过血脑屏障和胎盘屏障。氟伐他汀、阿伐他汀为含氟的活性物质，口服后几乎全部被吸收，其余他汀类的口服吸收率介于 40%～75% 之间。所有的他汀类均有较高的首过消除。多数随胆汁排泄，约 5%～20% 随尿排泄。$t_{1/2}$ 阿伐他汀较长，为 24h，其余多为 1～3h。

【药理作用】他汀类有相似的药理作用，即具有调血脂及非调血脂二方面作用。

1. 调血脂作用　内源性胆固醇主要在肝脏合成，HMG-CoA 还原酶是胆固醇合成的限速酶。

该类药物本身或其代谢物的结构与 HMG-CoA 相似，竞争性抑制 HMG-CoA 还原酶活性，使甲羟戊酸形成发生障碍，进而阻碍内源性胆固醇在肝中的合成。肝中胆固醇合成的减少可代偿性地增加肝细胞膜上 LDL 受体的数量，使血浆中大量的 LDL 经肝脏代谢为胆汁酸而排出体外，从而降低血浆 LDL 水平。

2. 非调血脂作用　包括调节内皮功能、抗氧化、抑制炎症、加强纤溶活性、防止血栓形成，增加斑块稳定性等。

【临床应用】

1. 调血脂　适用于原发性高胆固醇血症、杂合子家族性高胆固醇血症、Ⅲ型高脂蛋白血症，以及糖尿病性和肾性高脂血症。除阿伐他汀，多数他汀类对纯合子家族性高胆固醇血症无效。

2. 肾病综合征　对肾功能有一定的保护和改善作用，此作用除与其调血脂作用有关外，也可能与他汀类抑制肾小球系膜细胞的增殖、延缓肾动脉硬化有关。

3. 预防心血管意外　增加 AS 斑块的稳定性或使斑块缩小，减少脑卒中和心肌梗死的发生。

【不良反应与用药注意】较轻。部分患者有胃肠道、失眠和皮疹等反应。严重的不良反应少见，包括：①骨骼肌溶解症是他汀类的一种罕见的肌肉毒副作用，主要表现为肌痛、无力、肌酸磷酸激酶（CPK）升高、肌肉组织破坏，伴有肌红蛋白尿和可能出现的肾功能衰竭，其确切机制还不完全清楚，用药早期应注意观察肌酶谱和肌肉症状；②肝脏毒性可引起胆汁淤积和转氨酶升高，转氨酶升高多发生于用药的最初 4 个

月内，与用药剂量的大小相关，停药后肝酶学指标可恢复正常。

儿童、孕妇、哺乳期及计划妊娠的妇女、有他汀类过敏史或肌病的患者禁用。急重症感染、低血压、大手术、外伤、严重代谢和内分泌疾病、电解质紊乱及未控制的癫痫等均是增加骨骼肌溶解和诱发肾功衰竭的危险因素，也应禁用。

（二）胆汁酸结合树脂

胆汁酸结合树脂进入肠道后不被吸收，与胆汁酸牢固结合，阻滞胆汁酸的肝肠循环和反复利用，从而大量消耗胆固醇，使 TC 和 LDL – C 水平降低。

考来烯胺（Cholestyramine，消胆胺）

考来烯胺为苯乙烯型强碱性阴离子交换树脂，不溶于水，在肠道内不易被吸收。

【药理作用】胆汁酸是胆固醇在体内代谢的主要去路，95% 可在肠道再吸收。考来烯胺可在肠道通过离子交换，与胆汁酸牢固结合成不被吸收的胆汁酸螯合物，阻止胆汁酸的肝肠循环，使大量胆汁酸随粪便排泄，从而加速肝内 TC 的下降。同时加速肝内 TC 往胆汁酸的转化，肝细胞表面 LDL 受体代偿性增多，使大量含胆固醇的 LDL 经受体进入肝细胞而被代谢，故血浆 TC 和 LDL 水平降低。另外，脂质的吸收依赖于胆汁酸的存在，被结合的胆汁酸失去活性后，也减少外源性胆固醇和其他脂质的吸收的吸收。

【临床应用】临床上主要与其他调血脂药合用，用于 TC 和 LDL – C 升高，但对纯合子家族性高脂血症无效。与他汀类合用，有协同作用；与普罗布考合用既有协同调脂作用，又可减少不良反应。

【不良反应与用药注意】不良反应较多，常见胃肠道不适、便秘等；高剂量干扰脂肪的吸收，致脂肪痢等。长期应用，可能干扰脂溶性维生素及一些药物的吸收，如干扰氢氯噻嗪、地高辛和华法林等吸收，还可能增加出血倾向。

考来替泊（Colestipol，降胆宁）

考来替泊为弱碱性阴离子交换树脂，有亲水性，含水分 50%，不溶于水，其药理作用、临床应用和不良反应与考来烯胺基本相同。

二、主要降低胆固醇及极低密度脂蛋白的药物

（一）苯氧酸类（贝特类）

是从氯贝特（clofibrate）衍生出来的一组化合物，种类较多。已在临床应用的有吉非贝齐（Gemfibrozil）、苯扎贝特（Benzafibrate）、非诺贝特（Fenofibrate）等，它们调血脂作用增强而不良反应减少。这些药物适用于 TG 脂蛋白升高的高脂血症、家族性或原发性高 TG 脂血症、家族性混合性高血脂症和糖尿病性血脂紊乱等。

【体内过程】口服吸收迅速而完全，2 ~ 4h 血药浓度达峰值，血浆蛋白结合率为 92% ~ 96%。贝特类药物的化学结构各异，代谢、$t_{1/2}$ 也不完全相同，如吉非贝齐和苯扎贝特为活性形式，吸收后发挥作用快，维时短，其 $t_{1/2}$ 为 1 ~ 2h，非诺贝特吸收后，

需在体内水解为活性代谢产物始能发挥作用，其 $t_{1/2}$ 为 20h。

【药理作用】

1. **调血脂作用**　苯氧酸类能明显降低血浆 VLDL，亦降低 TG，并伴有 LDL 水平的中度降低和升高 HDL 水平。实验证实吉非贝齐能减少冠心病的发病率约 1/3，但不改善总的生存率。

2. **非调血脂作用**　具有抗凝血和降低血浆黏度，加强纤维蛋白溶解等作用。

作用可能与下列机制有关：①抑制乙酰辅酶 A 羧化酶，减少脂肪酸从脂肪组织进入肝而影响 TG 及 VLDL 的合成；②激活酯蛋白酯酶（LPL），加速 CM 和 VLDL 中的 TG 水解，即增加分解代谢；③增加 HDL 的合成，减慢 HDL 的清除；④促进 LDL 的清除，也减少肝中的 VLDL 的产生并增加肝 LDL 的摄取。

【临床应用】用于以 TG 或 VLDL 升高为主的高脂血症，但对家族性高乳糜微粒血症、LDL 升高的患者无效。

【不良反应与用药注意】发生率约 5% ～ 10%，主要为消化道反应如腹痛、腹泻、恶心等，与用药剂量有关，减少剂量后症状可以减轻或消失，必要时停药。还见乏力、头痛、失眠、皮疹、阳痿和一过性转氨酶轻度升高。转氨酶升高多见于存在基础肝病如脂肪肝或用药剂量较大的患者。

偶见骨骼肌溶解症，不建议将本类药物与他汀类合用。肝、肾功能不良者、孕妇、哺乳期妇女和胆石症者禁用，小儿慎用。

（二）烟酸类

烟酸（Nicotinic Acid）

烟酸属 B 族维生素，在大剂量应用时，发挥广谱降血脂作用，对多种高脂血症有效。

【体内过程】烟酸为水溶性维生素之一，口服吸收迅速而完全。口服 1g 后，约 30～60min 药物浓度达峰值，血浆 $t_{1/2}$ 为 60min。低剂量多被肝摄取而代谢，高剂量应用时，原形药经肾排泄的量增多。

【作用与用途】大剂量可抑制肝合成 TG 及抑制 VLDL 的分泌，也可间接降低 LDL 水平，同时增加 HDL 水平。为广谱调血脂药，除 I 型以外的各型高脂血症均可应用。与胆汁酸结合树脂或苯氧酸类药物合用，可提高疗效。

【不良反应与用药注意】最常见为面部皮肤潮红、心悸和胃肠道反应如恶心、呕吐、腹泻等。面红可能是前列腺素引起的皮肤血管扩张所致，在用药前 30min 给予阿司匹林可减轻。大剂量尚可引起血糖和血尿酸浓度增高、肝功能异常和过敏反应等。2 型糖尿病、痛风、溃疡病、活动型肝病及孕妇等忌用。

第二节　抗氧化药

氧自由基（oxygen free radical）是体内氧化代谢的产物，有极强的氧化性，损伤生物膜，导致细胞功能障碍，同时氧化修饰 LDL，促进 AS 病变的发展。近年来发现普罗布考虽降脂作用较弱，但抗氧化用较强，对动脉粥样硬化有良好的防治效果。其他如维生素 C、D、E、胡萝卜素及黄酮类化合物等均有抗氧化作用。

普罗布考（Probucol，丙丁酚）

【体内过程】口服吸收不完全（＜10%），餐后服用吸收增加。有显著的亲脂性，吸收后主要分布于脂肪组织，脂肪组织中的药物浓度为血药浓度的 100 倍。循环中的药物多与 LDL 结合。$t_{1/2}$ 为 47 天，长期用药后停药，药物仍可在脂肪组织中保留数月。主要经肠道排出。

【药理作用】

1. 调血脂作用 普罗布考能降低血浆 TC 水平，并同时降低血浆 LDL–C、HDL–C 和 Apo–A$_1$ 的浓度。但它在降脂治疗中的地位尚未被确定。

2. 抗氧化作用 作为强效脂溶性抗氧化剂，普罗布考可阻止 LDL 的氧化修饰，抑制 ox–LDL（ox–LDL 能损伤血管内皮细胞，致平滑肌细胞迁移和增殖）的形成及其所诱发的一系列病理过程，如损伤血管内皮、单核细胞浸润、清道夫受体摄取 ox–LDL 形成泡沫细胞，血管平滑肌细胞迁移、增殖，而产生一定的抗 AS 的作用。但有临床研究提出该药不能明显改善血管狭窄。

3. 抗炎作用 普罗布考可在治疗数月至数年后降低血浆 C–反应蛋白（C–RP）水平，表明具有一定的抗炎作用，有利于稳定动脉粥样斑块。

【临床应用】主要与其他调血脂药合用治疗高胆固醇血症，可使家族性高胆固醇血症者的肌腱等部位的黄色瘤消退。

【不良反应与用药注意】约 10% 的病人发生胃肠道反应。本药能延长 Q–T 间期，故禁用于 Q–T 间期延长者，也不宜与延长 Q–T 间期的药物合用，如奎尼丁、胺碘酮、索他洛尔、特非那定等。孕妇及小儿禁用。

第三节 多烯脂肪酸类

多烯脂肪酸类又称多烯不饱和脂肪酸类（polyunsaturated fatty acids，PUFAs），根据其不饱和键在脂肪酸链中开始出现位置的不同，可分为 n–6（ω–6）和 n–3（ω–3）两类。

ω–6 型 PUFAs 包括亚油酸（linoleic acid）、γ–亚麻油酸（γ–linoleic acid），主要存在于玉米油、葵花籽油、红花油、亚麻籽油及大豆油等植物油中。其降脂作用弱，临床疗效可疑。实验发现 ω–6 型 PUFAs 反而可刺激内皮细胞产生 ICAM–1 和 IL–8，对 AS 不利。

ω–3 型 PUFAs 包括 α 亚麻油酸、二十碳五烯酸（eicosapentaenoic acid，EPA）和二十二碳六烯酸（docosahexaenoic acid，DHA）等长链 PUFAs，主要存在于海洋生物

藻、鱼及贝壳类生物中。长期服用能预防 AS 的形成，并使斑块消退。$\omega - 3$ 型 PUFAs 的主要药理作用有以下一些。

1. **降血脂** 实验表明，口服 EPA、DHA 和富含这两种物质的鱼油后，可明显降低血浆 TG 和 VLDL，但血浆 TC 和 LDL 水平可能升高。

2. **改善血液流变学** 能抑制血小板聚集，增加红细胞的变形能力，降低血液黏稠度。

3. **抑制血管平滑肌细胞的增殖，预防再狭窄** 抑制血小板衍生生长因子和血小板活化因子的产生，因而抑制血管重构。尚有延长出血时间、降低血浆纤维蛋白原水平及抗炎作用等。近报道，鱼油对降低心血管病的发病率和死亡率可发挥有益的影响。

思 考 题

他汀类药物的药理作用有哪些？其降脂机制是什么？

制剂与用法

考来烯胺 粉剂，4～5g/次，3～4 次/日，进餐时服。

考来替泊 粉剂，4～5g/次，3～4 次/日，进餐时服。

烟酸 片剂，开始 0.1g/次，逐渐增至 1～2g/次，3 次/日，饭后服。

吉非贝齐 胶囊剂，片剂，600mg/次，2 次/日。

苯扎贝特 片剂，200mg/次，3 次/日。

非诺贝特 片剂，100mg/次，3 次/日，饭后服。

洛伐他汀 片剂，20～40mg/次，1 次/日，晚餐时服，必要时 4 周内可增至 80mg/次，1 次/日。

普伐他汀 片剂，5～10mg/次，2 次/日。

塞伐他汀 片剂，10mg/次，1 次/日。

普罗布考 片剂，250～500mg/次，2 次/日。

（吴卫华）

利尿药和脱水药

☞ **学习要求**

1. 掌握呋塞米、氢氯噻嗪、螺内酯药理作用、临床应用及不良反应。

2. 熟悉甘露醇药理作用、临床应用及不良反应。

3. 了解依他尼酸、布美他尼、氨苯蝶啶、阿米洛利、乙酰唑胺、山梨醇、高渗葡萄糖等药物作用特点。

第一节 利 尿 药

利尿药（diuretics）是能作用于肾脏，促进水和电解质的排出，使尿量增加的一类药物。临床用于治疗各种原因引起的水肿，也可用于非水肿性疾病如高血压、高钙血症、肾结石等的治疗。

一、尿液的形成与利尿药作用机制

尿液的生成通过三个步骤而实现：即肾小球滤过，肾小管和集合管的重吸收和分泌。利尿药主要通过影响肾小管和集合管的重吸收功能而发挥利尿作用。

（一）肾小球的滤过

血液中的成分除蛋白质和血细胞外，均可经肾小球的滤过而形成原尿。原尿量多少取决于肾血流量和有效滤过压。正常成人每日原尿量约为180L，但每日排出的终尿量仅为1~2L，表明约99%滤液在肾小管和集合管被重吸收。可见，若药物只通过增加肾小球滤过产生利尿作用，效果不会十分明显。

（二）肾小管和集合管的重吸收

原尿经过肾小管和集合管后，约99%的钠和水被重吸收。目前常用的利尿药多数是通过减少肾小管和集合管上皮细胞对钠及水的重吸收而发挥利尿作用的，而药物利尿作用的强弱与其作用的部位密切相关（图24-1）。

1. 近曲小管 原尿中60%~65%的Na^+在此段通过两种方式被重吸收。①钠泵

（Na^+，K^+ – ATP酶）主动重吸收：随着管腔液中Na^+主动重吸收，Cl^-通过静电吸引从管腔进入细胞内，并促进了水被动重吸收；②H^+ – Na^+交换：H^+来源于近曲小管上皮细胞内CO_2和H_2O在碳酸酐酶（CA）催化下生成的H_2CO_3，后者解离出H^+和HCO_3^-，H^+由肾小管上皮细胞分泌入小管液，同时将小管液中等量Na^+交换回细胞内，然后Na^+经钠泵及Na^+ – HCO_3^-同向转运系统被重吸收进入组织间液。

作用于近曲小管抑制Na^+重吸收的药物利尿作用弱，因为近曲小管对Na^+重吸收被抑制后引起管腔内Na^+和Cl^-增加，远曲小管Na^+和Cl^-重吸收代偿性增加。

2. 髓袢升支粗段　原尿中约20%～30%的Na^+在此段通过Na^+、K^+ – $2Cl^-$同向转运机制被重吸收，但此段几乎不伴有水的重吸收。当尿液由肾乳头流向肾皮质时，管腔液的渗透压由高渗逐渐变为低渗，即为肾脏的稀释功能。重吸收的NaCl进入到肾髓质组织间液，形成肾髓质高渗区。低渗的尿液流经高渗髓质中的集合管时，在抗利尿激素（antidiuretic hormone，ADH）的作用下，水被重吸收，尿液被浓缩，即为肾脏的浓缩功能。

利尿药可通过抑制髓袢升支粗段Na^+、K^+ – $2Cl^-$同向转运系统，减少NaCl的重吸收，影响尿液的稀释和浓缩过程，产生强大的利尿作用。

3. 远曲小管和集合管　原尿中约5%～10%的Na^+在此段被重吸收。远曲小管近端存在Na^+ – Cl^-同向转运系统，Na^+通过此机制被重吸收。

利尿药通过抑制Na^+ – Cl^-同向转运系统，减少NaCl的重吸收，影响尿的稀释过程，而不影响尿的浓缩过程，产生中等强度的利尿作用。

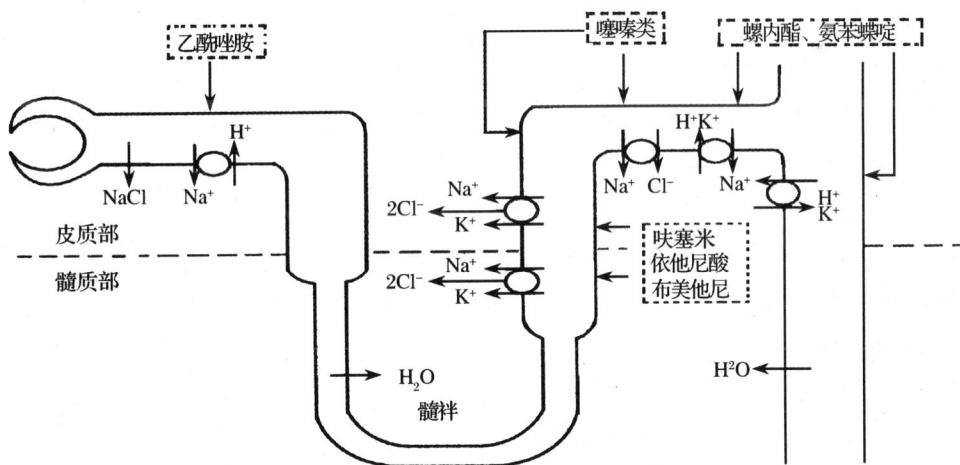

图24-1　肾小管各段功能和利尿药作用部位

远曲小管远端和集合管还存在着醛固酮参与的Na^+ – K^+交换，利尿药可通过拮抗醛固酮受体，产生弱的利尿作用。

二、利尿药的分类

按药物的利尿效能可分为以下几类。

（一）高效能利尿药

主要作用于髓袢升支粗段，抑制 Na^+ 重吸收，产生强大的利尿作用。

（二）中效能利尿药

主要作用于髓袢升支粗段皮质部和远曲小管近端，抑制 Na^+ 重吸收，产生中等利尿作用。

（三）低效能利尿药

主要作用于远曲小管末端和集合管，抑制 Na^+ 重吸收，产生弱的利尿作用。

三、常用利尿药

（一）高效能利尿药

代表药物有呋塞米、布美他尼、依他尼酸（Etacrynic Acid，利尿酸）、托拉塞米（Torasemide）、阿佐塞米（Azosemide）和吡咯他尼（Piretanide）等，它们的药理作用相似。

呋塞米（Furosemide，速尿，呋喃苯胺酸）

【体内过程】口服易吸收，30min 内起效，1～2h 作用达峰值，维持 4～6h。静注 5～10min 起效，1h 作用达峰值，维持 2～3h。血浆蛋白结合率约为 95%～99%。药物大部分以原形由尿排泄。

【药理作用】

1. 利尿作用　主要作用于髓袢升支粗段的皮质和髓质部位，抑制 Na^+，$K^+ - 2Cl^-$ 同向转运系统，抑制 NaCl 的重吸收，降低肾的稀释功能。同时，肾髓质间隙渗透压梯度降低，使流经集合管尿液中的水重吸收减少，降低肾的浓缩功能，从而发挥迅速强大的利尿作用。同时也减少了 Ca^{2+}、Mg^{2+}、K^+ 的重吸收，使尿中 Na^+、K^+、Cl^-、Mg^{2+}、Ca^{2+}、HCO_3^- 排出增加。

2. 扩血管作用　扩张肾血管，增加肾血流量，改变肾皮质内血流的分布。扩张全身静脉，降低左室充盈压。扩张血管的作用机制可能与药物促进前列腺素合成、抑制前列腺素分解有关。

【临床应用】

1. 严重水肿　用于其他利尿药无效的心、肝、肾性严重水肿。一般水肿不宜常规使用，因易引起电解质和水的紊乱。

2. 急性肺水肿和脑水肿　静脉注射呋塞米能迅速扩张容量血管，减少回心血量，减轻左心负担，在利尿作用发生前即可缓解急性肺水肿症状；由于利尿作用，使血液浓缩、血浆渗透压增高，有利于消除脑水肿，对脑水肿合并心衰患者尤为适用。

3. 急、慢性肾功能衰竭　治疗急性肾衰时，静注呋塞米可通过其强大的利尿作用，冲洗肾小管，从而减少肾小管的萎缩和坏死；同时可降低肾血管阻力，增加肾血流量，对急性肾功能衰竭有利。大剂量呋塞米可以治疗慢性肾衰，增加尿量，减轻水肿。但

194

禁用于无尿的肾衰患者。

4. **加速毒物排泄**　配合输液，强行利尿，促进毒物随尿液排泄。主要用于巴比妥类、水杨酸类等药物的中毒解救。

5. **高钙血症**　本类药可抑制 Ca^{2+} 的重吸收，降低血钙。和静脉输入生理盐水联合应用，大大增加 Ca^{2+} 的排泄，对迅速控制高钙血症有一定临床意义。

【不良反应和用药注意】

1. **水与电解质紊乱**　连续应用或用药过量时，因过度利尿可引起低血容量、低血钾、低血钠、低氯碱血症等，而低血钾最常见，应注意及时补钾或加服保钾利尿药。低血钾可诱发肝昏迷。

2. **耳毒性**　大剂量呋塞米快速静注，可引起眩晕、耳鸣、听力减退或暂时性耳聋，少数为不可逆性，肾功能不全者更易发生。

3. **胃肠道反应**　表现为恶心、呕吐、上腹部不适等症状，大剂量时可引起胃肠出血。

4. **高尿酸血症**　长期利尿后血容量降低，使尿酸经近曲小管的重吸收增多，同时呋塞米竞争性抑制尿酸排泄而导致高尿酸血症，从而诱发和加重痛风。

5. **其他**　本药系磺胺类化合物，可见过敏反应，表现为皮疹、血小板减少、粒细胞减少、过敏性间质性肾炎等，停药后可恢复，与磺胺类药物存在交叉过敏反应。久用可引发高血糖、高血脂等。

肝硬化腹水患者应慎用或忌用，痛风、糖尿病、高脂血症、冠心病患者、早孕妇女慎用。氨基苷类抗生素增强其耳毒性，第一代头孢菌素类药物可增强肾脏毒性，应避免合用。

【药物相互作用】增加华法林等口服抗凝血药的抗凝作用；增强心脏对强心苷类药物的敏感性；与糖皮质激素类药物或两性霉素 B 合用，增加低钾血症发生率。

布美他尼（Bumetanide）

作用比呋塞米强 40～50 倍，是目前作用最强的利尿药。具有口服易吸收、起效快、不良反应少的特点。临床可作为呋塞米的代用品治疗各类顽固性水肿和急性肺水肿。

（二）中效能利尿药

代表药物为噻嗪类：氢氯噻嗪（Hydrochlorothiazide）、氢氟噻嗪（Hydroflumethiazide）、苄氟噻嗪（Bendroflumethiazide）及环戊噻嗪（Cyclopenthiazide）等，它们作用相似，但作用强度、维持时间不同，氢氯噻嗪最常用。吲哒帕胺（Indapamide）、氯噻酮（Chlortalidone）等不属于噻嗪类，但利尿作用及机制与噻嗪类相似。

氢氯噻嗪（Hydrochlorothiazide，双氢克尿噻）

【体内过程】脂溶性较高，口服吸收迅速而完全，生物利用度约为70%。药物易分布于肾脏，其次肝脏，其他组织较少，可通过胎盘屏障。大多数药物均以原形经近曲小管分泌排泄，少量经胆汁排泄。与尿酸分泌产生竞争，导致尿酸排出减少。

【药理作用】

1. **利尿作用** 主要作用于远曲小管近端，抑制 Na^+-Cl^- 同向转运系统，抑制 NaCl 的重吸收而产生温和持久的利尿作用。此外，本药对碳酸酐酶有一定的抑制作用，使 H^+ 分泌减少，H^+-Na^+ 交换减少，K^+-Na^+ 交换增加，K^+ 排出增多。同时可增加 HCO_3^-、Mg^{2+} 的排泄。

2. **降压作用** 用药早期通过利尿作用使血容量减少而降压，长期用药则通过扩张外周血管而发挥降压作用。

3. **抗利尿作用** 能明显减少尿崩症患者的尿量。作用机制尚未完全阐明，可能与其增加 Na^+ 的排出，降低血浆渗透压，减轻口渴感，减少饮水量有关。

【临床应用】

1. **水肿** 主要用于消除各种原因引起的水肿。对轻、中度心源性水肿疗效较好，对肾性水肿的疗效与肾功能损害的程度有关，受损较轻者疗效较好。对肝性水肿疗效较差。

2. **高血压** 是治疗高血压的基础药物之一，与其他降压药合用可增强降压效果，减少不良反应。

3. **尿崩症** 可用于肾性尿崩症及用加压素无效的垂体性尿崩症。

【不良反应与用药注意】

1. **电解质紊乱** 如低血钾、低血镁、低氯性碱血症等，以低血钾症最常见，补钾或合用保钾利尿药可防治。

2. **高尿酸血症** 可抑制尿酸排泄而导致高尿酸血症。

3. **高血糖症** 可抑制胰岛素的释放、减少葡萄糖利用，使血糖升高。

4. **高脂血症** 可升高血浆甘油三酯、低密度脂蛋白、总胆固醇的含量，降低高密度脂蛋白的含量。

此外，可见过敏反应、血小板减少、粒细胞减少、胃肠道反应等。

痛风、糖尿病、高脂血症患者慎用。严重肝、肾功能不全，胰腺炎、孕妇、哺乳期妇女等慎用。

【药物相互作用】增强心脏对强心苷类药物的敏感性；与糖皮质激素类药物或两性霉素 B 合用，增加低钾血症发生率；与降糖药合用时应调整降糖药的用药剂量；非甾体类抗炎药可减弱或抑制本类药物的利尿作用。

（三）低效能利尿药

螺内酯（Spironolactone，安体舒通）

【体内过程】口服吸收迅速，口服后 1 天左右起效，$2 \sim 3$ 天达利尿高峰，作用维持 $5 \sim 6$ 天。体内主要代谢产物为有活性的坎利酮。

【药理作用】化学结构与醛固酮相似，主要作用于远曲小管和集合管部位，竞争细胞内醛固酮受体，拮抗醛固酮保钠排钾的作用，促进钠和水排出。特点为利尿作用弱、起效缓慢但持久，为保钾利尿药。其利尿作用与体内醛固酮的水平有关，体内醛固酮水平升高，利尿作用更明显。

【临床应用】主要用于与醛固酮升高有关的顽固性水肿，如肝硬化、肾病综合征、充血性心力衰竭引起的水肿，常与排钾利尿药合用。

【不良反应与用药注意】

1. 电解质紊乱 久用可引起高血钾，首发表现为心律失常。用药期间要密切注意血钾及心电图变化。肾功能不良者更易发生。

2. 内分泌紊乱 有性激素样作用，可引起男子乳房女性化和阳痿等；妇女面部多毛、月经紊乱、性功能下降、乳房触痛等，停药后可消失。

3. 其他 胃肠道反应表现为恶心、呕吐、腹痛、腹泻、胃溃疡及胃出血等。中枢神经系统反应可见头痛、困倦与精神错乱等。

高血钾、肾功能不全者、溃疡患者禁用。

氨苯蝶啶（Triamterene，三氨蝶啶）和阿米洛利（Amiloride，氨氯吡咪）

【体内过程】口服易吸收，生物利用度约为50%。氨苯蝶啶在肝脏代谢，$t_{1/2}$为4.2h，其活性形式及代谢物由肾脏排泄。阿米洛利 $t_{1/2}$ 为 $6\sim9$h，以原形经尿排出。

【药理作用】作用于远曲小管远端和集合管，阻滞管腔 Na^+ 通道，减少 Na^+ 的重吸收和 K^+ 的分泌，从而产生排 Na^+、利尿、保 K^+ 的作用。单用疗效较差。

【临床应用】与高效能、中效能排钾利尿药合用治疗各种顽固性水肿。

【不良反应与用药注意】常见胃肠道反应，如恶心、呕吐、腹泻等。长期服用可致高钾血症，肾功能不全、糖尿病患者及老年人易发生。肝硬化患者服用可引起巨幼红细胞贫血。

严重肝、肾功能不全、有高钾血症倾向患者禁用。高血压、充血性心力衰竭、糖尿病、低钠血症患者及孕妇慎用。在应用氨苯蝶啶、阿米洛利期间，尿液为淡蓝色荧光尿。

乙酰唑胺（Acetazolamide）

通过抑制碳酸酐酶，减少 H^+ 的生成，使 $H^+ - Na^+$ 交换减少，Na^+ 重吸收减少而产生弱的利尿作用，此药物易致代谢性酸中毒，现已少用。因可抑制眼中的碳酸酐酶，减少 HCO_3^- 的生成，使房水生成减少而降低眼内压，主要用于治疗青光眼。

常见不良反应为嗜睡，面部和四肢出现麻木感。长期应用可出现低血钾、代谢性酸中毒。肝、肾功能不全患者慎用。

第二节 脱 水 药

脱水药（dehydrant agents）又称为渗透性利尿药（osmotic diuretics），是指能使组织脱水并产生利尿作用的一类药物。此类药物在体内多不被代谢，易经肾小球滤过而不被肾小管重吸收；代表药有甘露醇、山梨醇、高渗葡萄糖等小分子化合物。

甘露醇（Mannitol）

为己六醇结构，临床用其20%的高渗溶液静脉给药。

【药理作用】

1. 脱水作用 静脉给药后能迅速升高血浆渗透压，使组织间液向血浆转移，引起组织脱水，可降低颅内压和眼内压。

2. 利尿作用 药物经肾小球滤过而不被肾小管重吸收，在肾小管腔内形成高渗状态，导致钠、水的重吸收减少而达到利尿作用。药物也可扩张肾血管，使肾血流量增加，提高肾小球滤过率。

【临床应用】

1. 急性肾功能衰竭 急性肾衰早期应用本药，通过其脱水、利尿、增加肾血流量作用可减轻肾间质水肿，排出毒物，防止肾小管萎缩、坏死，改善肾缺血。

2. 脑水肿 缺氧、创伤、炎症及肿瘤等均可引发脑水肿，使颅内压升高。本药有脱水作用，静脉给药后可降低颅内压，是治疗脑水肿、降低颅内压安全有效的首选药。

3. 青光眼 脱水作用可减少眼内房水量，降低眼内压，可用于青光眼手术前降眼压。

【不良反应与用药注意】给药过快易引发头晕、头痛、视力模糊、畏寒等。

静注外渗易引起组织肿胀、皮肤坏死等，一旦外渗应及时热敷。用药期间注意患者的血压、呼吸、脉搏情况，预防循环血量增加引起急性肺水肿。本药在气温较低时易析出结晶，用80℃热水浴加温，震荡溶解后可使用。禁忌与其他药物混合静脉滴注，充血性心力衰竭、活动性颅内出血者禁用。

山梨醇（Sorbitolum）

本药是甘露醇的同分异构体，临床用其25%的高渗溶液。易溶于水，价廉，作用较弱。临床应用、不良反应及注意事项与甘露醇相似。

葡萄糖（Glucose）

临床用其50%的高渗溶液。静脉注射后，产生脱水和利尿作用。因部分葡萄糖可从血管内扩散至组织中而被代谢，故作用较弱且不持久。单独使用治疗脑水肿时易出现反跳现象，可与甘露醇或山梨醇合用治疗脑水肿。

思 考 题

1. 呋塞米的药理作用、作用机制及主要不良反应有哪些？

2. 氢氯噻嗪药理作用有哪些？有何临床用途？

3. 甘露醇用于急性肾功能衰竭的药理学基础是什么？

制剂与用法

呋塞米　片剂：20mg。20mg/次，3 次/日。注射剂：2ml：20mg。肌内注射或稀释后缓慢静脉滴注，20mg/次，每日或隔日 1 次。

布美他尼　片剂：1mg，5mg。1～5mg/d。

依他尼酸　片剂：25mg。25mg/次，1～3 次/日。

氢氯噻嗪　片剂：25mg。25～50mg/次，2 次/日。

氯噻酮　片剂：50mg，100mg。100mg/次，每日或隔日 1 次。

螺内酯　胶囊剂：20mg。口服，20mg/次，3～4 次/日。

氨苯蝶啶　片剂：50mg。50～100mg/次，2～3 次/日。

乙酰唑胺　片剂：250mg。治疗青光眼，口服，250mg/次，2～3 次/日。利尿，250mg/次，每日或隔日 1 次。

甘露醇　注射剂：100ml：20g 或 250ml：50g。静滴：1～2g/kg，必要时每 4～6h 可重复使用 1 次。

葡萄糖　注射液：50% 溶液每支 20ml。40～60ml/次，静注。

（田　杰）

第五篇

作用于血液及内脏器官的药物

组胺与抗组胺药

☞ **学习要求**

1. 熟悉 H_1 受体阻断药、H_2 受体阻断药的药理作用、临床应用、不良反应及常用药物的作用特点。

2. 了解组胺受体的类型、分布、生理效应及组胺受体阻断药的分类。

第一节　组胺及组胺受体激动药

组胺（Histamine）

组胺是自身活性物质，由组胺酸脱羧形成。体内的组胺以无活性的结合状态储存于肥大细胞和嗜碱粒细胞的颗粒中。理化因素、过敏反应和炎症反应等能引起肥大细胞脱颗粒，释放的组胺激动靶细胞上的组胺受体而产生相应的生物效应。

组胺受体有 H_1、H_2、H_3 亚型，它们的分布和效应如下（表 25 – 1）。

表 25 – 1　组胺受体分布及效应表

受体类型	分布	效应	受体阻断药
H_1	支气管平滑肌，胃肠平滑肌，子宫平滑肌	收缩	苯海拉明 氯苯那敏
	皮肤血管	扩张	异丙嗪
	心房肌，房室结	收缩增强，传导减慢	
H_2	胃壁细胞	分泌增多	西咪替丁
	血管	扩张	雷尼替丁
	心室肌，窦房结	收缩加强，节律加快	法莫替丁
H_3	中枢、外周神经末梢	对组胺合成与释放起负反馈性调节作用	硫丙米胺

【临床应用】目前组胺本身无治疗用途，主要作为临床诊断用药。

1. 胃酸分泌试验　用于真性胃酸缺乏症的诊断。晨起空腹皮下注射 $0.25 \sim 0.5\text{mg}$ 磷酸组胺，若仍无胃酸分泌，可诊断为真性胃酸缺乏症。恶性贫血、萎缩性胃炎、多数胃癌患者可出现真性胃酸缺乏或过少。

2. 麻风病的辅助诊断 皮内注射小剂量组胺，因其对血管、神经的作用可产生"三重反应"。首先毛细血管扩张出现红斑；随后毛细血管通透性增加，在红斑处形成水肿；最后由于神经轴索反射引起小动脉扩张，在水肿丘疹周围出现红晕。麻风患者因皮肤局部神经受损"三重反应"常不完全，皮内注射组胺可辅助诊断麻风病。

【不良反应】常见颜面潮红、头痛、胃肠反应、低血压、心动过速等。消化性溃疡、支气管哮喘者禁用。

倍他司汀（Betahistine，抗眩啶）

为 H_1 受体激动药，能引起血管扩张，但不增加毛细血管通透性。本药可纠正内耳血管痉挛，促进脑干和迷路的血液循环，减轻膜迷路积水。主要用于治疗内耳眩晕症、头痛、慢性缺血性脑血管病等。不良反应少见，偶有恶心、头痛、心悸、胃部不适等症状。消化性溃疡、支气管哮喘和嗜铬细胞瘤患者应慎用。

第二节 组胺受体阻断药

组胺受体阻断药是指能竞争性阻断组胺受体，拮抗组胺作用的药物。根据药物对组胺受体选择性不同，分为 H_1 受体阻断药和 H_2 受体阻断药，H_3 受体阻断药仅作为工具药在研究中使用。

一、H_1 受体阻断药

已有两代药物供临床使用。第一代药物有苯海拉明（Diphenhydramine）、异丙嗪（Promethazine）、氯苯那敏（Chlorpheniramine，扑尔敏）、赛庚啶（Cyproheptadine）、苯茚胺（Phenindamine）等。第二代药物有阿伐斯汀（Acrivastine）、西替利嗪（Cetirizine）等。

【体内过程】本类药物大多口服吸收良好，15～30min 起效，2～3h 血药浓度达高峰，作用维持4～6h。主要由肝脏代谢，有肝肠循环，代谢物多在24h内经尿排泄。

【药理作用】

1. H_1 受体阻断作用 可对抗 H_1 受体介导的胃肠道、支气管及子宫平滑肌收缩，部分拮抗组胺引起的血管舒张和血压下降等，但不能对抗 H_2 受体介导的胃酸分泌。

2. 中枢作用 第一代药物多数可通过血脑屏障，对中枢神经系统有抑制作用，以异丙嗪、苯海拉明最强，氯苯那敏较弱，而苯茚胺有中枢兴奋作用。第二代药物无明显中枢抑制作用。

3. 其他作用 多数药物还有抗胆碱、局部麻醉和奎尼丁样作用。

【临床应用】

1. 变态反应性疾病 对荨麻疹、过敏性鼻炎等皮肤黏膜的变态反应性疾病效果良好；对昆虫咬伤引起的瘙痒及水肿也有良效；对药疹和接触性皮炎等所致的瘙痒有效；对支气管哮喘和过敏性休克几乎无效。

2. 晕动病及呕吐　苯海拉明、异丙嗪等对晕动病、放射病呕吐及妊娠呕吐有止吐效果。预防晕动病应在乘船、乘车前 15 ~ 30min 服用。

3. 失眠　苯海拉明、异丙嗪可用于失眠的治疗，对于变态反应性疾病所致的失眠效果好。

【不良反应与用药注意】

1. 中枢抑制　最常见，表现为嗜睡、头晕，乏力，苯海拉明、异丙嗪较常见。

2. 消化道反应　表现为恶心、呕吐、食欲减退等。

3. 其他反应　偶见溶血性贫血及粒细胞减少等。

肝、肾功能不良者，孕妇，哺乳期妇女慎用。青光眼患者禁用。用药期间应避免驾驶、操作机器和高空作业。药物应采用进食时或饭后服用，以减轻胃肠道反应。用药后出现瘙痒、皮疹等症状应停止用药。

二、H₂受体阻断药

H_2 受体阻断药能选择性阻断胃壁细胞上的 H_2 受体，抑制组胺引起的胃酸分泌。常用药物有西咪替丁（Cimetidine）、雷尼替丁（Ranitidine）、法莫替丁（Famotidine）、尼扎替丁（Nizatidine）等。

【体内过程】本类药物口服易吸收，1 ~ 3h 血药浓度达高峰，生物利用度在 50 ~ 80%。西咪替丁、雷尼替丁、法莫替丁 $t_{1/2}$ 为 2 ~ 4h，尼扎替丁 $t_{1/2}$ 为 1.3h。药物主要以原形经尿排泄。

【药理作用】选择性阻断胃壁细胞上的 H_2 受体，抑制组胺引起的胃酸分泌。抑制基础胃酸分泌及夜间胃酸分泌。减轻消化性溃疡患者疼痛症状，促进溃疡愈合。雷尼替丁、法莫替丁作用强于西咪替丁。

【临床应用】主要用于消化性溃疡。还可用于卓 - 艾综合征、反流性食管炎等。

【不良反应】各药不良反应发生率不同。西咪替丁不良反应较多，常见头痛、头晕、腹泻、便秘、皮疹等。因有抗雄性激素作用和促催乳素分泌作用，长期应用引起内分泌紊乱，可致男性阳痿、乳房肿大，女性可致溢乳。

【药物相互作用】西咪替丁抑制肝药酶活性，可使苯妥英钠、华法林等药物血药浓度增高。与阿司匹林、酮康唑、四环素同服，可减少同服药物的吸收。

思 考 题

1. H 受体阻断药主要分几类？有何临床用途？

2. H_1 受体的分布及其效应有哪些？

3. H_1 受体阻断药能否抑制组胺引起的胃酸分泌？为什么？

制剂和用法

盐酸苯海拉明 片剂：25mg。25 ~ 50mg/次，3 次/日。注射剂：1ml：20mg。20mg/次，1 ~ 2 次/日，肌内注射。

茶苯海明（晕海宁） 为苯海拉明与氨茶碱复合物，片剂：25mg，50mg。行前半小时服 25 ~ 50mg。

盐酸异丙嗪（非那根） 片剂：12.5mg，25mg。12.5 ~ 25mg/次，2 ~ 3 次/日。注射剂：2ml：50mg。每次 25 ~ 50mg，肌内或静脉注射。

马来酸氯苯那敏 片剂：4mg。4mg/次，3 次/日。小儿 0.35mg/（kg·d），一日分 3 ~ 4 次服用。注射剂：1ml：10mg，2ml：20mg，5 ~ 20mg/次，肌内注射。

酒石酸苯茚胺 片剂：25mg。25mg/次，2 ~ 3 次/日。

西咪替丁（甲氰咪胍，泰胃美） 片剂：200mg。胶囊剂：200mg。口服，200mg/次，3 次/日，饭后服用，400mg，睡前服用，4 ~ 6 周为 1 个疗程。

雷尼替丁（呋喃硝胺、善胃得） 片剂：150mg。胶囊剂：150mg。口服，150mg/次，2 次/日（早、晚各 1 次）；维持量每日 150mg，饭前服用。

法莫替丁（胃舒达） 片剂：20mg。口服，20mg/次，2 次/日（早餐后，晚餐后或临睡前）；维持量 20mg/d，睡前服用。

（田 杰）

CHAPTER 第二十六章

消化系统疾病用药

☞ **学习要求**

1. 掌握抑制胃酸分泌药的分类、作用机制和临床应用，掌握硫酸镁的作用、用途和用药注意。

2. 熟悉助消化药、抗幽门螺杆菌药、溃疡面保护药的临床应用。

3. 了解胃肠运动功能调节药、肝胆疾病辅助药、泻下药和止泻药的作用与用途。

第一节 助 消 化 药

助消化药（digestant）是促进胃肠道消化功能的药物。通常分两类，一类是消化液的正常成分，如盐酸和各种消化酶制剂等，当消化道分泌功能减退时起到补充治疗作用；另一类是能促进消化液的分泌或抑制肠道内过度发酵的药物，用于治疗消化不良等病症（表26-1）。

表26-1 常用助消化药

药名	作用	用途	备注
稀盐酸（Dilute Hydrochloricacid）	增加胃液酸度，提高胃蛋白酶活性，促进铁和钙的吸收，并反射性促进肠液和胆汁分泌	胃酸缺乏症、发酵性消化不良	常与胃蛋白酶合用，最好稀释成1%溶液，服用后及时漱口以免腐蚀牙齿
胃蛋白酶（Pepsine）	分解蛋白质为蛋白胨	胃蛋白酶缺乏症，过食蛋白质食物引起的消化不良，病后恢复期消化功能减退	pH1.8时活性最高，常与稀盐酸合用，遇碱易被破坏
胰酶（Pancreatin）	为胰蛋白酶、胰淀粉酶、胰脂肪酶的混合制剂，分别消化蛋白质、淀粉和脂肪	胰液缺乏症，慢性胰腺疾病，慢性胆囊炎所致消化不良	肠溶片，若嚼碎则可能消化口腔黏膜引起溃疡，偶见过敏反应
乳酶生（表飞鸣，Biofermin）	所含活乳酸菌在肠内分解糖类生成乳酸，从而抑制腐败菌的繁殖，防止蛋白质发酵，减少肠内产气	肠胀气，小儿消化不良性腹泻（绿便），肠内异常发酵	不宜与抗菌药或吸附剂合用

续表

药名	作用	用途	备注
干酵母（食母生，Dried Yeast）	酵母菌的干燥菌体，含多种 B 族维生素、叶酸、肌醇等	食欲不振、消化不良、B 族维生素缺乏症	嚼碎后服，服量过大可致腹泻
卡尼丁（康胃素，Carnitine）	促进人体消化液（唾液、胃液、肠液、胰液、胆汁）分泌，增强消化酶活性，调整胃肠功能	消化不良，食欲减退，胃酸缺乏，婴幼儿厌食	胃酸过多或急、慢性胰腺炎患者禁用，不宜与碱性药物合用

第二节　抗消化性溃疡药

消化性溃疡一般指胃和十二指肠发生的慢性溃疡性病变，简称"溃疡病"，是消化系统的常见病。一般认为，消化性溃疡的形成是由于胃和十二指肠黏膜的攻击因子和防御因子之间不平衡的结果。攻击因子包括胃酸、胃蛋白酶、幽门螺杆菌感染等，防御因子包括黏液、碳酸氢根离子、黏膜屏障、黏膜血液供应以及内源性前列腺素等。目前对消化性溃疡的治疗主要从抑制胃酸的攻击性和保护溃疡面着手，辅以抗幽门螺杆菌能增强抗溃疡治疗的疗效。

因此，临床上一般将抗消化性溃疡的药物分为四类：①中和胃酸药（抗酸药）；②抑制胃酸分泌药（制酸药）；③溃疡面保护药；④抗幽门螺杆菌药。

一、抗酸药

抗酸药以中和胃酸和抑制胃蛋白酶活性为主要抗溃疡机制，近年又发现其中部分药物有胃黏膜屏障的细胞保护作用，是使用历史最长久的抗消化性溃疡药。理想的抗酸药应具有以下特点：①抗酸作用强，迅速而持久；②不易吸收，无碱血症；③不产生 CO_2 气体，无嗳气、腹胀及溃疡穿孔的危险；④无便秘或泻下作用；⑤有收敛保护作用。但临床单一的抗酸药各有不同的缺点，故常制成复方制剂使用。

抗酸药的有效性取决于胃排空率，而胃排空率又决定于服药次数，故以餐后 1～1.5h、较小剂量多次服用为佳。临床多推荐铝镁合剂，4～8 周为一疗程，一般不大于 3 个月。与抗胆碱药合用可望提高疗效（表 26-2）。

表 26-2　常用抗酸药作用比较

	氢氧化铝	氧化镁	三硅酸镁	碳酸钙	碳酸氢钠
抗酸强度	中	强	弱	强	弱
显效与维持	慢，持久	快，持久	慢，持久	快，持久	快，短
溃疡面保护	+	-	+	-	-
收敛作用	+	-	+	-	-
碱血症	-	-	-	-	+
产生 CO_2	-	-	-	+	+
胃酸增多	-	-	-	+	+
排便影响	便秘	轻泻	轻泻	轻泻	无影响

二、抑制胃酸分泌药

胃酸由胃黏膜上皮壁细胞分泌，主要成分为盐酸。离体细胞技术研究表明，壁细胞膜上存在胆碱能 M 受体、组胺 H_2 受体和促胃液素受体，分别接受乙酰胆碱、组胺、促胃液素的刺激而分泌胃酸。胃酸中 H^+ 的分泌是通过壁细胞分泌小管膜上的质子泵实现的。质子泵即 H^+，$K^+ - ATP$ 酶，具有分解 ATP 和水解 ADP 的功能，同时驱动一个 H^+ 从细胞内进入小管腔，从小管腔中换回一个 K^+。临床使用的制酸药有：①H_2受体阻断药；②M 受体阻断药；③促胃液素受体阻断药；④质子泵抑制药（图26－1）。

（一）H_2 受体阻断药

H_2受体阻断药选择性阻断组胺 H_2 受体而抑制壁细胞分泌盐酸，是临床重要的抗消化性溃疡药。常用药物有西咪替丁、雷尼替丁、法莫替丁、尼扎替丁（第二十五章）。

（二）M 受体阻断药

哌仑西平（Pirenzepine）

【体内过程】口服吸收不完全，生物利用度 26%；除脑和胚胎组织外体内广泛分布，肝肾浓度较高，心脏、皮肤、肌肉浓度较低，血浆蛋白结合率 10%；多以原形从肾脏和胆汁排出，$t_{1/2}$ 约 10～12h。

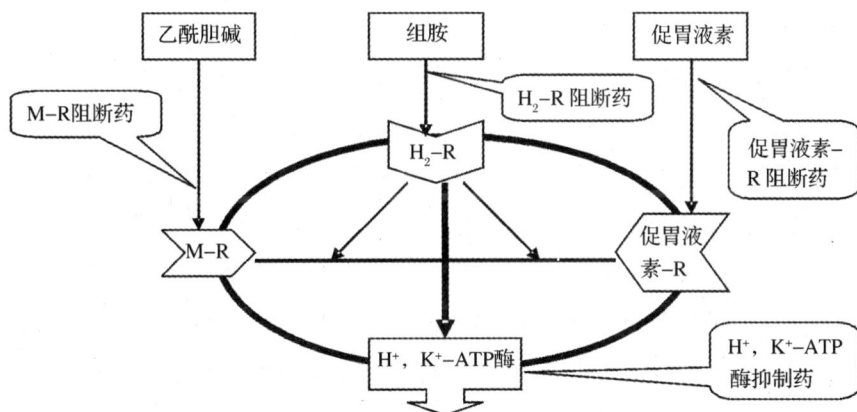

图 26－1　胃酸分泌与制酸药作用示意图

【药理作用】选择性抗胆碱药。对胃壁细胞 M_1 受体有高度亲和力，而对平滑肌、心肌和唾液的 M_2 受体亲和力小。一般剂量仅抑制胃酸分泌，较大剂量时抑制唾液分泌，大剂量时才抑制胃肠和膀胱平滑肌及引起心动过速。另外还有抑制胃蛋白酶分泌、降低血清促胃液素水平和保护胃黏膜细胞的作用。

【临床应用】主要用于治疗消化性溃疡，近期愈合率 70%～94%，作用与西咪替丁相仿。与 H_2 受体阻断药合用有协同作用，较少单独用于消化性溃疡。

【不良反应】一般与剂量有关，可见口渴、头痛、腹泻、便秘、眼睛干燥或视物模糊等，停药后可消失。大剂量可致心动过速。孕妇、青光眼、前列腺增生症者禁用，肝、肾功能不全者慎用。

（三）促胃液素受体阻断药

丙谷胺（Proglumide）

阻断促胃液素受体，特异性抗促胃液素分泌，控制胃酸和胃蛋白酶过量分泌。其制酸强度不如 H_2 受体阻断药，但能促进胃黏膜细胞的代谢，利于溃疡面的修复和愈合。口服后 2h 血药浓度达高峰，$t_{1/2}$ 约 33h。

临床用于胃及十二指肠溃疡、胃炎、十二指肠炎等，尤适用于慢性胃酸过多的溃疡病人，也可用于急性胃黏膜病变和急性上消化道出血。一般不单独用于消化性溃疡。使用时可出现口干、头痛、腹泻或便秘、瘙痒等不良反应，个别可有一过性转氨酶升高。均不影响继续用药。

（四）质子泵抑制药

奥美拉唑（Omeprazole，洛赛克，Losec）

【体内过程】口服吸收不稳定，生物利用度 60%～70%；体内分布在肝、肾、十二指肠、甲状腺等组织，分布容积为 0.19～0.48L/kg，与细胞外液体积相当；静脉注射和口服 $t_{1/2}$ 分别为 40min 和 2～3h，代谢产物主要由肾脏排出，少数经肠道排出并有肝肠循环。

【药理作用】对组胺、促胃液素、刺激迷走神经引起的胃酸分泌均有明显的抑制作用，对 H_2 受体拮抗药不能抑制的二丁基环腺苷酸引起的胃酸分泌也有抑制作用。其制酸作用与其他药物相比较强而持久，不仅抑制食物激发的胃酸分泌，还能抑制基础胃酸分泌。对胃蛋白酶的分泌也有抑制作用。

【作用机制】特异性抑制壁细胞顶端膜 H^+，K^+ - ATP 酶，从而有效地抑制基础胃酸和各种刺激引起的胃酸分泌。奥美拉唑是一弱碱基，pH > 4 时无活性，进入壁细胞后聚集于分泌小管，该处 pH < 4，在此环境中迅速分解成次磺酸，后者与 H^+，K^+ - ATP 酶的巯基结合，使 H^+，K^+ - ATP 酶不可逆地失去活性。故该药不仅非竞争性地抑制组胺、促胃液素、乙酰胆碱引起的胃酸分泌和基础胃酸分泌，且作用强而持久。

【临床应用】用于胃及十二指肠溃疡、卓-艾综合征及反流性食管炎等。对溃疡所致的胃烧灼和疼痛的缓解速度快于雷尼替丁。治愈率和复发率均优于雷尼替丁，但因价格较贵，一般不作为首选。近年来观察该药对上消化道出血也有较好疗效。

【不良反应】主要为恶心、胀气、腹泻或便秘、上腹疼痛等，反应一般较轻；个别可出现皮疹、乳房增大、ALT 和胆红素增高，也不影响治疗。临床观察发现该药长期使用可引起高促胃液素血症。对本品过敏、严重肝肾功能不全及婴幼儿禁用。

【药物相互作用】具有酶抑制作用，一些经肝脏细胞色素 P_{450} 系统代谢的药物，如地西泮、双香豆素、苯妥英钠等，其半衰期可因合用该药而延长。

兰索拉唑（Lansoprazole）

与奥美拉唑同属苯并咪唑的衍生物。其体内过程、作用与机制、临床用途均同奥美拉唑，因长期使用经验不足，故不推荐用于维持疗法。

三、溃疡面保护药

胃、十二指肠黏膜的防御功能由黏液——碳酸氢盐屏障、黏膜上皮细胞的再生与修复、黏膜血流量三方面组成。黏膜上皮细胞分泌的黏液和碳酸氢盐呈凝胶状在胃十二指肠黏膜表面形成不流动层，使之与胃腔内盐酸和胃蛋白酶隔离，其 pH 为 7 的碱性条件还能中和渗入的 H^+，从而构成胃、十二指肠黏膜抗损伤的第一道防线；胃、十二指肠黏膜细胞再生能力很强，黏膜血流为黏膜和黏膜下层供应氧和营养物质，同时带走组织中的 H^+，提供 HCO_3^-，对黏膜的再生与修复有重要作用。机体产生的某些自身活性物质，如前列腺素、表皮生长因子等也有促进黏膜 HCO_3^- 分泌和增加黏膜供血的作用。

胶体次枸橼酸铋（Colloidal Bismuth Subcitrate，CBS，三钾

二枸橼酸铋胶，Tri‐potassium Dicitrato Bismuthate，得乐）

【体内过程】口服 99% 以上药物存留在胃肠道，在肠道内形成黑色的硫化铋随粪便排出体外，仅约 0.2% 在小肠吸收；吸收的铋分布于肾、脾、肝和骨；主要经肾脏排出，少量经胆汁排出并有肝肠循环，每天的排泄率约为 2.6%。

【药理作用】

1. **黏膜保护**　在酸性环境下形成不溶性铋盐，与蛋白质特别在损伤部位形成稳定的螯合物以防止 H^+ 回渗；刺激 PGE_2 向胃腔释放从而介导 HCO_3^- 分泌；刺激表皮生长因子释放，促进黏膜血供和加速溃疡愈合。

2. **杀灭幽门螺杆菌**　抑制细菌氧化磷酸化酶从而干扰其代谢，导致细菌细胞壁破坏。另外还能抑制幽门螺杆菌释放的多种酶活性而降低其致病作用。

【临床应用】胃与十二指肠溃疡；慢性胃炎和十二指肠炎；功能性消化不良；非甾体抗炎药引起的胃黏膜损伤等。

【不良反应】极少数病人出现轻微和短暂的头痛、上腹痛、恶心、皮疹和腹泻。血清铋水平大于 $0.48\mu mol/L$（100ng/ml）时可致铋中毒，表现为精神紊乱、肌肉痉挛、共济失调、步履艰难等，因此两疗程之间宜间隔 2 个月。治疗期间可出现黑便，液体口服制剂或固体制剂嚼碎可致舌、牙齿黑染，均不影响疗程。不宜与牛奶或抗酸药同服，肾功能不全、孕妇禁用。

硫糖铝（Sucralfate，胃溃宁，Ulcerlmin）

硫糖铝是含 8 个硫酸根的蔗糖复合物，与蛋白质或坏死组织结合形成保护膜，覆

盖于溃疡表面。另外还具有吸附胃蛋白酶、增加胃黏膜血流量、促使前列腺素合成及促进胃黏液和 HCO_3^- 分泌的作用。

临床主要用于胃、十二指肠溃疡，也用于慢性胃炎和胃黏膜出血。主要不良反应为便秘，个别可出现口干、恶心、腹痛。与多酶片、西咪替丁合用时疗效降低。

米索前列醇（Misoprostol）

本品为前列腺素 E_1 的衍生物，能刺激胃黏膜分泌 HCO_3^-，增加胃黏膜血流量，从而增加胃黏膜的防御能力；还可直接作用于壁细胞，抑制胃酸和胃蛋白酶分泌。主要用于胃和十二指肠溃疡，疗效与 H_2 受体阻断药相仿。不良反应发生与剂量相关，可有腹泻、腹痛、消化不良、恶心、头痛等。对子宫平滑肌有收缩作用，故禁用于孕妇。脑血管病和冠心病者慎用，对本品过敏者禁用。

同类药物还有恩前列素（Enprostil）、奥诺前列素（Omoprostil），作用与用途同米索前列醇。

甘珀酸钠（Carbenoxolone，生胃酮）

本品为甘草次酸的半琥珀酸酯二钠盐，能增加胃黏膜的黏液分泌，使黏膜上皮再生加快，存活时间延长，防止 H^+ 逆弥散；还具有抑制胃蛋白酶活性的能力，从而加强胃黏膜屏障。口服后大部分在胃内吸收，主要自粪便排出，可有肝肠循环。临床主要用于消化性溃疡，但很少单独使用。因其增强内源性皮质激素的作用，临床也用于轻度肾上腺皮质功能不全。不良反应发生率较高，有潮红、腹泻等。长期使用可致水、钠潴留而引起水肿、血压升高、低血钾。心、肝、肾功能不全者慎用，醛固醇增多症、低血钾等禁用。

四、抗幽门螺杆菌药

幽门螺杆菌作为慢性活动性胃窦炎的病因已被证实，但对消化性溃疡的病因学作用还不完全明确。目前认为幽门螺杆菌释放的尿素酶、蛋白酶、脂酶、糖苷酶等酶类能破坏胃、十二指肠黏膜屏障，临床观察根除幽门螺杆菌能促进消化性溃疡的愈合及降低复发率。幽门螺杆菌定植于胃黏液层的胃小凹，最适 pH 5 ~ 8，其分泌的尿素酶可释放氨而升高局部 pH。

大多数抗菌药在偏酸性环境下活性降低，因此只有受 pH 影响小的药物才具有杀灭幽门螺杆菌的作用。现已证明铋制剂和质子泵抑制药能抑制幽门螺杆菌生长或降低其致病力，抗菌药物中阿莫西林（Amoxicillin）、硝基咪唑类、四环素类和呋喃类具有较强的体内抗幽门螺杆菌活性。目前临床溃疡病抗幽门杆菌治疗常采取抗溃疡药与抗菌药的联合方案，如文献报道奥美拉唑 + 阿莫西林使用 2 周、雷尼替丁 + 阿莫西林 + 甲硝唑使用 5 天、CBS + 阿莫西林使用 2 周均可使幽门螺杆菌根除率超过 80%。

第三节　胃肠运动功能调节药

一、胃肠解痉药

本类药物主要是一些抗胆碱药，具有解除平滑肌痉挛及减少腺体分泌的作用。阿托品、东莨菪碱见有关章节，本节讨论的是一些难以进入中枢的季铵盐化合物，这类药物对胃肠平滑肌有较高的选择性。

溴丙胺太林（Probanthine，普鲁本辛）

本品对胃肠平滑肌的抑制作用强而持久，还能竞争性地阻断乙酰胆碱引起的胃酸分泌，对汗腺、唾液腺也有不同程度的抑制。口服仅 10% 左右作为活性物质被吸收，50% 经胃肠水解后被吸收但无活性，作用持续时间约 6h，主要在肝脏代谢后经肾排出，$t_{1/2}$ 约 1.6h。

主要用于胃肠痉挛或蠕动过快而致的腹痛，也可用于多汗症、妊娠呕吐或遗尿，对消化性溃疡有辅助治疗作用。不良反应有口干、视物模糊、头痛、心悸等，减量或停药后可消失。禁忌证同阿托品。

丁溴东莨菪碱（Scopolamine Butylbromide）

本品能选择性地缓慢解除胃肠道、胆管及泌尿道平滑肌的痉挛和抑制其蠕动，对心脏、瞳孔及唾液腺的影响小，尚有阻断神经节及神经肌接头的作用。

适用于胃、十二指肠、结肠纤维内镜检查，内镜逆行胰胆管造影和胃、十二指肠、结肠的气钡低张造影或腹部 CT 扫描等检查的术前准备，能减少胃肠蠕动，增强检查效果。用于胃肠绞痛、胆绞痛、肾绞痛比阿托品、东莨菪碱作用强、起效快。不良反应类似于普鲁本辛，尚可导致眩晕、恶心、呕吐、面色潮红，少数可出现过敏反应。青光眼、前列腺增生症、严重心脏病、器质性幽门狭窄、麻痹性肠梗阻患者禁用，婴幼儿慎用。

曲美布汀（Trimebutine）

本品对胃肠道平滑肌有双向调节作用。在胃肠功能低下时，本品能作用于肾上腺素能神经受体，抑制去甲肾上腺素释放，从而增加运动节律；而在胃肠道功能亢进时，本品主要作用于 κ 受体，从而改善运动亢进状态。临床主要用于慢性胃炎引起的腹胀、腹痛、嗳气等，也用于肠道易激综合征。

二、促胃肠动力药

胃肠推进性蠕动受神经、体液诸因素调节，其中乙酰胆碱、多巴胺、5 - HT 等神经递质起到重要作用。乙酰胆碱能促进胃肠道运动，多巴胺和 5 - HT 则抑制胃肠道运动。促胃肠动力药即是通过促进胃肠乙酰胆碱释放或抑制多巴胺、5 - HT 释放而发挥作用，部分药物还能抑制中枢多巴胺递质功能而具有止吐作用。

甲氧氯普胺（Metoclopramide，胃复安）

【作用与用途】本品为多巴胺受体阻断药，作用于延髓化学感受区发挥强大的镇吐作用，还可加强胃和上部肠段的运动，使肠内容物从十二指肠向回盲部推进，促进小肠蠕动和排空。作用于中枢可有轻度镇静作用，还能刺激催乳素的分泌。

临床用于各种中枢性和外周性呕吐，如颅脑疾病、抗肿瘤放疗与化疗所致的呕吐，药物性呕吐，术后呕吐，晕动性呕吐等。对功能性消化不良、糖尿病胃滞留、胃食管反流症能加速胃排空而缓解腹胀、嗳气、恶心、呕吐、胃灼热等症状。还可试用于乳量严重不足的产妇。

【不良反应与注意事项】①主要副作用为镇静作用，如怠倦、嗜睡、头晕等，其他有便秘或腹泻、皮疹、溢乳、男性乳房发育，但较少见；②大剂量或长期使用可见锥体外系反应，主要表现为静坐不能、随意运动障碍、共济失调、肌张力障碍等，也可见帕金森综合征，一般发生于治疗后 24～48h，以 18～30 岁青年人多见，用苯海拉明、苯海索等可对抗；③注射给药可引起体位性低血压。

禁用于嗜铬细胞瘤、癫痫、乳腺癌患者，孕妇也禁用。

【药物相互作用】①吩噻嗪类可增强本品锥体外系不良反应；②抗胆碱药可对抗本品增强胃肠运动功能的作用；③可降低西咪替丁的生物利用度；④能增加对乙酰氨基酚、左旋多巴、四环素、氨苄西林的吸收速率，降低地高辛的吸收速率。

多潘立酮（Domperidone，吗丁啉，Motilium）

本品为苯并咪唑衍生物，不易通过血脑屏障，特异性拮抗胃肠平滑肌的多巴胺受体而发挥促动力作用。可加强胃紧张性收缩，协调胃窦十二指肠运动，松弛幽门括约肌，提高食管下括约肌基础压力，抑制胃底松弛而加速胃排空、防止胃内容物反流。

临床用于功能性、代谢性、药物或放射治疗引起的呕吐，也用于胃轻瘫、功能性消化不良、反流性食管炎。治疗剂量不良反应发生率不到 7%，包括头痛、乏力、腹泻、口干等，一般可以耐受。锥体外系不良反应尚无定论，一岁以下婴儿慎用。抗胆碱药与本品可能有拮抗作用。

西沙必利（Cisapride，普瑞博思）

本品能选择性地促进肠肌间神经丛节后纤维释放乙酰胆碱，从而增强胃肠的运动，可加快胃排空，防止胃内容物反流，促进大肠和小肠蠕动。临床主要用于胃轻瘫、上消化道不适、反流性食管炎等，也用于功能性便秘、假性肠梗阻等。不良反应主要有腹痛、腹泻、肠鸣、肠痉挛等，偶见恶心、头晕、头痛，罕见肝功能异常。禁用于孕妇、有肠出血、肠梗阻或穿孔患者，哺乳妇、早产儿、肝肾功能障碍者慎用。

第四节　泻药与止泻药

一、泻药

泻药是刺激胃肠蠕动或润滑肠道、软化粪便使排便通畅的药物。一般按作用机制将泻药分为四类：①容积性泻药；②接触性泻药；③润滑性泻药；④膨胀性泻药。

（一）容积性泻药

硫酸镁（Magnesium Sulfate，泻盐）

【作用与用途】本品给药方式不同呈现不同的药理作用。

1. **导泻**　5～20g，溶于100～400ml水，清晨空腹服。镁盐在肠道不被吸收，使肠腔内渗透压升高，肠液积蓄使肠腔扩张，反射性刺激肠蠕动增强，1～2h即可排出水样或半流体粪便。临床用于排出肠腔残留毒物或驱肠道寄生虫，也用于肠道手术、结肠镜检查、腹部X线检查的肠道准备。

2. **利胆**　每次2～5g或33%溶液10ml，口服，一天3次，或直接灌入十二指肠。可刺激十二指肠黏膜，反射性引起胆总管括约肌松弛、胆囊收缩，促进胆囊排空，产生利胆作用。临床用于阻塞性黄疸、慢性胆囊炎、胆石症。

3. **降压、抗惊厥**　25%溶液10ml稀释成1%溶液缓慢静脉滴注。Mg^{2+}可直接抑制中枢神经系统，阻断外周神经肌肉接头，产生镇静、解痉、松弛骨骼肌作用；还可直接松弛外周血管平滑肌，使血管扩张、血压下降。临床用于子痫及破伤风所致的惊厥；还可用于高血压脑病、高血压危象，是妊娠高血压危象的首选。

4. **其他**　50%溶液外用热敷，有消炎去肿的功效。

【不良反应或注意事项】①导泻时宜同时大量饮水以防止脱水；中枢抑制性药物中毒不宜用硫酸镁导泻，可改用硫酸钠；驱虫时宜先用驱肠虫药，后用硫酸镁导泻；心肾功能不全、急腹症、孕妇、月经期妇女、老年人禁用或慎用。②静脉给药时宜缓慢，同时监测呼吸和血压。因给药过快或过量可致呼吸抑制，血压骤降，此时可用10%葡萄糖酸钙10ml静脉注射解救。

硫酸钠（Sodium Sulfate）

为无色无臭结晶盐，天然硫酸钠即中药芒硝。泻下作用弱于硫酸镁，且无中枢抑制作用，适用于口服中枢抑制药中毒时导泻。

（二）接触性泻药

酚酞（Phenolphthalein）

口服后在肠内与碱性肠液形成可溶性钠盐，具有刺激大肠肠壁促进蠕动的作用，对小肠亦有较弱的作用。导泻作用温和，服药后 6~8h 排出软便。口服量的 15% 可被吸收，大多从肾脏排出，尿呈碱性时可使尿液染成红色；部分经肠道排出形成肝肠循环，使作用时间延长，一次用药可维持 3~4 天。临床主要用于慢性便秘。过量可致腹泻、腹绞痛，偶见过敏性皮炎、药疹、血小板减少，故过敏、出血倾向禁用；孕妇与哺乳妇慎用。

比沙可啶（Bisacodyl）

通过与肠黏膜接触刺激其神经末梢，引起直肠反射性蠕动而导致排便；也有认为可抑制肠壁 Na^+，K^+-ATP 酶阻止肠内水分吸收而导泻。口服后仅 5% 被吸收，6h 排出大量软便，直肠给药 15~60min 即通便。主要用于急、慢性便秘和习惯性便秘。

（三）润滑性泻药

液状石蜡（Liquid Paraffin）

为一种矿物油，在肠道内不被吸收和消化，并能阻止水分吸收，因此有软化大便作用。适用于老年体弱、高血压、动脉瘤、痔疮、疝气等患者的便秘，可避免排便用力。长期服用可干扰维生素 A、维生素 D、维生素 K 及钙、磷吸收。

甘油（Glycerin）

50% 甘油溶液（开塞露）或甘油栓肛门直肠给药可刺激直肠蠕动，并能润滑肠壁而引起排便，主要用于功能性便秘。

二、止泻药

腹泻是消化道疾病的常见症状，过度腹泻可导致机体失水和酸碱平衡失调，一般腹泻经病因治疗大多能得到缓解，严重或长期腹泻者需对症止泻。止泻药可通过减少肠蠕动或保护肠道免受刺激而达到止泻之效，阿片类药物和抗胆碱药可抑制肠蠕动而具有止泻作用，本节主要介绍其他止泻药。

苯乙哌啶（Diphenoxylate，地芬诺酯）和苯乙哌胺（Loperamide，易蒙停）

对肠道作用类似于阿片类药物，可抑制肠蠕动；还可促进肠局部胆碱能和非胆碱能神经相互作用而增强节段性收缩，延长食物在肠道停留时间，促进水、电解质吸收，临床用于各种急、慢性腹泻。

苯乙哌啶可增强中枢抑制药的作用，大剂量（40~60mg/次）时可产生欣快感，久用可成瘾。苯乙哌胺基本不吸收，故无此作用，且止泻作用较前者强而持久。

蒙脱石（Dioctahedral Smectite，思密达）

本品的主要成分为双八面体蒙脱石 $[Si_8Al_4O_{20}-(OH)]$，其粉末粒度达 1~3μm，具有极高的定位能力。口服后药物均匀地覆盖整个肠腔表面，同时吸附多种病原体和细菌毒素，减少肠细胞功能失调，恢复肠蠕动的正常节律。主要用于急、慢性腹泻，尤适用于儿童急性腹泻。该药吸附能力强，易影响其他药物吸收，必须合用时宜间隔1h。

地衣芽孢杆菌制剂（Licheniformobiogen，整肠生）

本品系采用我国首次分离的地衣芽孢杆菌制成的一种活菌制剂。口服后能调整肠道菌群，拮抗致病菌，对葡萄球菌、酵母菌有抗菌作用，对乳酸杆菌、双歧杆菌、拟杆菌、粪链球菌有促进生长作用，适用于细菌、霉菌引起的急、慢性腹泻及各种原因所致的肠道菌群失调。

鞣酸蛋白（Tannalbin）

本品在肠道内分解出鞣酸，使蛋白质凝固，有收敛止泻作用，用于急性胃肠炎、非细菌性腹泻。

药用碳（Medical Charcoal，活性炭）

本品为强吸附剂，服后可减轻肠内容物对肠壁的刺激，使肠蠕动减弱而止泻，还能吸附胃肠内有害物质。用于腹泻、腹胀气及食物、药物中毒。

第五节　肝胆疾病辅助用药

本节所述药物包括治疗肝昏迷、肝炎、肝硬化药和利胆药等，由于肝胆系统疾病比较复杂，目前尚无确切有效的药物，上述各类药物仅作为辅助治疗措施，其作用机制和确实疗效有待进一步明确。

一、利胆药

利胆包括促进胆汁分泌和排泄，前者作用于肝细胞使胆汁酸分泌增加，称胆汁分泌促进药；后者通过刺激肠黏膜，反射性引起胆囊收缩，松弛胆管括约肌，促进胆汁排空，并不刺激肝细胞分泌胆汁。部分胆汁分泌促进药物还可改变胆汁酸的成分，使胆管内形成的结石逐渐溶解（表26－3）。

表26－3　常用利胆药

药名	作用	用途
熊去氧胆酸（Ursodeoxycholic Acid）	增加胆汁酸分泌，改变胆汁中胆固醇和胆固醇酯浓度而溶解胆石	胆固醇胆结石，对胆囊炎、胆管炎也有一定疗效
去氢胆酸（Dehydrocholic Acid）	促进胆汁分泌	慢性胆囊炎、胆石症
苯丙醇（Phenylpropanol）	促进胆汁分泌，降低胆固醇	胆囊炎、胆管感染、胆石症
曲匹布通（Trepibutone，舒胆灵）	松弛胆管平滑肌和括约肌，还能促进胆汁分泌，具解痉、利胆作用	胆石症、胆囊炎
胆立克（Eulektrol，胆通）	溶解胆石	胆固醇结石

二、治疗肝昏迷药

肝昏迷的发病机制尚未完全阐明，临床应用的降血氨药对治疗外源性血氨增高有一定疗效，而对血氨不增高的肝昏迷则无效。近年来认为肝昏迷的发病还与脑内化学递质的异常有关，故试用左旋多巴、间羟胺等药物以恢复中枢递质的正常功能（表26－4）。

表26－4　肝昏迷治疗辅助药

药名	作用	用途	备注
谷氨酸（Glutamic Acid，麸氨酸）	能与血中过多的氨结合形成谷胺酰胺由尿排出；还参与脑蛋白质代谢和糖代谢，改善中枢神经功能	肝昏迷，癫痫小发作	肾功能不全慎用，不宜与碱性药物合用，不宜与抗胆碱药合用
谷氨酸钠（Sodium Glutamate，MSG）	同谷氨酸	肝昏迷、癫痫小发作，本品为碱性，还可用于酸血症	大剂量可致碱血症和低钾血症，宜监测电解质平衡
谷氨酸钾（Pot－assium Glutamate）	同谷氨酸	适用于低钾的肝昏迷	
酪氨酸（Amino－butyric Acid，γ－氨基丁酸，GABA）	与血氨结合成尿素排出，降低血氨和改善大脑功能；增强葡萄糖磷酯酶活性，恢复脑细胞功能	肝昏迷、尿毒症、催眠药及煤气中毒、脑血管病引起的偏瘫、记忆障碍等	大剂量可致运动失调、肌无力、血压下降、呼吸抑制
精氨酸（Arginine）	降血氨	适用于忌钠的肝昏迷	
乳果糖（Lactulose，半乳糖苷果糖）	在结肠内经细菌作用变成乳糖和醋酸，抑制肠菌产氨，并抑制肠道吸收氨，故能降低血氨	肝昏迷、缓泻	

思 考 题

1. 抗消化性溃疡药是按什么原则分类的？简述各种药物的作用机制和主要不良反应。

2. 简述硫酸镁的作用与用途、不良反应和注意事项。

3. 哪些药物有抗幽门螺杆菌作用，为什么？

制剂及用法

稀盐酸　10%溶液，稀释成1%口服。

胃蛋白酶　片剂：0.1g。0.3～0.6g/次，饭时或饭前服，同服稀盐酸0.5～2ml。

胰酶　肠溶片：0.3g，0.5g。0.3～0.6g/次，饭前服，3次/日。

乳酶生　片剂：0.3g。0.3～1g/次，3 次/日。

干酵母　片剂：0.2g，0.3g，0.5g。1～3g/次，3 次/日。

卡尼丁　片剂：50mg。2～12 片/日，分 3～4 口服，婴幼儿酌减。

碳酸氢钠　片剂：0.3g，0.5g。注射液：10ml：5g，250ml：12.5g。口服：0.5～2g/次，3 次/日。静脉滴注：5% 溶液，成人每次 100～200ml，儿童 5ml/kg。

氧化镁　片剂：0.2g。0.2～1g/次，3 次/日。

氢氧化铝　片剂：0.3g。0.6～0.9g/次，3 次/日。

三硅酸镁　片剂：0.3g。0.3～1g/次，3 次/日。

碳酸钙　片剂：0.5g。0.5～2g/次，3 次/日。

西咪替丁　片剂：0.2g，0.8g。注射剂：2ml：0.2g。口服：0.4～0.8g/次，2 次/日；注射：0.2～0.6g/次，静脉滴注或肌内注射，每日总量不超过 2g。

雷尼替丁　片（胶囊）剂：0.15g。糖浆剂：1.5g（100ml）。注射剂：2ml：50mg，5ml：50mg。口服：0.15g/次，2 次/日。注射：50mg/次。肌内注射：50mg/次。静脉滴注：50mg 每小时 25mg，2 次/日。

法莫替丁　片剂：10mg，20mg。胶囊剂：20mg。注射剂：2ml：20mg，100ml：20mg。口服：20mg/次，2 次/日。静脉注射或滴注：20mg/次，2 次/日（间隔 12h）。

尼扎替丁　胶囊剂：0.15g；0.3g。0.3g/次，1 次/日，睡前服。

哌伦西平　片剂：25mg，50mg。50mg/次，2 次/日。

丙谷胺　片（胶囊）剂：0.2g。0.4g/次，3～4 次/日。

奥美拉唑　胶囊剂：20mg，肠溶片：20mg，注射剂：40mg（粉针）。口服：20mg/次，2 次/日。静脉注射：40mg/次，每 12h 1 次，连用 3 日。

兰索拉唑　片（胶囊）剂：30mg。30mg/次，1 次/日。

胶体次枸橼酸铋　颗粒剂：0.3g，片（胶囊）剂：0.12g。0.24～0.3g/次，2～4 次/日。

硫糖铝　片剂：0.25g，0.5g。1g/次，3～4 次/日。

米索前列醇　片剂：200ug。200μg/次，4 次/日。

甘珀酸钠　片剂：50mg。50～100mg/次，3 次/日。

溴丙胺太林　片剂：15mg。15mg/次，3～4 次/日。

曲美布汀　片剂：0.1g。0.1～0.2g/次，3 次/日。

甲氧氯普胺　片剂：5mg。注射剂：1ml：10mg。口服：5～10mg/次，2 次/日。肌内注射：10～20mg/次。

多潘立酮　片剂：10mg。注射剂：2ml：10mg。口服：10～20mg，3 次/日。肌内注射：10mg/次。

西沙比利　片剂：5mg，10mg/次。

硫酸镁　注射剂：10ml：1g；10ml：2.5g。抗惊厥、降血压：肌内注射，1g/次；静脉滴注，1～2.5g/次，用 5% 葡萄糖注射液稀释成 1% 浓度，缓慢滴注。

（刘志华）

呼吸系统疾病用药

☞ **学习要求**

1. 掌握 β 受体激动药、茶碱类药物的作用机制和在支气管哮喘中的应用,掌握氨茶碱的体内过程特点和不良反应。

2. 熟悉其他平喘药、祛痰药和黏痰溶解药、镇咳药的作用与用途。

第一节 平 喘 药

平喘药(antiasthmatic drug)是一类能缓解支气管哮喘症状的药物。支气管哮喘的产生主要是由于免疫和非免疫性刺激后,引起组胺、5 – HT、LC_4、LTD_4、TXA_2、RAF 等炎性介质释放,引起支气管黏膜上皮细胞损伤、血管渗出和分泌物增多、黏膜水肿等炎症反应,同时伴有支气管平滑肌痉挛,通气阻力升高而致阻塞性呼吸困难。目前常用的平喘药有三类:①支气管平滑肌松弛药,主要用于支管痉挛的急性发作,并有一定的抑制炎症反应的作用;②抑制炎症反应为主的抗炎平喘药;③抑制免疫过程某一环节的平喘药。近年,又研究了新的平喘药正在临床试用,如竞争性 LTD_4 受体拮抗药 Zafirlukast 对阿司匹林、过敏原及运动所致的支气管痉挛有较强的解痉作用,新的 PDE 同工酶 PDE_4 抑制药具有较强的抗哮喘作用,5 – 脂氧酶抑制药可拮抗白三烯的致痉作用,并可减少迟发型的炎症反应。本章仅重点介绍前三类。

一、支气管平滑肌松弛药

(一)β 肾上腺素受体激动药

本类药物通过激动 β 受体而激活支气管平滑肌的腺苷酸环化酶,催化 cAMP 依赖蛋白激酶而松弛支气管平滑肌。同时,亦能抑制肥大细胞及中性粒细胞释放炎性介质,减少渗出,促进黏液分解,有利于哮喘的治疗。本类药物分为非选择性 β 受体激动药和选择性的 β_2 受体激动药。β 受体激动药有肾上腺素、异丙肾上腺素、麻黄碱等,其特点是作用迅速、强大而短暂,不良反应多,多数不能口服,常采用吸入给药(见第八章)。本节重点介绍选择性 β_2 受体激动药。

沙丁胺醇 （Salbutamol，舒喘灵）

选择性兴奋 β_2 受体，引起支气管扩张，平喘作用与异丙肾上腺素相近，但对心脏 β_1 受体的作用仅为后者的 1/10。口服 30min 起效，雾化吸入数分钟起效，维持时间约 4～6h。偶有恶心、头晕、手指震颤等，过量致心律失常，应慎用。

克仑特罗 （Clenbuterol）

是一强效 β_2 受体激动药，支气管松弛作用较沙丁胺醇强 100 倍，不良反应较沙丁胺醇少。口服后，10～20min 起效，作用可维持 5h 以上。气雾吸入 5～10min 起效，维持 3～4h。栓剂直肠给药，维持时间可长达 8～24h。甲亢、心律失常、高血压患者慎用。

特布他林 （Terbutaline）

为短时间作用的 β_2 受体激动药，作用较沙丁胺醇为弱，持续时间约 4～6h。。可口服或皮下注射，皮下注射的生物利用度为 95%，5～15min 起效，重复用药易致蓄积。

（二）茶碱类

茶碱类（Theophyllines）是甲基黄嘌呤类衍生物，能松弛支气管平滑肌，对痉挛状态平滑肌尤为明显。其松弛支气管平滑肌作用与下列因素有关：①抑制磷酸二酯酶，使 cAMP 的含量增加，引起支气管平滑肌松弛；②抑制过敏性介质释放、降低细胞内钙水平，减轻炎性反应；③阻断腺苷受体，对腺苷或腺苷受体激动剂引起的哮喘有明显作用。

茶碱类还有强心、利尿及中枢兴奋作用，能引起震颤和失眠。茶碱个体差异大，安全范围窄，故现已有少用，而多采用其水溶性衍生物，如氨茶碱、胆茶碱等。

氨茶碱 （Aminophylline）

是茶碱和乙二胺的缩合物，分子中乙二胺的存在能增强支气管扩张作用。主要用于各种哮喘及急性心功能不全。口服吸收较好，2～3h 达最大效应，维持 5～6h，对重症哮喘可采用静脉滴注，经 15～30min 达最大作用，亦可直肠给药。茶碱的有效血药浓度约 5～15μg/ml，当达到或超过 15μg/ml 时，将可能出现中毒反应。

本品因碱性较强，口服可致恶心、呕吐，饭后服可减轻刺激性。静脉注射太快或剂量过大，可致心悸、心律失常、惊厥和血压骤降等，甚至死亡。儿童对氨茶碱的敏感性较成人高，易致惊厥，应慎用，使用时应监测血药浓度，根据血药浓度调整小儿用量，以防过量中毒。急性心肌梗死、低血压、休克等患者禁用。

胆茶碱 (Choline Theophyllinate)

是茶碱和胆碱的缩合物，水溶性大，口服吸收迅速，经 3h 达最大作用，维持时间较长，对胃黏膜刺激性较小，作用与适应证同氨茶碱。

二羟丙茶碱 (Diprophylline)

平喘作用和对心脏的兴奋作用均较氨茶碱弱，胃肠刺激性较小。主要用于不宜使用肾上腺素类药物及氨茶碱的哮喘病人。

(三) M 胆碱受体阻断药

各种诱因所致的内源性乙酰胆碱释放可诱发和加重哮喘。M 受体阻断药异丙阿托品 (Ipratropine) 选择性阻断支气管平滑肌的 M_1 胆碱受体，拮抗乙酰胆碱的支气管痉挛作用，使支气管平滑肌松弛。常以吸入给药，作用快而持久，维持 4h，不良反应较少。主要用于支气管哮喘及喘息型慢性支气管炎等。

二、抗过敏平喘药

抗过敏平喘药通过抑制过敏性炎性介质释放和拮抗炎性介质的作用而实现预防和治疗支气管哮喘发作。

色甘酸钠 (Cromoglycate Sodium)

本品对支气管平滑肌无直接松弛作用，对炎性介质亦无拮抗作用，故对正在发作的哮喘无效。但在接触抗原前 7～10 天给药，可预防哮喘发作。其作用机制与下列因素有关：①能与敏感的肥大细胞膜外侧的钙通道结合，阻止钙内流，抑制肥大细胞脱颗粒，减少组胺、慢反应物质、白三烯等多种炎性介质的释放，这一作用对人肺肥大细胞最敏感；②抑制感觉神经末梢释放的 P 物质及神经激肽 A、B 等诱导的支气管平滑肌痉挛和黏膜水肿；③降低哮喘病人对非特异性刺激的敏感性，减少支气管痉挛发作。

色甘酸钠起效慢，尤适用于抗原明确的青少年患者，可预防变态反应或运动引起的速发型或迟发型哮喘。还可减轻重症哮喘的糖皮质激素用量，目前已成为轻、中度哮喘的一线药。亦用于变应性鼻炎、溃疡性结肠炎及其他胃肠道过敏性疾病。

本药口服无效，只能喷雾吸入。不良反应较少，少数病人可有咽痛、气管刺激症状，甚至诱发哮喘，与少量异丙肾上腺素同时吸入可预防之。

奈多罗米钠 (Nedocromil Sodium)

为色甘酸钠的衍行物，作用较色甘酸钠更强，其用途亦相同，但儿童及妊娠妇女慎用。

酮替芬（Ketotifen）

本药为新型的 H_1 受体拮抗剂，平喘作用时间长，中枢作用时间短。还能抑制过敏介质释放，拮抗 5-HT 和多种过敏物质引起的支气管痉挛，疗效优于色甘酸钠，用于哮喘的预防发作，对儿童哮喘的疗效优于成人。

氮䓬斯汀（Azelastine）

为一新型的 H_1 受体拮抗剂，具有较酮替芬更强的抗过敏作用，临床主要用于治疗过敏性哮喘和过敏性鼻炎。

三、抗炎平喘药——糖皮质激素

糖皮质激素具有极强的抗哮喘作用，对顽固性哮喘或哮喘持续状态的危重病人应用糖皮质激素，可迅速控制症状。因其副作用较多，不宜长期用药，仅用于其他药物无效的哮喘持续状态和重症哮喘。其平喘作用与抑制 T 细胞、减少炎性介质释放、抑制过敏反应等有关。近年来采用吸入给药疗法，充分发挥了糖皮质激素在气道内的抗炎、抗过敏作用，同时又避免了全身不良反应。常用于治疗哮喘的糖皮质激素药有二丙酸倍氯米松和布地缩松。

二丙酸倍氯米松（Beclomethasone Dipropionate，二丙酸倍氯松 Becotide）

本品为地塞米松的同系物，抗炎作用为地塞米松的 500 倍，气雾吸入直接作用于气道发挥平喘作用。肺内吸入后，迅速被灭活，几无全身性副作用。主要用于糖皮质激素依赖性哮喘患者，常见不良反应是鹅口疮与声音嘶哑。

布地缩松（Budesonide，布的松）

本品为一不含卤素的糖皮质激素。局部应用抗炎作用和对哮喘的疗效与二丙酸倍氯米松相近。

第二节　祛痰药和黏痰溶解药

一、祛痰药

这是一类能使痰液变稀或溶解，使痰易于咳出的药物。痰液的排出可减少对呼吸道黏膜的刺激，间接起到镇咳、平喘作用，有利于控制继发感染。

氯化铵（Ammonium Chloride）

本药口服后刺激胃黏膜，反射性地兴奋迷走神经，引起恶心，使支气管腺分泌增加，黏痰变稀，易于咳出。

因祛痰作用较弱，较少单用，常与其他药物合用。氯化铵为弱酸性，还用于酸化尿液和某些碱血症，但过量可致高氯性酸中毒。血氨过高、消化性溃疡、严重肝肾功能障碍者禁用。

愈创木酚甘油醚（Glyceryl Guaicolate，愈甘醚）

有较强祛痰作用，可减轻痰液恶臭，无明显不良反应。本药还有消毒防腐作用。

二、黏痰溶解药

乙酰半胱氨酸（Acetylcysteine，痰易净）

该药结构中的巯基（-SH）能与黏蛋白二硫键（-S-S-）结合，使黏蛋白分子裂解，降低痰的黏性，易于咯出。乙酰半胱氨酸作用的最适 pH 为 7~9，故临床常采用 20% 溶液 5ml 与 5% $NaHCO_3$ 溶液混合雾化吸入，对黏痰阻塞引起的呼吸困难疗效较好。抢救时可用 5% 溶液气管滴入，但须常备吸痰设备，否则大量已稀释的痰液可造成呼吸道阻塞。因其有特殊臭味及刺激性，可引起恶心、呕吐、口臭、呛咳、支气管痉挛等，哮喘患者尤易发生，加入少量异丙肾上腺素可预防之。本药为强还原剂，应避免与氧化剂合用，以防降低疗效。

羧甲司坦（Carbocisteine，羧甲半胱氨酸）

本品可使低黏度的唾液黏蛋白分泌增加，使高黏度的岩藻黏蛋白分泌减少，从而使痰液黏度降低，易于咯出。本品口服有效，用于慢性支气管炎、支气管哮喘等疾病所致痰液黏稠、咯痰困难，亦用于术后咯痰困难和肺炎合并症。不良反应偶见轻度恶心、头晕、腹泻、胃肠道出血、皮疹等。

溴己新（Bromhexine，必嗽平，Bisolvon）

本药直接作用于支气管腺，促进黏液分泌，使细胞的溶酶体释放而致黏痰中黏多糖分解，易于咯出。偶有恶心、胃部不适及转氨酶升高等不良反应，溃疡病及肝病患者慎用。

第三节 镇 咳 药

咳嗽是一种保护性反射，可促进痰液及异物排出，但剧烈而频繁的咳嗽可增加病人痛苦或引起并发症。镇咳药（antitussives）可通过直接抑制延脑咳嗽中枢，或抑制咳嗽反射弧中的某一环节而发挥镇咳作用。

一、中枢性镇咳药

可待因（Codeine，甲基吗啡）

为阿片生物碱之一，抑制延髓咳嗽中枢，镇咳作用为吗啡的1/4，镇咳剂量不抑制呼吸。因抑制咳嗽反射，使痰不易咳出，故本药仅适用于无痰剧烈干咳，对胸膜炎干咳伴胸痛者尤为适用。多痰者禁用，反复应用易成瘾，应控制使用。偶见恶心、呕吐、便秘，大剂量可致中枢兴奋、烦躁不安，并抑制呼吸。

右美沙芬（Dextromethorphan）

为合成的吗啡类衍生物，镇咳作用与可待因相当或略强，但无镇痛、成瘾和便秘，治疗量不抑制呼吸，适用无痰干咳。有头晕、嗜睡、恶心等副作用。

喷托维林（Pentoxyverine，咳必清）

本品能抑制咳嗽中枢，兼有局部麻醉作用，镇咳作用为可待因的1/5，但无依赖性和呼吸抑制。适用于急性上呼吸道感染引起的无痰干咳和百日咳，常与氯化铵合用。偶有轻度头痛、头晕、口干、恶心、腹胀、便秘等阿托品样不良反应，多痰及青光眼病人忌用。

二、外周性镇咳药

苯佐那酯（Benzonatate，退嗽）

本药为丁卡因衍生物，有较强的局部麻醉作用。对肺脏牵张感受器有选择性的抑制作用，能阻断迷走神经反射，抑制咳嗽的冲动传入而镇咳。治疗量不影响呼吸中枢，反而增加肺通气量。服药后 10~20min 起效，维持 3~8h。用于干咳和阵咳，效果略逊于可待因。有轻度嗜睡、头痛、眩晕等不良反应，偶见皮疹、鼻塞。服用时勿将药丸咬破以免产生口腔麻木感。

苯丙哌啉（Benproperine）

为非麻醉性强效镇咳药。奏效迅速，维持时间长，镇咳强度为可待因的 2~4 倍。镇咳机制为阻滞肺及胸膜感受器的传入感觉神经冲动及直接抑制咳嗽中枢，对平滑肌具有解痉作用，不抑制呼吸、无便秘和成瘾性。口干、渴感、倦睡、疲劳、头晕、厌食、腹部不适和皮疹等为常见的不良反应。

思考题

1. 支气管哮喘发作、重症及哮喘持续状态、预防哮喘发作应如何选择平喘药？使用各类药物时应如何保证用药安全？

2. 镇咳药与祛痰药或黏痰溶解药能否合用？为什么？该两类药物能否与抗菌药合用？为什么？

3. 可待因的镇咳机制和机制是什么，为什么不能反复使用？

制剂及用法

硫酸沙丁胺醇 片剂：2mg。口服：2～4mg/次，6～12mg/d。儿童剂量：0.1～0.15mg/kg，2次/日。气雾剂：0.2%。每次吸入1～2下（相当于0.1～0.2mg），每4h 1次。

盐酸克仑特罗 片剂：20～40μg。口服：20～40μg/次，3次/日。气雾吸入，10～20μg/次，3～4次/日。栓剂：60μg/次。60～120μg/d。

硫酸特布他林 片剂：2.5mg，5.0mg。口服：2.5～5mg/次，2～3次/日，一日不超过15mg。气雾剂：200喷/瓶；400喷/瓶；0.25mg/喷，0.25～0.5mg/次，3～4次/日。

氨茶碱 片剂：100mg，200mg。口服：100～200mg/次，0.3～0.6g/d。极量：一次500mg，1g/d。注射剂：2ml：0.25g，2ml：0.5g。肌内或静脉注射，0.25～0.5g/次，0.5～1g/d，极量0.5g/次，1g/d。小儿每次2～3mg/kg。静脉注射前以50%葡萄糖液20～40ml稀释后缓慢静脉注射。注射时间不得少于10min。

胆茶碱 片剂：0.1g。口服：0.1～0.2g/次，2～3次/日。极量：口服5g/次，1g/d。

二羟丙茶碱 片剂：0.2g。口服：0.1～0.2g/次，0.3～0.6g/d。极量一次0.5g。注射剂：2ml：0.25g，肌内注射0.25～0.5g/次。

溴化异丙阿托品 气雾剂：0.025%，每揿一下为20μg。吸入，40μg/次，3～6次/日。

色甘酸钠 干粉：干粉喷雾器吸入，20mg/次，4次/日，症状减轻后，40～60mg/d，维持量20mg/d。气雾剂：14g/瓶，喷雾吸入，2～4mg/次，4次/日，每日最大量32mg。

奈多罗米钠 气雾剂：112喷/瓶，2mg/喷，1～2喷/次，2～4次/日。

盐酸氮䓬斯汀片剂：1mg，2mg。口服：1～2mg/次，1～2次/日。

酮替芬 片剂：0.5mg，1mg。口服：1mg/次，2次/日。

二丙酸倍氯米松 气雾剂：200揿/瓶，50μg/揿，50～100μg/次，3～4次/日。

布地缩松 气雾剂：10mg/瓶（200喷），20mg（100喷），每喷一次50μg。吸入，200μg/次，2次/日，早晨及晚间用。

愈创木酚甘油醚 片剂：0.2g。口服，0.2g/次，3次/日。糖浆剂：2%，口服，10ml/次，3次/日。

乙酰半胱氨酸 粉剂：0.5g/瓶，1.0g/瓶。临用前配成10%的水溶液气雾吸入，1～3ml/次，2～9ml/d，急救时气管滴入5%溶液0.5～2ml/次，2～6ml/d。

盐酸溴己新 片剂：8mg。口服：8～16mg/次，3次/日。

磷酸可待因 片剂：15mg，30mg。口服：15～30mg/次，30～90mg/d。极量：0.1g/次，0.25g/d。注射剂：1ml:15mg，1ml:30mg。皮下注射，15～30mg/次，30～90mg/d。

右美沙芬 片剂：10mg，20mg。口服：10～20mg/次，3～4次/日。

枸橼酸喷托维林 片剂：25mg。口服：25mg/次，3～4次/日。糖浆剂：100ml:0.25g。口服，10ml/次，3～4次/日。滴丸：25mg，口服，25mg/次，3～4次/日。

苯佐那酯 糖衣丸：25mg，50mg。口服：50～100mg/次，3次/日。

苯丙哌啉 片剂：20mg。口服：20～40mg/次，3次/日。

羧甲司坦 片剂：0.25g，口服液：10ml:0.2g，10ml:0.5g。糖浆剂2%（20mg/ml）。口服，0.5g/次，3次/日，儿童30mg/（kg·d）。

（刘志华）

CHAPTER 第二十八章

子宫收缩药及舒张药

☞ **学习要求**

1. 掌握缩宫素的体内过程、药理作用、临床应用和不良反应。
2. 熟悉前列腺素、麦角生物碱对子宫平滑肌的作用特点和临床应用。
3. 了解垂体后叶素、子宫舒张药的作用与用途。

第一节 子宫收缩药

缩宫素（Oxytocin，催产素，Pitocin）

【体内过程】本药口服易被胰蛋白酶、胱氨酸氨基肽酶、缩宫素酶破坏失效，故多采用肌内注射、静脉注射或鼻黏膜给药。后一种给药途径作用较弱；肌内注射吸收良好，3~5min 起效，维持 20~30min，$t_{1/2}$ 为 5~12min。静脉注射起效快，维持时间短，故需要静脉滴注维持药效。大部分经肝及肾迅速破坏，少部分以结合型由尿排出。

【药理作用】

1. 兴奋子宫平滑肌 使子宫平滑肌收缩加强，收缩频率变快。作用强度取决于子宫生理状态、雌激素水平和用药剂量。小剂量能加强妊娠末期子宫体的节律性收缩，使振幅增大，张力增强，子宫颈平滑肌松弛，促使胎儿顺利娩出，其收缩的性质与正常分娩相似。剂量加大，作用加强，甚至产生持续性强直性收缩，有引起胎儿窒息的危险，应予注意。雌激素能提高子宫平滑肌对缩宫素的敏感性，而孕激素却能降低敏感性。妊娠初期，体内雌激素水平低，孕激素水平高，子宫平滑肌对缩宫素的敏感性低，有利于胎儿正常发育。妊娠后期，雌激素水平逐渐升高，临产时达高峰，子宫对缩宫素敏感性最强，小剂量的缩宫素即引起子宫强烈收缩，分娩后又逐渐下降。

目前认为子宫内膜和蜕膜有缩宫素受体存在，并随妊娠过程不断增加，至临产时达高峰。缩宫素激动缩宫素受体，引起子宫平滑肌收缩，宫颈松弛，促进胎儿娩出。当缩宫素分泌不足或受体数目减少时，产程延长。也有人认为缩宫素激动蜕膜的缩宫素受体，促进 $PGF_2\alpha$ 及其代谢产物 13，14 - 二氢 15 - 酮 $PGF_2\alpha$（PGFM）的合成与释放，后者兴奋子宫平滑肌，松弛子宫颈，促进胎儿娩出。

2. **其他** 使乳腺腺泡周围的肌上皮细胞收缩，促进乳汁排泄；大剂量缩宫素能直接扩张血管，引起血压下降，反射性地引起心率加快，心输出量增加，还有抗利尿作用。

【临床应用】

1. **催产和引产** 小剂量缩宫素用于胎位正常、无产道障碍、宫缩无力临产妇的催产，促进分娩。对于死胎、过期妊娠或患有心脏病、肺结核等疾病的孕妇，需提前中断妊娠者，可用其引产。用药过程中应根据宫缩、血压和胎儿情况调整剂量，确保用药安全有效。

2. **产后出血** 产后出血时立即皮下或肌内注射大剂量缩宫素，可迅速引起子宫强直性收缩，压迫子宫肌层内血管而止血，但作用时间短，应加用麦角制剂，使子宫维持收缩状态。

3. **缩短第三产程** 高浓度引起子宫收缩，促进胎盘剥离，缩短第三产程，减少产后子宫出血。

4. **催乳** 枸橼酸缩宫素鼻腔喷雾或含服，可促进乳汁分泌。

【不良反应和用药注意】剂量过大易致子宫强直性收缩，有导致胎儿窒息或子宫破裂的危险，应严格掌握剂量和控制给药速度，并严密监测胎心。对产道异常、胎位不正、头盆不称、前置胎盘、三次妊娠以上的经产妇或有剖宫产史者禁用。非人工合成的缩宫素有升高血压和过敏反应，故高血压、冠心病、有过敏史者禁用提取的缩宫素。

垂体后叶素（Pituitrin）

垂体后叶素是从牛、猪的垂体后叶中提取的粗制品，内含缩宫素（催产素 Oxytocin）和抗利尿激素（Antidiuretic Hormone，加压素，Vasopressin）。二者均可人工合成，化学结构为含二硫键的九肽，其作用相似，仅有强弱不同。因本药对子宫平滑肌作用选择性低，不良反应多，作为子宫平滑肌兴奋药现已少用，目前仅利用其抗利尿作用，用于治疗尿崩症，利用其加压素的血管收缩作用治疗子宫出血及肺出血等。

前列腺素（Prostaglandins，PGs）

这是一类广泛存在于体内的不饱和脂肪酸，对心血管、呼吸、消化以及生殖系统有广泛的生理和药理作用。作为子宫收缩药应用的有地诺前列酮（Dinoprostone，PGE_2）、地诺前列素（Dinoprost，$PGF_2\alpha$）、硫前列酮（Sulprostone）和卡前列素（Carboprost，15 - 甲基前列腺素 $F_2\alpha$，15 - $MePGF_2\alpha$）

PGs 对子宫的收缩作用强于缩宫素，对妊娠各期子宫均敏感，尤以分娩前后为甚。在使宫体平滑肌收缩同时，尚能使子宫颈松弛。临床较多用于中期引产和抗早孕。除静脉滴注外，阴道内、宫腔内和羊膜腔内给药也能奏效。

不良反应主要为恶心、呕吐、腹痛、腹泻等胃肠兴奋症状。$PGF_2\alpha$ 能收缩支气管平滑肌，不宜用于支气管哮喘患者，还能升高眼压，不宜用于青光眼患者。用于引产时禁忌证和注意事项同缩宫素。

麦角生物碱 (Ergot Alkaloids)

麦角 (ergot) 是寄生在黑麦或其他禾本科植物上的一种麦角菌的干燥菌核，因在麦穗上突出如角而得名，现已用人工培养方法生产。麦角中含有多种生物碱，化学结构为麦角酸的衍生物主要分为氨基酸麦角碱和氨基麦角碱。前者包括麦角胺 (Ergotamine) 和麦角毒 (Ergotoxine)，后者常用的是麦角新碱 (Ergometrine)。

【体内过程】麦角新碱口服、皮下注射或肌内注射均吸收快而完全，代谢和排泄较快，作用维持时间短暂。麦角胺与麦角毒口服吸收慢而不规则，麦角胺口服量要比肌内注射量大 8 ~ 10 倍，20min 左右才出现作用，但作用维持较久。

【药理作用】

1. **兴奋子宫** 麦角碱类选择性兴奋子宫平滑肌，其中以麦角新碱作用强而迅速。妊娠子宫较未孕子宫对麦角碱类更敏感，临产时最敏感，作用较缩宫素强而持久。剂量稍大可引起子宫强直性收缩，对子宫体和子宫颈的作用无显著差异，因此不适用于催产和引产。

2. **收缩血管** 麦角胺与麦角毒能收缩末梢血管，可使脑血管收缩，减少脑动脉搏动幅度，从而减轻偏头痛。大剂量能损伤血管内皮细胞，导致肢端坏疽。

3. **阻断 α 受体** 氨基酸麦角碱类能阻断 α 受体，翻转肾上腺素的升压作用，麦角新碱无此作用。

【临床应用】

1. **子宫出血** 由于麦角新碱使子宫平滑肌产生长时间的强直性收缩，能机械性压迫子宫肌纤维间的血管而止血，主要用于产后、刮宫后或其他原因引起的子宫出血。

2. **产后子宫复旧** 产后子宫复旧缓慢者，容易出血或感染，麦角制剂通过收缩子宫而促进子宫复旧。

3. **偏头痛** 某些偏头痛病人可因脑动脉扩张而搏动幅度加大，麦角胺与咖啡因合用能通过收缩脑血管，减少搏动幅度，治疗偏头痛。

4. **中枢抑制** 麦角毒的氢化物具有中枢抑制和血管舒张作用，与异丙嗪、哌替啶合用，组成冬眠合剂。

【不良反应】注射麦角新碱可引起恶心、呕吐、血压升高，伴有妊娠高血压综合征的产妇应慎用。偶可见过敏反应，严重者出现呼吸困难。长期使用可损害血管内皮细胞，特别对患有肝脏或周围血管疾病者更为敏感，孕妇、血管硬化及冠心病患者忌用。

第二节 子宫舒张药

子宫舒张药可抑制子宫收缩，减弱子宫收缩力，用于防治早产，具有保胎作用。本类药物主要有 β 受体激动药、硫酸镁等。

硫酸沙丁胺醇（Salbutamol Sulfate）

能兴奋子宫平滑肌的 β₂ 受体，激活腺苷酸环化酶，使 cAMP 增加，后者抑制子宫平滑肌收缩，还能使血管平滑肌松弛，增加子宫胎盘血流量，改善宫内供氧环境，防治早产。

利托君（Ritodrine）

为 β₂ 受体激动剂，激动子宫平滑肌的 β₂ 受体抑制子宫平滑肌的收缩。对妊娠和非妊娠子宫均有抑制作用，用于防治早产。

硫酸镁（Magnesium Sulfate）

镁离子作用广泛，通过拮抗 Ca^{2+} 的作用，使子宫平滑肌松弛，降低子宫对缩宫素的敏感性，从而抑制子宫收缩。主要用于防治早产和妊娠高血压综合征。但因不良反应较多，一般不作为首选。

近年来发现钙通道阻滞药、缩宫素受体拮抗药以及前列腺素合成酶抑制药均有抑制子宫平滑肌的作用，具有防治流产和安胎作用。

思 考 题

1. 缩宫素、前列腺素、麦角新碱对子宫平滑肌的兴奋作用有何异同？用于催产和足月引产时有哪些注意事项？
2. 麦角新碱为什么不能用于催产和引产？
3. 提取的缩宫素与人工合成的缩宫素有何不同？
4. 周围血管疾病患者为什么要慎用麦角生物碱类药物？

制剂及用法

缩宫素　注射剂：0.5ml：2.5U，1ml：5U，1ml：10U。引产或催产，2.5～5U/次，用 5% 葡萄糖

液 500ml 稀释后缓慢静脉滴注，视子宫收缩情况调整滴速；子宫出血，肌内注射，5～10U/次。极量，肌内注射 20U/次。

垂体后叶素 注射剂：1ml：5U，1ml：10U。皮下或肌内注射，5～10U/次；静脉滴注 5～10U/次，用 5% 葡萄糖液 500ml 稀释后缓慢滴入。

马来酸麦角新碱 片剂：0.2mg，0.5mg。口服，0.2～0.5mg/次。注射剂：1ml：0.2mg，1ml：0.5mg。肌内或静脉注射，0.2～0.5mg/次。静脉注射时用 25% 葡萄糖注射液 20ml 稀释。极量，肌内 0.5mg/次，1mg/d。

酒石酸麦角胺 片剂：1mg。口服 1～2mg/次。一日不超过 6mg，一周不超过 10mg。注射剂：1ml：0.25mg，1ml：0.5mg，皮下或肌内注射，0.25mg/次。

麦角胺咖啡因片 每片含酒石酸麦角胺 0.85～1.15mg，无水咖啡因 90～110mg。偏头痛发作时即口服半片至 1 片半；如无效，可于间隔 1h 后重复同剂量。

乙磺酸二氢麦角碱 将盐酸哌替啶 100mg、盐酸异丙嗪 25mg、乙磺酸二氢麦角碱 0.6～0.9mg 加入 5% 葡萄糖液 250ml 中，配成冬眠合剂进行静脉滴注。

利托君 片剂：10mg。注射液：5ml：50mg。静脉滴注，取本品 150mg 稀释至 500ml 的静脉滴注溶液中，于 48h 内使用完毕，静脉滴注结束前 30min 开始维持治疗，口服本药 10mg。头 24h 每 2h 1 次，此后每 4～6h 服用 10～20mg，每日总剂量不超过 120mg。

地诺前列酮 栓剂：20mg，阴道给药。注射剂：0.5ml：2.5mg；宫腔内注射，2.5mg（加碳酸钠注射液 1ml、生理盐水 10ml）；静脉滴注，2.5mg（加 5% 葡萄糖溶液 500ml）。

地诺前列素 注射剂：4ml：20mg；8ml：40mg，中期引产：5g/次，缓慢注入羊膜腔内，若未见宫缩，6h 后可追加 10～20mg。足月引产：1～4mg/次，加入 5% 葡萄糖溶液后缓慢静脉滴注。

卡前列素 栓剂：1mg，2mg。早中期引产：0.5～1mg/次，每 2～3h 1 次，阴道给药，直至节律性宫缩出现。

（刘志华）

第二十九章

血液及造血系统疾病用药

👉 学习要求

1. 掌握铁制剂、叶酸、维生素 B_{12} 的药理作用和临床应用。
2. 掌握维生素 K、肝素、华法林的药理作用、临床应用和不良反应。
3. 熟悉右旋糖酐的作用与用途。
4. 了解其他促凝血药和抗凝血药、升白细胞药、酸碱平衡药的作用与用途。

第一节 抗贫血药

贫血是指循环血液中的红细胞或血红蛋白长期低于正常值的病理现象。失血过多、大量红细胞破坏、骨髓造血功能不足均可能导致贫血，常见的贫血有以下三种类型：①缺铁性贫血，由于血液损失过多或铁盐吸收不足所致，患者红细胞呈小细胞、低色素性，此病在我国较多；②巨幼细胞贫血，因叶酸和维生素 B_{12} 缺乏所致，红细胞呈大细胞、高色素性，白细胞及血小板亦有减少及形态异常；③再生障碍性贫血，因感染、药物、放疗等因素引起骨髓造血功能障碍，导致红细胞、粒细胞及血小板减少，再生障碍性贫血较难治愈。

抗贫血药（antianemic）主要用于贫血的补充治疗，应根据贫血的类型选择不同的药物。

铁　剂

常用的铁剂有硫酸亚铁（Ferrous Sulfate）、枸橼酸铁铵（Ferric Ammonium Citrate）和右旋糖酐铁（Iron Dextran）等。

【体内过程】口服铁剂必须还原成 Fe^{2+} 后才能以被动转动方式在小肠上段吸收，少部分以主动转动方式吸收。维生素 C、胃酸、果糖、半胱氨酸等还原性物质有助于 Fe^{3+} 变成 Fe^{2+}，促进铁的吸收，鞣酸、磷酸盐、抗酸药等可使铁盐沉淀，妨碍吸收。铁盐还能与四环素形成络合物，互相影响吸收。

吸收入血的 Fe^{2+} 立即氧化成 Fe^{3+} 与去铁蛋白结合成铁蛋白而储存，或与转铁蛋白结合成复合物，转运到肝、脾、骨髓等组织，供造血和储存，未吸收的铁随大便排出。吸收后的铁通过肠黏膜细胞脱落排出体外，部分铁还可以通过胆汁、尿液、汗液排出体外。

【作用与用途】转运至骨髓的铁首先吸附在幼红细胞有核细胞膜上，然后进入细胞内的线粒体与原卟啉结合形成血红素，再与珠蛋白结合形成血红蛋白而发挥作用。

临床用于因月经过多、消化性溃疡、痔疮等慢性失血性贫血及营养不良、妊娠、儿童生长期等产生的缺铁性贫血。连服 2~3 周即可改善症状，治疗 10~15 日网织红细胞达高峰，2~4 周血红蛋白明显升高，对重度贫血需用药时间较长才能恢复。

【不良反应】铁剂对胃肠有刺激性，引起腹部不适、腹痛、腹泻等，饭后服用可减少刺激性。有时发生便秘，这是因铁和硫化氢生成硫化铁，减少了硫化氢对肠壁刺激作用的结果。

【急性中毒】小儿误服过量铁剂可引起急性中毒，表现为恶心、呕吐、血性腹泻、休克，甚至死亡。解毒办法是用磷盐或碳盐洗胃，给予去铁铵与铁结合能减轻其毒性反应。

叶酸（Folic Acid）

叶酸是由蝶啶核、对氨苯甲酸（PABA）及谷氨酸构成。叶酸广泛存在于动、植物性食物中，其中以酵母、肝及绿叶蔬菜含量最多，不耐热，长时间烹煮可被破坏。

【药理作用】叶酸被还原成 N^5-甲基四氢叶酸后作为甲基供给体，使维生素 B_{12} 转变成甲基 B_{12}，而自身转变为四氢叶酸（FH_4）。四氢叶酸作为一碳基团（ $-CH_3$、$-CHO$、$=CH_2$）转移酶的辅酶，传递一碳基团，形成嘌呤和嘧啶而合成核苷酸。其中包括：胸腺嘧啶脱氧核苷酸的合成及某些氨基酸的互变（图 29-1）。

叶酸缺乏，核苷酸特别是胸腺嘧啶脱氧核苷酸合成受阻，细胞有丝分裂发生障碍，影响红细胞发育，引起巨幼细胞贫血。而某些生长迅速的组织如胃肠黏膜、上皮细胞首先受损，引起胃炎和舌炎。

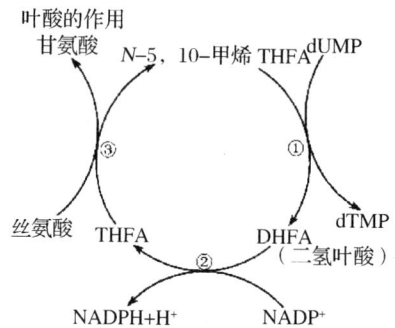

图 29-1 叶酸的作用

【临床应用】作为补充疗法用于各种原因所致的巨幼细胞贫血，与维生素 B_{12} 合用效果更好。对甲氨蝶呤、乙胺嘧啶、甲氧苄啶等所致巨幼细胞贫血，因二氢叶酸还原酶被抑制，应用叶酸无效，需用亚叶酸钙（Calcium Folinate）或甲酰四氢叶酸（Calcium Leucovorin）治疗。对维生素 B_{12} 缺乏所致"恶性贫血"，大剂量叶酸可纠正血象，但不能改善神经症状。

维生素 B_{12}（Vitamin B_{12}）

维生素 B_{12} 为含钴复合物，广泛存在于动物内脏、牛奶、蛋黄中。药用维生素 B_{12} 有氰钴胺、羟钴胺、钴胺等。体内具有辅酶活性的维生素 B_{12} 有甲钴铵和 5 - 脱氧腺苷钴胺。

【体内过程】口服维生素 B_{12} 必须与胃壁细胞分泌的内因子（糖蛋白）结合，才能免受消化液破坏进入回肠，再与微绒毛膜上的特殊受体结合进入细胞内，释出内因子和维生素 B_{12}，维生素 B_{12} 即转入血中。当胃黏膜萎缩而致内因子减少时，维生素 B_{12} 吸收减少引起恶性贫血。维生素 B_{12} 吸收后大部分储存肝内，超过肝脏储存能力时随尿排出体外。

【药理作用】维生素 B_{12} 为细胞分裂和维持神经组织髓鞘完整所须的辅酶，并参与体内多种生化反应（图 29 - 2）。

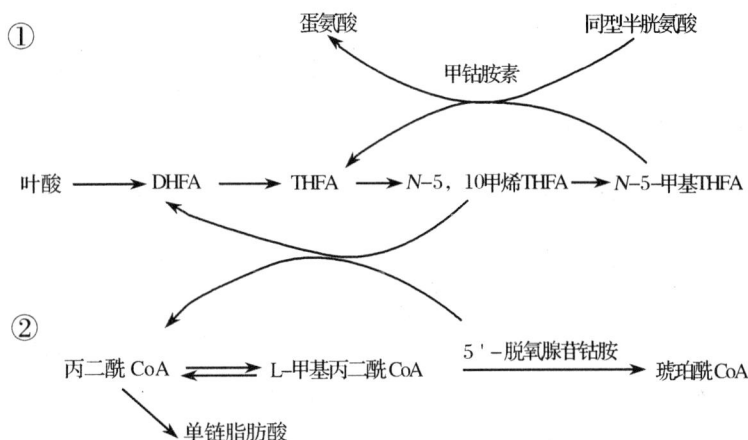

图 29 - 2　维生素 B_{12} 的作用

1. **参与核酸和蛋白质的合成**　维生素 B_{12} 是尿嘧啶脱氧核苷酸（dUMP）甲基化生成胸腺嘧啶脱氧核苷酸（dTMP）过程中的辅酶，dTMP 参与 DNA 的合成，维生素 B_{12} 缺乏时，DNA 和蛋白质合成受阻。

2. **促进四氢叶酸的循环利用**　细胞内储存的叶酸 80% 是 N_5 - 甲基四氢叶酸，它在维生素 B_{12} 的参与下生成甲硫氨酸。若维生素 B_{12} 缺乏，此转甲基反应就会受阻，叶酸的循环利用受到影响，结果产生与叶酸缺乏相同的症状。

3. **参与神经髓鞘合成**　维生素 B_{12} 能促进脂肪代谢的中间产物甲基丙二酸转变为琥珀酸而参与三羟酸循环，保持有鞘神经纤维功能的完整性。维生素 B_{12} 缺乏，上述转变受阻，合成异常脂肪酸与神经鞘膜脂质结合，引起神经炎。

【临床应用】主要用于治疗恶性贫血和其他巨幼细胞贫血，也用于神经炎、神经萎缩、神经痛、白细胞减少症、再生障碍性贫血、小儿生长发育不良、牛皮癣、日光性皮炎等的辅助治疗。

第二节 促凝血药和抗凝血药

血液中存在着凝血和抗凝血、纤溶和抗纤溶两个系统，相互间保持动态平衡，维持血液的流动性。血液凝固过程有内源性和外源性两条途径，此过程需多种凝血因子参与，最终生成纤维蛋白，而纤维蛋白又可在纤溶系统作用下被降解而抗凝（图29-3）。

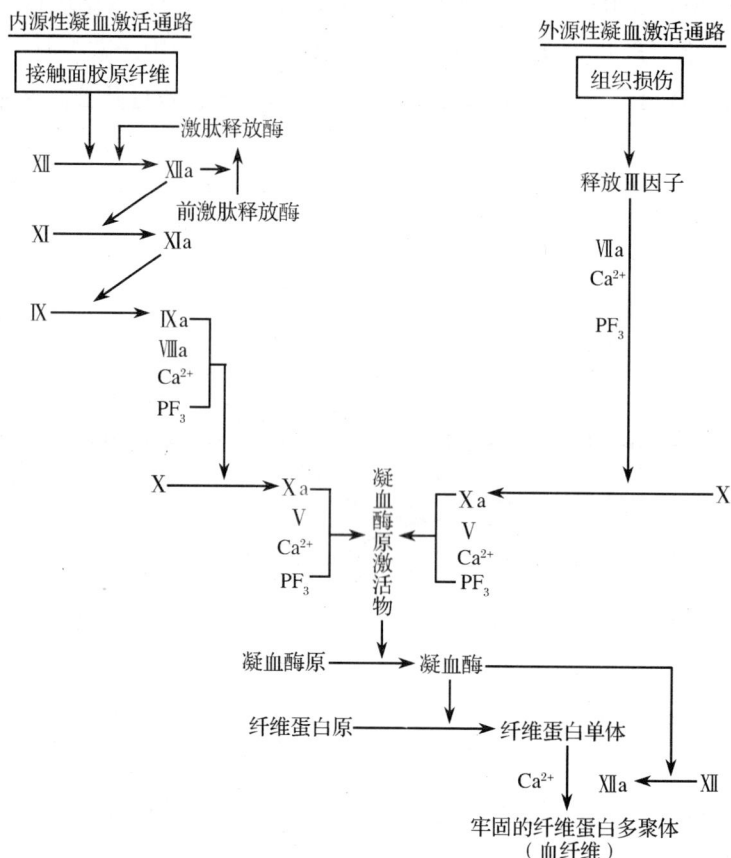

图29-3 凝血机制示意图

促凝血药（coagulants）可通过激活某些凝血因子或抑制纤维蛋白降解而防治出血性疾病，抗凝血药（anticoagulants）通过抑制某些凝血因子或促进纤维蛋白降解而阻止血栓形成，主要用于防治血栓形成和扩大。

一、促凝血药

维生素 K（Vitamin K）

维生素 K 为甲萘醌类物质，主要有脂溶性的 K_1、K_2 和水溶性的 K_3、K_4。K_1 由植物合成，K_2 由肠道细菌产生，K_3、K_4 由人工合成。

【体内过程】口服 K_1、K_2 需胆汁协助吸收，K_3、K_4 从肠吸收后直接进入血液循环，各种维生素 K 肌内注射均很快被吸收。吸收后最初集中于肝脏并迅速降解，仅少量的维生素 K 储存于其他组织中，大部分以原形经胆汁或尿液排泄。

【药理作用】维生素 K 是肝脏合成凝血酶原（因子Ⅱ）和凝血因子Ⅶ、Ⅸ、Ⅹ时不可缺少的物质。这些肝脏合成的凝血因子肽链末端的谷氨酸残基必须在羧化酶的作用下形成 γ−羟基谷氨酸，才能与 Ca^{2+} 结合，使凝血因子由前体转化为活性型。维生素 K 是羧化酶的辅酶，在凝血因子转化为活性型的同时，还原状态的氢醌型维生素 K 氧化成环氧型维生素 K，后者在 NADH 作用下再还原，从而完成凝血因子的羧化反应（图 29−4）。当维生素 K 缺乏时，肝脏合成的凝血因子仅为无活性的前体蛋白，导致凝血过程障碍，引起出血。

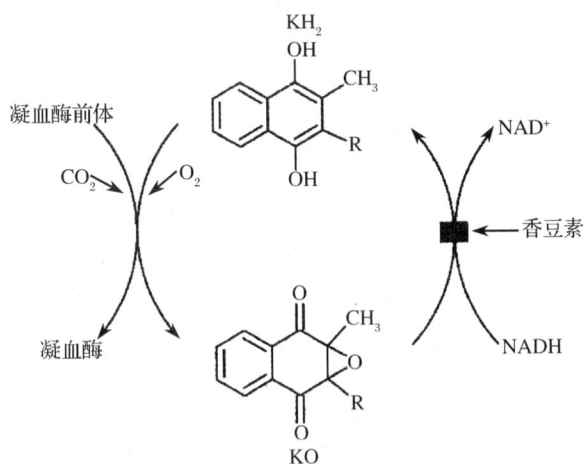

图 29−4　维生素 K 的作用机制

（KH_2：氢醌型。KO：环氧型）

【临床应用】

1. 维生素 K 缺乏症　主要用于维生素 K 缺乏引起出血性疾病。如阻塞性黄疸、胆瘘、胆汁分泌不足导致维生素 K 吸收障碍；早产儿及新生儿肠道维生素 K 合成不足；长期使用广谱抗菌药抑制肠道细菌导致合成维生素 K 不足；肝脏疾病所致凝血酶和其他凝血因子的合成减少等引起的出血性疾病。

2. 抗凝药过量的解毒　治疗双香豆素类或水杨酸过量引起的出血。维生素 K 与这些药物结构相似，可竞争性拮抗其抗凝的作用。

3. 治疗胆道蛔虫所致的胆绞痛。

4. 大剂量时可用于解救"敌鼠钠"中毒。

【不良反应】毒性低，静脉注射过快时，可出现面部潮红、出汗、胸闷，甚至血压急剧下降，危及生命，一般多作肌内注射。口服维生素 K_3 或维生素 K_4 常引起恶心、呕吐等胃肠道反应。对缺乏 G−6−PD 的特异质病人可诱发溶血性贫血，对新生儿可诱发高胆红素血症、黄疸和溶血性贫血。

抗纤维蛋白溶解药（Antifibrinolytics）

抗纤维蛋白溶解药与纤溶酶中的赖氨酸结合部结合，阻断纤溶酶的作用、抑制纤维蛋白降解而止血。

常用的药物有氨甲苯酸（Aminomethylbenzoic Acid，PAMBA，止血芳酸）和氨甲环酸（Tranexamic Acid，AMCHA，止血环酸）。其中氨甲环酸作用强，但不良反应较氨甲苯酸多。氨甲苯酸排泄较慢，不良反应较少，是目前较常用的药物。

临床主要用于纤溶亢进所致的出血，如子宫、甲状腺、前列腺、肝、脾、肺等内脏手术后的异常出血及鼻、喉、口腔局部止血。用量过大可致血栓形成。

二、抗凝血药

肝素（Heparin）

肝素因首先在肝脏内发现而得名，现主要从牛肺和猪小肠黏膜提取。化学结构为 D－葡萄糖胺－L－艾杜糖醛酸－N－乙酰葡萄糖胺和 D－葡萄糖醛酸交替组成的黏多糖硫酸酯，其中硫酸根约占 40%，故显强酸性。

【体内过程】肝素为带阴电荷的大分子物质，不易通过生物膜，肠道容易破坏失活，故口服无效。皮下注射血药浓度较低，肌内注射易致血肿，故常静脉给药，静脉注射后立即生效。部分被内皮摄取、贮存，最后由肝素酶破坏。代谢产物或药物原形由肾脏排出体外。治疗量肝素 $t_{1/2}$ 为 40～90min。

【药理作用】肝素在体内、体外均有迅速而强大的抗凝血作用。静脉注射后 10min 内起效，血液凝固时间、凝血酶及凝血酶原时间均延长。其抗凝作用主要是通过激活抗凝血酶Ⅲ（$AT_Ⅲ$）实现的。$AT_Ⅲ$ 是存在于血浆内的 $14\alpha_2$ 球蛋白，对含丝氨酸的凝血酶及凝血因子Ⅶa、Ⅺa、Ⅸa、Ⅱa、Ⅹa 具有灭活作用。这主要是由于 $AT_Ⅲ$ 的精氨酸反应部位可与上述凝血因子的丝氨酸活性部位结合，生成无活性的 $AT_Ⅲ$ 凝血因子复合物，使凝血因子受抑制而产生抗凝作用。因肝素含有大量负电荷，能与 $AT_Ⅲ$ 分子上带正电的赖氨酸结合，使 $AT_Ⅲ$ 分子构型发生变化，精氨酸活性部位被暴露，易与凝血因子中的丝氨酸结合，使凝血因子失活，抗凝作用加强。其后，肝素则从复合物中释出，与其他 $AT_Ⅲ$ 分子再作用。长期连续应用肝素会使 $AT_Ⅲ$ 耗竭，作用减弱。

此外，肝素还能使脂蛋白酯酶从各组织释放入血，起到降血脂作用，同时还有抗炎、抗血小板聚集、释放、降低血黏度及促纤溶作用。

【临床应用】

1. **血栓栓塞性疾病**　防止血栓的形成和扩大，临床主要用于心肌梗死、肺栓塞、脑血管栓塞、外周静脉血栓和心血管手术时栓塞等。

2. **弥漫性血管内凝血**（DIC）　DIC 早期以凝血为主，静脉注射肝素具有抗凝作用，防止纤维蛋白原和其他凝血因子的耗竭。DIC 低凝期出血不止，应以输血为主，辅以小剂量肝素。

3. 其他 有体外抗凝作用，用于输血、体外循环和血液透析等。

【不良反应】毒性较低，过量易致出血，应严格控制剂量，严密监测凝血时间，一旦出现立即停药，用硫酸鱼精蛋白对抗。偶见过敏反应，如发热、哮喘、荨麻疹、鼻炎、结膜炎。肾功能不全、溃疡、严重高血压、脑出血及亚急性心内膜炎、孕妇、先兆流产、外科手术后及血友病患者禁用。

低分子量肝素 （low molecular weight Heparins，LMNHs）

低分子量肝素是用化学或酶裂解方法制备的，作用与肝素相似，但对 Xa 抑制作用强，而对 IIa 的抑制作用较弱，出血性不良反应亦较少。临床常用的药物有替地肝素（Tedelparin）、依诺肝素（Enoxaparin，Lovenox）、藻酸双酯钠（Polysaccharide Sulfate，PSS）。

香豆素类抗凝药 （Coumarin Anticoagulants）

本类药物均具有 4 – 羟基香豆素的结构。常用药物有双香豆素（Dicoumarol）、醋硝香豆素（Acenocoumarol，新抗凝）、华法林（Warfarin，苄丙酮香豆素钠）、新双香豆素（Ethyl – Biscoumacetate，双香豆素醋酸乙酯）等。它们的作用和用途相似，仅所用剂量、作用快慢和维持时间长短不同。

【体内过程】口服吸收慢而不规则，在血中几乎全部与血浆蛋白结合。给药后 12～24h 生效，1～3 日达峰，一般可持续 4～7 日。主要分布在肺、肝、脾和肾中，在肝内经微粒体酶代谢为无活性化合物自尿中排出，但醋硝香豆素大分部以原形从肾排出。华法林因其在胃肠道吸收完全，故应用最广泛。

【药理作用】本类药物的结构与维生素 K 相似，可竞争性抑制环氧型维生素 K 还原成氢醌型维生素 K，妨碍维生素 K 的循环再利用，抑制 II、VII、IX、X 等凝血因子的合成而产生抗凝作用，但对已经活化的凝血因子无影响，故起效慢，停药后因各凝血因子的形成尚需一定的时间，故作用时间较持久。

【临床应用】主要用防治血栓栓塞性疾病，用途与肝素相似。与肝素相比，香豆素类口服有效、价廉，维持时间长，但剂量不易控制。常采取先用肝素，然后再用香豆素类维持的序贯疗法。

【不良反应】过量易引起出血，症状与肝素类似，禁忌证同肝素。

【药物相互作用】与广谱抗生素、肝药酶抑制剂如甲硝唑、西咪替丁等合用，抗凝作用增强；与保泰松、甲磺丁脲等竞争血浆蛋白，使其游离药物浓度升高，抗凝作用增强，与肝药酶诱导剂如巴比妥类等合用，加速代谢，抗凝作用减弱。

枸橼酸钠 （Sodium Citrate）

能与钙形成一种可溶性而难解离的络合物——枸橼酸钠钙，妨碍钙离子的促凝作用，主要用于体外抗凝血。输入有枸橼酸钠的血液过速或过量，或输入库存时间过长的库血，可引起低血钙，导致抽搐甚至心功能不全，此时可静脉注射葡萄糖酸钙或氯化钙解救。

第三节　纤维蛋白溶解药

纤维蛋白溶解药（fibrinolytic drugs）能激活纤溶酶，促进纤维蛋白溶解，对已形成的血栓有溶解作用，故本类药物也称溶栓药（thrombolytic drugs）。

链激酶（Streptokinase）

【作用与用途】链激酶又名溶栓酶，它是由 β－溶血性链球菌产生的一种蛋白质，能与血浆纤维蛋白溶解酶原结合成复合物，引起构象变化，暴露出纤溶酶原的活性部位，进一步催化纤溶酶原转变为纤溶酶。纤溶酶能溶解刚形成的血栓中纤维蛋白，使血栓溶解，但对形成已久，并已机化的血栓无效，故应尽早使用。

本品主要用于急性血栓栓塞性疾病，如急性肺栓塞、深部静脉栓塞以及导管给药所致的血栓及心肌梗死的早期治疗。

受链球菌感染过的病人，体内有抗链激酶抗体，可拮抗其作用，故首剂宜加大负荷量。

【不良反应】主要不良反应为出血和过敏，注射部位出现血肿。出血性疾病、严重高血压、糖尿病、链球菌感染和亚急性细菌性心内膜炎、消化性溃疡以及最近应用过肝素或香豆素类抗凝药物的患者均应禁忌，外科手术患者术前 3 日内不得使用本品。过敏反应有发热、寒战、头痛等症状。

尿激酶（Urokinase）

尿激酶是一种由肾细胞合成、从尿中提取的活性蛋白酶，它可直接激活纤维蛋白溶解酶解原转变为纤溶酶，起到溶栓作用。用途和不良反应与链激酶相似，$t_{1/2}$ 约为 16min。

组织纤维蛋白溶解酶原激活剂 [Tissue － type Plasminogen Activator，t－PA）]

t－PA 是天然存在于全身各组织的一种酶，现由 DNA 重组技术制备。t－PA 使已与纤维蛋白结合的纤溶酶原转变成纤溶酶，促使纤维蛋白降解。临床主要用于心肌梗死、肺血栓。$t_{1/2}$ 约 9min，需滴注。副作用小，有出血倾向的病人慎用。

蛇毒溶栓酶

常用药有蛇毒抗凝酶（Ancrod，Arvin），蝮蛇抗栓酶（Ahylysantinfarctase）。能直接激活纤溶酶系统，迅速清除已生成的纤维蛋白而抗凝。临床主要用于治疗脑血栓、视网膜中心静脉血栓、急性心肌梗死和脉管炎等血栓性疾病。少数患者可致出血及过敏等不良反应。

水蛭素（Hirudin）

水蛭素是从医用水蛭的唾液中提取的有效成分，与凝血酶具有极强的亲和力，抑制凝血酶的活性，还能抑制凝血因子 V、VIII、VII 的活化及凝血酶所介导的血小板活化，加强纤维酶原激活剂的溶栓作用。

临床主要用于防止外科手术后的血栓形成、血管形成术后的血管再狭窄、弥漫性血管内凝血的急性期、不稳定型心绞痛、急性心肌梗死及对肝素不能耐受的病人。主要的不良反应为出血，其出血的发生率明显低于肝素。

第四节 抗血小板药

血小板黏附、聚集和分泌是血栓形成的关键步骤。抗血小板聚集药（antiplatelet drugs）可预防血栓形成，这类药物抑制花生四烯酸代谢的某些环节而有抗血栓作用。如乙酰水杨酸为代表的环氧酶抑制药、TXA_2 拮抗药及 PGI_2，这些药物的最终作用结果或者是减少 TXA_2 的生成，或者直接对抗 TXA_2 的促凝作用，达到抗血栓作用。

另一类药物主要是增加血小板 cAMP 含量，抑制血小板黏附、聚集而有抗血栓作用。

前列环素（Prostacyclin，PGI_2）

前列环素通过激活腺苷酸环化酶，增加血小板 cAMP 含量，抑制血小板聚集和分泌，扩张血管，拮抗 TXA_2，达到抗凝作用。

双嘧达莫（Dipyridamole，潘生丁，Persantin）

本药能激活腺苷酸环化酶，促进 ATP 转化成 cAMP，另一方面该药又能抑制磷酸二酯酶，减少 cAMP 的分解，cAMP 具有抗血小板聚集作用。主要用于防治血栓形成，与乙酰水杨酸合用效果更好。治疗量可有头痛、头晕等不良反应。

噻氯匹定（Ticlopidine）

本药能抑制纤维蛋白原与血小板膜受体结合，抑制血小板的聚集和释放达到抗血栓作用。主要用于脑血管和冠状动脉栓塞性疾病。偶见腹泻、出血等不良反应。

第五节 升高白细胞药物和造血生长因子

某些疾病、药物，特别是恶性肿瘤患者的放疗、化疗均可引起患者白细胞下降，产生白细胞减少症。临床应用升高白细胞药物进行治疗，但效果多不理想。目前国内外用于治疗白细胞减少症多用某些细胞生长因子，临床评价认为本类药物升白细胞作用较现有其他升白细胞药效果好，但价格较贵。

维生素 B₄（Vitamine B₄）

维生素 B_4（磷酸氨基嘌呤，磷酸腺嘌呤）是核酸和某些辅酶的组成部分，参与体内 RNA 和 DNA 的合成，促进白细胞生成，尤其是白细胞低下时此作用更为明显。临床主要用于放疗、化疗及某些药物如抗甲状腺药、氯霉素、苯中毒引起的粒细胞下降及急性粒细胞减少症，常规治疗量未见明显不良反应。

肌苷（Lnosine，Hypoxanthine Riboside，次黄嘌呤核苷）

肌苷直接透过细胞膜后转变为肌苷酸及磷酸腺苷，参与体内蛋白质的合成，促进肌细胞能量代谢，提高多种酶的活性，尤其是 Co – A 的活性，促进缺氧状态下的细胞代谢。主要用于白细胞减少症及血小板减少症。主要不良反应有胃部不适，静脉注射可引起颜面潮红。

地菲林葡萄糖苷（Cleistanthin – B）

该药促进骨髓细胞增生，使外周白细胞升高。临床主要用于治疗肿瘤患者因放疗、化疗所致的白细胞减少症，用药后可使白细胞升高，对于其他升白细胞药物无效时本药也有一定升白细胞作用。长期大剂量应用可致肝、肾损伤，应定期检查肝肾功能。

重组人红细胞生成素（Recombinant Human Erythropoietin）

人红细胞生成素是祖细胞增殖的重要调节因子。正常生理条件下，由肾小管的间质细胞分泌，而后被运至骨髓，促进红细胞分化与促进红细胞增殖。临床应用的重组人红细胞生成素是利用 DNA 重组技术合成的。

目前临床主要用于各种原因所致的红细胞生成素缺乏性贫血，用于慢性肾功能不全，改善腹膜透析患者的贫血，也用于肿瘤、化疗及其些免疫性疾病、风湿性关节炎、艾滋病、严重寄生虫病所致的贫血，还能促进骨髓移植患者造血功能的恢复。

主要不良反应常见的有血压升高，故高血压患者不宜应用；注射部位及血液透析后易致血栓形成，血黏度升高；注射后可出现流感样症状、头痛、骨疼、寒战、癫痫发作、皮肤瘙痒、眼部水肿等，有过敏史者不宜应用。

重组人粒细胞集落刺激因子（Recombinant Human Granulocyte Colony – Stimulating Factor，rhG – CSF，商品名：非格司亭，Filgrastim）

重组人粒细胞集落刺激因子是通过 DNA 重组技术生产的约含 175 个氨基酸序列的糖蛋白，其结构与人的血管内皮细胞、单核细胞和纤维细胞生成的人粒细胞集落刺激因子（Granulocyte Colony – Stimulating Factor，G – CSF）虽略有不同，但其生物活性相似。与靶细胞表面膜受体结合，促进造血干细胞从静止期进入细胞增殖周期，特别是对中性粒细胞的作用尤为明显，使其增生、分化、成熟、释放，使外周血象的中性粒细胞明显增加，同时还具有增加中性粒细胞的趋化及吞噬功能，刺激单核细胞和巨噬细胞生成，与其他骨髓细胞因子合用可产生协同作用。

临床主要用于血液系统多种疾病的中性粒细胞减少症，如肿瘤的化疗、放疗、骨髓移植、再生障碍性贫血、艾滋病、骨髓肿瘤浸润等病人的中性粒细胞减少症。用药后可使中性粒细胞增加，缩短中性粒细胞缺少时间，同时还可以减少因中性粒细胞下降引起的细菌和真菌感染的发病率。

主要不良反应有骨痛、肌肉痛、发热、皮疹、恶心、呕吐，但较轻，长期静脉滴注易引起静脉炎，过敏者禁用。

重组人粒细胞/巨噬细胞集落刺激因子（Recombinant Human Granulocyte Macrophage Colony – Stimulating Factor，rhGM – CSF，生白能，商品名：沙格司亭，Sargramostim）

粒细胞 - 巨噬细胞集落刺激因子（Granulocyte – Macrophage Colony – Stimulating Factor，GM – CSF）在 T 淋巴细胞、单核细胞、成纤维细胞、血管内皮细胞均有合成。目前临床应用的重组人 GM – CSF 为基因重组技术合成的含 127 个氨基酸的糖蛋白，除 27 位的氨基酸不同外，其余与 CM – CSF 基本一致。它与白细胞介素 3（interleukin 3）共同作用于多向干细胞和多向祖细胞等细胞分化较原始部位，刺激骨髓细胞的分化、增殖、成熟，使粒细胞、单核细胞、巨噬细胞增加，并使之活化，提高粒细胞的吞噬及免疫活性。

临床主要用于骨髓移植病人，促进白细胞增长，缩短中性粒细胞贫血的时间，延长存活时间，减少复发等。同时也用于化疗病人、再生障碍性贫血、艾滋病患者中性粒细胞减少症的辅助治疗。

不良反应有皮疹、发热、骨及肌肉疼痛，首次静脉滴注时可出现脸色潮红、低血压、呼吸急促、呕吐等症状，重者可发生心律失常、心衰，应以吸氧及输液处理，孕妇慎用。

第六节　血容量扩充药

右旋糖酐（Dextran）

系高分子的葡萄糖聚合物，常用的有中分子右旋糖酐 70（Dextran70）、低分子右旋糖酐 40（Dextran40）和小分子右旋糖酐 10（Dextran 10）。

【作用和用途】本品溶于水，静脉注射后可提高血液的胶体渗透压而扩充血容量、维持血压。其作用强度、维持时间依分子量由大至小而逐渐减弱，其中右旋糖酐 70 作用最强。

静脉注射右旋糖酐覆盖于红细胞、血小板和胶原周围，降低了血小板的黏附、聚集及血液黏稠度，阻止血栓形成和改善微循环。临床用于防止休克后期的播散性血管内凝血、心肌梗死和脑血栓。本药还有渗透性利尿作用，用于治疗脑水肿。

【不良反应】偶见过敏反应如发热、胸闷、呼吸困难、出血时间延长。严重肾病、充血性心力衰竭和有出血倾向者禁用。心、肝、肾功能不全者慎用。

思 考 题

1. 铁制剂、叶酸制剂、VitB₁₂各用于何种贫血的治疗？其作用机制是什么？
2. 肝素、香豆素类、纤维蛋白溶解药对凝血机制的作用有何不同？过量中毒如何解救？
3. 严重肝脏疾病所致出血或出血倾向使用 VitK 能否纠正？为什么？

制剂及用法

硫酸亚铁 片剂：0.3g。口服，每次 0.3g，3 次/日。饭后服。

枸橼酸铁胺 糖浆剂：10%。0.5~2g/次，1.5~6g/d，饭后用。

右旋糖酐铁 注射剂：2ml∶50mg；4ml∶100mg。深部肌内注射或用生理盐水或 5% 葡萄糖稀释后缓慢静脉注射，首次 25~50mg，1 次/日，以后可逐渐增至 100mg/次，总量（mg）=（正常人 Hb－病人 Hb）×0.255。儿童体重 6kg 以下 0.5ml/次，1 次/日，体重 6kg 以上，1ml/次，1 次/日。

叶酸 片剂：5mg。口服，5~10mg/次，3 次/日。注射剂：1ml∶15mg。15~30mg/次，1 次/日，肌内注射。

亚叶酸钙 注射剂：1ml∶3mg。3~6mg/次，1 次/日，肌内注射。

维生素 B₁₂ 注射剂用于抗叶酸代谢药中度中毒。巨幼细胞贫血每次 1mg，1 次/日。注射剂：1ml ∶ 0.05mg；1ml∶0.1mg；1ml∶0.25mg；1ml∶0.5mg；1ml∶1mg。一日 0.025~0.1mg 或隔日每日 0.05~0.2mg，肌内注射。

维生素 K₁ 注射剂：1ml∶10mg。10mg/次，10~20mg/d，肌内注射，或缓慢静脉注射。

维生素 K₃ 注射剂：1ml∶2mg，1ml∶4mg。2~4mg/次，肌内注射，2 次/日。

维生素 K₄ 片剂：2mg，4mg。口服，2~4mg/次，2~3 次/日。

氨甲苯酸 注射剂：10ml∶100mg。0.1~0.3g/次，不超过 0.6g/d。静脉注射或静脉滴注。片剂：250mg。口服，250~500mg/次，2~3 次/日。

氨甲环酸 片剂：0.125g，0.25g。口服：0.25~0.5g/次，0.75~2g/d。注射剂：2ml∶0.1g；5ml ∶ 0.25g。0.25~0.5g/次，0.75~2g/d，静脉注射或静脉滴注，1~2 次/日。

肝素钠注射液 注射剂：2ml∶1000U；2ml∶5000U；2ml∶12500U。深部肌内注射：5000~10000U/次，30000~40000U/d。稀释后静脉注射：5000~10000U/次，25000U/d，静脉滴注。

双香豆素 片剂：50mg。口服，第 1 日 100~200mg，次日起用维持量，50~100mg/d。

醋硝香豆素　片剂：1mg，4mg。口服，第 1 日 8～12mg，第 2 日 2～8mg，分次服用，维持量每日 1～6mg。

华法林钠　片剂：0.25mg，5mg。口服：第 1 日 5～20mg，次日起用维持量，2.5～7.5mg/d。

枸橼酸钠　注射剂：0.25g/支。用等渗盐水 10ml 稀释，用于 10 倍量溶液抗凝。

链激酶　注射剂：10 万 U/瓶，20 万 U/瓶，30 万 U/瓶。首次剂量为 25～50 万 U，溶于 100ml 等渗盐水或 5% 葡萄糖溶液中，30min 静脉滴注完毕。维持量为 60 万 U，溶于 5% 葡萄糖溶液 250～500ml 中，加地塞米松 1.25～2.5mg，缓慢静脉滴注，6h 1 次，以保持每小时 10 万 U 为宜。

尿激酶　注射剂：1 万 U/支，5 万 U/支，10 万 U/支，20 万 U/支，25 万 U/支，50 万 U/支，100 万 U/支，150 万 U/支，用时溶于氯化钠注射液或 5% 葡萄糖溶液中。

组织纤维蛋白溶酶原激活剂　粉针注射剂：50mg。静脉注射，将本品 50mg 溶于灭菌注射用水中至 1ml：1mg。

蝮蛇抗栓酶　注射用冻干粉针剂：0.25IU 支。静脉滴注，每次 0.008IU/kg，一般 0.25～0.5IU/次，极量：0.75IU/次。用生理盐水或 5% 葡萄糖溶液 250ml 稀释后静脉滴注，以每分钟 40 滴为宜。

前列环素　粉针剂：500μg。静脉滴注，每分钟 5ng/kg，临用时配制。

双嘧达莫　片剂：25mg。口服，25～100mg/次，3 次/日。注射剂：2ml：10mg。深部肌内注射或用 50% 葡萄糖稀释后缓慢静脉注射，10～20mg/次。

噻氯匹定　片剂：250mg。口服，1～2 片/日，进餐时服用。

维生素 B_4　片剂：10mg，25mg。复合维生素 B_4 注射剂：（复方氨基嘌呤注射剂）5ml（内含维生素 B_4 10mg，安络血 5mg）。静脉注射，1～2 支/次，1 次/日或 2 次/日。2～3 周为 1 个疗程。静脉推注速度应缓慢。复合维生素 B_4 片剂（成分及含量同注射液）1～2 片/次，3 次/日。口服，成人，10～25mg，3 次/日。肌内或静脉注射，20～30mg/d。

肌苷　片剂：0.2g。注射剂：2ml：0.1g；5ml：0.2g。口服：200～400mg/次，1～3 次/日；静脉注射或静脉滴注：200～600mg，1～2 次/日。

地菲林葡萄糖苷　微胶囊剂：50mg。胶囊剂：200mg。口服：50mg（微粒胶囊）/次，200mg（胶囊剂）/次，3 次/日。

重组人红细胞生成素　注射剂：1ml：2000U，1ml：4000U，1ml：10000U。静脉注射，初剂量 50U/kg，3 次/周，1～2min 内静脉注射。以后依据疗效决定剂量是否增加。必要时每 4 周增加 25U/kg，最大剂量一般不超过 200U/kg，3 次/周，维持量，一次 100U/kg。

重组人粒细胞集落刺激因子　冻干粉针剂：50μg，75μg，100μg，150μg，300μg。用 50% 葡萄糖稀释后皮下注射或静脉点滴，2～5μg/kg。每日 100μg/m^2、200μg/m^2，或根据病的种类和年龄适当调整给药剂量及给药次数，对癌症化疗患者必须在停止化疗前 1～3 日使用。

重组人粒细胞/巨噬细胞集落刺激因子　注射用冻干粉：50μg，100μg，250μg。静脉滴注或皮下注射，视病情及白细胞数，可按每日 1～10μg/kg 剂量范围选择给药剂量。

右旋糖酐　注射剂：500ml：30g，静脉滴注，视病情而定，一般 50ml/次，缓慢静脉滴注。

低分子右旋糖酐　注射剂：10% 溶液，250ml/瓶、500ml/瓶，静脉滴注，一般 250～500ml/次。

小分子右旋糖酐　注射剂：12% 溶液，500ml/瓶（内含 0.9% 氯化钠），静脉滴注。用量视病情而定，滴速为 5～15ml/min。

（刘志华）

第六篇

内分泌系统药物

CHAPTER 第三十章

肾上腺皮质激素类药

👉 **学习要求**

1. 掌握糖皮质激素药理作用、临床应用、不良反应及糖皮质激素抗炎、抗免疫作用的利弊两重性、滥用可致的严重后果。

2. 熟悉糖皮质激素的来源、构效关系、生理作用；熟悉常用糖皮质激素的体内过程、用法及疗程。

3. 了解促皮质激素、皮质激素抑制药、盐皮质激素醛固酮类的作用、用途。

肾上腺皮质激素是由肾上腺皮质细胞分泌的一类具有甾体母核的生物活性物质的总称，可分3类；①盐皮质激素，由肾上腺皮质的球状带细胞合成与分泌，包括去氧皮质酮、皮质酮和醛固酮。主要影响水盐代谢，对糖代谢影响小。②糖皮质激素，由肾上腺皮质的束状带细胞合成与分泌，包括可的松和氢化可的松。生理剂量主要影响糖、蛋白质及脂肪代谢，对水盐代谢影响较小。超生理剂量时，产生多方面的药理作用，临床应用广泛。③性激素，由肾上腺皮质的网状带细胞合成与分泌，包括雄激素和雌激素。

肾上腺皮质激素类药是指结构和功能与内源性皮质激素相似的一类药物，包括由动物肾上腺皮质提取的天然类和人工合成或半合成类。其中糖皮质激素类药作用广泛而复杂，临床应用的皮质激素类药主要指糖皮质激素。

第一节 糖皮质激素类药

【来源与化学结构】肾上腺皮质激素都含有环戊烷多氢菲的基本母核，又称甾核，故该类激素又名甾体类激素（图30-1）。其中C-4，5间的双键、C-17上连接的β-羟羧甲基是功能所需的活性基团，C-11上侧链为含氧基团即为糖皮质激素。天然糖皮质激素主要为可的松和氢化可的松，可由家畜肾上腺皮质提取获得，调节糖代谢作用的同时具有部分水盐代谢作用。现临床使用的糖皮质激素药主要由人工合成，在可的松或氢化可的松的基础上进行结构修饰可获得一系列抗炎作用更强、水盐代谢作用更弱的衍生物。

【体内过程】口服、注射均可吸收。口服可的松或氢化可的松后 T_{max} 为 1 ~ 2h，一次给药作用持续 8 ~ 12h。血液中有 90% 以上与血浆蛋白结合，其中 77% 与皮质激素转运蛋白（transcortin, corticosteroid binding globulin, CBG）结合；另有 15% 与白蛋白结合，仅约 10% 的游离型激素具有活性。CBG 在肝中合成，肝、肾病时 CBG 合成减少，可使游离型增多。主要在肝中代谢，与葡萄糖醛酸或硫酸结合，由尿排出。

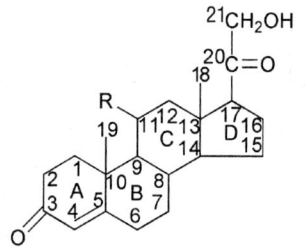

图 30 - 1　肾上腺皮质激素的基本结构

可的松和泼尼松须在肝内分别转化为氢化可的松和泼尼松龙而发挥作用，严重肝功能不全时这一转化过程受阻，只宜应用氢化可的松或泼尼松龙。根据体内作用持续时间，糖皮质激素类药物可分为短效、中效和长效三类（表 30 - 1）。

表 30 - 1　常用糖皮质激素类药物的比较

类别	药物	对受体的亲和力 *	水盐代谢（比值）	糖代谢（比值）	抗炎作用（比值）	持续时间（h）
短效	氢化可的松	1	1.0	1.0	1.0	8 ~ 12
	可的松	0.01	0.8	0.8	0.8	8 ~ 12
中效	泼尼松	0.05	0.6	3.5	3.5	12 ~ 36
	泼尼松龙	2.2	0.6	4.0	4.0	12 ~ 36
	甲泼尼龙	11.9	0.5	5.0	5.0	12 ~ 36
	曲安西龙	1.9	0	5.0	5.0	12 ~ 36
长效	地塞米松	7.1	0	30	30	36 ~ 54
	倍他米松	5.4	0	30 ~ 35	25 ~ 35	36 ~ 54
外用	氟氢可的松	3.5	75	12	12	
	氟轻松	1	强	17	40	

【药理作用及作用机制】糖皮质激素类药作用复杂而广泛，且随剂量不同而变化。每日应用剂量不超过机体分泌量（生理剂量）时，主要影响物质代谢过程，超生理剂量的糖皮质激素则还有抗炎、抗免疫等药理作用。

1. 对代谢的影响

（1）糖代谢：糖皮质激素能通过促进糖原异生、减慢葡萄糖有氧氧化、减少组织对葡萄糖的利用而升高血糖，并增加肝糖原、肌糖原含量。

（2）蛋白质代谢：促进蛋白质分解，抑制蛋白质的合成，导致负氮平衡。久用可致生长减慢、肌肉消瘦、皮肤变薄、骨质疏松、淋巴组织萎缩和伤口愈合延缓等。

（3）脂肪代谢：促进脂肪分解，抑制其合成。久用能增高血胆固醇含量，并激活四肢皮下的酯酶，使四肢脂肪减少，还使脂肪重新分布于面部、胸、背及臀部，形成满月脸和向心性肥胖。

（4）水和电解质代谢：也有较弱的盐皮质激素的作用，能潴钠排钾。长期应用可致骨质脱钙，这可能与减少小肠对钙的吸收和抑制肾小管对钙的重吸收从而促进尿钙排泄有关。

（5）核酸代谢：糖皮质激素对各种代谢的影响，主要是通过影响敏感组织中的核酸代谢来实现的。在实验中发现，氢化可的松可诱导特殊 mRNA 合成，转录一种抑制细胞膜转运功能的蛋白质，从而抑制细胞对葡萄糖、氨基酸等物质的摄取，细胞合成代谢受到抑制。

2. **允许作用** 指糖皮质激素对有些组织细胞无直接效应，但可给其他激素作用的发挥创造有利条件。如增强儿茶酚胺的血管收缩作用和增强胰高血糖素的升血糖作用。

3. **抗炎作用** 糖皮质激素具有强大的抗炎作用，对各种原因所致炎症和炎症过程的不同阶段均有强大的非特异性抑制作用。在炎症初期，能增高血管的紧张性、减轻充血、降低毛细血管的通透性，抑制白细胞浸润及吞噬反应，炎症初期红、肿、热、痛症状减轻；在炎症后期，糖皮质激素通过抑制毛细血管和成纤维细胞的增生，抑制胶原蛋白、黏多糖的合成及延缓肉芽组织生成，防止粘连及瘢痕形成。但须注意，炎症反应是机体的一种防御反应，炎症后期的反应更是组织修复的重要过程。因此，糖皮质激素若使用不当可致感染扩散及阻碍创口愈合。

糖皮质激素抗炎作用的基本机制是基因效应。激素作为一种脂溶性分子，易通过细胞膜进入细胞，与胞浆内的糖皮质激素受体（GR）结合。GR 约有 800 个氨基酸构成，存在 GRα 和 GRβ 两种亚型。GRα 活化后产生经典的激素效应，而 GRβ 不具备与激素结合的能力，拮抗 GRα 发挥作用。GRα 未活化时在胞浆内与热休克蛋白 90（Hsp90）等结合成一种大的复合体。维持受体的折叠状态，利于糖皮质激素与 GR 结合；避免 GR 未活化时与靶基因 DNA 发生反应。糖皮质激素与 GR 结合后 Hsp90 被解离，激素–受体复合物活化，药物进入核内，与靶基因启动子序列的糖皮质激素反应成分（GRE）或负性糖皮质激素反应成分（nGRE）结合，相应转录增加或减少，通过 mRNA 改变介质相关蛋白质水平，进而对炎症细胞和分子产生影响而发挥抗炎作用（图 30 - 2）。

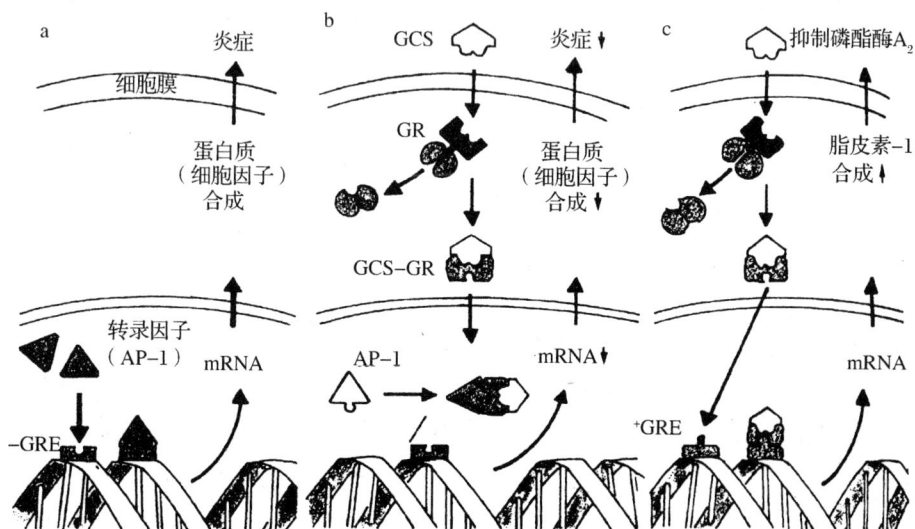

图 30 - 2 糖皮质激素对基因转录的影响

（1）抑制炎性介质的产生和释放：诱导脂皮素 1 的生成，继而抑制磷酯酶 A_2，影响花生四烯酸代谢的连锁反应，使炎症介质中具有扩血管作用的前列腺素（PG）、具有趋化作用的白三烯（LT）以及血小板活化因子（PAF）等减少，降低炎症引起的血管反应和细胞反应；抑制诱导型 NO 合成酶和 COX - 2 等的表达，从而阻断相关介质的产生，发挥抗炎作用。

（2）抑制与慢性炎症有关的细胞因子：抑制白介素 - 1（IL - 1）、白介素 - 6（IL - 6）、肿瘤坏死因子（TNF）等多种致炎因子的致炎作用。

（3）稳定溶酶体膜及肥大细胞膜：减少溶酶体酶、组胺和缓激肽的释放，从而减轻炎症反应。

（4）增加毛细血管致密度：炎症初期可增强血管对儿茶酚胺的敏感性，收缩血管，增加血管致密度，降低血管通透性，使渗出减少。

（5）抑制肉芽组织增生：通过抑制成纤维细胞 DNA 合成和毛细血管增生，减少肉芽组织的生成，减轻炎症导致的粘连和瘢痕形成。

4. 免疫抑制与抗过敏作用

（1）对免疫系统的抑制作用：糖皮质激素对免疫应答的多个环节均有抑制作用，可减轻免疫性损伤，改善症状。但应注意糖皮质激素在抗免疫的同时，也降低了机体的正常免疫功能。免疫抑制机制与下列因素有关：①抑制巨噬细胞对抗原的吞噬和处理，降低机体的免疫识别和记忆能力。②抑制淋巴细胞的增殖和分化。③促使致敏的淋巴细胞溶解或向血管外组织移行，使血中淋巴细胞减少。④抑制 B 细胞转化为浆细胞，使抗体生成减少，也抑制补体生成，从而干扰体液免疫。

（2）抗过敏作用：抑制抗原 - 抗体反应引起的肥大细胞脱颗粒，减少组胺、5 - 羟色胺、慢反应物质、缓激肽等过敏介质释放，抑制因过敏反应而产生的病理变化。

5. 抗毒抗休克作用　常用于严重休克，特别是感染中毒性休克的治疗。大剂量糖皮质激素抗休克作用机制可能是：①扩张痉挛收缩的血管和兴奋心脏；增强心肌收缩力；②抑制炎性因子产生，降低血管对缩血管物质敏感性使血管扩张，改善微循环；③稳定溶酶体膜，减少心肌抑制因子（MDF）的形成；④提高机体对细菌内毒素的耐受力，缓解毒血症症状。但糖皮质激素既不杀灭细菌和病毒，也不能中和、破坏细菌内毒素，对细菌外毒素无效。

6. 其他作用

（1）退热作用：对于严重的中毒性感染所致的高热有迅速而良好的退热作用。可能与其抑制体温中枢对致热原的反应、稳定溶酶体膜、减少内源性致热原的释放有关。

（2）血液与造血系统：糖皮质激素能刺激骨髓造血功能，使红细胞、血红蛋白含量增加；血小板数量增多；提高纤维蛋白原浓度，缩短凝血时间；提高中性粒细胞数量但吞噬能力下降；抑制淋巴系列增生，使嗜酸粒细胞数量减少。

（3）中枢神经系统：减少脑中 γ - 氨基丁酸的浓度，提高中枢兴奋性。用药后出现欣快、激动、失眠等，并降低癫痫发作阈值，偶可诱发精神失常。故精神病和癫痫病患者慎用。大剂量对儿童能致惊厥。

（4）消化系统：促进胃酸、胃蛋白酶分泌，提高食欲，促进消化，大剂量可诱发或加重溃疡。

（5）雄激素样作用：长期用药可引起痤疮、多毛、女性患者男性化。

【临床应用】

1. 严重感染或炎症

（1）严重急性感染：主要用于感染伴严重毒血症状者。如中毒性菌痢、暴发型流行性脑膜炎及败血症等，糖皮质激素可通过其抗炎、抗毒、抗休克等作用，迅速缓解症状，帮助患者度过危险期，为病因治疗争取时间。但必须注意，糖皮质激素无抗菌和抗病毒作用，并且降低机体防御功能，因此在治疗细菌感染时，必须合用足量有效的抗菌药物，以免感染扩散。达到目的后准备停药，应先停糖皮质激素，后停抗菌药。禁用于病毒感染，但麻疹、乙型脑炎等伴严重毒血症状者除外。

（2）抗炎治疗及防止某些炎症的后遗症：如果炎症发生在人体重要器官如结核性脑膜炎、胸膜炎、腹膜炎、心包炎、风湿性心瓣膜炎、睾丸炎及烧伤后瘢痕挛缩等，早期应用糖皮质激素可防止组织过度破坏、粘连或瘢痕形成。对眼科疾病如虹膜炎、角膜炎、视网膜炎和视神经炎等非特异性眼炎，应用后可迅速消炎止痛、防止角膜浑浊和瘢痕、粘连的发生。但角膜溃疡和青光眼禁用。

2. 自身免疫性疾病、器官移植排斥反应和过敏性疾病

（1）自身免疫性疾病：对风湿热、风湿性心肌炎、风湿性及类风湿性关节炎、全身性红斑狼疮及肾病综合征、多发性肌炎等，糖皮质激素可缓解症状，但不能根治。

（2）器官移植排斥反应：对异体器官移植术后产生的排斥反应，可使用糖皮质激素预防，与环孢素等免疫抑制剂合用疗效好。

（3）过敏性疾病：对枯草热、荨麻疹、支气管哮喘、过敏性鼻炎、过敏性皮炎、血清病、血管神经性水肿、过敏性休克、输血反应等，通常先用拟肾上腺素药或抗组胺药治疗，只有对严重病例或其他药物无效时，才考虑使用糖皮质激素。

3. 抗休克 大剂量的糖皮质激素适用于各种休克。对感染性休克，在足量、有效抗菌药治疗下，可及早、大剂量、短时间突击使用；对过敏性休克，应首选肾上腺素，次选糖皮质激素；对低血容量性休克和心源性休克应配合对因治疗。

4. 血液病 对急性淋巴细胞性白血病、再生障碍性贫血、粒细胞减少症、血小板减少症、过敏性紫癜有一定疗效，但效果不持久，停药后易复发。

5. 局部应用 如接触性皮炎、湿疹、肛门瘙痒、牛皮癣等，可局部应用氢化可的松、泼尼松龙或氟轻松。注意：可的松、泼尼松局部应用无效。

6. 替代疗法 用于脑垂体前叶功能减退症，急、慢性肾上腺皮质功能不全症及肾上腺次全切手术后。

【不良反应与用药注意】

1. 长期大剂量应用引起的不良反应

（1）类肾上腺皮质功能亢进征：过量激素引起机体糖、蛋白质、脂肪及水盐代谢紊乱、中枢兴奋和男性化，出现糖尿、皮肤变薄、肌肉萎缩、满月脸、高血压、多毛、低血钾、痤疮等。停药后可自行消失，用药期间可采取低盐、低糖、高蛋白饮食及适量补钾，必要时应用降压药、降血糖药等对症治疗。

（2）诱发或加重感染：可诱发感染或使体内潜在的感染灶扩散，抵抗力低下的患者尤易发生，可使原来静止的结核病灶扩散、恶化。

（3）诱发或加重胃和十二指肠溃疡，甚至引起出血或穿孔，与水杨酸类合用更易发生。少数患者可诱发胰腺炎或脂肪肝。

（4）诱发或加重高血压和动脉粥样硬化。

（5）其他：①导致骨质疏松、肌肉萎缩及延缓伤口愈合，宜补充维生素 D、钙盐和蛋白食品；②抑制儿童生长发育，不宜久用；③导致胎儿畸形，妊娠早期不宜使用；④诱发或加重精神失常和癫痫，儿童大剂量可致惊厥。

2. 停药反应

（1）药源性肾上腺皮质功能不全：长期应用停药时减量过快或突然停药，可引起肾上腺皮质功能不全甚至肾上腺危象，表现为全身不适、肌无力、低血糖、低血压，甚至休克或昏迷，需及时抢救。这是由于长期大剂量使用糖皮质激素，反馈性抑制下丘脑－腺垂体－肾上腺皮质轴致肾上腺皮质萎缩所致。因此长期用药者不可突然停药，应逐渐减量缓慢停药，或在停药过程中加用 ACTH。在停药 1 年内如遇应激情况（如感染或手术等），应及时给予足量糖皮质激素。

（2）反跳现象：长期用药疾病症状未完全控制时减量太快或突然停药，可使原发疾病症状加重。需加大剂量重新治疗，待症状缓解后再逐渐减量直至停药。

一般来说，病情危急的适应证，虽有禁忌证存在，仍不得不用，待危急情况过去后，尽早停药或减量。糖皮质激素的禁忌证有：抗菌药不能控制的严重感染、活动性结核、胃或十二指肠溃疡、严重高血压、动脉硬化、糖尿病、角膜溃疡、骨质疏松、孕妇、创伤或手术修复期、骨折、肾上腺皮质功能亢进症、严重精神病和癫痫等。

【用法与疗程】

1. 小剂量替代疗法 用于垂体前叶功能减退、艾迪生病及肾上腺皮质次全切除术后。一般维持量，可的松每日 12.5～25mg，或氢化可的松每日 10～20mg。

2. 大剂量冲击疗法 用于严重中毒性感染及各种休克。氢化可的松首次剂量可静脉滴注 200～300mg，一日量可达 1g 以上，疗程不超过 3 天。

3. 一般剂量长程疗法 用于结缔组织病、肾病综合征、顽固性支气管哮喘、淋巴细胞性白血病等。一般开始时用泼尼松口服 10～20mg，每日 3 次，产生临床疗效后，逐渐减量至最小维持量，持续数月。

4. 隔日疗法 皮质激素的分泌具有昼夜节律性，每日上午 8～10 时为分泌高潮，随后逐渐下降，午夜 12 时为低潮，这是由 ACTH 昼夜节律所引起，临床用药可随这种节律进行。对需长期用糖皮质激素药治疗的患者，可将两日总药量在隔日的清晨一次给予，引起的肾上腺皮质功能抑制比其他用法相对较小，减轻长期用药引起的不良反应。

【药物相互作用】与强心苷、排钾利尿药合用，应注意补钾；可升高血糖，降低口服降血糖药或胰岛素的作用；与阿司匹林、吲哚美辛等药合用，易引起消化性溃疡、穿孔或出血；与口服抗凝血药合用，可使其抗凝血作用减弱；苯巴比妥、苯妥英钠、利福平等肝药酶诱导剂能加速糖皮质激素的代谢，合用时需加大其用量；氯霉素、异烟肼和口服避孕药等肝药酶抑制剂，可使糖皮质激素代谢减慢，作用增强，合用时应减少激素用量。

第二节　促肾上腺皮质激素及皮质激素抑制药

一、促肾上腺皮质激素

促肾上腺皮质激素（ACTH）由腺垂体分泌，其作用主要是促进肾上腺皮质合成、分泌皮质激素，并维持肾上腺正常形态和功能，临床上用于诊断脑垂体前叶 - 肾上腺皮质功能水平及长期使用糖皮质激素停药前后，以防发生皮质功能不全。

ACTH 口服后在胃内被胃蛋白酶破坏而失效，只能注射应用。由于 ACTH 制剂多来自牛、羊、猪垂体提取，临床应用易过敏，人工合成的 ACTH 免疫原性明显降低，故过敏反应显著减少。

二、皮质激素抑制药

盐皮质激素类抑制药，如抗醛固酮类药物中的螺内酯等详见第二十四章。皮质激素抑制药可代替外科的肾上腺皮质切除术，临床常用的有米托坦和美替拉酮等。

米托坦（Mitotan）

能选择性使肾上腺皮质束状带及网状带细胞萎缩坏死，但不影响分泌醛固酮的球状带，主要用于不可手术的皮质癌、切除复发癌以及皮质癌术后辅助治疗。

美替拉酮（Metyrapone）

能抑制合成皮质激素的 11β - 羟化酶，导致糖皮质激素减少，治疗肾上腺皮质肿瘤所致的肾上腺皮质功能亢进症等。

氨鲁米特（Aminoglutethimide）

为镇静催眠药格鲁米特（导眠能）的衍生物，能抑制胆固醇转变成 20 - α - 羟胆固醇，而阻断类胆固醇生物合成的第一步反应，从而对氢化可的松和醛固酮的合成产生抑制作用。治疗由垂体所致 ACTH 过度分泌诱发的库欣综合征。

酮康唑（Ketoconazole）

是一种抗真菌药，其机制是阻断真菌类固醇的合成。但由于哺乳类动物组织对其敏感性远较真菌为低，因此对人体类固醇合成影响小。主要用于库欣综合征和前列腺癌的治疗。

第三节 盐皮质激素

包括醛固酮（Aldosterone）和去氧皮质酮（Desoxycortone），为肾上腺皮质球状带合成并分泌，具有明显的保钠排钾作用，维持机体水、电解质平衡。临床常与氢化可的松等合用作为替代疗法，治疗慢性肾上腺皮质功能减退症。替代疗法的同时，每日需补充食盐 6～10g，更好地纠正病人失钠、失水和钾潴留等，恢复水和电解质的平衡。

思 考 题

1. 糖皮质激素的抗炎作用机制和阿司匹林的抗炎作用机制有何区别？
2. 阐述糖皮质激素用于严重急性感染的理由及用药注意事项。
3. 长期应用糖皮质激素主要引起哪些代谢紊乱？主要的临床表现有哪些？
4. 长期大剂量应用糖皮质激素后突然停药可引起哪些不良反应？如何防治？

制剂与用法

醋酸可的松　片剂：5mg、25mg。替代疗法：口服，12.5～37.5mg/d，分2次；治疗用药：口服，开始75～300mg/d，分3～4次，维持量25～50mg/d。注射剂：50mg（2ml）、125mg（2ml）、250mg（10ml）。肌内注射每次25～125mg，2～3次/日。

氢化可的松　片剂：10mg、20mg。替代疗法：口服，20～40mg/d，早晨1次。治疗用药：口服，60～120mg/d，分3～4次。注射剂：10mg（2ml）、25mg（5ml）、50mg（10ml）、100mg（20ml）。100～200mg/次，加入5%葡萄糖注射液或生理盐水500ml稀释后静脉滴注。软膏剂：0.5%～2.5%。外用。

醋酸氢化可的松　片剂：20mg。口服，20mg/次，1～2次/日。注射剂（混悬液）：125mg（5ml）。摇匀供关节腔或鞘内注射。关节腔内注射，1～2ml/次（每1ml内含药25mg）；鞘内注射，1次1ml。滴眼液：5mg（5ml）。眼膏：0.5%。

醋酸泼尼松（强的松）　　片剂：5mg。口服；5～15mg/次，3～4次/日；维持量：5～10mg/d。也可将两日量于隔日早晨8时1次顿服。

醋酸泼尼松龙（强的松龙）　　片剂：5mg。口服，5～10mg/次，3次/日；维持量：5～10mg/d。注射剂：10mg（2ml）。10～25mg/次，加入5%葡萄糖注射液500ml后静脉滴注。注射剂（混悬液）：125mg（5ml）。局部或关节腔内注射，5～50mg/次。

曲安西龙（去炎松）　　片剂：1mg、2mg、4mg、8mg。口服，开始每次4mg，2～4次/日，维持量每次1～4mg，1～2次/日。注射液（混悬剂）：125mg（5ml）、200mg（5ml）。关节腔内注射，每次5～40mg，每1～7周1次。

醋酸地塞米松（氟美松）　　片剂：0.5mg、0.75mg。口服，每次0.5～1.5mg，3次/日；维持量：0.5～0.75mg/d。注射剂：2mg（1ml）、5mg（1ml）。肌内注射或静脉滴注，2～6mg/次。

倍他米松　　片剂：0.5mg。口服，0.5～2mg/d，分次服用；维持量：0.5～1mg/d。注射剂：1.5mg（1ml）。肌注。

醋酸氟轻松（肤轻松）　　软膏、乳膏、洗剂：0.025%。外用。

促皮质素（ACTH）　　粉针剂：25U、50U。肌注：每次12.5～25U，2次/日；静脉滴注：每次5～25U，溶于500ml生理盐水内于6～8h内滴完，1次/日。长效注射液：20U（1ml）、40U（1ml），仅供肌注，20～60U/次，1次/日。

美替拉酮　　胶囊剂：250mg。在两天对照观察期后，口服，每4h 750mg，共6次。

（彭　慧）

257

甲状腺激素类药和抗甲状腺药

☞ 学习要求

1. 掌握硫脲类药物的药理作用及作用机制、临床应用及应用注意事项。

2. 熟悉甲状腺激素的作用和用途；大剂量碘抗甲状腺作用的机制、应用、不良反应和注意事项。

3. 了解甲状腺激素的生物合成、分泌与调节；放射性碘与 β 受体阻断药的抗甲状腺作用和用途。

甲状腺激素是由甲状腺分泌，维持机体正常代谢、促进生长发育所必需的激素。分泌过多可引起甲状腺功能亢进症，简称甲亢，需用抗甲状腺药治疗；分泌过少，可引起呆小病或黏液性水肿，需用甲状腺激素治疗。该激素包括甲状腺素（thyroxine，T_4）和三碘甲状腺原氨酸（triiodothyroxine，T_3），T_3是主要的生理活性物质，但含量比T_4少，T_4要转变为T_3才起作用。

第一节　甲状腺激素类药

【甲状腺激素的合成、贮存、分泌与调节】

1. **合成**　甲状腺激素在体内合成过程：①碘的摄取，血液中 I^- 经腺细胞膜碘泵主动摄入细胞内；②碘的活化，进入腺细胞的碘离子被氧化成活化碘；③酪氨酸碘化，活化碘与甲状腺球蛋白（TG）中的酪氨酸结合，形成单碘酪氨酸（MIT）和双碘酪氨酸（DIT）；④缩合，两分子 DIT 缩合成 T_4，一分子 DIT 和一分子 MIT 缩合成 T_3。以上过程中碘的活化、酪氨酸碘化及缩合均需过氧化物酶参与。

2. **贮存**　生成的 T_4、T_3 仍结合在 TG 上，贮存在腺泡腔中。

3. **释放**　腺细胞顶端微绒毛以胞饮方式将 TG 摄入胞内，再经蛋白水解酶水解释出 T_4、T_3 释放入血。

4. **调节**　下丘脑分泌的促甲状腺激素释放激素（TRH），可促进腺垂体分泌促甲状腺激素（TSH），后者可促进甲状腺合成分泌 T_3 和 T_4。当血中 T_3 和 T_4 浓度增高时，又能反馈抑制 TRH 和 TSH 的合成和分泌（图 31 - 1）。

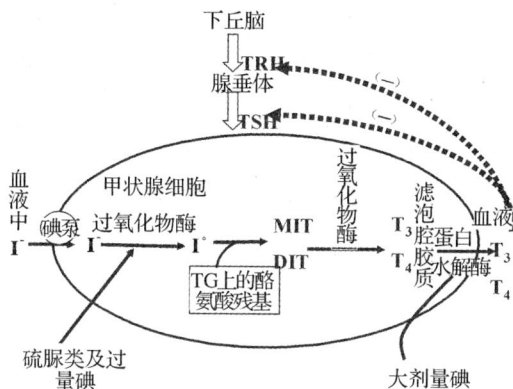

图 31 - 1　甲状腺激素合成、贮存、释
放与调节和抗甲状腺药作用示意图

【生理、药理作用】

1. 维持生长发育　甲状腺激素为人体正常生长发育所必需，促进蛋白质合成，促进骨骼和神经系统的生长发育。婴幼儿甲状腺功能不足时，躯体与智力发育均受影响，表现为身材矮小、肢体短粗、智力低下，称呆小病（克汀病）；成人甲状腺功能不全时，组织功能蛋白合成减少，黏液蛋白合成增加，引起黏液性水肿，表现为中枢神经兴奋性降低、组织间隙水肿、记忆力减退等。

2. 促进代谢　甲状腺激素能促进物质氧化，增加氧耗，提高基础代谢率，使产热增多。甲状腺功能亢进时基础代谢率升高，产生易饥多食、怕热多汗等症状。

3. 维持神经系统功能及心血管效应　维持中枢神经和交感神经的兴奋性，提高心血管对儿茶酚胺的敏感性，因而甲状腺功能亢进时出现神经过敏、急躁、震颤、心率加快、心输出量增加等现象。

【作用机制】甲状腺激素的作用是通过甲状腺激素受体介导的。垂体、心、肝、肾、骨骼肌、肺、肠组织的细胞都含有该受体，在胞膜、线粒体、核内均有分布。T_3可与膜上受体结合，也可被动进入胞内，与胞浆结合蛋白（CBP）结合并与游离的 T_3形成平衡状态。甲状腺激素通过调控由核内 T_3受体所中介的基因表达而发挥作用。此外，甲状腺激素还有"非基因作用"，通过核蛋白体、线粒体和细胞膜上的受体结合，影响转录后的过程、能量代谢以及膜的转运功能，增加葡萄糖、氨基酸等摄入细胞内，结果多种酶和细胞活性加强。

【临床应用】甲状腺激素主要用于甲状腺功能低下的替代补充疗法。

1. 甲状腺功能减退症　呆小病、幼年型和成年型甲状腺功能减退症，均需用甲状腺激素替代治疗。对婴幼儿的治疗越早越好，若治疗过晚，虽发育正常，但智力仍低下，须终身治疗，孕妇摄取足量的碘化物可预防婴幼儿患呆小病。

2. 黏液性水肿　一般服用甲状腺片，从小量开始，逐渐增大至足量，2～3 周后，水肿、缓脉、体温低、困倦等症状可消除，然后改为维持量。

3. **单纯性甲状腺肿**　其治疗取决于病因。由于缺碘所致者应补碘。临床上无明显原因发现可给予适量甲状腺激素，以补充内源性激素的不足，并可抑制促甲状腺激素（TSH）过多分泌，以缓解甲状腺组织代偿性增生肥大。

【不良反应及注意事项】过量可引起甲状腺功能亢进的临床表现，在老人和心脏病患者中，可发生心绞痛和心肌梗死，宜用 β 受体阻断药对抗，并应停用甲状腺激素。垂体功能低下的病人宜先用皮质激素再给予甲状腺激素，因易发生急性肾上腺皮质功能不全。甲状腺激素可通过胎盘和进入乳汁，妊娠和哺乳期应注意。

甲状腺粉 (Thyroid Powder)

由猪、牛、羊家畜的甲状腺脱脂、干燥、研碎而制得，内含 T_3 及 T_4。淡黄色粉末，微有肉臭，不溶于水。口服易吸收，生物利用度 T_3 为 50% ~ 75% ，T_4 为 90% ~ 95% ，与血浆蛋白结合率均高达 99% 以上。但 T_3 与蛋白质的亲和力低于 T_4，其游离量可为 T_4 的 10 倍，T_3 作用快而强，维持时间短，而 T_4 则作用慢而弱、维持时间长。$t_{1/2}$ 较长，T_4 为 5 天，T_3 为 2 天，主要在肝、肾线粒体内脱碘，并与葡萄糖醛酸或硫酸结合而经肾排泄。

左甲状腺素 (Levothyroxine，T_4)

为人工合成的四碘甲状腺原氨酸，常用其钠盐，作用和应用与甲状腺片相似。口服吸收约 50%，起效缓慢，作用温和，但持续时间长，$t_{1/2}$ 为 6 ~ 7 日。适用于甲状腺激素的替代治疗。

碘塞罗宁 (Liothyronine，T_3)

为人工合成的三碘甲状腺原氨酸钠，作用与甲状腺素相似，而效力为甲状腺素的 3 ~ 5 倍。口服吸收约 90%，起效快，作用强，但持续时间短，$t_{1/2}$ 为 33h。因作用强大，主要用于治疗严重的甲状腺功能减退症。

第二节　抗甲状腺药

指临床上用于治疗甲状腺功能亢进（甲亢）的药物，包括硫脲类、碘化物、放射性碘及 β 受体阻断药等。

一、硫脲类

硫脲类是最常用的抗甲状腺药。可分为：①硫氧嘧啶类，包括甲硫氧嘧啶（Methylthiouracil），丙硫氧嘧啶（Propylthiouracil）；②咪唑类，包括甲巯咪唑（Thiamazole，他巴唑 Tapazole），卡比马唑（Carbimazole，甲亢平）。

【体内过程】硫氧嘧啶类药物口服后吸收迅速，2h 血药浓度可达高峰，生物利用度约 80%。血浆蛋白结合率约 75%，在体内分布较广，以甲状腺浓集较多。主要在肝内代谢，$t_{1/2}$ 为 2h。甲巯咪唑的血浆 $t_{1/2}$ 约为 4.7h，但在甲状腺组织中药物浓度可维持 16～24h，其疗效与甲状腺内药物浓度有关，而后者的高低又与每日给药量呈正相关。每日给药 1 次 30mg 与每次 10mg 每日给药 3 次都可发挥较好的疗效。卡比马唑为甲巯咪唑的衍生物，在体内转化成甲巯咪唑而发挥作用。

【药理作用】

1. **抑制甲状腺激素的合成** 硫脲类的基本作用是抑制甲状腺过氧化物酶活性，而药物本身则作为过氧化物酶的底物被碘化，从而抑制甲状腺激素的生物合成。硫脲类药物对已合成的甲状腺激素无效，须待已合成的激素被消耗后才能完全生效。一般用药 2～3 周甲亢症状开始减轻，1～3 个月基础代谢率才恢复正常。本类药物长期应用后，可使血清甲状腺激素水平显著下降，反馈性增加 TSH 分泌而引起腺体代偿性增生，腺体增大、充血，重者可产生压迫症状。

2. **抑制外周组织的 T_4 转化为 T_3** 丙硫氧嘧啶能迅速控制血清中生物活性较强的 T_3 水平，故在重症甲亢、甲亢危象时该药可列为首选。

3. **免疫抑制作用** 能轻度抑制免疫球蛋白的生成，使血循环中甲状腺刺激免疫球蛋白（thyroid stimulating immunoglobulin，TSI）下降，因此对甲亢患者除能控制高代谢症状外，对病因也有一定的治疗作用。

【临床应用】主要用于甲状腺功能亢进。

1. **内科药物治疗** 适用于轻症和不宜手术、^{131}I 治疗者。开始治疗给大剂量以对甲状腺激素合成产生最大抑制作用。经 1～3 个月后症状明显减轻，当基础代谢率接近正常时，药量即可递减，直至维持量，疗程 1～2 年。

2. **手术前准备** 为减少甲状腺次全切除手术病人在麻醉和手术后的合并症，防止术后发生甲状腺危象。在手术前应先服用硫脲类药物，使甲状腺功能恢复或接近正常。但用药后 TSH 分泌增多，使腺体增生，组织脆而充血，增加手术难度，须在术前两周加服大剂量碘剂，使腺体缩小变硬，以利手术进行及减少出血。

3. **甲亢危象的治疗** 感染、外伤、手术、情绪激动等诱因，可致大量甲状腺激素突然释放入血，使患者发生高热、虚脱、心力衰竭、肺水肿、水和电解质紊乱等症状，称为甲状腺危象。此时除消除诱因、对症治疗外，主要应用大剂量碘剂抑制甲状腺激素释放并立即应用大剂量（治疗量的 2 倍）硫脲类，以阻断甲状腺激素的合成。

【不良反应与用药注意】常见的不良反应有瘙痒、药疹等过敏反应，多数情况下不需停药；严重不良反应有粒细胞缺乏症。一般发生在治疗后的 2～3 个月内，故应定期检查血象；若用药后出现咽痛或发热，应立即停药。也可引起头痛、眩晕、关节痛、淋巴结肿大、腹痛、呕吐等，但均较轻，停药后可消失。

本类药物能通过胎盘，妊娠妇女禁用；乳汁浓度高，可能引起婴儿甲状腺功能减退，哺乳妇女慎用。可促进甲状腺癌的发展，故甲状腺癌病人禁用。

【药物相互作用】磺胺类、对氨水杨酸、对氨苯甲酸、保泰松、巴比妥类、酚妥拉明、磺酰脲类、维生素 B_{12} 等都能不同程度地抑制甲状腺功能，如与硫脲类合用，可增强其抗甲状腺效应。碘剂可明显延缓硫脲类起效时间，一般不应同用。

二、碘及碘化物

【作用与用途】碘和碘化物是治疗甲状腺病最古老的药物，不同剂量的碘化物对甲状腺功能可产生不同的作用。小剂量的碘用于治疗单纯性甲状腺肿，加碘盐可有效地防止单纯性甲状腺肿发病。

大剂量碘产生抗甲状腺作用，主要是抑制甲状腺素的释放，可能是抑制了蛋白水解酶，使 T_3、T_4 不能和甲状腺球蛋白解离所致。此外大剂量碘还可抑制甲状腺激素的合成。作用快而强，用药 1~2 天起效，10~15 天达最大效应，疗效最多维持 2 周。此时若继续用药，反使碘的摄取受抑制、胞内碘离子浓度下降，因此失去抑制激素合成的效应，甲亢的症状又可复发。因此不能作为常规的抗甲状腺药。

大剂量碘的应用只限于以下情况：①甲状腺功能亢进的手术前准备，一般在术前 2 周给予复方碘溶液（卢戈液 Lugol solution）以使甲状腺组织退化、血管减少，腺体缩小变韧、利于手术进行及减少出血；②甲状腺危象的治疗，可将碘化物加到 10% 葡萄糖溶液中静脉滴注，也可服用复方碘溶液，并在 2 周内逐渐停服，需同时配合服用硫脲类药物。

【不良反应及注意事项】

1. **过敏反应** 可于用药后立即或几小时后发生，主要表现为血管神经性水肿，上呼吸道水肿及严重喉头水肿引起窒息。一般停药可消退，也可通过加服食盐和增加饮水量促进碘排泄。必要时采取抗过敏措施。碘过敏者禁用。

2. **慢性碘中毒** 表现为口腔及咽喉烧灼感、唾液分泌增多，眼刺激症状等。

3. **诱发甲状腺功能紊乱** 长期服用碘化物可诱发甲亢。碘还可进入乳汁并通过胎盘引起新生儿甲状腺肿，故孕妇及乳母应慎用。

三、放射性碘

临床应用的放射性碘是 ^{131}I，其 $t_{1/2}$ 为 8 天。

【药理作用】利用甲状腺高度摄碘能力，^{131}I 可被甲状腺摄取，并可产生 β 射线（占 99%），在组织内的射程仅约 2mm，因此其辐射作用只限于甲状腺内，破坏甲状腺实质，而很少波及周围组织，疗效类似手术切除。^{131}I 还产生 γ 射线（占 1%），射程远，可在体外测得，故可用作甲状腺摄碘功能的测定。

【临床应用】

1. **甲状腺功能亢进的治疗** ^{131}I 适用于不宜手术或手术后复发及硫脲类无效或过敏者，^{131}I 能使腺泡上皮破坏，萎缩、减少分泌。同时可降低腺泡内淋巴细胞从而减少抗体产生。一般用药后 1 个月见效，3~4 个月后甲状腺功能恢复正常。

2. **甲状腺功能检查**　小量^{131}I可用于检查甲状腺功能。甲状腺功能亢进时，摄碘率高，摄碘高峰时间前移。反之，摄碘率低，摄碘高峰时间后延。

【不良反应及注意事项】易致甲状腺功能低下，故应严格掌握剂量和密切观察有无不良反应，一旦发生甲状腺功能低下可补充甲状腺激素对抗之。可能对遗传产生影响，20岁以下的患者、妊娠期和哺乳期妇女不宜使用。

四、β受体阻断药

普萘洛尔等也是甲亢及甲状腺危象时有价值的辅助治疗药，主要通过其阻断β受体的作用而改善甲亢的症状。此外还能抑制外周T_4脱碘成为T_3的作用。

β受体阻断药不干扰硫脲类药物对甲状腺的作用，且作用迅速，对甲亢所致的心率加快交感神经活动增强的症状有良好疗效。但单用时其控制症状的作用有限，与硫脲类药物合用则疗效迅速而显著。

思 考 题

1. 甲状腺素的主要药理作用和适应证是什么？
2. 试述治疗甲状腺功能亢进（甲亢）的药物分类与作用环节。
3. 硫脲类药物为什么起效慢，疗效持久，用药后基础代谢逐渐降低，而甲状腺腺体则逐渐增大？
4. 大剂量碘剂为什么起效快而强，而疗效不持久且不能长时间使用？
5. 甲亢病人作甲状腺次全切除术时，用硫脲类和大剂量碘剂的目的是什么？

制剂及用法

甲状腺粉　片剂：10mg、40mg、60mg。口服。黏液性水肿，开始15~30mg/d，渐增至90~180mg，分3次服。基础代谢恢复到正常（成人在-5%左右，儿童应在+5%左右）后，改用维持量（成人一般为60~120mg/d。单纯性甲状腺肿，开始每日60mg，渐增至120~180mg，疗程一般为3~6个月。

碘塞罗宁（**三碘甲状腺原氨酸钠，甲碘安**）　片剂：20μg。口服。成人开始10~20μg/d，以后渐增至80~100μg/d，2~3次服。儿童体重在7kg以下者开始2.5μg/d，7kg以上者5μg/d，以后每隔1周增加5μg/d，维持量15~20μg/d，分2~3次服。

丙硫氧嘧啶　片剂：50mg、100mg。口服。开始剂量300~600mg/d，分3~4次；维持量25~100mg/d，分1~2次服。

甲硫氧嘧啶　剂量基本同上。

甲巯咪唑（他巴唑） 片剂：5mg。口服。开始剂量20～60mg/d，分3次服，维持量5～10mg/d，服药最短不能少于1年。

卡比马唑 片剂：5mg。口服。15～30mg/d，分3次服。服用4～6周后如症状改善，改用维持量，2.5～5mg/d，分2次服。

碘化钾 片剂：10mg。口服，治疗单纯性甲状腺肿开始剂量宜小，10mg/d，20日为1个疗程，连用2个疗程，疗程间隔30～40日，约1～2个月后，剂量可渐增大至20～25mg/d，总疗程约3～6个月。

复方碘溶液（卢戈液，Lugol's solution） 溶液剂：每1000ml含碘50g、碘化钾100g，治疗单纯性甲状腺肿：1次0.1～0.5ml，1次/日，2周为1个疗程，疗程间隔30～40日。用于甲亢术前准备：1次3～10滴，3次/日，用水稀释后服用，约服2周。用于甲状腺危象：首次服2～4ml，以后每4h 1～2ml。或静脉滴注，3～5ml加于10%葡萄糖液500ml中。

（彭　慧）

第三十二章

降 血 糖 药

☞ **学习要求**

1. 掌握胰岛素、磺酰脲类、双胍类的药理作用、临床应用和不良反应。
2. 熟悉胰岛素常用制剂的分类。
3. 了解胰岛素增敏药、阿卡波糖、瑞格列奈的药理作用与应用。

这是一类能降低血糖，控制糖尿病症状和病理进程的药物。糖尿病是由于胰岛素分泌绝对或相对不足，或拮抗胰岛素所致的代谢紊乱性疾病。临床一般分为两种类型：1 型即胰岛素依赖性糖尿病（insulin – dependent diabetes mellitus，IDDM），2 型即非胰岛素依赖性糖尿病（non – insulin – dependent diabetes mellitus，NIDDM）。其中 NIDDM 至少占患者总数的 90% 以上。

糖尿病的治疗措施除饮食控制、体育锻炼外，主要采用胰岛素和口服降糖药。近年胰岛素增敏药及餐时血糖调节药等新型药物的上市，为 NIDDM 的治疗提供了崭新的用药选择。IDDM 的常规治疗是定期注射胰岛素。吸入性胰岛素的成功研制，克服了用药的不便。近来胰岛细胞移植，为糖尿病的治疗开辟了新的途径。

第一节 胰 岛 素

胰岛素（insulin）是一分子量为 56 000 的酸性蛋白质，由两条多肽链组成（A、B 链），其间通过两个二硫键共价相联。药用胰岛素一般多由猪、牛胰腺提得。可通过重组 DNA 技术利用大肠杆菌合成胰岛素，还可将猪胰岛素 β 链第 30 位的丙氨酸用苏氨酸代替而获得人胰岛素。

【体内过程】口服易被消化酶破坏，须注射给药。主要在肝经谷胱甘肽转氨酶还原二硫键，再由蛋白水解酶水解成短肽或氨基酸灭活，也可被肾胰岛素酶直接水解。严重肝肾功能不良者能影响其灭活。$t_{1/2}$ 为 9～10min，但作用可维持数小时。

为延长胰岛素的作用时间，可在普通胰岛素中加入碱性蛋白质，使等电点提高到 7.3，接近体液 pH 值，再加入微量锌使之稳定。这类制剂溶解度降低，稳定性增加，经皮下及肌内注射后，在注射部位发生沉淀，再缓慢释放、吸收，作用持续时间延长。所有中、长效制剂均为混悬剂，不可静注（表32-1）。

表32-1　胰岛素制剂及其作用时间

分类	药物	注射途径	作用时间（h）			给药时间
			开始	高峰	维持	
短效	正规胰岛素 （Regular Insulin）	静脉	立即	0.5	2	急救
		皮下	0.5~1	2~3	6~8	餐前0.5h， 3~4次/日
中效	低精蛋白锌胰岛素 （Isophane Insulin）	皮下	2~4	8~12	18~24	早餐或晚餐前 1h，1~2次/日
	珠蛋白锌胰岛素 （Globin Zinc Insulin）	皮下	2~4	6~10	12~18	早餐或晚餐前 1h，1~2次/日
长效	精蛋白锌胰岛素 （Protamine Zinc Insulin）	皮下	3~6	16~18	24~36	早餐或晚餐前 1h，1次/日

【药理作用】胰岛素对代谢过程具有广泛的影响。

1. **糖代谢**　胰岛素可增加葡萄糖的转运，加速葡萄糖的氧化和酵解，促进糖原的合成和贮存，抑制糖原分解和异生而降低血糖。

2. **脂肪代谢**　胰岛素能增加脂肪酸的转运，促进脂肪合成并抑制其分解，减少游离脂肪酸和酮体的生成。

3. **蛋白质代谢**　胰岛素可增加氨基酸的转运和蛋白质的合成（包括mRNA的转录及翻译），同时又抑制蛋白质的分解。

4. **促进钾离子转运**　胰岛素可激活Na^+，K^+-ATP酶，促进K^+内流，增加细胞内K^+浓度，降低血钾。

【临床应用】胰岛素是治疗1型糖尿病的唯一药物，对胰岛素缺乏的各型糖尿病均有效。主要用于下列情况：①IDDM；②NIDDM经饮食控制或用口服降血糖药未能控制者；③糖尿病发生各种急性或严重并发症者，如酮症酸中毒及非酮症高渗性昏迷；④糖尿病合并重度感染、消耗性疾病、高热、妊娠、创伤以及手术等应激状况；⑤将葡萄糖、胰岛素、氯化钾配成极化液（GIK）静脉滴注用于术后修复，将葡萄糖、胰岛素静脉滴注，可促使钾往细胞内流动，用于高血钾的辅助治疗。

【不良反应及注意事项】

1. **低血糖症**　是最常见的不良反应，为胰岛素过量所致。早期表现为饥饿感、出汗、心跳加快、焦虑、震颤等症状，严重者引起昏迷、休克，甚至脑损伤及死亡。饮用糖水或静脉注射50%葡萄糖可纠正。

2. **过敏反应**　一般反应轻微而短暂，偶可引起过敏性休克。原因有二：来自动物的胰岛素为异种蛋白质，进入人体后可产生相应抗体如IgE并引起过敏反应；制剂纯度较低，杂质所致。可用其他种属动物的胰岛素代替，高纯度制剂或人胰岛素更好。

3. **胰岛素抵抗**　有少数患者连续应用胰岛素后，机体出现对其敏感性降低的现象。急性抵抗常由于并发感染、创伤、手术、情绪激动等应激状态，应去除诱因，并在短时间内增加胰岛素剂量。慢性抵抗的原因较为复杂，可能是体内产生了抗胰岛素受体抗体或靶细胞膜上葡萄糖转运系统失常。此时换用其他动物胰岛素或改用高纯度胰岛素，并适当调整剂量。

4. 局部反应　注射部位可有皮肤发红、皮下结节和皮下脂肪萎缩，应经常更换注射部位。高纯度制剂较少发生。

第二节　口服降血糖药

口服降血糖药使用方便，但作用慢而弱，是治疗 2 型糖尿病的主要药物。目前常用的口服降血糖药包括磺酰脲类、双胍类、α - 葡萄糖苷酶抑制药、餐时血糖调节药及胰岛素增敏药等。

一、磺酰脲类

第一代药物有甲苯磺丁脲（Tolbutamide，D_{860}，甲糖宁）、氯磺丙脲（Chlorpropamide）；第二代药物有格列本脲（Glibenclamide，优降糖），格列吡嗪（Glipizide，美吡达）及格列美脲；第三代药物有格列齐特（Gliclazide，达美康）。第二、三代不仅可降血糖，还能抑制血小板的黏附与聚集，阻止糖尿病微血管病变的发生。

本类药物在胃肠道吸收迅速而完全，与血浆蛋白结合率高。起效慢，维持时间长。多数药物在肝脏代谢，并迅速从尿中排泄。常用磺酰脲类药物的药动学特点见表 32 - 2。

表 32 - 2　磺酰脲类药物的药动学特点

药物	$t_{1/2}$（h）	维持时间（h）	血浆蛋白结合率（%）	达峰时间（h）	给药时间（次/日）
甲苯磺丁脲	3 ~ 5	6 ~ 12	96	3 ~ 5	2 ~ 3（餐前）
氯磺丙脲	33 ~ 36	30 ~ 60	90	10	1（餐前）
格列本脲	10 ~ 16	16 ~ 24	99	2 ~ 6	1 ~ 2（餐前）
格列吡嗪	2 ~ 4	6 ~ 10	95	1 ~ 2	1 ~ 2（餐前）
格列喹酮	1.5	8		2 ~ 3	1 ~ 2（餐前）
格列齐特	10 ~ 12	12 ~ 24		2 ~ 6	1 ~ 2（餐前）

【药理作用】

1. 降血糖　该类药降低正常人血糖，对胰岛功能尚存的病人有效，但对 1 型糖尿病病人及胰岛功能完全丧失的患者无效。胰岛 B 细胞膜含有磺酰脲受体，当磺酰脲类药物与受体结合后，可阻滞钾外流，致使细胞膜去极化，增强电压依赖性钙通道开放，胞外钙内流。胞内游离钙浓度增加后，触发胞吐作用及胰岛素的释放。长期服用且胰岛素已恢复至给药前水平的情况下，其降血糖作用仍然存在，这可能与其增加靶细胞膜上胰岛素受体的数目和亲和力有关。

2. 抗利尿　氯磺丙脲通过促进抗利尿激素（ADH）分泌和增强其作用，减少水的排泄，从而产生抗利尿作用。

3. 对凝血功能的影响 这是第二、三代磺酰脲类的特点。能使血小板黏附力减弱，刺激纤溶酶原的合成。

【临床应用】

1. 糖尿病 用于胰岛功能尚存的 2 型糖尿病且单用饮食控制无效者。对胰岛素产生耐受的患者用后可刺激内源性胰岛素的分泌而减少胰岛素的用量。

2. 尿崩症 每天使用氯磺丙脲 0.125 ~ 0.5g，可使病人尿量明显减少。

【不良反应及注意事项】

1. 胃肠反应 常见不良反应为胃肠不适、恶心、腹痛、腹泻等，饭后服可减轻；或加服抗酸剂。

2. 低血糖反应 较严重的不良反应为持久性的低血糖症，常因药物过量所致，尤以氯磺丙脲为甚。老人及肝、肾功能不良者较易发生，故老年糖尿病人不宜用氯磺丙脲。新型磺酰脲类较少引起低血糖。

3. 过敏反应 可见皮疹、红斑、瘙痒、荨麻疹等。也可引起粒细胞减少、血小板减少及溶血性贫血等。偶见肝损害。因此需定期检查肝功能和血象。

4. 神经系统反应 大剂量氯磺丙脲还可引起中枢神经系统症状，如精神错乱、嗜睡、眩晕、共济失调。

【药物相互作用】由于磺酰脲类有较高的血浆蛋白结合率，能与如保泰松、水杨酸钠、吲哚美辛、青霉素、双香豆素等药物发生竞争性置换，使游离药物浓度上升而引起低血糖反应。消耗性病人血浆蛋白低，黄疸病人血浆胆红素水平高，也能竞争血浆蛋白结合部位，更易发生低血糖。氯丙嗪、糖皮质激素、噻嗪类利尿药、口服避孕药等因抑制胰岛素的释放，均可降低磺酰脲类药物的降血糖作用。

二、双胍类

常用药物有甲福明（Metformin，二甲双胍）、苯乙福明（Phenformin，苯乙双胍）。

【作用与用途】能明显降低糖尿病患者的血糖，对正常人的血糖无影响，胰岛功能完全丧失时仍然有降血糖作用。其降血糖作用主要为：①促进脂肪组织摄取葡萄糖，使肌肉组织无氧酵解增加，增加葡萄糖的利用；②拮抗抗胰岛素因子；③减少葡萄糖经消化吸收；④抑制胰高血糖素的释放。主要用于轻症糖尿病患者，尤适用于肥胖者。

【不良反应及注意事项】主要表现为食欲下降、恶心、腹部不适、腹泻等，发生率较磺酰脲类高。危及生命的不良反应为乳酸血症（因组织中葡萄糖无氧酵解增加而产生大量乳酸所致），尤以苯乙福明的发生率高。

三、α-葡萄糖苷酶抑制药

阿卡波糖（Acarbose）和伏格列波糖（Voglibose）

α-葡萄糖苷酶抑制剂是一类新型口服降血糖药，在肠道内竞争性抑制葡萄糖苷酶，可降低多糖及蔗糖分解生成葡萄糖，减少并延缓吸收，因此具有降低餐后血糖和血浆胰岛素浓度的作用。单独应用或与其他降糖药合用，可降低病人的餐后血糖。也有报道认为可降低空腹血糖及糖化血红蛋白。主要不良反应为胃肠道反应。服药期间应增加碳水化合物的比例，并限制单糖的摄入量，以提高药物的疗效。

四、餐时血糖调节药

瑞格列奈（Repaglinide）

1998 年作为"第一个餐时血糖调节药"上市。它是一种促胰岛素分泌药，最大的优点是可以模仿胰岛素的生理性分泌，并对功能受损的胰岛细胞起保护作用。低血糖较磺酰脲类药物少见。餐前 15min 内口服，30min 内即出现促胰岛素分泌反应，$t_{1/2}$ 仅 $0.5 \sim 1h$，主要在肝代谢经胆汁排泄。适用于 2 型糖尿病患者，尤其是老年和肥胖患者，与双胍类合用有协同作用。因其结构中不含硫，对磺酰脲类过敏者仍可使用。

五、胰岛素增敏药

胰岛素抵抗和胰岛 B 细胞功能受损是目前临床糖尿病所面临的两大难题。噻唑烷酮类胰岛素增敏药的出现，使人们对糖尿病治疗从单纯增加胰岛素的数量转移到增加对胰岛素的敏感上来。

噻唑烷酮类化合物包括罗格列酮（Rosiglitazone）、吡格列酮（Pioglitazone）、曲格列酮（Troglitazone）、环格列酮（Ciglitazone）、恩格列酮（Englitazone）等，是一类新型的胰岛素增敏药。主要作用是增强靶细胞对胰岛素的敏感性，提高组织细胞对葡萄糖的利用而降血糖。能显著改善胰岛素抵抗及相关代谢紊乱，改善胰岛 B 细胞功能，对 2 型糖尿病及其心血管并发症均有明显疗效，尤其适用于胰岛素抵抗的糖尿病患者。该类药物具有良好的安全性和耐受性，低血糖发生率低。主要不良反应为头痛、嗜睡、水肿、消化道症状等。

思 考 题

1. 阐述胰岛素药理作用特点及临床应用（如何掌握适应证和应用注意）。
2. 何谓胰岛素抵抗现象及其类型。
3. 口服降血糖药有哪些药物？它们的作用机制各有何不同？
4. 对 1 型和 2 型糖尿病病人应如何用降糖药物治疗？

制剂及用法

胰岛素 注射剂：400U（10ml）、800U（10ml）。内含防腐剂，不宜静注。粉针剂：40U、50U、100U、200U、500U、800U。不含防腐剂，可静注。剂量视病情而定，通常每24h内，排尿糖2~4g给胰岛素1U。中型糖尿病患者，每日需给5~10U，重型患者每日用量40U以上。一般于餐前30min皮下注射，3~4次/日，必要时可静注或肌注。

珠蛋白锌胰岛素 注射剂：400U（10ml）、800U（10ml）。剂量视病情而定，早餐或晚餐前给药，1~2次/日，皮下注射。

精蛋白锌胰岛素（长效胰岛素） 注射剂：400U（10ml）、800U（10ml）。剂量视病情而定，早餐前30min给药，1次/日，皮下注射。

低精蛋白锌胰岛素（中效胰岛素） 注射剂：400U（10ml）、800U（10ml）、1000U（10ml）。剂量按病情而定，早餐或晚餐前30min给药，1~2次/日，皮下注射。

甲苯磺丁脲 片剂：0.5g。口服。第1日1g/次，3次/日；第2日起0.5g/次，3次/日，餐前服。待血糖正常或尿糖少于每日5g时，改维持量，0.5g/次，2次/日。

氯磺丙脲 片剂：0.1g、0.25g。口服。治疗糖尿病：0.1~0.3g/次，1次/日，待血糖降到正常时，剂量酌减至0.1~0.2g/d，早餐前1次口服。治疗尿崩症：0.125~0.5g/d，1次/日。

格列吡嗪 片剂：5mg。口服。通常开始剂量为每日5mg，一般早餐前30min给药，以后逐渐增量，1日剂量超过15mg时，应分成2~3次，餐前服用。

格列本脲 片剂：2.5mg。口服，开始每日早餐后服2.5mg，以后逐渐增量，但每日不得超过15mg，待增至每日10mg时，应分早、晚两次服，至出现疗效时，逐渐减量至2.5~5mg/d。

格列齐特 片剂：40mg、80mg。口服，开始剂量40~80mg/次，1~2次/日，连服2~3周，然后根据血糖变化调整剂量。一般剂量范围80~240mg/d。

格列喹酮 片剂：30mg。90~120mg/d，先从小剂量开始，15~30mg/次，1~2次/日。根据血糖变化酌情调整剂量。

盐酸苯乙双胍 片剂：25mg、50mg。口服，开始25mg/次，2~3次/日，餐前服用，以后视病情调整剂量。但最多1日不得超过75mg。

盐酸二甲双胍 片剂：0.25g。口服，0.25~0.5g/次，3次/日，以后根据血糖变化酌情调整剂量。

阿卡波糖 片剂：50mg、100mg。口服，开始50mg/次，3次/日，1~2周内逐渐增加到100mg/次，3次/日，餐前服用。

罗格列酮（文迪雅） 片剂：2mg、4mg、8mg。口服，2~4mg/次，2次/日。

瑞格列奈 片剂：0.5mg、1mg、2mg。口服，开始0.5mg/次，渐增至4mg/次，3次/日，餐前服用。

（彭　慧）

性激素类与避孕药物

☞ 学习要求

1. 掌握性激素的临床应用。
2. 熟悉常用的性激素及避孕药分类。
3. 了解药物避孕的药名、原理及使用方法。

性激素包括雌激素、孕激素和雄激素，临床应用的性激素类药物系由人工合成。常用的避孕药（contraceptives）大多属于性激素制剂。

第一节 雌激素类药及雌激素拮抗药

一、雌激素类药

【来源】 卵巢分泌的天然雌激素主要是雌二醇（Estradiol），从孕妇尿中提出的雌酮（Estrone）和雌三醇（Estriol）等为雌二醇的代谢产物。近年来以雌二醇为母体，人工合成许多高效的衍生物，如炔雌醇（Ethinylestradiol，乙炔雌二醇）、炔雌醚（Quinestrol）及戊酸雌二醇（Estradiol Valerate）等。此外也合成一些结构较简单的具有雌激素样作用的物质，如己烯雌酚（Diethylstilbestrol，乙蔗酚，Stilbestrol）。

【体内过程】 天然雌激素如雌二醇可经消化道吸收，在肝内迅速被破坏，生物利用度低，故需注射给药。在血液中大部分与性激素结合球蛋白特异性结合。部分以葡糖醛酸及硫酸结合的形式从肾脏排出，也有部分从胆道排泄并形成肝肠循环。人工合成的炔雌醇、炔雌醚或己烯雌酚等在肝内破坏较慢，口服效果好，作用较持久。油溶液制剂或与脂肪酸化合成酯作肌内注射，可以延缓吸收，延长其作用时间。炔雌醚在体内可贮存于脂肪组织中，故口服疗效高，作用时间长，给药一次作用可维持 7~10 天。

【生理及药理作用】

1. **维持女性性征和形成月经** 对未成年女性雌激素促进女性第二性征和性器官发育成熟，对成熟女性雌激素除保持女性性征外，并参与形成月经周期。它使子宫内膜增殖变厚（增殖期变化），并在黄体酮的协同作用下，使子宫内膜继续增厚进入分泌期，提高子宫平滑肌对缩宫素的敏感性。同时使阴道上皮增生，浅表层细胞发生角化。

2. 调节内分泌　较大剂量时，可作用于下丘脑－垂体系统，抑制 GnRH 的分泌，发挥抗排卵作用；并能抑制乳汁分泌，这是在乳腺水平干扰催乳素的作用所致；此外还具有对抗雄激素的作用。

3. 影响物质代谢　雌激素有轻度水、钠潴留作用，使血压升高；能增加骨骼钙盐沉积，加速骨骺闭合；并能预防围绝经期妇女骨质丢失。此外，雌激素可降低低密度脂蛋白和血清胆固醇，升高高密度脂蛋白含量。尚有降低糖耐量及促进凝血作用。

【临床应用】

1. 绝经期综合征　又称更年期综合征，是更年期妇女因雌激素分泌减少、垂体促性腺激素分泌增多导致内分泌而引起的临床综合征。采用雌激素替代治疗可抑制垂体促性腺激素的分泌，从而减轻各种症状，并能防止由雌激素水平的降低所引起的病理性改变。还能预防绝经后妇女骨质疏松、降低冠心病的发生率。此外，老年性阴道炎及女阴干枯症等，局部用药也能奏效。

2. 卵巢功能不全和闭经　原发性或继发性卵巢功能低下患者，以雌激素替代治疗，可促进外生殖器、子宫及第二性征的发育。与孕激素类合用，可产生人工月经周期。

3. 功能性子宫出血　可用雌激素促进子宫内膜增生，修复出血创面，也可适当配伍孕激素，以调整月经周期。

4. 乳房胀痛　部分妇女停止哺乳后可发生乳房胀痛，可用大剂量雌激素干扰催乳素对乳腺的刺激作用，抑制乳汁分泌，克服胀痛，俗称回奶。

5. 晚期乳腺癌和前列腺癌　绝经五年以上的乳腺癌可用雌激素治疗，缓解率可达40%左右。但绝经期以前的患者禁用，因为这时反可能促进肿瘤的生长。对前列腺癌大剂量雌激素类可使症状改善，肿瘤病灶退化。这是其抑制垂体促性腺激素分泌，使睾丸萎缩而抑制雄激素的产生所致，也有抗雄激素的作用参与。

6. 其他　可用于青春期痤疮，与孕激素合用可避孕。

【不良反应及注意事项】①常见恶心、食欲不振，早晨多见，口服时多见。从小剂量开始，逐渐增加剂量可减轻反应；②长期大量应用可引起子宫内膜过度增生及子宫出血，故有子宫出血倾向及子宫内膜炎者慎用。此外，雌激素还可增加子宫癌的发生率；③大剂量雌激素可使水钠潴留引起高血压、水肿，加重心力衰竭等；本品在肝灭活，并可能引起胆汁淤积性黄疸，故肝功能不良者慎用。

二、雌激素拮抗药

本类药物能与雌激素受体结合，发挥竞争性拮抗雌激素作用。目前供临床应用的有氯米芬（Clomiphene）、他莫昔芬（Tamoxifen）、雷洛昔芬（Raloxifen）等。这些药物的一个显著的特点是对生殖系统表现为雌激素拮抗作用，而对骨骼系统及心血管系统则发挥拟雌激素样作用，这对雌激素的替代治疗具有重要意义。

氯米芬与己烯雌酚的化学结构相似，有较弱的内在活性和中等强度的抗雌激素作用。对卵巢的雌激素受体亲和力强，通过与受体竞争结合，阻断雌激素的负反馈，引起 LH 及 FSH 分泌，促进排卵治疗不孕症成功率 20% ~ 80%；但是对乳腺的雌激素受体的亲和力小，因而治疗雌激素依赖性乳腺癌的效果不甚满意。他莫昔芬正好相反，对卵巢雌激素受体亲和力较小，而对乳腺中的雌激素受体具有较大的亲和力，主要用于治疗雌激素依赖性乳腺癌。雷洛昔芬对卵巢、乳腺雌激素受体均有拮抗作用，而对骨雌激素受体则产生激动作用，用于治疗骨质疏松。

第二节　孕激素类药及孕激素拮抗药

一、孕激素类药

【来源】孕激素（progestogens）主要由卵巢黄体分泌，妊娠 3 ~ 4 个月后，黄体逐渐萎缩而由胎盘分泌。在近排卵期的卵巢及肾上腺皮质中也有一定量的孕激素产生。自黄体分泌的天然孕激素为黄体酮（孕酮，Progesterone），临床应用的是人工合成品及其衍生物，按化学结构分为两类：①17α – 炔孕酮类，从黄体酮衍生而得，如甲羟孕酮（Medroxyprogesterone，安宫黄体酮）、甲地孕酮（Megestrol，妇宁片）等；②19 – 去甲睾丸酮类　从妊娠素衍生而得，如炔诺酮（Norethisterone，妇康片）、炔诺孕酮（Norgestrel，18 – 甲基炔诺酮）等。

【体内过程】黄体酮口服后在胃肠及肝迅速破坏，需注射给药。血浆中的黄体酮大部分与蛋白结合，游离的仅占 3%。其代谢产物主要与葡萄糖醛酸结合，从肾排出。人工合成的炔诺酮、甲地孕酮等作用较强，在肝破坏较慢，可以口服，是避孕药的主要成分。油溶液肌内注射可发挥长效作用。

【生理及药理作用】

1. 生殖系统

（1）月经后期，在雌激素作用的基础上，使子宫内膜继续增厚、充血、腺体增生并分支，由增殖期转为分泌期，有利于孕卵的着床和胚胎发育。

（2）抑制子宫收缩：与缩宫素竞争受体，降低子宫对缩宫素的敏感性而发挥保胎作用。

（3）一定剂量可抑制垂体前叶 LH 的分泌，从而抑制卵巢的排卵，有避孕作用。

（4）促使乳腺腺泡发育，为哺乳作准备。

2. 利尿作用　竞争性地对抗醛固酮，从而促进 Na^+ 和 Cl^- 的排泄并利尿。

3. 升温作用　有轻度升高体温作用，使月经周期的黄体相基础体温较高。

【临床应用】

1. 功能性子宫出血　因黄体功能不足所致子宫内膜不规则的成熟与脱落而引起子宫持续性的出血。应用孕激素类可使子宫内膜协调一致地转为分泌期，故可维持正常的月经。

2. **痛经和子宫内膜异位症** 可抑制排卵并减轻子宫痉挛性收缩从而止痛，也可使异位的子宫内膜退化。与雌激素制剂合用，疗效更好。

3. **先兆流产与习惯性流产** 由于黄体功能不足所致的先兆流产与习惯性流产，可用大剂量孕激素安胎，但对习惯性流产，疗效不确切。19 - 去甲睾酮类具有雄激素作用，可使女性胎儿男性化，故不宜采用，

4. **子宫内膜腺癌、前列腺肥大和前列腺癌** 大剂量孕激素使子宫内膜癌组织萎缩退化，缓解症状。大剂量孕激素可反馈性抑制垂体前叶分泌间质细胞刺激素（ICSH），减少睾酮分泌促使前列腺细胞萎缩退化。

5. **避孕** 可单用或与雌激素组成复方用于避孕。

【不良反应及注意事项】不良反应较少，偶见头晕、恶心及乳房胀痛等。长期应用可引起子宫内膜萎缩，月经量减少，并易诱发阴道真菌感染。黄体酮有时也可能引起生殖性畸形，须注意。19 - 去甲睾酮类大剂量时可致肝功能障碍。

二、孕激素拮抗药

米非司酮（Mifepristone）是·种合成的类固醇化合物，其结构类似炔诺酮，对孕激素受体的亲和力比黄体酮高 5 倍而无孕激素活性，能与黄体酮竞争孕激素受体，从而阻断黄体酮对子宫内膜的作用，同时具有软化和扩张子宫颈而终止妊娠。主要用于终止 7 周以内的妊娠。但单用时不完全流产率较高，加用小剂量前列腺素后既可减少前列腺素的副作用，又可使完全流产率显著提高（达95% 以上）。临床除用于抗早孕、催经止孕、胎死宫内引产外，还用于妇科手术操作，如放置宫内节育器、刮宫术等。不良反应可见恶心、呕吐、头晕、腹痛等；也可出现不完全流产，造成阴道大出血，故必须在医生监护下使用。过敏者禁用，35 岁以上孕妇避免使用。

第三节 雄激素类药和同化激素类药

一、雄激素类药

【来源】天然雄激素（androgens）主要是睾丸间质细胞分泌的睾酮（testosterone，睾丸素）。肾上腺皮质、卵巢和胎盘也可分泌少量。临床多用人工合成的睾酮衍生物，如甲睾酮（Methyltestosterone，甲基睾丸素）、丙酸睾酮（Testosterone Propionate，丙酸睾丸素）和苯乙酸睾酮（Testosterone Phenylacetate，苯乙酸睾丸素）等。

【体内过程】睾酮口服易吸收，但在肝被迅速破坏，因此口服无效。在血液中，大部分与蛋白结合。代谢物与葡糖醛酸或硫酸结合失去活性，经尿排泄。制成片剂植于皮下，吸收缓慢，作用可长达 6 周。睾酮的酯类化合物极性较低，溶于油溶液中肌内注射后，吸收缓慢，持续时间也较长，例如丙酸睾酮一次肌内注射可维持 2~4 天。甲

睾酮不易被肝脏破坏，口服有效，也可舌下给药。

【生理及药理作用】

1. **生殖系统**　促进男性性征和生殖器官发育，并保持其成熟状态。睾酮还可抑制垂体前叶分泌促性腺激素，对女性可减少雌激素分泌。尚有抗雌激素作用。

2. **同化作用**　雄激素能显著地促进蛋白质合成，减少蛋白质分解，使肌肉增长，体重增加，降低氮质血症，同时出现水、钠、钙、磷潴留现象。

3. **骨髓造血功能**　在骨髓造血功能低下时，大剂量雄激素可通过促进肾脏分泌促红细胞生成素使骨髓红细胞生成增加。

【临床应用】

1. **睾丸功能不全**　无睾症或睾丸功能不全时，作替代疗法。

2. **功能性子宫出血**　利用其抗雌激素作用使子宫平滑肌及其血管收缩，内膜萎缩而止血。对严重出血病例，可用己烯雌酚、黄体酮和丙酸睾酮等三种混合物作注射，以收止血之效，停药后易出现撤退性出血。

3. **晚期乳腺癌**　对晚期乳腺癌或乳腺癌转移者，采用雄激素治疗可使部分病例的病情得到缓解。这可能与其抗雌激素作用有关，也可能与抑制垂体促性腺激素的分泌，减少卵巢分泌雌激素有关。其治疗效果与癌细胞中雌激素受体含量有关，受体浓度高者，疗效较好。

4. **再生障碍性贫血及其他贫血**　用丙酸睾酮或甲睾酮可使骨髓造血功能改善。

【不良反应及注意事项】

1. **女性男性化**　如长期应用于女性病人可能引起痤疮、多毛、声音变粗、闭经、乳腺退化、性欲改变等男性化现象。发现此现象应立即停药。

2. **肝脏损伤**　多数雄激素均能干扰肝内毛细胆管的排泄功能，引起胆汁淤积性黄疸。应用时若发现黄疸或肝功能障碍时，则应停药。

3. **水钠潴留**　长期应用可致水肿。肾炎、肾病综合征、高血压及心力衰竭病人慎用。

二、同化激素类药

该类药物指同化作用较好，而雄激素样作用较弱的睾酮的衍生物，即同化激素（anabolic steroids），如苯丙酸诺龙（Nandrolone Phenylpropionate）、司坦唑醇（Stanozolol，康力龙）及美雄酮（Metandienone，去氢甲基睾丸素）等。

本类药物主要用于蛋白质同化或吸收不良，以及蛋白质分解亢进或损失过多等情况。如严重烧伤、手术后慢性消耗性疾病、老年骨质疏松和肿瘤恶液质等病人。服用时应同时增加食物中的蛋白质成分。是体育竞赛的一类违禁药。

长期应用可引起水钠潴留及女性轻微男性化现象，有时引起肝内毛细胆管胆汁淤积而发生黄疸。肾炎、心力衰竭和肝功能不良者慎用，孕妇及前列腺癌病人禁用。

第四节 避 孕 药

生殖是一个复杂的生理过程，包括精子和卵子的形成与成熟、排卵、受精、着床，以及胚胎发育等多个环节。阻断其中任何一个环节都可以达到避孕和终止妊娠的目的。这些环节多发生在女性体内，这使女性避孕药较男性避孕药应用更为广泛。

一、主要抑制排卵的避孕药

目前应用的女性避孕药以此类为主。它们由不同类型的雌激素和孕激素类组成，主要通过抑制排卵而发挥避孕作用。

【药理作用】

1. **抑制排卵**　一般认为雌激素通过负反馈机制抑制下丘脑 GnRH 的释放，从而减少 FSH 分泌，使卵泡的生长成熟过程受到抑制，同时孕激素又抑制 LH 释放，两者协同作用而抑制排卵。停药后垂体前叶产生和释放 FSH 和 LH 以及卵巢排卵功能都可以很快恢复。

2. **影响子宫和输卵管功能**　大剂量的雌激素和孕激素，使子宫内膜的正常增殖受到抑制，腺体少而内膜萎缩，不适宜受精卵的着床；使宫颈黏液变得更黏稠，使精子不易进入子宫腔等；还可能影响子宫和输卵管的正常活动，改变受精卵在输卵管的运行速度，以致受精卵不能适时地到达子宫。

【分类及用途】

现用避孕药可分为口服剂、注射剂及缓释剂三类，各制剂成分见表 33 - 1。

1. **短效口服避孕药**　如复方炔诺酮片、复方甲地孕酮片及复方炔诺孕酮片等。从月经周期第 5 天开始，每晚服药 1 片，连服 22 天，不能间断。一般于停药后 2~4 天就可以发生撤退性出血，形成人工月经周期。下次服药仍从月经来潮第 5 天开始。如停药 7 天仍未来月经，则应立即开始服下一周期的药物。偶尔漏服时，应于 24h 内补服一片。

2. **长效口服避孕药**　是以长效雌激素类药物炔雌醚与不同孕激素类如炔诺孕酮或氯地孕酮等配伍而成的复方片剂。每月服 1 次，成功率为 98.3%。服法是从月经来潮当天算起，第 5 天服 1 片，最初两次间隔 20 天，以后每月服 1 次，每次 1 片。

3. **长效注射避孕药**　如复方己酸孕酮注射液（即避孕针 1 号），第一次于月经周期的第 5 日深部肌内注射 2 支，以后每隔 28 日或于每次月经周期的第 11~12 天注射一次，每次 1 支。注射后一般于 14 天左右月经来潮。如发生闭经，仍应按期给药，不能间断。

4. **埋植剂**　以己内酮小管（约 2mm×30mm）装入炔诺孕酮 70mg，形成棒状物，植入臂内侧或左肩胛部皮下。

5. **多相片剂**　为了使服用者的激素水平近似月经周期水平，并减少月经期间出血的发生率，可将避孕药制成多相片剂，如炔诺酮双相片、三相片和炔诺孕酮三相片。双相片是开始 10 天每日服 1 片含炔诺酮 0.5mg 和炔雌醇 0.035mg 的片剂，后 11 天每日服 1 片含炔诺酮 lmg 和炔雌醇 0.035mg 的片剂，这种服用法，很少发生突破性出血，是其优点。三相片则分为开始 7 天每日服 1 片含炔诺酮 0.5mg 和炔雌醇 0.035mg 的片剂，中期 7 天，每日服用 1 片含炔诺酮 0.75mg 和炔雌醇 0.035mg 的片剂，最后 7 天每日服用 1 片含炔诺酮 1mg 和炔雌醇 0.035mg 的片剂，其效果较双相片更佳。炔诺孕酮三相片则为开始 6 天每日服用 1 片含炔诺孕酮 0.05mg 和炔雌醇 0.03mg 的片剂，中期 5 天每日服用 1 片含炔诺孕酮 0.075mg 和炔雌醇 0.04mg 的片剂，后 10 天每日服用 1 片含炔诺孕酮 0.125mg 和炔雌醇 0.03mg 的片剂，这种服法更符合人体内源性激素的变化规律，临床效果更好。

表 33 - 1　几种甾体避孕制剂的成分

制剂名称	孕激素（mg）	雌激素（mg）
短效口服避孕药		
复方炔诺酮片（口服避孕药片Ⅰ号）	炔诺酮 0.6	炔雌醇 0.035
复方甲地孕酮片（口服避孕药片Ⅱ号）	甲地孕酮 1.0	炔雌醇 0.035
复方炔诺孕酮甲片	炔诺孕酮 0.3	炔雌醇 0.03
长效口服避孕药		
复方炔诺孕酮乙片（长效避孕片）	炔诺孕酮 12.0	炔雌醚 3.0
复方氯地孕酮片	氯地孕酮 12.0	炔雌醚 3.0
复方次甲氯地孕酮片	16 - 次甲氯地孕酮 12.0	炔雌醚 3.0
长效注射避孕药		
复方己酸孕酮注射液（避孕针 1 号）	己酸孕酮 250.0	戊酸雌二醇 5.0
复方甲地孕酮注射液	甲地孕酮 25.0	雌二醇 3.5
探亲避孕药		
甲地孕酮片（探亲避孕 1 号片）	甲地孕酮 2.0	
炔诺酮片（探亲避孕片）	炔诺酮 5.0	
双炔失碳酯片（53 号避孕片）	双炔失碳酯 7.5	

【不良反应及注意事项】

1. **类早孕反应**　少数妇女在用药初期可出现轻微的类早孕反应，如恶心、呕吐及择食、乳房胀痛等。一般坚持用药 2~3 个月后可减轻或消失。

2. **子宫不规则出血**　较常见于用药后最初几个周期中，如出现不规则出血，可加服炔雌醇。

3. **闭经**　约有 1%~2% 服药妇女发生闭经，有不正常月经史者较易发生。如连续两个月闭经，应停药。

4. **乳汁减少**　少数哺乳妇女乳汁减少。长效口服避孕药可通过乳汁影响乳儿，使其乳房肿大。

5. **凝血功能亢进**　国外报道本类药物可诱发血栓性静脉炎、肺栓塞或脑血管栓塞等。国内虽尚未见报道，但仍应注意。

6. **其他**　可能出现痤疮、皮肤色素沉着，个别人可能血压升高。

子宫肌瘤、肝炎、高血压、充血性心力衰竭、乳腺癌、宫颈癌患者禁用。用药过程中出现乳房肿块，应立即停药。

【药物相互作用】肝药酶诱导剂，如苯巴比妥、苯妥英钠、利福平等，可加速本类避孕药在肝内代谢，影响避孕效果，甚至导致突破性出血；维生素 C 能增强口服避孕药的作用。

二、抗着床避孕药

此类药物也称探亲避孕药，主要使子宫内膜发生各种功能和形态变化，使之不利于孕卵着床。我国多用大剂量炔诺酮（5mg/次）或甲地孕酮（2mg/片）或双炔失碳酯（Anordrin，53 号抗孕片）。本类药物主要优点是其应用不受月经周期的限制，无论在排卵前、排卵期或排卵后服用，都可影响孕卵着床。一般于同居当晚或事后服用，14 日以内必须连服 14 片，如超过 14 日，应接服 Ⅰ 号或 Ⅱ 号口服避孕药。

三、男性避孕药

棉酚（Gossypol）是棉花根、茎和种子中所含的一种黄色酚类物质。其作用可能通过棉酚负离子自由基，以及抑制 NO 合成，作用于睾丸细精管的生精上皮，使精子数量减少，直至无精子。停药后可逐渐恢复。Ⅰ 期临床试验结果表明，每天 20mg，连服 2 个月即可达节育标准，有效率达 99% 以上。其不良反应有乏力、食欲减退、恶心、呕吐、心悸及肝功能改变等。此外，棉酚可引起低钾血症，并可引起不可逆性精子发生障碍，这限制了棉酚作为常规避孕药使用。

四、外用避孕药

主要是外用杀精子剂，除醋酸苯汞外，目前临床广泛应用的有非离子型表面活性剂，如壬苯醇醚（Nonoxinol）、孟苯醇醚（Menfegol）和烷苯醇醚（Alfenoxynol）等。以水溶性成膜材料聚乙烯醇为赋形剂，制成半透明膜，放入阴道后迅速溶解，释放出药物杀灭精子。药膜本身溶解的黏稠度可阻碍精子运动，使其不易进入宫腔。该药膜副作用小，不干扰内分泌，不影响月经周期，可有阴道局部刺激反应。

思 考 题

1. 激素在临床上的主要用途是什么？
2. 简述孕激素的临床应用。
3. 说出同化激素的含义及其临床应用。
4. 简述临床应用的避孕药有哪几类？

制剂及用法

戊酸雌二醇　注射剂：10mg（1ml）、50mg（1ml）。肌内注射，5～10mg/次，1次/1～2周。片剂：1mg。口服，1～2mg/d，饭后服，共21日。

苯甲酸雌二醇　注射剂：1mg（1ml）、2mg（1ml）。肌内注射，1～2mg/次，2～3次/周。

己烯雌酚　片剂：0.5mg、1mg、2mg。口服。闭经或更年期综合征：1日不超过0.25mg。人工周期：1日0.25mg，连服20日，待月经结束后再服，用法同前，连用3个星期。栓剂：0.1mg、0.5mg。阴道用药。老年阴道炎：每晚0.2mg，连用7日。

炔雌醇　片剂：0.02mg、0.05mg、0.5mg。作用比己烯雌酚强，用量为后者的1/20。

尼尔雌醇　片剂：2mg、5mg。5mg/次，1次/月；维持量：1～2mg/次，2次/月，3个月为1疗程。

枸橼酸氯米芬　片剂：50mg。口服，50mg/次，1次/日，连用5日，每日最大剂量不宜超过100mg。

醋酸甲羟孕酮（安宫黄体酮）　片剂：2mg、4mg、10mg。口服，2～10mg/d。

黄体酮　注射剂：10mg（1ml）、20mg（1ml）。肌内注射，10～20mg/次。

醋酸甲地孕酮　片剂：1mg、4mg。口服，4mg/次，1次/日。

炔诺酮　片剂：0.625mg、2.5mg。口服，1.25～5mg/次，1次/日。

甲睾酮　片剂：5mg、10mg。舌下含服，5～10mg/次，1～2次/日。

丙酸睾酮　注射剂（油溶液）：10mg（1ml）、25mg（1ml）、50mg（1ml）。肌内注射，10～50mg/次，1～3次/周。

苯乙酸睾酮　注射剂：10mg（1ml）、20mg（2ml）。肌内注射，作用与甲睾酮相似，但较强而持久。10～25mg/次，1～3次/周。

睾酮小片　片剂：75mg。每6周植入皮下1片，用于无睾症等作补充（替代）疗法。

苯丙酸诺龙　注射剂（油溶液）：10mg（1ml）、25mg（1ml）。肌内注射，25mg/次，1～2次/周。

司坦唑醇　片剂：2mg。口服，2mg/次，3次/日。

达那唑　胶囊：0.1g、0.2g。口服，子宫内膜异位症，从月经周期第1～3天开始，200mg/次，2次/日，3～6个月为1个疗程。

米非司酮　片剂：25mg、100mg、200mg。口服，200mg顿服（或25mg/次，2次/日，连服3日），空腹或进食2h后服，服药后禁食1h。第3或4日清晨于阴道后穹隆放置卡前列甲酯栓1mg（1枚），卧床1h，或口服米索前列醇600μg，门诊观察6h。

（彭　慧）

CHAPTER 第三十四章

维生素类药物

☞ **学习要点**

1. 熟悉维生素类药物的药理作用、临床应用、不良反应及其防治。
2. 了解维生素类药物的分类及维生素之间的相互作用。

维生素（Vitamin）是维持人类机体正常代谢功能所必需的微量营养物质，人体内不能合成或合成很少，必须由食物中供给。维生素类药物主要用于防治各种维生素缺乏症及作为某些疾病的辅助治疗，但不能作为营养品不加限制地使用，否则反而有害，严重者可引起中毒。维生素类药物按发现先后分为维生素 A、维生素 B、维生素 C、维生素 D、维生素 E、维生素 K；按溶解度分为水溶性维生素和脂溶性维生素。脂溶性维生素易溶于大多数有机溶剂，不溶于水。在食物中常与脂类共存，脂类吸收不良时其吸收亦减少，甚至发生缺乏症。维生素 A、D、E 和 K 属于脂溶性维生素；水溶性维生素易溶于水，包括 B 族维生素和维生素 C，B 族类有 B_1、B_2、PP、B_6、泛酸、生物素、叶酸和 B_{12} 等。人体需要的重要维生素有：维生素 A、维生素 B_1、维生素 B_2、烟酸、维生素 C 及维生素 D。其他维生素的需要量则较小。

第一节 脂溶性维生素

一、维生素 A

维生素 A（Vitamin A）包括 A_1、A_2 两种形式，A_2 效力约为 A_1 的 1/3，维生素 A 一般指 A_1 而言。肝脏、乳类、肉类及蛋黄，尤其在鱼肝油中含量最为丰富，植物中胡萝卜中仅含有较多的 β-胡萝卜素，为维生素 A 原，进入人体内可转化维生素 A，维生素 A 在体内的活性形式包括视黄醇、视黄醛和视黄酸。

【药理作用】

1. 参与视网膜内杆状细胞中视紫红质的合成 当维生素 A 缺乏时，视紫红质合成减少，暗视觉障碍导致夜盲症。

2. 维持上皮组织的健全　缺乏时，上皮干燥、增生及角化，易致感染。尤其对眼、呼吸道、泌尿道及生殖系统上皮组织影响明显。由于泪腺细胞角化，泪液分泌减少，致眼部干燥，称干眼症；严重时角膜角化、发炎、软化、溃疡及穿孔，称角膜软化症。

3. 促进生长发育　有促进生长发育、增强免疫功能等作用。

【临床应用】临床用于：防治维生素 A 缺乏症，如夜盲症、干眼症、角膜软化症等；补充婴儿、孕妇及哺乳期妇女等人的需要；有认为对预防上皮癌、食管癌的发生有一定意义治疗。

【不良反应及注意事项】治疗量一般无不良反应，但一次大剂量或长期过量应用可致急慢性中毒，以婴幼儿最常见。主要表现呕吐、兴奋、头痛、脑水肿、脱发、肝脾肿大等。

二、维生素 D

维生素 D（Vitamin D）为类固醇的衍生物。主要有 D_2 和 D_3、阿法骨化醇、骨化三醇、双氢速甾醇等。植物中含有麦角固醇，经日光或紫外线照射转化为人体可吸收的 D_2（骨化醇）；人和动物体内含 D_3（胆骨化醇），肝、奶、蛋黄中含量丰富；其中人体皮下含 7 - 脱氢胆固醇，经日光照射可转变成 D_3，故多晒太阳可预防维生素 D 缺乏。

【作用和应用】维生素 D_2 和 D_3 经过在肝脏和肾脏内两次羟化，代谢成生物活性较强的 1α，25 - 二羟基维生素 D_2 和 D_3 后，才具有促进肠内钙磷的吸收，增加肾小管对钙、磷的重吸收及帮助骨骼钙化的作用。当维生素 D 缺乏时，钙、磷吸收障碍，血中钙、磷降低，成骨作用发生障碍，儿童引起佝偻病，成人引起骨软化症。血钙过低，还可出现手足搐搦和惊厥等。

主要用于佝偻病、骨软化症及手足搐搦症。常与钙剂合用。维生素 AD 局部涂敷用于加速褥疮、烫伤及外伤创面和溃疡的上皮细胞形成。

【不良反应及注意事项】长期大剂量使用可发生食欲不振、呕吐、腹泻及高血钙症，甚至出现肾及关节软组织钙化等中毒症状。孕妇使用过量可能会导致胎儿畸形。

三、维生素 E

维生素 E（Vitamin E）又名生育酚，有 α、β、γ、δ 四种，活性以 α 最强，δ 最弱。维生素 E 广泛存在于植物油和绿色蔬菜中，属于抗氧化剂，宜避光保存。

【作用和应用】

1. 维持正常生育功能　能使促性腺激素分泌增加，促进精子生成或活动；增加卵泡生长及孕酮的作用。缺乏时不易受精或引起流产。临床用于治疗先兆流产及不育症，但疗效未肯定。

2. 抗氧化作用　维生素本身易被氧化，故在体内能保护其他易被氧化物质（如不饱和脂肪酸、维生素 A、C）及某些酶免受氧化；能降低组织对氧的消耗，增强线粒体功能，影响核酸代谢和多种酶的功能；能清除自由基，延缓细胞衰老，增强免疫力。

临床用于防治高血脂症、动脉硬化等心血管病、延缓衰老等。

【不良反应及注意事项】大剂量或长期应用可引起轻度恶心、头痛，月经过多或闭经等，停药后症状消失。

第二节　水溶性维生素

一、维生素 B_1

维生素 B_1（Vitamin B_1，硫胺）在米糠、黄豆、酵母、瘦肉中含量丰富，粗粮比精白米、面粉中含量多。缺乏本品可导致脚气病。药用者为人工合成品。维生素 B_1 在酸性条件下稳定，在碱性条件下易变质，故不宜与碱性药物配伍。

【作用和应用】维生素 B_1 参与糖代谢中的丙酮酸和 α - 酮戊二酸的氧化脱羧反应，是糖类代谢所必需。缺乏时引起维生素 B_1 缺乏症（脚气病），出现神经、心血管系统及消化系统功能障碍等症状，神经系统症状表现为感觉异常、神经痛、四肢无力、肌肉酸痛和萎缩；心血管方面由于血中丙酮酸和乳酸增多，使小动脉扩张，舒张压下降，心肌代谢失调，出现心悸、气促、胸闷、心脏肥大、肝肺充血和周围水肿等心脏功能不全的症状；消化道方面表现为食欲下降导致衰弱和体重下降等。

临床主要用于脚气病防治及各种疾病的辅助治疗（如全身感染、高热、糖尿病、甲状腺功能亢进和妊娠期等）。

【不良反应及注意事项】本品毒性虽低，但大剂量使用时可出现头痛、烦躁及心律失常。增大口服剂量时，并不增加吸收量。静注时偶见过敏反应，故一般应避免静注。

二、维生素 B_2

维生素 B_2（Vitamin B_2，核黄素）广泛存在于肝、酵母、蛋黄、牛奶、绿色蔬菜中。在酸性环境中稳定，遇碱或光易破坏。

【作用和应用】维生素 B_2 为体内黄素酶类辅基的组成部分（黄素酶在生物氧化还原中发挥递氢作用），当缺乏时，就影响机体的生物氧化，使代谢发生障碍。其病变多表现为口、眼和外生殖器部位的炎症，如口角炎、唇炎、舌炎、阴囊炎等，可用本品防治。

【不良反应及注意事项】
少见不良反应，饭时或饭后服用好，不宜与甲氧氯普胺合用。服后尿呈黄绿色。

三、维生素 B_6

维生素 B_6（Vitamin B_6，吡多辛）广泛存在于鱼、肉、蛋、豆类及谷物中；肠道细菌可合成。常温下稳定，高温、碱性、遇光均易破坏。

【作用和应用】维生素 B_6 是某些氨基酸的转氨酶、脱羧酶、脱硫酶的辅酶，参与机体多种生化代谢过程，如参与中枢抑制性递质 γ - 氨基丁酸的合成，缺乏时，γ - 氨基丁酸合成减少；异烟肼有拮抗维生素 B_6 的作用，引起中枢兴奋。参与亚油酸转化为花生四烯酸及色氨酸转化为烟酸等过程，缺乏时，可有动脉粥样硬化病变。

主要用于：①异烟肼引起的周围神经炎、失眠、不安；②治疗婴儿惊厥或孕妇服用用以预防婴儿惊厥；③治疗放射病和某些抗恶性肿瘤药引起的恶心、呕吐或妊娠呕吐等；④用于动脉粥样硬化、粒细胞减少及肝炎的辅助治疗；⑤局部涂擦治疗痤疮、酒糟鼻、脂溢性湿疹等。

【不良反应及注意事项】罕见发生过敏反应。与左旋多巴合用时，可降低左旋多巴的药效。

四、烟酸和烟酰胺

烟酸（Nicotinic Acid）与烟酰胺（Niacinamide）统称为维生素 PP。烟酸在体内转化为烟酰胺而发挥作用。广泛存在于谷类外皮、花生、肉类及肝中。

【作用和应用】作为辅酶成分，在生物氧化过程中参与糖、脂肪等代谢，缺乏时可产生糙皮病（癞皮病），表现为皮炎、舌炎、腹泻、失眠等异常症状，主要用于防治糙皮病。烟酸还可用于治疗高脂血症、末梢血管痉挛性疾病。

【不良反应及注意事项】烟酰胺个别可引起头晕、恶心、上腹不适、食欲不振等，可自行消失；肌内注射可致疼痛，故少用；妊娠初期过量服用可致畸。烟酸可引起皮肤潮红、瘙痒等。长期应用异烟肼应补充烟酰胺。

五、维生素 C

维生素 C（Vitamin C，抗坏血酸）在新鲜蔬菜和水果如桔、橙、番茄、菠菜、枣等含量丰富，具有强还原性，遇光、热、氧化剂、碱而失效。食物中的维生素 C，如放置过久，能逐渐损失，也需注意（因此蔬菜如能生食或急炒，其维生素 C 损失较少）。

【药理作用】

1. **参与体内氧化还原反应**　维生素 C 极易氧化形成脱氢型维生素 C，两者形成可逆的氧化还原系统，发挥递氢作用。如促进叶酸转变成四氢叶酸，参与核酸的合成；能使 Fe^{3+} 还原成 Fe^{2+}，促进铁的吸收，有利于血红蛋白形成。

2. **参与体内羟化反应**　维生素 C 是维持羟化酶活性的辅助因素之一。缺乏时，羟化酶的活性下降，胶原蛋白合成障碍，细胞间质成分分解，毛细血管脆性和通透性增加，伤口、溃疡不易愈合，骨骼、牙齿易折或脱落，皮下和黏膜等处出血，称为"坏血病"。还参与体内的应激反应，降低胆固醇而抗动脉粥样硬化等。

3. **解毒**　能使体内氧化型的谷胱甘肽还原为还原型的谷胱甘肽，后者巯基可与重金属离子结合而排出体外，从而发挥解毒作用。

4. **其他**　能促进抗体形成，增强机体的免疫功能；且有抗组胺作用及阻止致癌物质（亚硝胺）生成的作用。

【临床应用】临床主要用于：①防治坏血病。②补充治疗：急慢性传染病时，消耗量增加，应适当补充，以增强机体抵抗力；病后恢复期、创伤愈合不良者，也应适当补充本品。③肝硬化、急性肝炎和砷、汞、铅、苯等慢性中毒时的肝脏损害。④克山病患者在发生心源性休克时，可用本品大剂量治疗。⑤其他：用于各种贫血、过敏性皮肤病、口疮、促进伤口愈合等。近年来对感冒、某些癌症、高脂血症等均有一定作用，但临床疗效尚未能肯定。

【不良反应及注意事项】少见，过量可引起恶心、呕吐、腹痛、腹泻，每日 4 ~ 12g，可增加尿中草酸盐排出，形成泌尿系结石。不宜与碱性药配伍，应避光保存。

思 考 题

1. 阐述维生素 C 的药理作用、临床应用及不良反应。

2. 阐述 B 族维生素类药的分类及其各自的作用、用途和不良反应。

3. 脂溶性维生素类药主要包括哪几种？它们分别可用于哪些病症？

制剂及用法

维生素 A 胶丸剂：5000U、2.5 万 U。口服，每日 1 万 ~ 2.5 万 U，分 2 ~ 3 次口服。预防时每日 5000U。

维生素 AD 胶丸剂：每丸含维生素 A 3000U，维生素 D 300U。口服，每次 1 丸，每日 3 次；滴剂：每 1g 含维生素 A 5000U，维生素 D 500U；软囊滴剂（贝特令）：每 1g 含维生素 A 1800U，维生素 D 600U。0.1 ~ 0.3ml（2 ~ 6 滴）/次，2 ~ 3 次/日，小儿酌减；软囊滴剂，1 ~ 2 粒/次，1 次/日。可吞服或内容物滴服。

维生素 D_2 胶丸剂：5000U、1 万 U。口服，1 万 U/次，3 次/日。注射剂：20 万 U（1ml）、40 万 U（1ml）。肌注，30 万 ~ 60 万 U/次，隔日 1 次，连用 2 次。用药前加服钙剂。必要时 2 ~ 4 周后重复 1 次。

维生素 D_3 注射剂：15 万 U（0.5ml）、30 万 U（1ml）、60 万 U（1ml）。肌内射注，小儿每次 30 万 ~ 60 万 U，用药前加服钙剂。必要时 2 ~ 4 周后重复 1 次。

维生素 E 片剂：5mg、10mg。口服，10 ~ 100mg/次，2 ~ 3 次/日。胶丸剂：50mg、100mg。10 ~ 100mg/次，2 ~ 3 次/日。注射剂：50mg（1ml）。肌内射注，5 ~ 50mg/d。

维生素 B_1 片剂：5mg、10mg。口服，10 ~ 30mg/次，3 次/日。注射剂：50mg（1ml）、100mg（2ml）。肌注，每次 50 ~ 100mg，1 次/日。不宜静脉注射。

维生素 B_2 片剂：5mg、10mg。口服，5 ~ 10mg/次，2 ~ 3 次/日。注射剂：1mg（2ml）、5mg（2ml）、10mg（2ml）。肌内注射或皮下注射，5 ~ 10mg/次，1 次/日。

维生素 B_6 片剂：10mg。口服，10 ~ 20mg/次，3 次/日。注射剂：25mg（1ml）、50mg（1ml）、

100mg（2ml）。皮下、肌内或静脉注射，50～100mg/次，1次/日。

烟酰胺　片剂：50mg、100mg。口服，50～200mg/次，3次/日。注射剂：50mg（1ml）、100mg（1ml）。静脉滴注：50～100mg/次，防心脏传导阻滞可增至每次300～400mg，加入10%葡萄糖液250ml中滴注。肌注可引起疼痛，一般少用。

烟酸　片剂：50mg、100mg。口服，50～100mg/次，3次/日。注射剂：20mg（2ml）、50mg（1ml）、100mg（2ml）。静滴，脑血管疾病用50～200mg加入葡萄糖液100～200ml，1次/日。

维生素C　片剂：25mg、50mg、100mg。口服，50～100mg/次，3次/日。注射剂：0.1g（2ml）、0.25g（2ml）、0.5g（5ml）、2.5g（20ml）。肌注或静注，0.1～0.25g/次，1～2次/日。

（彭　慧）

第七篇

化学治疗药

CHAPTER 第三十五章

抗 菌 药 概 论

☞ **学习要求**

1. 掌握抗菌药的基本概念。
2. 熟悉药物的抗菌机制及细菌耐药性产生机制。
3. 了解抗菌药物的合理应用。

第一节 概 述

抗菌药是一类能抑制或杀灭病原菌,用于防治细菌感染性疾病的药物。包括抗生素类、人工合成抗菌药物。本类药物在有效预防和治疗感染性疾病中起着巨大的作用,是临床应用最广的一类药物。在应用抗菌药物治疗感染性疾病时,应该注意机体、病原体和药物三者之间的关系(图 35 – 1)。

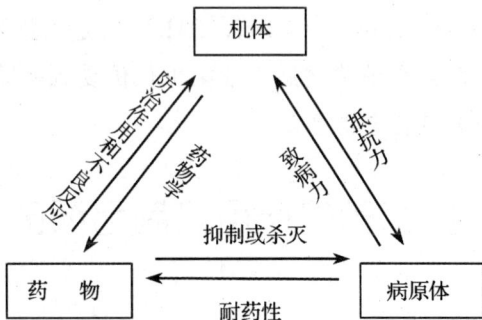

图 35 – 1 机体、病原体及药物三者相互作用关系图

在药物与病原体之间,药物对病原体有抑制或杀灭作用,病原体则可能产生耐药性,在药物与机体之间,药物可对人体疾病产生防治作用,也可产生不良反应。在病原体与机体之间,病原体对机体有致病作用,同时也刺激机体产生防御反应。因此,在整个治疗过程中,应充分发挥机体的反应性及防御功能,采取多种措施以调动和增强机体的防御功能,充分发挥药物的治疗作用,取得理想的治疗效果。

第二节 抗菌药物的基本概念

1. **抗生素**（antibiotics） 是某些微生物产生的具有抑制或杀灭其他微生物的代谢产物，也包括一些半合成衍生物及少数全合成的产物（氯霉素）。

2. **抗菌谱**（antibacterial spectrum） 指抗菌药抑制或杀灭病原微生物的范围。抗菌范围小的称为窄谱抗菌药，如吡嗪酰胺仅对结核杆菌有效。对多数细菌甚至包括衣原体、支原体等病原体有效的药物称为广谱抗菌药，如四环素类。抗菌谱是抗菌药临床选药的基础。

3. **抗菌活性**（antibacterial activity） 指抗菌药抑制或杀灭细菌的能力。可用体外和体内两种试验方法测定。凡能抑制细菌生长的最低药物浓度称为最低抑菌浓度（MIC）；凡能杀灭细菌的最低药物浓度称为最低杀菌浓度（MBC），均可供临床用药参考。

4. **杀菌药**（bactericide） 指对病原菌具有杀灭作用的药物，如青霉素类等。

5. **抑菌药**（bacteriostatic） 指仅能抑制细菌生长和繁殖，但不能将之杀灭的药物，如四环素类。

6. **化学治疗**（chemotherapy） 使用化学药物对微生物感染、寄生虫及恶性肿瘤的治疗统称为化学治疗，简称化疗，相应的药物称化学治疗药。

7. **化疗指数**（chemotherapeutic index） 是衡量化疗药物临床应用价值和安全性评价的重要参数，一般可用动物实验的 LD_{50}（半数致死量）/ED_{50}（半数有效量）或 LD_5（5%致死量）/ED_{95}（95%有效量）的比值表示。有时化疗指数不能作为安全性评价的唯一依据，如青霉素的化疗指数很大，但可引起过敏性休克甚至死亡。

8. **抗生素后效应**（post-antibiotic effect，PAE） 是指细菌与抗生素短暂接触，当抗生素低于最低抑菌浓度或被消除之后，细菌生长仍受到持续抑制的效应，这对于合理制订抗生素的给药方案具有重要意义。

第三节 抗菌药的作用机制与细菌耐药性

一、抗菌机制

抗菌药物的作用机制相当复杂。主要有抑制细菌细胞壁合成、影响胞浆膜通透性、抑制细菌蛋白质合成、抑制细菌核酸代谢及阻碍细菌叶酸代谢等（图35-2）。

1. **抑制细菌细胞壁生物合成** 细胞壁是细菌在胞浆内合成后排泌到胞膜外的一层黏蛋白结构，具有维持细菌形态、保护细菌不被菌体内的高渗透压破坏的作用。青霉素类和头孢菌素类等抗生素通过抑制转肽酶的生物合成，干扰病原菌细胞壁基础成分黏肽的合成，造成新生细菌细胞壁缺损，使等渗环境中的水分不断渗入渗透压很高的细菌体内，加上自溶酶的作用，造成菌体肿胀、变形、最终破裂溶解而死亡。

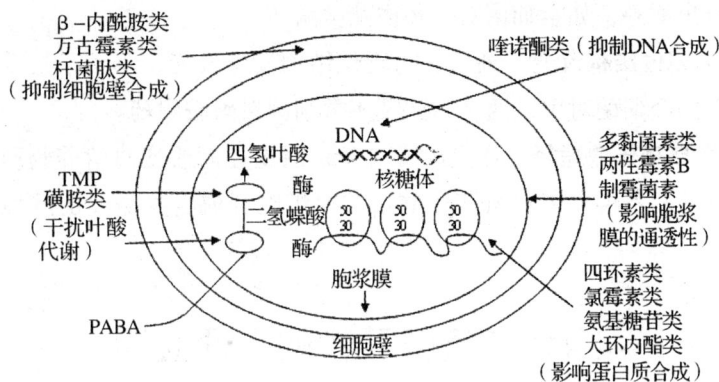

图 35 - 2　抗菌药物作用机制示意图

2. 影响胞浆膜通透性　多烯类如制霉菌素、两性霉素 B 能与胞浆膜中的固醇类物质结合，使胞浆膜通透性增加，菌体内营养物质外漏，而发挥杀菌作用。

3. 抑制菌体蛋白质合成　大环内酯类、四环素类、氯霉素、氨基糖苷类等抗生素，均通过抑制细菌蛋白质合成而发挥抗菌作用。它们在不同部位、不同环节以不同形式抑制细菌蛋白质合成，使细菌生长繁殖受抑制或杀死细菌。

4. 抑制核酸合成　喹诺酮类、利福平等抗菌药通过抑制菌体核酸合成，妨碍细菌细胞的生长繁殖。

5. 阻碍细菌叶酸代谢　磺胺类及甲氧苄啶分别通过抑制细菌二氢叶酸合成酶和二氢叶酸还原酶而阻碍细菌叶酸代谢，抑制细菌的生长繁殖。

二、耐药性产生的机制

耐药性（resistance）亦称抗药性，是指病原菌与抗菌药多次接触后，病原菌对药物的敏感性降低乃至消失。由于抗菌药物的不合理应用，近年来耐药菌株已非常普遍，对临床抗感染治疗造成极大困难。

（一）**细菌耐药性分类**

1. 染色体介导的耐药性　是遗传基因 DNA 发生变异的结果，产生率很低，临床意义较小。

2. 质粒介导的耐药性　质粒是细菌染色体的基因物质。携有耐药基因的质粒又称 R 因子，可通过结合、转化及传导等方式于细菌细胞间传递，临床意义较大。

（二）**耐药性产生机制**

1. 产生灭活酶　指细菌产生破坏抗菌药的酶，主要有水解酶和钝化酶两种。如 β - 内酰胺酶可水解青霉素类和头孢菌素类的 β - 内酰胺环使其失效，对氨基糖苷类抗生素耐药的革兰阴性杆菌能产生钝化酶使其化学结构发生改变，不易与细菌体的核蛋白体结合，从而使其作用下降。

2. 改变细菌胞浆膜通透性及主动流出机制　细菌可通过改变胞浆膜通透性而阻碍

抗菌药进入菌体，如铜绿假单胞菌对氨苄西林耐药；或者增强主动流出系统，把已进入菌体的药物泵出体外，如金葡菌对大环内酯类耐药。

3. 细菌体内靶位结构改变 细菌体内靶位结构发生改变，不利于抗菌药结合而使药物疗效下降。如金葡菌对甲氧西林耐药及多数细菌对磺胺耐药。

4. 细菌改变自身代谢途径 通过改变自身代谢途径而改变对营养物质的需求，如对磺胺耐药的细菌，不再利用对氨苯甲酸及二氢蝶啶合成自身需要的叶酸，而是直接利用叶酸。

第四节 抗菌药物的合理应用

抗菌药物是防治感染性疾病不可缺少的药物，由于这类药物的应用，使许多严重的感染性疾病得到了有效的治疗和控制，大大降低了感染性疾病的死亡率。但是，随着抗菌药物的广泛应用，致使不良反应增多和细菌耐药性增加，同时加重了资源的浪费及病人的经济负担。因此合理应用抗菌药物非常重要。合理用药的基本原则如下。

1. 尽早明确病原学诊断 要合理选用抗菌药物，首先必须确定病原，然后进行药物敏感试验，根据药物敏感结果合理选用有效的抗菌药物。

2. 制订适宜的用药方案 按药动学参数制订用药方案，使给药途径、剂量、疗程与病情相适应。控制急性感染，一般持续到体温正常，症状消失后 72 ~ 96h。用药 48 ~ 72h 内疗效不显著者，应考虑改用其他药物或调整用药剂量及方法。

3. 严格控制预防性用药 预防性应用抗菌药仅限于经临床实践证明确实有效的少数情况，如预防结肠或直肠手术后的多种需氧与厌氧菌感染；预防流行性脑膜炎、结核病、疟疾或破伤风；防止闭塞性脉管炎患者及外伤患者因截肢导致的气性坏疽；预防风湿热复发或风湿病等。对于无菌手术，病毒性感冒等不要预防性使用抗菌药。

4. 联合用药要有指征 联合用药的目的在于发挥药物的协同作用以提高疗效，对混合感染或未作细菌学诊断的病例扩大抗菌范围，降低药物的毒副反应，延缓或减少细菌耐药性的发生。联合用药的指征有：①病因未明的严重感染；②单一抗菌药不能有效控制的严重感染或混合感染；③长期用药易产生耐药的细菌感染，如结核病；④降低药物毒性反应，如两性霉素 B 与氟胞嘧啶合用治疗深部真菌感染，可减少前者的用量，从而减轻毒性反应；⑤细菌感染所致的脑膜炎和骨髓炎。

5. 尽量避免局部用药 局部用药易产生耐药及产生过敏反应，故应尽量避免使用。

6. 根据患者的其他因素选用适当药物 注意患者的肝、肾功能；注意老年人、儿童、孕妇及哺乳期妇女用药。

思 考 题

1. 细菌对药物产生耐药性机制有哪些？
2. 简述抗菌药物的作用机制。

（李新才）

第三十六章

β-内酰胺类抗生素

👉 **学习要求**

1. 掌握青霉素 G 的体内过程、抗菌作用、临床应用及过敏性休克的防治。
2. 熟悉半合成青霉素及头孢菌素的作用特点。
3. 了解新型 β-内酰胺素抗生素的作用特点。

β-内酰胺类（β-Lactams）抗生素是指化学结构中含有 β-内酰胺环的一类抗生素（图 36-1）。包括青霉素类，头孢菌素类及新型 β-内酰胺类。

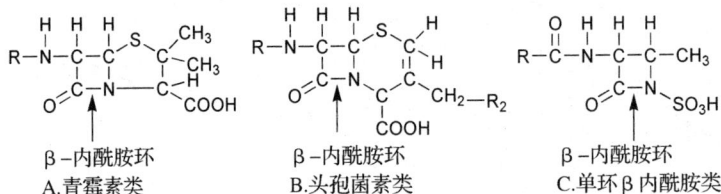

图 36-1 β-内酰胺抗生素结构图

该类抗生素抗菌活性强，抗菌范围广，毒性低，且构效关系明确，品种多，开发前景广阔，是临床应用最广泛的一类抗生素。

该类抗生素作用机制基本相同，即高活性的 β-内酰胺环与敏感菌胞浆膜上靶分子青霉素结合蛋白（Penicillin binding proteins，PBPs）结合，从而抑制转肽酶的活性，阻抑黏肽合成的交叉联接，造成细胞壁缺损，使水分不断内渗，以致菌体膨胀、变形，同时激发细菌细胞自溶酶活化，使细菌裂解、死亡。为繁殖期杀菌剂，对革兰阳性菌作用强，对人和动物无毒。

由于长期广泛使用此类药物，其耐药菌株在逐渐增加，其中以金黄色葡萄球菌最为常见。细菌对 β-内酰胺类抗生素的耐药机制包括：①产生 β-内酰胺酶使 β-内酰胺环裂开而失去活性或与药物牢固结合使药物达不到靶点不能发挥抗菌作用；②改变 PBPs 结合位点；③细胞壁和外膜通透性发生改变；④自溶酶缺乏。此类抗生素之间存在部分交叉和完全交叉耐药。

第一节 青霉素类

青霉素类抗生素为含 6 - 氨基青霉烷酸（6 - aminopenicillanic acid，6 - APA）基本母核的一类抗生素，可分为天然青霉素和半合成青霉素两类。

一、天然青霉素

青霉素 G（Penicillin G，Benzylpenicillin，苄青霉素）

天然青霉素是由青霉菌培养液中提取的，含有 5 种青霉素（G、K、X、和双 F），其中青霉素 G 相对稳定且产量较高，作用较强，故常用。青霉素是一种不稳定的有机酸，能与碱金属结合成盐，其钾盐、钠盐在水溶液中不稳定，放置 24h，抗菌活性迅速下降，且产生有抗原性的致敏产物青霉噻唑蛋白和青霉烯酸，故必须临用前配制。

【体内过程】口服后大部分被胃酸破坏，不宜口服给药。肌内注射吸收迅速完全，可随血液迅速分布到全身各组织，广泛分布于细胞外液，不易透过血脑屏障及进入骨组织和脓液腔中，但脑膜炎症时大剂量青霉素可在脑脊液中达有效浓度。主要以原形经肾排泄，$t_{1/2}$ 0.5~1h，但有效作用时间可维持 4~6h。一般感染，肌内注射一日 2 次，即可获得显著疗效。

长效制剂吸收缓慢，有效浓度维持较久，但血药浓度低，只适用于轻症感染或预防感染。如普鲁卡因青霉素（Procaine Penicillin G）一次注射 30 万 U，可维持 24h；苄星青霉素（Benzathine Pencillin G）一次注射 120 万 U，可维持 15 日。

【抗菌作用】青霉素对繁殖期的细菌有强大的杀菌作用，对大多数革兰阳性球菌和杆菌、革兰阴性球菌、螺旋体和放线菌有效。需氧菌中的溶血性链球菌、草绿色链球菌、脑膜炎奈瑟菌、白喉棒状杆菌、炭疽芽孢杆菌与不产酶的金葡菌和表葡菌，厌氧菌中的产气荚膜杆菌、破伤风杆菌等以及梅毒螺旋体、钩端螺旋体及放线菌对青霉素高度敏感。绝大部分金葡菌对青霉素 G 耐药，淋病奈瑟菌敏感性明显下降，肠球菌敏感性极差。青霉素 G 对大多数革兰阴性杆菌、阿米巴原虫、衣原体、支原体、立克次体、真菌、病毒无效。

【临床应用】本药肌内注射或静脉滴注为治疗敏感的革兰阳性球菌和杆菌、革兰阴性球菌、螺旋体及放线菌感染的首选药。

1. **革兰阳性球菌感染** A 组和 B 组溶血性链球菌感染，肺炎链球菌、敏感葡萄球菌等革兰阳性球菌感染首选青霉素 G，草绿色链球菌引起的心内膜炎一般与庆大霉素合用。

2. **革兰阳性杆菌感染** 如气性坏疽、破伤风、白喉等感染要同时配合加用特异的抗毒素。

3. **革兰阴性球菌感染** 脑膜炎奈瑟菌引起的流行性脑脊髓膜炎可首选青霉素 G，但剂量宜大。由淋病奈瑟菌引起的淋病，耐药菌株逐年增多，应根据药敏试验确定是否应用。

4. 螺旋体感染　青霉素 G 是梅毒和钩端螺旋体感染的首选药。

5. 放线菌感染　治疗宜大剂量，长疗程。

【不良反应】毒性低，不良反应少，但过敏反应严重。

1. 过敏反应　为青霉素类最常见的不良反应，在各种药物中居首位，发生率约为 1%～10%。各种类型的过敏反应都可出现，以皮肤过敏和血清病样反应较多见，但多不严重，停药后可消失。最严重的是过敏性休克，发生率占用药人数的（0.4～1.0）/万，死亡率约为 0.1/万。过敏性休克的临床表现主要为循环衰竭、呼吸衰竭和中枢抑制。

过敏性休克的主要防治措施是：①用药前详细询问过敏史，对青霉素过敏者禁用，有其他药物和食物过敏者慎用；②凡初次使用，用药间隔 3 日以上或更换批号者必须做皮肤过敏试验，皮试阳性者禁用；③不在没有急救药物（如肾上腺素）和抢救设备的条件下使用；④避免在饥饿条件下注射，避免局部用药；⑤注射液需现配现用；⑥注射后密切观察，留观 30min，无反应者方可离去；⑦一旦出现过敏性休克，立即就地抢救，首选注射肾上腺素 0.5～1.0mg，严重者可重复使用，必要时加入糖皮质激素和抗组胺药。同时采取其他急救措施。

2. 其他不良反应　肌内注射青霉素 G 可产生局部疼痛，红肿或硬结。静滴大剂量青霉素偶可诱发青霉素脑病，大剂量静滴青霉素钾盐或钠盐可引起高钾、高钠血症。

二、半合成青霉素

青霉素 G 虽高效低毒，但抗菌谱窄、不耐酸（胃酸）口服无效、不耐酶（β－内酰胺酶）而易被水解。为弥补其不足，在其母核 6－APA 引入不同侧链，分别得到具有耐酸、抗葡萄球菌、广谱、抗铜绿假单胞菌、抗革兰阴性菌等特性的半合成青霉素。其抗菌机制、不良反应与青霉素 G 相同，并存在交叉过敏反应。用药前要做皮肤过敏试验（口服制剂同样需要做皮肤过敏试验）。常用的半合成青霉素，按抗菌谱和其他特性分为五类，其作用特点见表 36－1。

表 36－1　半合成青霉素的分类及特点

分类与常用药物	耐酸	耐酶	抗菌特点
1. 耐酸青霉素			类似青霉素 G，作用稍弱
青霉素 V（Penicillin V）	+	－	用于敏感菌引起的轻度感染
2. 抗葡萄球菌青霉素			类似青霉素 G，耐青霉素酶，对金葡菌有作用，主要用于耐青霉素 G 的金葡菌感染
甲氧西林（Methicillin）	－	+	作用较弱
苯唑西林（Oxacillin）	+	－	作用较弱
氯唑西林（Cloxacillin）	+	+	作用中等
双氯西林（Dicloxacillin）	+	+	作用强
3. 广谱青霉素			对革兰阳性菌作用弱于青霉素 G，但肠球菌作用强；对革兰阴性菌有效，对铜绿假单胞菌无效
氨苄西林（Ampicillin）	+	－	主要用于伤寒、副伤寒、呼吸道感染及敏感菌引起的败血症和脑膜炎

分类与常用药物	耐酸	耐酶	抗菌特点
阿莫西林（Amoxycillin）	+	-	对肺炎链球菌、变形杆菌作用较氨苄西林强，血药浓度较高，易进入支气管分泌液中，对慢性支气管炎疗效好
4. 抗铜绿假单胞菌青霉素			对革兰阳性菌作用与青霉素G近似，对肠球菌作用较弱；对革兰阴性菌作用强，对铜绿假单胞菌感染有效
羧苄西林（Carbenicillin）	-	-	对铜绿假单胞菌和变形杆菌作用强，常与庆大霉素联合用于治疗铜绿假单胞菌感染
替卡西林（Ticarcillin）	-	-	抗铜绿假单胞菌比羧苄西林强2~3倍
呋布西林（Furbenicillin）	-	-	抗铜绿假单胞菌比羧苄西林强6~10倍，对金葡菌、链球菌、痢疾志贺菌作用较强
哌拉西林（Piperacillin）	-	-	广谱，抗菌作用强，对各种厌氧菌亦有作用
5. 抗革兰阴性菌青霉素			对革兰阴性菌抗菌谱广，作用强，对铜绿假单胞菌无效，对革兰阳性菌作用甚微
美西林（Mecillinam）	-	+	用于尿路感染，对大肠埃希菌感染者疗效甚佳
匹美西林（Pivmecillinam）	-	+	美西林双酯衍生物，体内迅速水解为美西林

第二节 头孢菌素类

头孢菌素类抗生素是以7-氨基头孢烷酸（7-ACA）接上不同侧链而成的半合成抗生素。其化学结构中含有与青霉素相同的β-内酰胺环，与青霉素类抗生素在理化性质、生物活性、抗菌机制、耐药机制、临床应用方面相类似，具有抗菌谱广、杀菌力强、对β-内酰胺酶稳定、过敏反应少等优点。该类药物发展极快，日益受到临床重视。根据头孢菌素的抗菌特点、对β-内酰胺酶的稳定性及对肾毒性等可分为四代（表36-2）。

表36-2 头孢菌素类作用特点及临床应用比较

名称	作用特点及临床应用
第一代	①对革兰阳性菌（包括耐青霉素的金葡菌）作用强，对革兰阴性
头孢噻吩（Cefalotin，先锋霉素Ⅰ）	菌作用弱，对铜绿假单胞菌无效
头孢氨苄（Cefalexin，先锋霉素Ⅳ）	②对β-内酰胺酶比较稳定
头孢唑啉（Cefazolin，先锋霉素Ⅴ）	③肾毒性较第二代大
头孢拉定（Cefradine，先锋霉素Ⅵ）	④主要用于革兰阳性菌及耐青霉素的金葡菌引起的呼吸道、泌尿
头孢羟氨苄（Cefadroxil）	道及皮肤软组织感染
第二代	①对革兰阳性菌作用较第一代稍差，对革兰阴性菌作用较第一
头孢孟多（Cefamandole，头孢羟唑）	代强，部分药物对厌氧菌有效，对铜绿假单胞菌无效
头孢呋辛（Cefuroxime，头孢呋肟）	②对β-内酰胺酶较稳定，不及第三、四代
头孢克洛（Cefaclor，头孢氯氨苄）	③肾毒性较第一代小
头孢替安（Cefotiam）	④主要用于敏感菌所致的呼吸道、胆道、皮肤软组织感染、菌血
头孢尼西（Cefonicid）	症、腹膜炎、泌尿道及其他组织器官感染等

名称	作用特点及临床应用
头孢雷特（Ceforanide）	
第三代	①对厌氧菌及革兰阴性菌作用较强（包括铜绿假单胞菌），对革
头孢噻肟（Cefotaxime）	兰阳性菌作用不及第一、二代
头孢曲松（Ceftriaxone）	②对β-内酰胺酶更稳定
头孢他啶（Ceftazidime，复达欣）	③基本无肾毒性
头孢哌酮（Cefoperazone，先锋必素）	④可用于严重的败血症、脑膜炎、肺炎、骨髓炎、
头孢唑肟（Ceftizoxime）	尿路感染等
第四代	①抗菌谱和抗菌活性与第三代相似，但对葡萄球菌属等革兰阳性
头孢匹罗（Cefpirome）	球菌的作用增强
头孢吡肟（Cefepime）	②对β-内酰胺酶（尤其超广谱酶和染色体介导的Ⅰ型酶）稳定
	③无肾毒性
	④药物 $t_{1/2}$ 趋向延长
	⑤可用于对第三代耐药的细菌感染

【临床应用】

1. **第一代头孢菌素**　主要用于耐青霉素金葡菌及其他敏感菌（主要是革兰阳性细菌）所致的呼吸道感染、软组织感染、尿路感染、败血症等。目前常用的有头孢氨苄、头孢唑啉、头孢拉定等。

2. **第二代头孢菌素**　主要用于大肠埃希菌、克雷伯菌、吲哚变形杆菌所致的各类呼吸道、泌尿道和皮肤、软组织感染等。应用较多的是头孢呋辛、头孢孟多等。

3. **第三代头孢菌素**　是目前应用最广泛的一类头孢菌素。主要用于治疗危及生命的败血症、脑膜炎、肺炎、骨髓炎及尿路严重感染的治疗，能有效控制严重的铜绿假单胞菌感染。

4. **第四代头孢菌素**　目前仅用于对第三代头孢菌素耐药的严重感染。

【不良反应】头孢菌素类抗生素毒性较低，不良反应较少。

1. **过敏反应**　较常见。多为药物疹、药物热等，偶见过敏性休克。与青霉素类抗生素有部分交叉过敏，青霉素皮试阳性或有青霉素过敏史者慎用，曾发生青霉素类过敏性休克者，不宜再用此类药物。

关于头孢菌素类用药前是否做皮试的问题，目前尚无统一规定。但曾有过敏史者或过敏体质者，用药前应做皮试，皮试液浓度为1ml∶0.5mg，每次用0.05～0.1ml注入皮内，观察方法及结果判断与青霉素皮试相同。

2. **肾损害**　第一代头孢菌素大剂量使用时，可损害近曲小管细胞，而出现肾脏毒性，肾功能不全者禁用；第二代头孢菌素较之减轻；第三、四代头孢菌素对肾脏基本无毒。

3. **其他**　可有胃肠道反应。第三代头孢菌素长期使用偶可引起菌群失调及低凝血酶原血症。

第三节 新型β-内酰胺类抗生素

本类抗生素的化学结构中虽有β-内酰胺环，但无青霉素类与头孢菌素类的基本结构。包括碳青霉烯类、头霉素类、氧头孢烯类、单环β-内酰胺类抗生素及β-内酰胺酶抑制剂。

一、碳青霉烯类

其基本结构与6-APA相似，因4位上的硫被碳取代故名。目前临床应用的有亚胺培南、帕尼培南、美罗培南、必安培南等。本类抗生素系目前β-内酰胺类中抗菌谱最广者，抗菌作用强，尤其对铜绿假单胞菌作用显著，耐酶，与其他β-内酰胺类抗生素无交叉耐药。对肾脏有一定毒性。

亚胺培南 （Imipenem，亚胺硫霉素）

本药是由特殊的外膜通道快速进入靶位，故有强大的杀菌作用，抗菌机制同青霉素。不仅对多数需氧菌有效，且对临床常见的厌氧菌亦有效。亚胺培南在体内可被肾脱氢肽酶灭活而失效，故需与抑制肾脱氢肽酶的西司他丁（Cilastain）联合应用才能发挥作用。临床应用时间不长，且价格昂贵，主要用于严重的细菌混合感染、厌氧菌感染。本药仅供静脉给药。常见不良反应有胃肠道反应及药疹、瘙痒等过敏反应，未见过敏性休克的报道。

二、头霉素类

头孢西丁 （Cefoxitin）和头孢美唑 （Cefmetazole）

两者抗菌谱和抗菌活性与第二代头孢菌素相同。可用于敏感菌所致的下呼吸道、泌尿道、胆道、腹腔及软组织感染；头孢西丁还对厌氧菌有良好效果，适用于腹腔、妇科及盆腔等需氧菌与厌氧菌的混合感染。不良反应与头孢菌素类抗生素相似。

三、氧头孢烯类

拉氧头孢 （Latamoxef）和氟氧头孢 （Flomoxef）

本类抗生素为广谱抗生素，对革兰阳性球菌、革兰阴性杆菌和厌氧菌均有强大的抗菌活性。主要用于敏感菌所致呼吸系统和泌尿系统感染及胸膜炎、腹膜炎、子宫附件炎等。对青霉素类过敏者慎用。

四、单环β-内酰胺类

本类抗生素仅具β-内酰胺单环，对β-内酰胺酶稳定，对革兰阴性菌作用强，对铜绿假单胞菌作用与头孢哌酮相似，对革兰阳性菌及厌氧菌无效。与青霉素类之间不存在交叉过敏，毒性小。本类药物中第一个成功用于临床的为氨曲南（Aztreonam）。

氨曲南（Aztreonam）

本品系人工合成品，对革兰阴性菌细胞膜有良好穿透力，主要用于革兰阴性菌感染。由于本品有较好的耐酶性能，因此，当微生物对青霉素类、头孢菌素类、氨基苷类抗生素不敏感时可试用本品。主要不良反应有静脉注射部位疼痛和静脉炎，其次是胃肠道反应。

五、β-内酰胺酶抑制剂

产生β-内酰胺酶是某些细菌对β-内酰胺类抗生素耐药的主要原因，此类药通过与β-内酰胺酶结合，而抑制β-内酰胺酶的作用，拮抗耐药性。临床常与β-内酰胺类抗生素合用，以增强抗菌效果。本类药物中较为常用的有克拉维酸（棒酸，Clavu-lanic Acid）及舒巴坦（舒巴克坦，Sulbactam），常用制剂有阿莫西林－克拉维酸片，替卡西林－克拉维酸注射液及舒他西林（Sultamicillin，为舒巴坦与氨苄西林1：2的混合物）、舒巴哌酮（Sulperazone，为舒巴坦和头孢哌酮的1：2的混合物）。

思 考 题

1. 青霉素最严重的不良反应是什么？如何防治？
2. 简述耐酶青霉素的特点及应用。
3. 简述第三代头孢菌素的抗菌作用及临床应用特点。

制剂与用法

青霉素钾盐或钠盐　粉针剂：40万U，80万U。肌内注射：成人一次80万U，一日2～3次，小儿2.5万～5万U/（kg·d），分3～4次给药。静脉给药：常规剂量均为一天5万～20万U/kg，用5%～10%葡萄注射液或生理盐水注射液稀释后静脉滴注，分2～4次给药，严重感染或细菌性心内膜炎可用至2000万U/d以上。

普鲁卡因青霉素　粉针剂：40万U，80万U。临用前加注射用水配成混悬液肌内注射，一次40万～80万U，1～2次/日。

苄星青霉素（长效西林）　粉针剂：60万U，120万U，240万U。肌内注射：成人120万～240万U/次，2～4周1次；小儿30万～60万U/次，2～4周1次。

氨苄西林　片剂：0.25g。口服，成人0.25～1.0g/次，4次/日；小儿20～80mg/（kg·d），分4

次。粉针剂：0.25g，0.5g。肌内注射，成人剂量同口服；静脉给药，4～12g/d，分3～4次，最高剂量为16g/d，小儿剂量100～200mg/（kg·d），分2～4次，最高剂量为300mg/（kg·d）。

阿莫西林 胶囊剂：125mg，250mg。口服，成人：0.25～1.0g/次，3～4次/日；小儿40～80mg/（kg·d），分3～4次服用。粉针剂：0.5g。肌内注射或稀释后静脉滴注，成人0.5～1g/次，3～4次/日；小儿50～100mg（kg·d），分3～4次给药。

羧苄西林 粉针剂：0.5g，1.0g。一般感染：成人4g/d，小儿100mg/（kg·d），分4次。用于铜绿假单胞菌所致的严重感染：成人20～30g/d，小儿0.4～1.0g/（kg·d），分4～6次静脉注射或连续静脉滴注。

替卡西林 粉针剂：1g，3g，6g。配利多卡因溶媒。铜绿假单胞细菌感染：成人200～300mg/（kg·d）或一次3g，每3～6h 1次，静脉滴注。非铜绿假单胞菌感染：可肌内注射，1g/次，4次/日，用0.25%～0.5%利多卡因注射液2～3ml溶解后深部肌内注射，小儿200～400mg/（kg·d），分次给予。

哌拉西林 粉针剂：1g，2g。肌内注射时，以灭菌注射用水配制成2.5ml∶1g，每个肌内注射部位1次注射量不超过2g；静脉注射时，每1g加灭菌注射用水或生理盐水5ml，3～5min内注入；静脉滴注时，将静脉注射液再稀释至50ml，于20～30min内滴入。成人轻中度感染4～8g/d，分4次肌内注射或静脉推注；严重感染时12～16g/d，分2～4次给；小儿剂量80～200mg/（kg·d），分2～4次给。

苯唑西林 胶囊剂：0.25g，0.5g。口服，成人1～1.5g/次，4次/日；小儿0.05～0.1g/（kg·d），分4次。粉针剂：0.5g。肌内注射或静脉滴注，成人0.5～1.0g/次，每4～6h 1次。败血症、脑膜炎病人剂量可增长至12g/d。

氯唑西林 胶囊剂：0.25g，0.5g。口服，成人1～1.5g/次，4次/日；小儿0.05～0.1g/（kg·d），分3～4次给。粉针剂：0.25g，0.5g。肌内注射、静脉注射或静脉滴注，适用于重症或败血症者，成人0.5～1g/次，4～6次/日；儿童剂量同口服。

头孢噻吩 粉针剂：0.5g。肌内注射或静脉推注，成人1～2g/次，每6h 1次，严重感染病人剂量可加大至12g/d；小儿50～100mg/（kg·d），分4次给药。

头孢唑啉 粉针剂：0.5g，1.0g。肌内注射、静脉注射或静脉滴注，成人0.5～1g/次，2～4次/日，感染严重者可1.5g/次，4次/日；小儿40～80mg/（kg·d），分3～4次给药。

头孢拉定 胶囊剂：0.125g，0.25g。口服，成人0.5～1g/次，4次/日。粉针剂：0.5g。肌内注射或静脉注射，成人0.5～1g/次，每6h 1次，最高量8g/d；小儿2.5～25mg/（kg·d），每6h 1次。

头孢羟氨苄 胶囊剂：0.125g，0.25g。口服，一般感染：成人2g/d，小儿30mg/（kg·d），分2次给药。重症感染：成人剂量可增至4g/d，儿童剂量可增至50mg/(kg·d)。

头孢呋辛 片剂：125mg，250mg。口服，成人250mg/次，2次/日，下呼吸道感染可增至500mg/次，单纯性淋球菌尿道炎1g顿服；小儿125mg/次，2次/日。

头孢孟多 粉针剂：0.5g，1.0g。肌内注射、静脉注射（3～5min内注完）或静脉滴注。应注意本品每1g含碳酸钠63mg，不宜与含钙或镁的溶液（包括林格液、乳酸林格液）配伍，如必须合用，应分开在不同容器给药，成人0.5～2g/次，3～4次/日，最高剂量为12g/d，小儿50～150mg/（kg·d），分3～4次给。1个月以内的新生儿和早产儿不推荐应用此药。

头孢克洛 胶囊剂：0.25g。口服，成人一次0.25g，每8h 1次，重症者剂量可加倍，但剂量不超过4g/d。小儿20mg/（kg·d），分3次口服，重症可加至40mg/（kg·d），但总量不超过1g/d。

头孢噻肟 粉针剂：1g。肌内注射、静脉注射或静脉滴注，成人2~6g/d，每6~8h1次，最高剂量12g/d，小儿50~100mg/（kg·d），分2~4次给药，必要时可增至200mg/（kg·d）。

头孢哌酮 粉针剂：0.5g，1g，2g。肌内注射或静脉注射、静脉滴注，成人轻中度感染1~2g/次，每12h1次，重度感染一次2~3g，每8h1次，但总剂量不宜超过9g/d，免疫缺陷病人有严重感染时，可加至12g/d；小儿25~200mg/（kg·d），分2次给药。

头孢曲松 粉针剂：0.25g，0.5g，1g。肌内注射或静脉注射、静脉滴注，成人0.5~1g/次，1~2次/日，最高剂量4g/d；小儿20~80mg/（kg·d），分1~2次，脑膜炎患儿50mg/（kg·d），每12h1次，但最高剂量不超过4g/d。其他感染不超过2g/d，12岁以上小儿用成人剂量。

头孢他啶 粉针剂：0.5g，1g。肌内注射或静脉滴注，成人2~6g/d，分3次，小儿30~100mg/（kg·d），分3次。

头孢西丁 粉针剂：1g，2g。肌内注射或静脉滴注，成人4~10g/d；小儿45mg/（kg·d），分3~4次给药。

头孢美唑 粉针剂：0.25g，0.5g，1g，2g。静脉注射或静脉滴注，成人1~2g/d，分2次；小儿25~100mg/（kg·d），分2~4次给药，严重感染，成人可增至4g/d；儿童可增至150mg/(kg·d)。

头孢米诺 粉针剂：0.5g，1g。静脉注射或静脉滴注，成人1g/次，2次/日；败血症时可用至6g/d，分3~4次用；小儿200mg/（kg·d），3~4次/日。

亚胺培南·西司他丁（泰宁） 粉针剂：0.25g，0.5g，1g。（按亚胺培南计）肌内注射或静脉滴注，成人1~2g/d，分3~4次，重症可增加剂量，但不宜超过4g/d；小儿60mg/（kg·d），分3~4次。

帕尼培南 粉针剂：0.2g，0.5g。肌内注射或静脉注射，成人0.5~1g/次，2次/日；小儿30~60mg/（kg·d），分2次。

美罗培南 粉针剂：0.5mg。静脉滴注，成人剂量500mg/次，2~3次/日。

氨曲南 粉针剂：0.5g，1g，2g。深部肌内注射或静脉注射、静脉滴注，成人1~8g/d，分2~4次；小儿90~120mg/（kg·d），分2~4次。

（李新才）

CHAPTER 第三十七章

大环内酯类、林可酰胺类及多肽类抗生素

学习要求

1. 掌握红霉素及林可霉素抗菌作用、临床应用、不良反应及应用注意事项。
2. 熟悉其他大环内酯类药物作用特点。
3. 了解天然大环内酯类抗生素和半合成大环内酯类抗生素及多肽类抗生素特点。

第一节 大环内酯类抗生素

大环内酯类是一类具有 14~16 元大环内酯结构的抗生素。临床常用的天然品主要有红霉素、麦迪霉素、麦白霉素、螺旋霉素等；人工合成品主要有罗红霉素、克拉霉素、阿奇霉素、乙酰螺旋霉素等。

一、天然大环内酯类抗生素

天然品是由链霉菌产生的一类碱性抗生素，其特点为：①对胃酸不稳定，pH < 4 时几乎无抗菌活性；②血药浓度较低，组织中浓度相对较高；③主要经胆汁排泄，但不易通过血脑屏障；④抗菌谱窄，较青霉素略广，主要作用于革兰阳性球菌、某些厌氧菌、支原体、衣原体和军团菌等。

红霉素（Erythromycin）

【体内过程】口服易被胃酸破坏，常用其肠溶片。吸收后可广泛分布于各组织和体液中，尤以肝、胆、脾中浓度较高，但不易通过血脑屏障，可通过胎盘进入胎儿体内，也可通过乳汁分泌。主要经胆汁排泄，存在肝肠循环。约 10%~15% 原形药物经尿排出，$t_{1/2}$ 为 1.5h（正常人），无尿者为 6h。

【抗菌作用】抗菌谱与青霉素近似，对革兰阳性菌，如葡萄球菌、化脓性链球菌、白喉棒状杆菌、梭状芽孢杆菌等具有强大抗菌活性；对革兰阴性菌，如脑膜炎奈瑟菌、淋病奈瑟菌、流感嗜血杆菌、百日咳鲍特菌等有效；对军团菌、弯曲杆菌、支原体、

衣原体、立克次体、厌氧菌有抑制作用。

本类抗生素的抗菌机制为与细菌核糖体的50s亚基结合，抑制转肽酶，阻止肽链延长，从而抑止细菌蛋蛋白质合成，为快速抑菌剂。应避免与繁殖期杀菌剂合用，以免发生拮抗作用。细菌对红霉素易产生耐药，耐药机制可能与细菌改变细胞膜壁渗透性、改变核糖体上的结合靶位、染色体突变或获得耐药质粒等有关，但停用数月后，又可恢复其敏感性。

【临床应用】临床主要用于对青霉素耐药的革兰阳性球菌（尤其是金葡菌）感染和青霉素过敏患者；对军团菌肺炎、支原体肺炎、白喉带菌者、沙眼衣原体所致的新生儿结膜炎、弯曲杆菌所致的败血症或肠炎等可作为首选，也可替代青霉素治疗其他敏感细菌所致的感染。

【不良反应及注意事项】

1. **局部刺激** 口服和注射均可引起胃肠道反应；不宜肌内注射，静脉滴注浓度不应超过0.1%，滴注速度应慢，以防发生血栓性静脉炎。

2. **肝毒性** 大剂量或长期应用可致胆汁淤积和转氨酶升高，尤其在应用酯化红霉素时。孕妇及慢性肝病患者不宜应用，婴幼儿慎用。

3. **其他** 偶见过敏反应及神经性耳聋。

乳糖酸红霉素做静脉滴注时用5%葡萄糖溶液稀释后缓慢滴注，不可用生理盐水稀释，否则可析出结晶。

麦白霉素（Meleumycin）

为一多组分大环内酯类抗生素，主含麦迪霉素 A_1、柱晶白霉素 A_6。口服易吸收，易进入皮肤、肺、肝、脾、肾等组织，经肝代谢，随胆汁排泄。抗菌性能与红霉素相似或稍弱，对红霉素耐药的部分革兰阳性菌对本药仍敏感。其他同红霉素。

二、合成大环内酯类

合成大环内酯类抗生素的特点是：①对胃酸稳定，口服吸收好；②血药浓度高，组织渗透性好；③半衰期延长，每天用药次数减少；④抗菌谱更广，对革兰阴性菌和某些细胞内衣原体的抗菌活性强；⑤有良好的抗生素后效应；⑥不良反应较天然品少，易于耐受。

克拉霉素（Clarithromycin，甲红霉素）

为14元环半合成大环内酯类。口服吸收完全，组织中浓度高。对革兰阴性菌、军团菌、肺炎衣原体及幽门螺杆菌的作用是大环内酯类中作用最强者，对沙眼衣原体、流感嗜血杆菌、厌氧菌等的作用强于红霉素。主要用于敏感菌所致的呼吸系统、泌尿生殖系统和皮肤软组织感染的治疗。不良反应较少，有轻度胃肠道反应，个别病人有转氨酶的升高等。

罗红霉素 (Roxithromycin)

为 14 环半合成大环内酯类。空腹吸收好。血药浓度，组织浓度高于红霉素。$t_{1/2}$ 长达 8.4 ~ 15.5h。抗菌谱与红霉素相近略广。主要用于敏感菌所致的呼吸道、泌尿道、皮肤和软组织、耳鼻咽喉等部位感染。有轻度胃肠道反应。

阿奇霉素 (Azithromycin)

为半合成的 15 元环大环内酯类。口服吸收好，$t_{1/2}$ 约 41h，血药浓度和组织浓度高。抗菌谱较红霉素广，抗菌作用较红霉素强，尤其对流感嗜血杆菌、淋球菌、军团菌、梭状芽孢杆菌的作用强。主要用于敏感菌所致的呼吸系统、皮肤、软组织、泌尿生殖系统感染。可见轻度或中度胃肠道反应。

乙酰螺旋霉素 (Acetylspiramycin)

抗菌谱和其他大环内酯类抗生素相似，但其抗菌活性较弱。本品耐酸，口服吸收后，脱乙酰基转为螺旋霉素，体外抗菌作用低于红霉素，但其体内作用较强，组织浓度较高，维持时间也较长。主要用于防治革兰阳性菌引起的呼吸道和软组织感染。

第二节 林可酰胺类抗生素

林可霉素 (Lincomycin，洁霉素) 和克林霉素 (Clindamycin，氯洁霉素)

林可霉素由链丝菌产生，克林霉素是林可霉素的半合成品。两药抗菌谱和抗菌机制相同，但克林霉素口服吸收好，抗菌作用强，毒性低，故临床常用。

【体内过程】克林霉素口服吸收迅速而完全，生物利用度为 87%，且不受进食影响，而林可霉素吸收仅为给药量的 20% ~ 35%。吸收后能广泛分布到全身组织和体液并达到有效治疗水平，骨组织浓度高是该类药物的一大特点；可透过胎盘但不易透过血脑屏障。主要在肝代谢，经胆汁排泄，小部分由肾排泄。林可霉素 $t_{1/2}$ 为 4 ~ 4.5h。克林霉素 $t_{1/2}$ 约 2.5h。

【抗菌作用】两药的抗菌谱与红霉素类似，克林霉素的抗菌活性比林可霉素强 4 ~ 5 倍。最主要特点是对各类厌氧菌有强大抗菌作用。对革兰阳性需氧菌有显著活性，对部分需氧革兰阴性球菌、人型支原体和沙眼衣原体也有抑制作用，但对肠球菌、革兰阴性杆菌、耐甲氧西林金葡菌、肺炎支原体不敏感。作用机制与大环内酯类相同，通过作用于敏感菌核蛋白体 50s 亚基，阻止肽链延长，使蛋白质合成受阻而呈现抑菌作用。两药存在完全交叉耐药性，与红霉素有部分交叉耐药。

【临床应用】主要用于厌氧菌引起的口腔、腹腔和妇科感染；也可用于治疗需氧革兰阳性球菌引起的呼吸道、骨及软组织、胆道感染及败血症、心内膜炎等。对金黄色葡萄球菌引起的骨髓炎为首选药。

【不良反应及用药注意事项】

1. 胃肠道反应 口服易出现，表现为恶心、呕吐、腹泻。

2. 假膜性肠炎 长期用药可引起二重感染，使难辨梭状芽孢杆菌大量繁殖并产生外毒素，导致假膜性肠炎，会造成严重后果甚至死亡。故长期使用此类药物如出现严重的水样或血样便时应考虑假膜性肠炎需及时停药，除对症治疗外，需口服万古霉素或甲硝唑。

3. 其他反应 如过敏反应，及一过性中性粒细胞减少和血小板减少，偶见肝脏损害。

不宜直接静推，进药速度过快可致心搏暂停和低血压。注射给药时，每 0.6～1g 本品需用 100ml 输注液稀释，滴注时间不少于 1h。

第三节 多肽类抗生素

万古霉素（Vancomycin）、去甲万古霉素 （Norvancomycin）和替考拉宁（Teicoplanin）

万古霉素是从链霉菌培养液中分离获得；去甲万古霉素是我国从诺卡菌属培养液中分离获得；替考拉宁是从辐动菌属培养液中分离获得，脂溶性较万古霉素高 50～100 倍。

【体内过程】口服不吸收，口服只用于肠道感染，不宜肌内注射，全身用药只宜缓慢静脉滴注。吸收后可迅速分布至各组织和体液，可透过胎盘，但不易通过血脑屏障；基本原形经肾排泄，万古霉素及去甲万古霉素 $t_{1/2}$6h，替考拉宁 $t_{1/2}$ 长达 45～70h。

【抗菌作用】抗菌谱窄，对革兰阳性菌作用强，对耐青霉素的金葡菌尤为显著，对厌氧的难辨梭状芽孢杆菌亦有较好抗菌作用。抗菌机制主要是阻碍细菌细胞壁的生物合成。一般不易产生耐药，与其他抗生素无交叉耐药。

【临床应用】临床应用较少，仅用于严重革兰阳性菌感染，特别是耐甲氧西林金葡菌（MRSA）、耐表皮葡萄球菌（MRSE）和肠球菌属所致的败血症、心内膜炎、骨髓炎、呼吸道感染等。可用于对 β - 内酰胺类过敏的患者。口服用药用于治疗假膜性肠炎。

【不良反应及用药注意事】毒性较大，尤以万古霉素和去甲万古霉素多见。耳毒性、肾毒性严重，与剂量大小有关。大剂量应用、老年人及肾功能不全者尤易发生，应进行血药监测。对血管壁有刺激，静脉滴注时可发生恶心、寒战、药物热，故药液浓度不宜过高，速度不宜过快。偶见过敏反应。听力障碍和肾功能不全者禁用。

多黏菌素 B（Polymyxin B）和多黏菌素 E（Polymyxin E）

多黏菌素 B 和多黏菌素 E 是从多黏杆菌培养液中获得的多肽抗生素，毒性大，主要为局部用药。

【体内过程】口服不易吸收，多黏菌素 B 可全身给药，多黏菌素 E 只宜局部给药。全身给药不易进入胸腔、腹腔、关节腔，不易透过血脑屏障。成人血药浓度低，在儿童体内血药浓度较高。药物经肾缓慢排出。

【作用与用途】本品能与革兰阴性菌细胞膜的磷脂结合，使细菌细胞膜通透性增加，胞内物质外漏而呈现杀菌作用。临床主要用于对其他抗生素耐药，但仍对本药敏感的铜绿假单胞菌感染。口服用于治疗肠炎和肠道手术前准备，局部用于敏感铜绿假单胞菌所致烧伤感染。

【不良反应及用药注意事项】对肾及神经系统毒性较大，因此，肾有病变的患者，宜减量或间歇用药；静脉滴注过快时，可因神经肌肉阻滞而导致呼吸抑制。

思 考 题

1. 简述合成大环内酯类的作用特点。
2. 简述红霉素的主要不良反应及其用药注意事项。
3. 简述林可霉素类的抗菌作用特点及临床应用。

制剂与用法

红霉素 肠溶片剂：0.1g，0.125g，0.25g。口服，成人 0.2 ~ 0.5g/次，3 ~ 4 次/日；小儿30 ~ 50mg/（kg·d），分 3 ~ 4 次服用。

无味红霉素 片剂：0.25g。口服，成人 0.5g/次，3 ~ 4 次/日；小儿 30 ~ 50mg/（kg·d），分 3 ~ 4 次。

乳糖酸红霉素 粉针剂：0.25g，0.3g。静脉滴注，成人 60 ~ 80mg/（kg·d）；小儿 30 ~ 50mg/（kg·d），分 2 次静脉滴注。

罗红霉素 片剂：50mg，150mg。口服，成人 150mg/次，2 次/日；小儿2.5 ~ 5mg/（kg·d），分 2 次服。

阿奇霉素 胶囊：0.25g，0.5g。口服，成人 0.25 ~ 0.5g/次，1 次/日；小儿 10mg/（kg·d），1 次/日。粉针剂：125mg，250mg。成人 0.5g/次，1 次/日，加入到葡萄糖注射液 250 ~ 500ml 内缓慢静脉滴注。

克拉霉素 片剂：0.5g，0.25g。口服，成人 0.25 ~ 0.5g/次，2 次/日；小儿10 ~ 15mg/(kg·d)，分 2 ~ 3 次服用。

麦迪霉素 片剂：0.1g，0.2g。口服，成人 0.2 ~ 0.4g/次，2 次/日；小儿 20 ~ 30mg/（kg·d），分 3 ~ 4 次服用。

乙酰麦迪霉素 规格、剂量同麦迪霉素。

螺旋霉素 片剂：0.1g，0.2g。口服，成人 2~3g/d，分 3~4 次服用；小儿 50mg/（kg·d），分 4 次服用。

乙酰螺旋霉素 片剂：0.1g，0.2g。口服，成人 0.2~0.4g/次，4 次/日；小儿 20~30mg/（kg·d），分 4 次服用。

盐酸林可霉素 片剂：0.25g，0.5g。口服：0.25~0.5g/次，饭后服，3~4 次/日。注射剂：2ml：0.6g。肌内注射：0.6g/次，3~4 次/日。静脉滴注：0.6g，溶于 100ml 以上液体中，滴注时间不少于 1h，2~3 次/日。

盐酸克林霉素 规格、剂量同林可霉素。

盐酸万古霉素 片剂：0.5g。口服：0.5g/d，4 次/日，疗程 5~7 天。注射剂：2ml：0.5g。静脉滴注：每次 0.5~1g，每克至少加液体 200ml，1h 以上缓慢滴入，疗程 2 周。

盐酸去甲万古霉素 粉针剂：0.4g。静脉滴注：0.5g/次，每克至少加液体 200ml，1h 以上缓慢滴入，疗程 2 周。

（李新才）

第三十八章

氨基糖苷类抗生素

☞ **学习要求**

1. 掌握氨基糖苷类抗生素的共同特点。
2. 熟悉庆大霉素、链霉素、阿米卡星作用特点。
3. 了解其他氨基糖苷类药物的作用特点。

第一节　氨基糖苷类抗生素的共同特点

氨基糖苷类是因其化学结构中含有氨基醇环和氨基糖分子，并由配糖键连接成苷而得名。包括由链霉菌培养液中提取的链霉素、新霉素、卡那霉素、妥布霉素、大观霉素；从小单孢菌培养液中提取的庆大霉素、西索米星、小诺米星和人工半合成的阿米卡星、奈替米星等。

氨基糖苷类抗生素因化学结构相似，故有共同特点。

【体内过程】氨基糖苷类抗生素是强极性化合物，口服不易吸收，仅用于肠道感染。全身感染需注射给药。肌内注射吸收迅速完全，给药后 $30 \sim 90min$ 血药浓度达峰值。除链霉素外，血浆蛋白结合率小于 10% 。穿透力弱，主要分布于细胞外液，在肾皮质和内耳内、外淋巴液浓度很高，与其肾毒性及耳毒性相关；易通过胎盘屏障，但不易通过血脑屏障；在体内不被代谢，主要以原形经肾小球滤过，有利于治疗泌尿道感染，碱化尿液能增加疗效。

【抗菌作用】氨基糖苷类属静止期杀菌剂。对革兰阴性杆菌，如大肠埃希菌、克雷伯菌属、肠杆菌属、变形杆菌属、铜绿假单胞菌属及志贺菌属等有强大的抗菌作用；对枸橼酸菌属、沙雷菌属、沙门菌属、产碱杆菌属、不动杆菌属、分枝杆菌属也有一定的抗菌活性；对革兰阴性球菌如淋球奈瑟菌、脑膜炎奈瑟菌作用差；对各组链球菌作用较弱；对肠球菌和厌氧菌不敏感。

【抗菌机制】

1. 抑制细菌蛋白质合成　进入菌体细胞内与核糖体30s亚基结合，通过阻碍蛋白质合成的启动及干扰 mRNA 的"翻译"与"核对"过程，导致异常无功能蛋白质的合成。

2. 增加细菌外膜通透性 通过抑制细菌蛋白质合成及离子吸附作用附着于菌体表面，造成细胞膜缺损使细胞膜通透性增加，使重要物质外漏。

【耐药性】主要机制是：①产生修饰氨基糖苷类的钝化酶，使药物灭活，主要的钝化酶有乙酰化酶、腺苷化酶和磷酸化酶；②降低细胞膜通透性，使菌体内药物浓度下降；③基因突变使菌株核蛋白体靶位蛋白改变，致使对氨基糖苷类的亲和力降低而耐药。细菌在各药间存在部分或完全交叉耐药。

【临床应用】氨基糖苷类抗生素主要用于敏感需氧革兰阴性杆菌所致的全身感染。如呼吸道、泌尿道、皮肤软组织、胃肠道、烧伤及骨关节感染。严重革兰阴性杆菌感染，常需合用其他抗革兰阴性杆菌的抗菌药，如广谱半合成青霉素、第三代头孢菌素和氟喹诺酮类药等。也可口服治疗消化道感染。此外，链霉素、卡那霉素可作为抗结核治疗药物。

【不良反应及用药注意事】

1. 耳毒性 包括前庭神经和耳蜗听神经损伤。①前庭神经损伤表现为眩晕、恶心、呕吐、眼球震颤和平衡失调等，其发生率依次为新霉素＞卡那霉素＞链霉素＞西索米星＞阿米卡星≥庆大霉素≥妥布霉素＞奈瑟米星。②耳蜗听神经损伤表现为耳鸣与不同程度的听力减退，严重者可致永久性耳聋，其发生率依次为新霉素＞卡那霉素＞阿米卡星＞西索米星＞庆大霉素＞妥布霉素＞奈瑟米星＞链霉素。该毒性对胎儿有影响，值得警惕。耳毒性发生是由于其在内耳淋巴液中的浓度较高有关，药物损害了内耳柯蒂器内、外毛细胞的能量产生和利用，最终导致毛细胞的变性或坏死。为了防止或减少耳毒性的发生，应用本类药物时应注意患者是否有耳鸣、眩晕等早期症状，并进行听力监测，避免与其他有耳毒性的药物合用。对儿童和老年人用药要谨慎。

2. 肾毒性 氨基糖苷类抗生素是诱发药源性肾衰的最常见因素。其肾毒性是由于药物在肾皮质部蓄积及对肾近曲小管细胞高亲和力所致。临床可见蛋白尿、血尿，严重者可致氮质血症、少尿及无尿等。一般是可逆的，连续用药较间歇给药发生率高。肾毒性的发生率依次为：新霉素＞卡那霉素＞庆大霉素＞妥布霉素＞链霉素＞奈替米星。肾毒性易发生于老年、休克、脱水、原有肾病的患者以及并用多黏菌素、呋塞米等有肾毒性药物的患者，并与用量、疗程密切相关。

3. 过敏反应 皮疹、发热、血管神经性水肿、口周发麻等常见。其中链霉素可引起过敏性休克，其发生率仅次于青霉素，但较青霉素症状更重，死亡率更高，防治措施同青霉素。

4. 神经肌肉麻痹 大剂量静脉滴注或腹腔给药可阻断神经肌接头，出现四肢无力、血压下降、呼吸困难，甚至呼吸停止。链霉素较易出现。这是由于氨基糖苷类阻止钙离子参与 ACh 释放所致。抢救用新斯的明和钙剂。

第二节　常用氨基糖苷类抗生素

庆大霉素（Gentamicin）

为最常用的氨基糖苷类药，$t_{1/2}$ 为 4h。抗菌谱广。临床常用于：①革兰阴性杆菌严重感染作为首选；②与青霉素、头孢菌素等联合应用治疗心内膜炎；③与替卡西林或头孢菌素类或氟喹诺酮类药物合用治疗铜绿假单胞菌感染；④口服用于治疗肠道感染。肾毒性较多见，听神经损害较重，偶见过敏反应，可致过敏性休克。

链霉素（Streptomycin）

为最早应用的氨基苷类抗生素，$t_{1/2}$ 约 5h。由于一般细菌抗菌作用不强、耳毒性和肾毒性发生率高、耐药菌株增多，再加上其他有效抗生素的应用，链霉素使用范围已逐渐缩小。临床主要用于抗结核病，为治疗鼠疫和兔热病的首选药，与四环素类或氯霉素联合治疗布鲁杆菌病疗效较满意。

阿米卡星（Amikacin，丁胺卡那霉素）

为本类药物中抗菌谱最广的一种，$t_{1/2}$ 约为 2h ~ 2.5h。对钝化酶稳定性极强。适用于耐药菌感染，尤其是对庆大霉素或妥布霉素耐药的铜绿假单胞菌感染。不良反应同庆大霉素。长期用药可致二重感染。

妥布霉素（Tobramycin）

抗菌作用与庆大霉素相似，对铜绿假单胞菌作用较突出，主要用于各种严重的革兰阴性细菌感染，尤其是铜绿假单菌胞感染。不良反应比庆大霉素低。

奈替米星（Netimicin，乙基西梭霉素）

抗菌谱广，抗菌作用强。因耐酶性能强，对耐其他氨基糖苷类的革兰阴性杆菌及耐青霉素的金葡菌感染仍然有效。临床用于敏感菌所致尿路、肠道、呼吸道等感染。耳毒性、肾毒性是氨基糖苷类中最低者，但仍应注意。

新霉素（Neomycin）

是氨基糖苷类抗生素中耳毒性、肾毒性最强的一种，不能注射给药。口服毒性较小，用于手术肠道消毒。

大观霉素（Spectinomycin，壮观霉素）

本药属氨基环醇类，其作用机制与氨基糖苷相似而列入本类。仅对淋病奈瑟菌有高度抗菌活性，对其他细菌无效。临床上只用于淋球菌感染。对大观霉素耐药的淋病奈瑟菌越来越多，目前已不作为淋球菌感染的首选药。

思 考 题

1. 氨基糖苷类抗生素共同的不良反应有哪些？怎么防治？
2. 氨基糖苷类药物使用过程中碱化尿液的目的是什么？

制剂与用法

链霉素 粉针剂：0.75g，1g，2g。肌内注射，成人0.5g/次，2次/日或0.75g/次，1次/日。小儿：一般感染15～25mg/（kg·d），分2次给药，结核病20mg/（kg·d），1次/日，最大剂量不超过1g/d。

庆大霉素 片剂：2万U，4万U。成人6万U/次，4次/日。小儿1万～1.5万U/（kg·d），分4次。注射剂：2ml：2万U，2ml：4万U，2ml：8万U。肌内注射或稀释后静脉滴注，成人8万U/次，2～3次/日。小儿3～5mg/（kg·d），分2～3次用药。

卡那霉素 注射剂：2ml：0.5g。肌内注射，成人0.5g/次，2次/日；小儿7mg/（kg·d），分2次。

阿米卡星 注射液：2ml：0.1g，2ml：0.2g。肌内注射，成人0.2～0.4g/次，分2次；小儿4～8mg/（kg·d），分2次。

妥布霉素 注射液：2ml：40mg，2ml：80mg。肌内注射或静脉滴注；成人1～1.7mg/（kg·d），每8h 1次；危重感染可增至8mg/（kg·d），分次静脉滴注，病情好转后尽量减少剂量；小儿2mg/（kg·d），每8h 1次。

小诺霉素 注射液：2ml：6mg，2ml：8mg，2ml：60mg。肌内注射，成人120mg/次，2次/日；小儿3～4mg/（kg·d），分2次注射。

巴龙霉素 片剂：0.1g，0.25g。口服，用于阿米巴痢疾，成人25～50mg/（kg·d），分4次服，疗程5～7日；小儿剂量相同。

大观霉素 粉针剂：2g。肌内注射，成人2g/次，1次/日，严重病例可增至4g/d；小儿40mg/（kg·d），1次/日。

（李新才）

CHAPTER 第三十九章

四环素类和氯霉素类抗生素

☞ 学习要点

1. 掌握四环素和氯霉素抗菌作用及不良反应。
2. 熟悉四环素和氯霉素体内过程及临床反应。
3. 了解半合成四环素类的作用特点

第一节 四环素类抗生素

四环素类抗生素基本结构相似，是一类广谱抗生素，可分为天然品和半合成品两类。

一、天然四环素类

四环素（Tetracycline）和土霉素（Terramycin）

【体内过程】口服可吸收，食物显著减少药物吸收。碱性药物、H_2受体阻断剂或抗酸药降低药物的溶解度，食物中的多价金属离子 Fe^{2+}、Ca^{2+}、Mg^{2+}、Al^{3+} 等可与药物络合而影响吸收；酸性药物如维生素 C 可促进四环素吸收。四环素的吸收比土霉素好。广泛分布于体内各组织，易渗入胸腔、腹腔及易通过胎盘，但不易通过血脑屏障，可沉淀在新形成的牙齿和骨骼中。胆汁的浓度为血药浓度的 10～20 倍，有利于治疗胆道感染。主要以原形（22%～55%）由肾脏排泄。四环素 $t_{1/2}$ 约 8.5h，土霉素 $t_{1/2}$ 约 9.6h。

【抗菌作用】属广谱抗生素，对革兰阳性菌的作用较革兰阴性菌作用强；对支原体、衣原体、立克次体、螺旋体、放线菌、阿米巴原虫等也有抑制作用，但对铜绿假单胞菌、结核杆菌、伤寒沙门菌及病毒、真菌无效。

抗菌机制是药物特异地与敏感菌核糖体30s亚基结合，阻止肽链的延伸，抑制蛋白质合成，高浓度也有杀菌作用，是快速抑菌剂。

细菌的耐药状态严重。耐药机制主要是通过耐药质粒介导，诱导其他敏感菌转为耐药菌；也可使四环素类内流减少而排出增加。天然品间存在交叉耐药。

【临床应用】四环素类抗生素临床应用已明显减少，已不再作为一般细菌感染的首
选药。目前主要用于：①对流行性斑疹伤寒，地方性斑疹伤寒、恙虫病、支原体肺炎、
鹦鹉热、性病淋巴肉芽肿、回归热、霍乱等，有显著疗效，可列为首选；②对沙眼、
非特异性尿道炎等衣原体感染及多种螺旋体也有效；③对急性阿米巴痢疾，土霉素效
果较好，对肠外阿米巴无效。

【不良反应】

1. 局部刺激症状　口服后易引起恶心、呕吐、上腹不适、腹胀等胃肠刺激症状，
餐后服用可减轻胃肠反应。

2. 二重感染　长期大量应用四环素类抗生素，敏感菌被抑制，使体内正常菌群的
生态平衡被打破，致使一些耐药菌和真菌乘机繁殖，造成二重感染，又称菌群失调症。
老年、幼儿及抵抗力差的患者，尤其在并用肾上腺皮质激素，抗肿瘤药、免疫抑制剂
等造成机体免疫功能下降时更易发生。常见白色念珠菌引起的鹅口疮及葡萄球菌引起
的肠炎（假膜性肠炎），一旦发生应立即停用四环素类并用相应的治疗。

3. 影响骨、牙生长　可致牙齿黄染及牙釉质发育不全，造成恒齿永久性棕色色素
沉着（俗称四环素牙），并可抑制婴幼儿骨骼生长，四环素较土霉素明显。孕妇及 8 岁
以下儿童禁用。

4. 其他反应　大剂量长期口服可引起肝、肾损害，尤其孕妇可引起脂肪性肝坏
死，因此，肝、肾功能不全及孕妇禁用。偶见皮疹、药热、血管神经性水肿等过敏
反应。

二、半合成四环素类

多西环素（Doxycycline）和米诺环素（Minocycline）

【体内过程】半合成品脂溶性高。口服吸收快而完全，吸收受食物影响较小，但仍
受金属离子的干扰，需分开服用。与血浆蛋白结合率高。分布广泛，易通过血－脑脊
液屏障，脑脊液能达有效浓度。可通过肝脏和肾的排泄，有肠肝循环，$t_{1/2}$ 较长，有效
血药浓度可维持24h，一般细菌感染每日服药一次即可。

【抗菌作用及临床应用】抗菌机制同天然品，抗菌作用较四环素强，耐药菌株少，
与天然品间无明显交叉耐药。多西环素多用于治疗呼吸道感染，可用于需要用四环素
而又合并肾功能不全的患者；米诺环素作用强于多西环素主要用于敏感菌、衣原体、
支原体、螺旋体、立克次体等引起的泌尿道、呼吸道、胆道、乳腺及皮肤软组织感染。

【不良反应】多西环素常见胃肠道反应及皮疹，但较少引起二重感染。米诺环素易
引起光感性皮炎，也可引起可逆性前庭反应。

第二节　氯霉素类抗生素

氯霉素 （Chloramphenicol，Chloromycetin）

氯霉素是由委内瑞拉丝菌产生的抗生素，目前，临床常使用其合成品。

【体内过程】口服吸收快而完全，广泛分布于全身各组织和体液中，脑脊液浓度高。主要在肝与葡萄糖醛酸结合后经肾排泄。尿中原形仅 5%～15%，但已达有效抗菌浓度。$t_{1/2}$1.5～3.5h，肝肾功能不全时 $t_{1/2}$ 延长。

【抗菌作用】本药属广谱抗生素，对革兰阴性菌作用强，特别对伤寒沙门菌、流感嗜血杆菌作用强，但对铜绿假单胞菌无作用；对脆弱类厌氧杆菌、百日鲍特菌、布鲁杆菌作用亦强；对革兰阳性球菌作用不如青霉素和四环素；对立克次体、沙眼衣原体、肺炎衣原体、螺旋体等有效。对病毒、真菌、原虫等无作用。抗菌作用是与细菌核蛋白体 50s 亚基结合，阻止肽链延伸，使蛋白质合成受阻。氯霉素为速效抑菌剂，大剂量时有杀菌作用。

细菌对氯霉素可通过质粒的结合、转移等途径，产生特异的乙酰转移酶或降低对药物的通透性而耐药。其中以大肠埃希菌、志贺菌属和变形杆菌等较多见。

【临床应用】氯霉素抗菌谱广，体内过程优良，但可引起致死性的再生障碍性贫血，故临床应用受到极大的限制。

1. 全身应用　①敏感菌所致伤寒、副伤寒；②立克次体和其他敏感菌引起的败血症、肺部感染等严重感染；③对其他药物耐药或疗效不佳的脑膜炎；④厌氧菌感染，尤其病变累及中枢神经系统的严重感染。

2. 局部应用　可用于大肠埃希菌、流感嗜血杆菌、金葡菌、溶血性链球菌等敏感菌所致的结肠炎、中耳炎等，但对铜绿假单胞菌和沙雷菌所致感染无效。

【不良反应与用药注意】

1. 抑制骨髓造血功能　是限制本品使用的主要原因，有两种表现形式：其一是与剂量和疗程相关的可逆性全血细胞减少，一旦发生如及时停药可以恢复；其二是与剂量和疗程无关的再生障碍性贫血，发生率虽低，但一旦发生常难逆转，病死率高。发生机制不明，目前认为可能是药物过敏反应或药物抑制骨髓细胞线粒体中 70s 核蛋白体的合成所致。因此，应用时需掌握以下原则：①严格选择适应证；②应用期间定期查周围血象，发现异常立即停药；③剂量每日不超过 1g，疗程一般不超过 5～7 日；④避免反复应用。

2. 灰婴综合征　主要发生在早产儿和新生儿，日用量超过 25mg/（kg·d）时。表现为腹胀、吐奶、呼吸不规则、面色灰紫、循环衰竭等。引起的原因主要是肝葡萄糖醛酸转移酶活性不足及肾排泄能力低下造成氯霉素蓄积中毒所致。类似表现亦可发生在成人，尤其是老年人使用每日超过 100mg/（kg·d）剂量时。因此，妊娠末期或分娩期的孕妇及老人慎用，早产儿、新生儿禁用。

3. 其他反应 长期或大量用药可致二重感染，视神经炎、周围神经炎和中毒性脑病等，老年及妇女发生率较高；可见胃肠道反应；少数病人可见药疹及血管神经性水肿等过敏反应。

氯霉素为强效肝药酶抑制剂，与抗癫痫药、降血药糖药等合用可增强这些药物的作用，甚至产生毒性反应，需注意调整剂量。

思 考 题

1. 氯霉素最严重的不良反应是什么？应用时应注意哪些问题？
2. 哪些因素能影响四环素的吸收？
3. 四环素类药物可首选用于哪些感染？

制剂与用法

四环素 片剂：0.25g。口服，成人 0.25～0.5g/次，3～4 次/日；8 岁以上小儿 30～40mg/（kg·d），分 3～4 次服。

土霉素 片剂：0.125g，0.25g。口服，成人 0.5g/次，4 次/日；8 岁以上小儿 30～40mg（kg·d），分 3～4 次服。

多西环素 片剂：0.05g，0.1g。口服，成人首剂 0.2g，以后 0.1g/次，1 次/日；8 岁以上小儿首剂 4mg/（kg·d），以后 2mg/（kg·d），1 次/日。

米诺环素 制剂、规格及用法同多西环素。

氯霉素 片剂：0.25g。口服，成人 0.25～0.5g/次，3～4 次/日；小儿 25～50mg/（kg·d），分 4 次服。注射液：1ml：0.125g，2ml：0.25g。肌内注射或静脉滴注，成人 1～2g/d，分 2 次给药，小儿 25～50mg/（kg·d），分 2～4 次给药。

（李新才）

第四十章

人工合成抗菌药物

☞ **学习要求**

1. 掌握磺胺药、喹诺酮类药物的抗菌作用、临床应用及不良反应。
2. 熟悉硝基呋喃类、甲氧苄啶的作用特点。
3. 了解磺胺药和喹诺酮类药物作用机制。

第一节 磺 胺 类 药

磺胺药（Sulfonamides）是最早用于临床的人工合成抗菌药，曾广泛用于临床。近 20 年来，由于抗生素和喹诺酮类药物的快速发展，并且磺胺药的不良反应和耐药性成为突出问题，临床应用受到明显限制。磺胺药具有对氨苯磺酰胺（简称磺胺，SN）的基本结构（图 40 - 1），其中游离的氨基是抗菌活性基团。当 N_1 的氢原子（R_1）被芳香环基团取代，可得到多种可口服、易吸收、治疗全身感染的磺胺药，如磺胺甲噁唑等；当 N_4 的氢原子（R_2）被取代则得到口服难吸收，仅供肠道应用的磺胺药，如柳氮磺吡啶等。此外，还有一些供局部外用的磺胺药，如磺胺嘧啶银等。

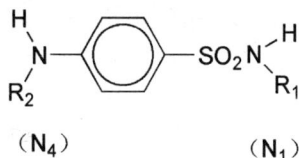

图 40 - 1 磺胺类的基本化学结构

【抗菌作用】 属广谱抗菌药，对大多数革兰阳性菌和阴性菌均有良好的抗菌活性，其中最敏感的是 A 群链球菌、肺炎链球菌、脑膜炎奈瑟菌、淋病奈瑟菌、鼠疫耶氏菌；其次是大肠埃希菌、志贺菌属、布鲁杆菌、变形杆菌属和沙门菌属；对沙眼衣原体、疟原虫、卡氏肺孢子虫和弓形滋养体有抑制作用。对病毒、立克次体、支原体、螺旋体无效。外用的磺胺米隆和磺胺嘧啶尚对铜绿假单胞菌有效。

【抗菌机制】 通过抑制二氢叶酸合成酶而抑制细菌生长繁殖。细菌的生长需要叶酸，但不能直接利用叶酸，必须以对氨基苯甲酸（PABA）和二氢蝶啶作原料，并在二氢叶酸合成酶的作用下合成二氢叶酸，再经二氢叶酸还原酶的作用，把二氢叶酸还原成四氢叶酸。活化的四氢叶酸是一碳单位转移酶的辅酶，参与嘌呤和嘧啶的合成。磺胺药结构类似 PABA，可与 PABA 竞争菌体二氢叶酸合成酶，阻止二氢叶酸的合成，影响核酸合成而抑制细菌的生长繁殖（图 40 - 2）。

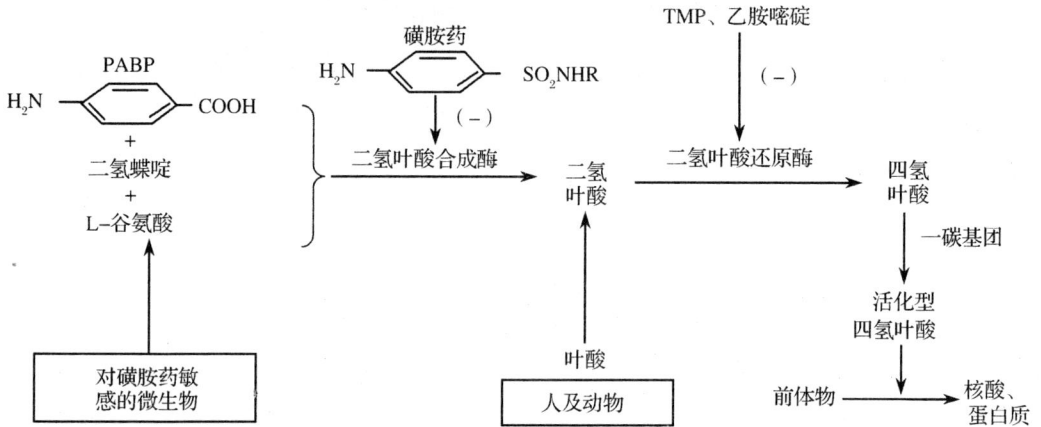

图 40 - 2　磺胺类和 TMP 抗菌作用机制示意图

PABA 与二氢叶酸合成酶的亲和力比磺胺类强数万倍，为此，临床必须用足够的剂量与疗程，并忌与 PABA 的衍生物（普鲁卡因，丁卡因等）配伍应用，以保证血中磺胺药有足够浓度与 PABA 竞争而产生抗菌作用。此外，对富含有 PABA 的脓液和坏死组织，必须清创排脓后方可应用本类药物。细菌通过改变代谢途径，直接利用叶酸而产生耐药，并通过质粒介导，使同类药物间产生交叉耐药。

【不良反应与用药注意】

1. **肾损害**　磺胺及其乙酰化产物在酸性尿中易形成结晶，堵塞肾小管，导致肾损害，可引起结晶尿、管型尿、血尿、尿痛、少尿及无尿等。故治疗中应鼓励病人多饮水，并同服等量碳酸氢钠以碱化尿液。用药期间，每周查尿常规 2 ~ 3 次，发现异常立即停药。失水，休克和老年患者及肾功能不全者，应慎用或禁用本品。

2. **过敏反应**　较常见药物疹和药物热，偶可出现严重的剥脱性皮炎，一旦发现应立即停药，严重者宜用糖皮质激素治疗。对磺胺类过敏者禁用。

3. **对血液和造血系统的影响**　可见粒细胞减少、血小板减少、再生障碍性贫血等；蚕豆病人可引起急性溶血。

4. **其他反应**　可引起胃肠道反应、精神不振及全身乏力等，服药期间应避免高空作业和驾驶。新生儿、早产儿可引起核黄疸，故禁用。

一、治疗全身感染的磺胺药

根据 $t_{1/2}$ 长短可分为三类：①短效磺胺类，如磺胺噻唑、磺胺异噁唑等，因不良反应多，$t_{1/2}$ 短于 8h，需多次用药故基本不用；②中效磺胺类，如磺胺嘧啶（Sulfadiazine，SD）、磺胺甲噁唑（Sulfamethoxazole，SMZ）等，一次给药后可维持有效浓度 10～24h，$t_{1/2}$ 为 10～13h，临床应用较广；③长效磺胺类，如磺胺多辛等，虽然维持有效浓度及半衰期均在 24h 以上，但因血药浓度低，过敏反应多临床应用不多。

【体内过程】大多数口服易吸收，口服后 4h 左右达峰值。血浆蛋白结合率在 25%～95% 之间。广泛分布于全身组织及体液，易通过胎盘进入胎儿体内。SD 血浆蛋白结合率低，较易通过血-脑脊液屏障，脑脊液中药物浓度高达血药浓度的 70% 左右，有利于治疗流行性脑脊髓膜炎。主要在肝内乙酰化而失活，药物原形及其乙酰化代谢物经肾排出，尿药浓度高，有利于治疗泌尿道感染，但在酸性尿中易形成结晶而损伤肾小管。

【临床应用】

（1）防治流行性脑脊髓膜炎，SD 常作为首选药。

（2）防治敏感菌所致的急、慢性泌尿道感染、肠道感染、上呼吸道感染等。

二、治疗肠道感染的磺胺药

柳氮磺吡啶（Sulfasalazine，SASP）

属于口服难吸收的磺胺类药，口服后大部分进入远端小肠和结肠。本身无抗菌活性，在肠道微生物作用下，分解为磺胺吡啶和 5-氨基水杨酸，前者有微弱的抗菌作用，后者有抗炎、抗免疫作用。临床主要用于治疗溃疡型结肠炎。不宜与广谱抗菌药合用，以免降低疗效。长期应用可引起胃肠道反应及药物热等不良反应。

三、局部外用的磺胺药

磺胺米隆（Mafenide，甲磺灭脓）

抗菌谱广，对铜绿假单胞菌、金葡菌和破伤风梭菌有效，抗菌活性不受脓液、坏死组织及对氨基苯甲酸的影响，能迅速渗入创面及焦痂，并能促进创面上皮组织增生。适用于烧伤和创伤感染等。大面积使用其盐酸盐可导致酸中毒，应选用醋酸盐。

磺胺嘧啶银（Sulfadiazine Silver，SD-Ag）

SD-Ag 保留了磺胺嘧啶的抗菌作用和银盐的收敛作用。抗菌谱广，尤其对铜绿假单胞菌作用强。局部外用除杀菌作用外，有收敛和促进创面愈合的效果。主要用于铜绿假单胞菌感染。局部应用不良反应少。但不宜用于大面积烧伤，因可吸收导致全身的不良反应。

磺胺醋酰（Sulfacetamide，SA）

磺胺醋酰钠对沙眼衣原体及眼部其他感染有较强的抗菌活性，其水溶液溶解度高、穿透力强，10%～30%的水溶液接近中性，作为滴眼剂局部应用几乎无刺激性。常用于结膜炎、沙眼、角膜炎等眼科疾病的治疗。

第二节 喹诺酮类药

喹诺酮类是一类具有4-喹诺酮基本结构的合成抗菌药。此类药物由于抗菌机制独特、耐药菌株少、体内过程优良、不良反应少而应用日趋广泛。根据其临床开发的先后及抗菌性能不同可分为四代。其中第一代萘啶酸和第二代吡哌酸已先后被淘汰，第三代以诺氟沙星最早于1979年合成，随后又合成了一系列含氟的喹诺酮类药物，具有抗菌谱广、抗菌作用强、口服吸收好、不良反应较少等特点，是目前应用最多的喹诺酮类药，常用的品种有诺氟沙星、环丙沙星、氧氟沙星、左氧氟沙星、培氟沙星、洛美沙星、氟罗沙星等；1999年以后新开发的如克林沙星、莫西沙星、加替沙星等属于第四代，与第三代比较作用时间长是其主要特点。

一、喹诺酮类药物的共性

【体内过程】喹诺酮类药物大多吸收良好；药物血浆蛋白结合率低，大多小于40%，体内分布广，在大部分组织内可达有效浓度，部分品种脑脊液浓度高，有利于杀灭感染部位和体液中的病原菌；大多数主要以原型经肾排泄，尿液浓度高，少部分可经胆汁排泄。氧氟沙星和环丙沙星在胆汁中的浓度超过血药浓度。

【抗菌作用】抗菌谱广、抗菌作用强，尤其对革兰阴性菌具有强大的杀灭作用，其敏感菌有淋病奈瑟菌、大肠埃希菌、克雷伯属、伤寒沙门菌属、变形杆菌、志贺菌属等；对流感嗜血杆菌、枸橼酸杆菌、不动杆菌、弯曲菌和军团菌也都有肯定的活性。对金葡菌、肺炎链球菌、溶血性链球菌等革兰阳性球菌也有良好作用。某些药物对铜绿假单胞菌，结核分枝杆菌、支原体、衣原体及某些厌氧菌有效。

【抗菌机制】主要是抑制细菌DNA回旋酶，使细菌DNA不能形成负超螺旋结构，从而干扰DNA复制而起到杀菌作用。治疗浓度的喹诺酮对人体细胞的DNA回旋酶影响很小，不影响人体细胞的生长代谢。

喹诺酮类药物抗菌机制与其他抗菌药物不同，因此与其他药物之间无明显交叉耐药，很多对其他抗菌药物耐药的细菌对本类药物仍敏感。但是，随着此类药物的广泛应用，近年报道耐药菌株呈增长趋势。其中以金葡菌、表葡菌、肺炎链球菌、大肠埃希菌、铜绿假单胞菌等耐药菌株多见，同类药物之间存在交叉耐药。

【临床应用】用于治疗各种敏感菌所致的多部位感染；由于药物渗入骨组织超过其他抗菌药，故急、慢性骨髓炎和化脓性关节炎可以以本类药物作为首选；伤寒沙门菌对本类药物高度敏感，可替代氯霉素作为治疗伤寒，副伤寒的首选药。也可作为β-内酰胺类抗生素等治疗全身感染的替代品。

【不良反应及应用注意事项】

1. 胃肠道反应　日口服剂量大于 800mg 时发生率高，常见胃部不适、食欲不振、恶心、呕吐、腹痛、腹泻等。一般不严重，大部分可耐受。

2. 中枢神经系统毒性　少数病人出现中枢兴奋症状，表现为焦虑、烦躁，失眠、头痛、头晕，甚至惊厥等，这可能是由于喹诺酮类药物阻断中枢抑制性神经递质 γ－氨基丁酸与受体结合，从而产生中枢兴奋症状。故有中枢神经系统疾病及癫痫患者应尽量避免使用。

3. 过敏反应　可出现药疹、皮肤瘙痒和血管神经性水肿，少数患者出现光敏性皮炎。用药期间应尽量避免阳光和紫外线的直接照射。

4. 软骨损害　对多种幼龄动物负重关节的软骨有损伤作用，临床研究发现儿童用药后可出现关节痛和关节水肿。其他不良反应包括跟腱炎、肝肾功能异常，心脏毒性和眼毒性等。停药后可恢复。孕妇与 14 岁以下儿童不宜应用。

依诺沙星、环丙沙星、培氟沙星等可减慢茶碱在体内的清除，出现茶碱中毒症状甚至惊厥，临床应尽量避免与茶碱合用。可增加阿奇霉素、呋喃妥因、华法林的血药浓度，合用时应减少用量；可增加非甾体类解热镇痛药的中枢毒性，不宜合用；也不宜与碱性药物合用。

二、常用喹诺酮类药物

诺氟沙星（Norfloxacin）

本品是第一个用于临床的氟喹诺酮类药。口服生物利用度偏低，仅为 35%～45%，血药浓度低，$t_{1/2}$ 为 3～4h。对革兰阳性菌和阴性菌有效；但对支原体、衣原体、军团菌属感染无临床价值。临床主要用于泌尿道、肠道、胆道感染，也可外用治疗皮肤和眼部的感染。

环丙沙星（Ciprofloxacin）

口服吸收良好，血药浓度低，可静脉给药。穿透性能好，广泛分布于全身组织。抗菌谱广，对革兰阴性杆菌的体外活性为目前常用的喹诺酮类中最强者。一些对第三代头孢菌素类、氨基糖苷类的耐药菌株对本品仍敏感，但对多数厌氧菌不敏感。是临床应用较多的喹诺酮类药物。

氧氟沙星（Ofloxacin，氟嗪酸）和左氧氟沙星（Levofloxacin）

口服吸收迅速而完全、生物利用度高。体内分布广泛，体内各组织中均可达有效治疗浓度。其突出特点是在脑脊液中浓度高，脑膜无炎症时可达血药浓度的 30%～50%，有炎症时能增至 50%～75%。除保留了环丙沙星的抗菌特点和其良好的抗耐药菌特性外，尚对结核杆菌、沙眼衣原体和部分厌氧菌有效。临床主要用于敏感菌所致的呼吸道、泌尿生殖道、胆道、耳鼻喉及皮肤软组织感染。也可作为抗结核的二线药物。

左氧氟沙星是氧氟沙星的左旋体，抗菌活性是氧氟沙星的 2 倍，对厌氧菌、支原体、衣原体及军团菌有较强的杀菌作用，不良反应发生率低于多数氟喹诺酮类药物。

洛美沙星（Lomefloxacin）

含有双氟，口服吸收完全，抗菌活性高于诺氟沙星及氧氟沙星。静脉滴注时需避光。

氟罗沙星（Fleroxacin）

含三个氟元素的喹诺酮类药，其特点是 $t_{1/2}$ 长，可达 10h 以上，每天给药一次即可。临床主要用于艾滋病患者的细菌感染，对克雷嗜血杆菌所致的软下疳疗效优于青霉素和复方新诺明。静脉滴注时注意避光。

莫西沙星（Moxifloxacin）

属第四代喹诺酮类药。口服生物利用度高，血浆 $t_{1/2}$ 可长达 12～15h。对大多数革兰阳性菌和阴性菌、厌氧菌、结核分枝杆菌，衣原体和支原体具有较强的抗菌活性。临床可用于上述敏感细菌所致的呼吸系统，泌尿生殖系统和皮肤软组织感染等。不良反应少，几乎没有光敏反应。

第三节　其他合成抗菌药物

一、甲氧苄啶

甲氧苄啶是细菌二氢叶酸还原酶抑制剂，抗菌谱与磺胺类相似，对多种革兰阳性和阴性细菌有效，抗菌作用稍强于磺胺类，当甲氧苄啶与磺胺药合用时，既抑制二氢叶酸合成酶又抑制二氢叶酸还原酶，可双重阻断细菌叶酸的合成代谢，可使抗菌作用提高数倍或数十倍，并减少耐药株的出现，甚至对磺胺已耐药的菌株也有效，故甲氧苄啶，又称为磺胺增效剂（图 40 - 2）。也可与其他抗菌药物合用以增加疗效。单用易产生耐药。临床很少单用，多与磺胺甲噁唑或磺胺嘧啶合用。用于治疗呼吸道、肠道、泌尿生殖道感染及脑膜炎和败血症等。与长效磺胺药联合用于耐药恶性疟的防治。

长期使用可影响叶酸代谢引起白细胞和血小板减少，及时停药并给予叶酸制剂可望恢复。老年人、婴幼儿慎用，孕妇及血液病患者禁用。

二、硝基呋喃类

全身应用的硝基呋喃类药物包括呋喃妥因和呋喃唑酮。

呋喃妥因（Nitrofurantoin，呋喃坦啶）

口服吸收迅速而安全，约 50% 很快被组织代谢，其余迅速从尿液排泄，故血药浓度低，而尿药浓度可达有效治疗浓度，在酸性尿中抗菌活性强。抗菌谱广，对肠球菌、葡萄球菌、大肠埃希菌、淋病奈瑟菌、志贺菌属、伤寒沙门杆菌等有良好抗菌作用。临床主要用于敏感菌所致的泌尿生殖道感染。常见不良反应为胃肠道反应，大剂量长期用药可引起周围神经炎，故用药时间不宜超过 2 周。肾功能不全和患有周围神经疾病的患者不宜应用。服用维生素 B_1、维生素 B_6 有一定防治作用。偶见皮疹、药热、粒细胞减少、肝脏损害、溶血性贫血及胆汁淤积性黄疸等。孕妇、新生儿、早产儿禁用。

呋喃唑酮（Furazolidone，痢特灵）

抗菌谱同呋喃妥因。口服很少吸收，肠腔内浓度高，临床主要用于细菌性痢疾的治疗，也用于伤寒、副伤寒、霍乱的治疗及抗幽门螺杆菌等治疗，不良反应同呋喃妥因。

思 考 题

1. SMZ 和 TMP 合用是否合理？为什么？
2. 怎么防治磺胺药的肾脏损害？
3. 使用喹诺酮类药物时应注意些什么问题？

制剂和用法

磺胺异噁唑 片剂：0.5g。口服：1g/次，2 次/日，首剂 2g。注射剂：5ml:2g。为磺胺异噁唑二乙醇胺溶液，静脉注射或肌内注射，剂量与口服同。

磺胺嘧啶 片剂：0.5g。口服：成人一般感染首剂 2g，以后 1g/次，2 次/日；小儿首剂 50~60mg/kg，但总量不能超过 2g，以后 50~60mg/（kg·d），分 2 次服。注射液：1ml：0.4g，5ml：1g。缓慢静脉注射或静脉滴注，用于治疗流脑等严重感染时，成人首剂 50mg/kg，以后，100mg/（kg·d），分 3~4 次静脉滴注或静脉注射。

磺胺甲噁唑 片剂：0.5g。口服：1g/次，2 次/日；首剂 2g，大量长期服用时应同服等量碳酸氢钠。

柳氮磺吡啶 片剂：0.5g。口服：1~2g/次，3~4 次/日，症状好转后改为 0.5g/次。

磺胺乙酰钠 10%~30% 水溶液作滴眼用。

磺胺米隆 10% 溶液或 10% 冷霜软膏，用于创面。

磺胺嘧啶 银粉剂：1%~2%乳膏或软膏敷于创面。

甲氧苄啶 片剂：0.1g。口服：成人0.1~0.2g/次，3次/日。注射剂：2ml：0.1g。肌内注射或静脉注射，剂量同口服。

复方磺胺甲噁唑（复方新诺明） 片剂：0.5g（每片含SMZ 0.4g、TMP 0.08g）。口服：成人2片/次，2次/日。

吡哌酸 片剂：0.25g，0.5g。口服：成人1~2g/d，分2~4次服用。

诺氟沙星 片剂：0.1g。口服：成人0.1~0.2g/次，3~4次/日。

环丙沙星 片剂：0.1g，0.2g，0.4g。口服：成人0.4~0.8g/d，分2次。注射剂：100ml：0.1g，100ml：0.2g。静脉滴注：0.2~0.4g/d，分2次。

氧氟沙星 片剂：0.1g，0.2g。口服：成人0.2~0.6g/d，分1~2次服。注射剂：100ml：0.1g，100ml：0.2g，100ml：0.3g。静脉滴注，0.2~0.4g/d，分2次给药。

培氟沙星 片剂：0.4g。口服：成人0.4g/次，每12h 1次。注射剂：5ml：0.4g。静脉滴注：用5%葡萄糖注射液溶解，不可用生理盐水溶解，以免产生沉淀。

氟罗沙星 片剂：0.1g，0.15g。口服：成人0.2~0.3g/次，1次/日。

依诺沙星 片剂：0.1g，0.2g。口服：成人0.1~0.2g/次，3次/日。注射剂：100ml：0.2g。静脉滴注：0.2~0.4g/次，2次/日。

呋喃妥因 片剂：50mg。口服，成人50~100mg/次，4次/日；小儿5~7mg/（kg·d），分4次。

呋喃唑酮 片剂：50mg。口服，成人100mg/次，3~4次/日；小儿5~10mg/（kg·d），分3~4次。

（李新才）

CHAPTER 第四十一章

抗结核病药和抗麻风病药

☞ **学习要求**

1. 掌握常用抗结核病药物作用特点及不良反应。
2. 熟悉结核病治疗原则。
3. 了解抗麻风病药作用特点。

第一节 抗结核病药

结核病是一种慢性传染病，曾长期威胁人类健康和生命，随着抗结核药的应用，卡介苗的接种及生活条件的改善，结核病已显著减少。但是近十几年来，由于耐药菌株的出现，结核病的发病率有上升趋势，目前，结核病是发病率、死亡率最高的传染病。理想的抗结核药应对结核杆菌有杀灭作用或有很强的抑制作用，毒性小，应用方便，用药后不仅能达到有效浓度，而且能渗入病灶组织细胞内；不易产生耐药。异烟肼，利福平、乙胺丁醇、吡嗪酰胺、链霉素因疗效好，毒性相对较小，被列为一线抗结核药；对氨基水杨酸，卷曲霉素，阿米卡星等因毒性大或疗效差，被列为二线抗核药。

一、常用抗结核病药

异烟肼（Isoniazid，雷米封，Rimifon，INH）

【体内过程】口服吸收好，生物利用度达90%以上。广泛分布于各组织和体液中，易通过血脑屏障，穿透力强，可透入关节腔，胸腹水，纤维化、干酪化的结核病灶中。主要在肝乙酰化失活。乙酰化速率有明显的个体差异及种族差异，分为快乙酰化和慢乙酰化两种。中国人和大部分亚洲人属快乙酰化型。快乙酰化者 $t_{1/2}$ 为 $0.5 \sim 0.6h$，尿中乙酰化异烟肼较多；慢乙酰化者 $t_{1/2}$ 为 $2 \sim 5h$，血药浓度高，显效较快，尿中游离异烟肼较多，不良反应多。快乙酰化者需每日给药，而慢乙酰化者每周给药1次即可达有效浓度。

【作用与用途】异烟肼对结核分枝杆菌具有高度选择性，对其他细菌无作用。抗菌机制尚未完全阐明，可能是抑制分枝菌酸的合成。对繁殖期的结核杆菌有杀菌作用，对静止期细菌有抑制作用。单用易产生耐药，但一旦耐药，细菌的致病力也下降，停药后可恢复敏感性，与其他抗结核药联用，可延缓耐药性的产生并增加疗效，彼此间无交叉耐药性。

异烟肼具有疗效高、毒性小、口服方便、价格低廉等优点，所以异烟肼常为各型结核初治和复治的首选药。除早期轻症或预防用药可单用外，均应与其他抗结核药合用。对急性粟粒性结核和结核性脑膜炎需增大剂量，必要时采用静脉滴注。

【不良反应】发生率与剂量有关，每日 300mg 以下时不良反应少而轻。

1. 肝毒性　与异烟肼的代谢产物乙酰肼有关。可见转氨酶升高，黄疸，严重病例甚至引起肝细胞坏死，肝毒性多见于 50 岁以上患者、快乙酰化型和嗜酒者。若与利福平合用可增强肝毒性，故用药期间应定期检查肝功能，肝功能不全者慎用。

2. 周围神经炎　多见于剂量过大，时间过长及慢乙酰化者，常以手足感觉异常开始，继以肌张力减退、反射减弱、肌痛、严重者可有肌肉萎缩和共济失调。可能是由于异烟肼与维生素 B_6 结构相似，能竞争同一酶系或促进维生素 B_6 排泄，造成维生素 B_6 缺乏，并妨碍维生素 B_6 的利用所致。同服维生素 B_6 可预防，但对已发生的周围神经炎无治疗作用。

3. 中枢神经系统反应　可表现为兴奋、失眠、精神失常或惊厥等，可能与维生素 B_6 缺乏而使中枢神经抑制性神经递质 γ - 氨基丁酸生成减少有关，维生素 B_6 有治疗作用。癫痫和有精神病史者慎用。

4. 其他　偶见皮疹、药物热、粒细胞缺乏等。因可干扰乙醇代谢，故用药期间不宜饮酒。孕妇慎用。

利福平（Rifampicin，RFP，甲哌利福霉素）

【体内过程】口服吸收迅速而完全，但食物影响其吸收，应空腹服药，与对氨基水杨酸同时服用，亦可影响其吸收，应分别给药（间隔 6 ~ 8h）。本药穿透力强，可分布于全身各组织和体液中。主要经肝代谢，代谢产物可使尿、粪、泪液、痰液和汗液染成橘红色。

【抗菌作用】利福平为合成的广谱抗菌药。对结核分枝杆菌、麻风分枝杆菌、革兰阳性球菌（尤其是耐药金葡菌）和革兰阴性菌（如大肠埃希菌，变形杆菌、流感嗜血杆菌等）有较强的杀菌作用；高浓度时对某些病毒和沙眼衣原体也有抑制作用。抗菌机制是特异性抑制细菌依赖 DNA 的 RNA 多聚酶，阻碍 mRNA 合成。对动物及人体内细胞的 RNA 多聚酶则无影响。单用易产生耐药，故不宜单用，需与其他抗结核药合用，既可增强疗效，又可延缓耐药性产生。利福平与其他抗结核药无交叉耐药。

【临床应用】利福平是结核病治疗联合用药中的主要药物，对各型结核病，包括初治和复治病例均有良好效果，也是治疗麻风病的主要药物。也可用于耐药金葡菌及其他敏感菌引起的感染。外用可治疗沙眼、急性结膜炎及病毒性角膜炎等。

【不良反应与用药注意】发生率低且轻微，很少因之中断治疗。

1. **胃肠道反应** 是最常见的不良反应，表现为恶心、呕吐、腹痛、腹泻等。

2. **肝损害** 少数病人出现黄疸、转氨酶升高，肝肿大等症状，与异烟肼合用及老年人、营养不良、慢性肝病患者和慢性酒精中毒者较易发生。用药期间应定期检查肝功能。

3. **过敏反应** 少数病人出现药物热、药疹，偶见白细胞减少和血小板减少。

4. **流感样综合征** 常见于大剂量间歇治疗时，表现为寒战、发热、头痛、全身酸痛等症状。

严重肝功能不全、胆道阻塞、妊娠早期及哺乳期妇女禁用。

利福喷汀（Rifapentine）和利福定（Rifandine）

均为利福平的衍生物。抗菌活性分别比利福平强 8 倍和 3 倍以上。与利福平之间有交叉耐药。不良反应较利福平少。临床主要用于结核病、麻风病等治疗。

乙胺丁醇（Ethambutol，EMB）

乙胺丁醇对结核杆菌有较强的抗菌作用，对其他细菌无效，对细胞内外的结核杆菌均有杀灭作用。该药的优点是不易产生耐药，与其他抗结核药之间无交叉耐药，临床主要与其他一线抗结核药合用，用于治疗各型结核病。特别适用于经异烟肼和链霉素治疗无效的患者。不良反应较少。大剂量长期应用可致球后视神经炎，表现为视力下降、视野缩小、红绿色盲等，发现后及时停药可恢复，用药期间应定期作眼科检查。此外，也可见胃肠道反应。偶见过敏反应和肝功能损害等。

吡嗪酰胺（Pyrazinamide，PZA）

口服易吸收，广泛分布于全身组织与体液，细胞内和脑脊液中的浓度高，选择性作用于分枝结核杆菌，对结核杆菌有抑制和杀灭作用。在酸性环境中抗菌作用增强。与异烟肼和利福平合用，有明显协调作用。与其他药物无交叉耐药性。单用易产生耐药。常与其他抗结核药合用，以增加疗效，缩短疗程。

长期大量使用可产生严重肝功能障碍，甚至可引起肝坏死，故用药期间应定期查肝功能，发现异常应及时停药，并采取相应护肝等治疗。另外，可有胃肠道反应、过敏反应及诱发痛风等。

链霉素（Streptomycin）

是最早应用的抗结核抗生素。体外有较强的抗结核活性，但因难以进入细胞内、脑脊液、浆膜腔以及干酪坏死和纤维化组织，体内抗结核活性较低。单独使用易形成耐药性，与异烟肼、利福平等药物合用可增强它们的抗结核疗效及延缓耐药性产生。

对氨基水杨酸 (Para Aminosalicylic Acid, PAS)

仅对结核分枝杆菌有较弱的抑制作用，对其他细菌无效。耐药性产生缓慢。临床作为第二线抗结核药，主要用于对第一线药耐药及不能耐受的患者。胃肠道反应发生率高，可见肾损害，过敏反应等。

丙硫异烟胺 (Protionamide)

为异烟酸的衍生物，仅对结核杆菌有较弱的抗菌作用，临床仅为其他抗结核病药的辅助用药。不良反应同异烟肼。

二、抗结核药的临床应用原则

1. 早期用药　结核病变的早期病灶局部血液循环良好，多为渗出病变，药物容易渗入，此时机体的抗病能力较强，且结核杆菌处于生长繁殖期，对药物较敏感，故早期用药疗效显著。

2. 联合用药　结核杆菌生长缓慢，单一用药极易产生耐药，为了延缓耐药性的产生，提高疗效，故抗结核治疗一般采用以异烟肼为基础加乙胺丁醇、利福平、吡嗪酰胺等采用二联、三联甚至四联的治疗方案。

3. 规律用药　为充分发挥药物疗效，避免病变的迁延和复发，必须按病情需要制订用药的剂量，用法和疗程，有规律地用药。

常用的用药方法有短程疗法、长程疗法和间歇疗法。目前，临床多采用 6 个月的短程疗法，具体方法是前 2 个月每日给予异烟肼（H）、利福平（R）与吡嗪酰胺（Z）（称强化阶级）；后 4 个月每日给予异烟肼和利福平（称巩固阶段）即 2HRZ/4HR 方案。对病情严重，病灶广泛的患者，前 2 个月可采用四联（加乙胺丁醇或链霉素），以利尽快控制病情。对恶性病变或患者体质差，如营养不良、免疫功能低下，结核复治者仍需采用 1 年或 1 年以上的长程疗法。

4. 全程督导　即对病人的病情、用药、复查等都应在医务人员的督查之下，这是当今控制结核病的首要策略。

第二节　抗麻风病药

麻风病是麻风分枝杆菌所引起的慢性传染病。目前常用药物有氨苯砜、氯化齐明、硫苯咪唑及利福平等。

氨苯砜 (Dapsone, DDS)

氨苯砜化学结构与磺胺类药类似，抗菌谱、抗菌机制也与磺胺类药类似，但因毒性大，不作一般抗菌药用。对麻风杆菌有抑制或杀灭作用，为治疗麻风病的首选药，可单用或其他麻风病药联合治疗各类麻风病。需连续用药 1~3 年，以避免复发和传染。常规用量下常发生溶血性贫血、白细胞减少、粒细胞缺乏、发绀等症状，严重者可致死。服药 1~4 周后可发生发热，药疹、剥脱性皮炎、黄疸及肝坏死等症状（称"砜综合征"）。偶见中毒性精神病。对严重贫血、肝、肾功能不良及对磺胺和砜类药过敏者禁用。

氯法齐明（Clofazimine，氯苯吩嗪）

对麻风分枝杆菌有抑制作用，作用较氨苯砜慢，并可阻止麻风结节红斑形成。本药常与氨苯砜或利福平合用治疗各型麻风病。毒性较氨苯砜小，可致皮肤色素沉着而呈紫红、青灰或发黑，胃肠道反应较为突出，大剂量可致消化道出血、肠梗阻等。

巯苯咪唑（Mercaptophenylimidazole，麻风宁）

具有比砜类疗效好、疗程短、毒性低、患者容易耐受等优点，适用于各型麻风病及对砜类药物过敏者。不良反应主要为局限性皮肤瘙痒和诱发"砜综合征"。

思 考 题

1. 常用的第一线抗结核药物有哪些？
2. 为什么异烟肼可作为各型结核的首选药？
3. 试述结核治疗原则。

制剂和用法

异烟肼 片剂：0.1g。口服：成人 0.3g/次，1 次/日，空腹顿服。急性粟粒性肺结核或结核性脑膜炎可增至 0.4~0.6g/d。注射剂：0.1g。肌内注射：0.1~0.3g/d；静脉滴注：0.4~0.6g/d。

利福平 胶囊剂：0.15g。口服：成人体重超过 55kg 者 0.6g/次，1 次/日；体重低于 55kg 者 0.45g/次，1 次/日，空腹顿服。

利福定 胶囊剂：50mg，150mg。口服：55kg 以上成人 200mg/次，1 次/日；55kg 以下者 150mg/次，1 次/日，空腹顿服。

利福喷丁 胶囊剂：150mg，300mg。口服：成人 600mg/次，1~2 次/周。

乙胺丁醇 片剂：0.25g。口服：成人体重低于 55kg 者 750mg/d，体重超过 55kg 者 1g/d，顿服。

链霉素 粉针剂：0.25g，1g，2g。肌内注射，成人常规用量 0.75g/次，1 次/日，疗程 2 个月。

吡嗪酰胺 片剂：0.25g，0.5g。口服，成人 0.25~0.5g/次，3 次/日。

对氨水杨酸钠　肠溶片剂：0.5g。口服，成人2~3g/次，4 次/日。注射剂：2g，4g，6g。静脉滴注：4~12g/d，用生理盐水或%5 葡萄糖注射液稀释成3%~4%溶液，遮光下2~3h 滴完。

氨苯砜　片剂：0.05g，0.1g。口服：0.05~1g/次，2~3 次/日，每周服 6 日，停 1 日，连续 10 周，停 1 周。

氯法齐明　片剂：0.05g。口服：0.1g/次，3 次/日。

巯苯咪唑　片剂：25mg。25mg/d，4~6 周内增至100mg/d，每周服药 6 日，连服 3 个月，停药 1 周。

（李新才）

CHAPTER 第四十二章

抗真菌药和抗病毒药

👉 学习要求

1. 熟悉两性霉素 B 的体内过程、抗菌作用、临床应用、不良反应。
2. 了解其他抗真菌药的作用特点。
3. 了解常用抗病毒药作用特点。

第一节 抗真菌药

真菌感染分为浅部真菌感染和深部真菌感染。前者主要由各种癣菌引起头癣、足癣、股癣及甲癣等，较多见。后者多由白色念珠菌和新型隐球菌等引起深部组织及内脏器官如肺、胃肠道、泌尿道等处的感染，严重者可致真菌性脑膜炎、心内膜炎、败血症等，虽说发病率低，但危害极大。近年来，随着临床上广谱抗生素、肾上腺皮质激素及免疫抑制剂的广泛应用，深部真菌病日趋增加。目前临床上抗真菌药不少，但毒性小而有效的不多。根据其化学结构可分为抗生素类、咪唑类及其他类。

一、抗生素类抗真菌药

两性霉素 B（Amphotericin B，庐山霉素）

【体内过程】口服吸收少而不规则，全身用药须静脉给药。广泛分布于肾、肝、脾、肾上腺、肺等组织，但不易通过血脑屏障，治疗真菌性脑膜炎需鞘内注射。消除缓慢，$t_{1/2}$ 24h 左右。主要以原型经肾缓慢排泄，每天排出为给药量的 2%~5%，停药数周后，仍可在尿中检出。

【抗菌作用】对多种深部真菌如新型隐球菌、白色念珠菌、球孢子菌、荚膜组织胞浆菌等有良好的抗菌作用。作用机制是选择性地与真菌细胞膜的麦角固醇结合，在细胞膜上形成微孔，增加细胞膜通透性，造成真菌死亡。对浅部真菌无效。

【临床应用】目前仍是治疗深部真菌感染的首选药，主要用于各种真菌性肺炎、心内膜炎及尿路感染等。治疗真菌性脑膜炎时，需加用小剂量鞘内注射。口服仅用于治疗肠道真菌感染。

【不良反应与注意事项】毒性大，不良反应多。

（1）静脉滴注过程中可出现寒战、高热，有时伴有头痛、厌食、恶心、呕吐，血压下降等。多出现在静脉滴注开始后 1～2h，可持续 3～4h。为减轻反应，宜缓慢给药，并在给药前给病人口服解热镇痛药和抗过敏药，同时给予氢化可的松 25～50mg 或地塞米松 2～5mg 静脉滴注。

（2）静滴过快可致心室颤动，甚至心跳停止。应严格控制药物浓度和滴速。

（3）几乎所有患者在疗程中均可出现不同程度的肾功能损害，尿中可有红细胞、白细胞、蛋白，并可致氮质血症和肾小管酸中毒。早期发现及时停药，肾功能可逐渐恢复正常。

（4）鞘内注射可引起严重头痛、颈项强直、下肢疼痛等，严重者可致下肢瘫痪。故鞘内注射时需严格控制剂量，同时给予小剂量地塞米松。

（5）其他：偶见肝功能障碍及急性黄疸，严重者甚至可引起急性肝坏死。静脉滴注部位易发生血栓静脉炎。为减少静脉炎的发生，静脉滴注的浓度不宜超过 1ml：0.1mg，并经常更换注射部位。

本品可促进钾排出，与肾上腺皮质激素合用时可加重低血钾；与氨基糖苷类、万古霉素、多黏菌素、抗肿瘤药物合用增加肾毒性，应尽量避免。用药期间要定期查血象、尿常规、肝、肾功能、血钾、心电图等，发现异常时，要及时减量或停药。如病情需要，待好转后再继续用药。

制霉素（Nystatin，制霉菌素）

本品为多烯类抗真菌抗生素，抗菌作用和机制与两性霉素 B 相似，对念珠菌的抗菌活性较高，且不易产生耐药。制霉菌素主要是局部外用治疗皮肤、黏膜浅表真菌感染。口服很少吸收，因其毒性较大故不宜注射给药。局部应用时不良反应少见。口服后可有轻度胃肠道反应。

灰黄霉素（Griseofulvin）

本品为非多烯类抗真菌抗生素。本品脂溶性高，口服易吸收，可积存于角质细胞的前体细胞，细胞分化后则存在于角质蛋白，从而抵制真菌入侵，使新长出的毛发、指甲不再染病，而染有真菌的角质蛋白代谢脱落后，即被新的、正常的组织取代。

灰黄霉素对皮肤癣菌属、小孢子菌属、发癣菌属有抑菌作用。临床主要用于上述菌属所引起的皮肤、头发和指（趾）甲感染。外用无效，口服不良反应较多，目前临床应用较少。

二、咪唑类抗真菌药

本类药物是一类含有咪唑基的抗真菌药物，通过抑制真菌细胞膜的合成而产生作用,对浅部和深部真菌感染均有明显作用。此类药发展迅速,新品种不断出现,临床应用日趋广泛。

酮康唑 (Ketoconazole)

本品是第一个广谱口服抗真菌药,口服吸收良好,吸收后广泛分布于各主要脏器和体表黏膜,并通过汗腺转运至皮肤、头发及指甲角质层,不易通过血脑屏障。口服用于治疗胃肠道、阴道及全身性真菌感染。局部外用治疗浅部真菌感染,不宜用于治疗真菌性脑膜炎。肝毒性较多见,故用药期间每两周查一次肝功能;如出现肝功能异常应立即停药。用药期间应禁酒和肝毒性药物,孕妇、哺乳期妇女禁用。不宜与抗酸药和抑制胃酸分泌药合用,因降低胃内酸度可减少酮康唑的吸收。

氟康唑 (Fluconazole)

本品口服吸收良好,生物利用度达95%。吸收后可广泛分布到各组织和体液,对正常和炎症脑膜有强大穿透力,脑脊液药物高达血药浓度的50%~60%,大部原型经肾排泄,$t_{1/2}$为35h,肾功能不全时$t_{1/2}$延长。为广谱抗深部真菌药,对包括隐球菌属、念珠菌属和球孢子属等深部真菌有效。临床与两性毒素B合用作为治疗深部真菌感染的首选药,尤其是真菌性脑膜炎的治疗。不良反应主要为胃肠道反应,偶见肝、肾功能损害和过敏反应,与苯妥英钠、磺胺类、双香豆素类药物合用时,可使这些药物的血药浓度增高。与利福平合用时,两药血药浓度均降低。孕妇及对咪唑类药物过敏者禁用。

咪康唑 (Miconazole, 双氯苯咪唑)

本品抗菌谱和抗菌作用同酮康唑。口服吸收差,静脉注射给药不良反应较多。目前临床主要局部应用治疗阴道、皮肤或指甲的真菌感染。

伊曲康唑 (Itraconazole)

本品抗真菌作用较酮康唑广,体内外抗真菌活性较酮康唑强5~100倍,可有效治疗深部、皮下及浅表真菌感染,已成为治疗罕见真菌如组织胞浆菌感染和芽生菌感染的首选药。口服吸收良好。不良反应发生率低,主要为胃肠道反应、头痛、头昏、低血钾、高血压、水肿和皮肤瘙痒等。肝毒性明显低于酮康唑。

克霉唑 (Clotrimazole, 三苯甲咪唑)

本品为广谱抗真菌药,对浅部、深部真菌感染均有效。口服吸收差,且不良反应多。临床主要局部应用于皮肤黏膜真菌感染。

三、丙烯胺类抗真菌药

特比萘芬（Terbinafine）

本品为丙烯胺类抗真菌药。对曲霉素、镰孢和其他丝状真菌具有良好抗菌活性。口服吸收快速良好，在毛囊、毛发、皮肤和甲板等处长时间维持高浓度。可以外用或口服治疗甲癣和其他一些浅表真菌感染。不良反应轻微，常见胃肠道反应，偶见肝损害和皮疹等。

四、嘧啶类抗真菌药

氟胞嘧啶（Flucytosine，5－氟胞嘧啶）

本品是人工合成的广谱抗真菌药。氟胞嘧啶进入真菌细胞内后转化为氟尿嘧啶，替代尿嘧啶参与 DNA 合成，从而干扰、抑制真菌 DNA 合成。口服吸收快而完全。吸收后广泛分布于心、肝、肾、脾等组织，易透过血脑屏障。亦可进入感染的腹膜腔、关节腔和房水中。大部以原型经肾排出。临床主要用于隐球菌、念珠菌等敏感真菌所致的深部真菌感染，对真菌性脑膜炎有较好疗效，但单用易产生耐药，宜与两性霉素 B 合用以发挥协同作用。不良反应为恶心、呕吐、腹泻、皮疹、发热，偶见肝损害，全血细胞减少，尿素氮升高等。用药期间注意检查血象和肝、肾功能，如有异常立即停药，孕妇禁用。

第二节 抗 病 毒 药

病毒是一种细胞内寄生性病原体，仅以一种核酸（DNA 或 RNA）为核，以蛋白质为外衣组成病毒颗粒，因其自身无细胞结构和完整的酶系统，必须依赖宿主细胞提供能量、酶系统及代谢必需物质才能生长繁殖。由于病毒与宿主共用酶系统和代谢物质，且种类多，变异快，故目前临床应用的抗病毒药对宿主细胞有较大的毒性，抗病毒谱窄，疗效不理想，临床应用有限。抗病毒药可通过干扰病毒吸附、阻止病毒穿入和脱壳、阻碍病毒在细胞内复制、抑制病毒释放或增强宿主抗病毒能力等方式呈现抗病毒作用。

抗病毒药有多种分类法。为适应临床需要，依其大致抗病毒谱分为抗疱疹病毒药、抗逆转录病毒药及其他抗病毒药。

一、抗疱疹病毒药

阿昔洛韦（Acyclovir，ACV，无环鸟苷）

本品为广谱抗疱疹病毒药物，对单纯疱疹病毒、水痘带状疱疹病毒和 EB 病毒等其他疱疹病毒均有效。对 RNA 病毒无效，对宿主细胞毒性低，为治疗单纯疱疹病毒感染的首选药。局部应用可治疗疱疹性角膜炎、单纯疱疹和带状疱疹；口服或静脉给药可治疗单纯疱疹脑炎、生殖器疱疹、免疫缺陷病人单纯疱疹感染等。不良反应较少，可见皮疹、恶心、厌食等。静脉给药可致静脉炎。肾功能不全，小儿及哺乳期妇女慎用，孕妇禁用。

伐昔洛韦（Valacyclovir）

本品为阿昔洛韦的前体物质，进入体内后很快分解成阿昔洛韦。口服等量药物时，伐昔洛韦生物利用度较阿昔洛韦高 3~5 倍，$t_{1/2}$ 长，故每日给药次数少。适应证、不良反应与用药注意事项同阿昔洛韦。

碘苷（Idoxuridine，疱疹净）

本品可竞争性抑制 DNA 合成酶，从而抑制病毒生长，对 RNA 病毒无效。全身用药毒性大，临床仅限于局部用药，主要用于单纯性疱疹角膜炎、结膜炎或皮肤、口角疱疹病。

二、抗逆转录病毒药（抗艾滋病药）

艾滋病（AIDS）是由艾滋病毒感染引起的、以人类免疫功能丧失为特征的一种全身性传染病。艾滋病毒是一种逆转录病毒，侵入人体后，主要侵害与维持机体免疫功能相关的淋巴细胞。导致 T 细胞大量被破坏，机体免疫功能急剧下降，导致各种病原菌尤其是某些特殊菌种及耐药菌株如弓形虫、卡氏肺囊虫、白色念珠菌、结核杆菌等病菌侵入，患者终因感染难以控制而死亡。

抗艾滋病药物按作用机制不同可分为 4 类：①核苷类逆转录酶抑制剂；②病毒侵蚀阻滞剂；③病毒基因表达抑制剂；④蛋白酶抑制剂。这些药物能不同程度地抑制艾滋病毒，改善临床症状，延长艾滋病患者的生存期，但均不能完全杀死艾滋病毒，根治艾滋病，且价格昂贵、毒副作用较大。目前，一般采用 1 种蛋白酶抑制剂与 2 种逆转录酶抑制剂合用（被称为"鸡尾酒"疗法），可使血液中艾滋病毒水平 1 年内明显减少，甚至低于检测水平，但这种疗法价格昂贵，也不能根治艾滋病。

齐多夫定（Zidovudine，ZDV，叠氮胸苷，Azidothymidine，AZT）

为脱氧胸苷衍生物，1987 年被美国 FDA 批准的第一个治疗艾滋病感染的核苷类逆转录酶抑制剂。可抑制 HIV 逆转录过程，从而抑制 HIV 复制，产生抗病毒作用。该药为治疗艾滋病的首选药，可减轻或缓解艾滋病和艾滋病相关综合征。不良反应主要为骨髓抑制，发生率与剂量和疗程有关；也可出现喉痛、无力、发热、恶心、头痛、皮疹、肝功能异常及味觉改变等。

地丹诺辛（双脱氧肌苷，Didanosine）

作用机制同齐多夫定。其突出优点是不抑制骨髓，临应用于对齐多夫定产生耐药和不能耐受齐多夫定的艾滋病患者。毒性较小，约2%患者可发生急性静脉炎，偶见肝损害及末梢神经病变。

扎西他滨（双脱氧胞苷，Zalcitabine）

为人工合成的内源性核苷类似物，作用机制同齐多夫定。与同类药物比，本品与病毒逆转录酶有更高的亲和力，是目前抗艾滋病感染作用最强的核苷类衍生物。临床常与齐多夫定合用或交替使用，以增加疗效。最主要的毒性反应为神经毒性，以双脚灼刺痛为突出症状，并有小腿放射痛，多在用药剂量超过 0.06mg/kg，用药后 10 ~ 14 周后发生，停药后可逐渐恢复。其他常见的不良反应有发热、皮疹、口腔溃疡、关节疼痛等，偶见血小板减少或中性粒细胞减少。

三、其他抗病毒药

利巴韦林（Ribavirin，病毒唑）

本品为广谱抗病毒药，对流感病毒、呼吸道合胞病毒、腺病毒、疱疹病毒和肝炎病毒均有抑制作用。临床可用于甲、乙型流感和呼吸合胞病毒肺炎和支气管炎、疱疹、腺病毒肺炎及甲型、丙型肝炎等，疗效不确切。口服可引起食欲不振、呕吐、腹泻等，用量过大可致心脏损害。孕妇禁用。

阿糖腺苷（Vidarabine）

本品具有广谱抗病毒作用。主要用于单纯疱疹病毒引起的感染、免疫缺陷合并带状疱疹感染及慢性乙型肝炎。不良反应有胃肠道反应、眩晕和体重减轻，也可致粒细胞、血小板减少等，肝、肾功能不全及孕妇禁用。

干扰素（Interferon）

干扰素是机体细胞在病毒感染或其他诱导剂刺激下产生的一类具有生物活性的糖蛋白，临应常用的是重组干扰素。

干扰素具有广谱抗病毒作用，通过使未受感染的细胞产生抗病毒蛋白而干扰病毒的复制和增殖，对 RNA 和 DNA 病毒均有效。此外，还有免疫调节和抗恶性肿瘤作用。主要用于乙型肝炎、丙型肝炎的治疗，也可用于治疗急性病毒感染如流感及其他呼吸道病毒感染性疾病、病毒性心肌炎、流行性腮腺炎、乙型脑炎、巨细胞性病毒感染等。不良反应少，可见发热、头痛、肌痛、全身不适等，也可引起血小板减少，停药后可恢复；大剂量可出现共济失调，精神失常等。

金刚烷胺（Amantadine，金刚胺）

本品可特异性抑制 A 型流感病毒，大剂量也可抑制 B 型流感病毒、风疹和其他病毒。临床主要用于预防和治疗 A 型流感病毒。本品进入脑组织可促使脑组织释放多巴胺并延缓多巴胺的分解代谢，可用于治疗帕金森综合征。毒副作用较小，剂量较大时可致不安、头痛、幻觉、共济失调等，偶可致恶心、呕吐、皮疹、血尿。孕妇，哺乳期妇女，精神病，癫痫患者禁用。不宜与抗胆碱药和皮质激素类合用，用药期间不宜饮酒。

思 考 题

1. 两性霉素 B 静脉滴注时需注意些什么？
2. 目前常用的抗真菌药有几类？各举一种代表药。

制剂与用法

两性霉素 B 粉针剂：5mg，25mg，50mg。静脉滴注：成人开始 0.1～0.2mg/（kg·d），每 1～2d 1 次，以后增至 1mg/（kg·d），用 5% 葡萄糖注射液溶解稀释成浓度不超过 1ml∶0.1mg 的滴注液后以 1～1.5ml/min 的滴速静脉滴注；小儿开始 0.1mg/（kg·d），以后逐渐增加，最高不超过 1mg/（kg·d），用法同上。真菌性脑膜炎患者可同时采用鞘内注射，成人首剂 0.05～0.1mg，逐渐增至一次 0.5～1mg，浓度不超过 1ml∶0.3mg 用脑脊液反复稀释注入，2～3 次/周，总量 15mg 左右。

制霉素 片剂：10 万 U，25 万 U，50 万 U。口服，成人 200 万～400 万 U/d，分 3～4 次服；小儿 5 万～10 万 U/d，分 3～4 次，口服疗程 14 日左右。

氟康唑 片剂：0.05g，0.1g，0.2g。注射剂：100ml∶0.2g，200ml∶0.4g。口服用于皮肤黏膜真菌感染 50mg，顿服，连用 7～14 日；静脉滴注用于深部真菌感染：成人 0.1～0.2g/d，静脉滴注严重真菌感染：开始时 0.4g/d，以后改为 0.2～0.4g/d，分 2 次用，真菌性脑膜炎常与两性霉素 B 合用。

酮康唑 片剂：0.2g。口服，成人 0.2～0.4g/d，进餐时顿服，小儿 3.3～6.6mg/（kg·d），顿服。

咪康唑 片剂：0.1g。口服：成人 1.5～3g/d，分 3 次；小儿初次剂量为 30～60mg（kg·d），以后减至 10～20mg/（kg·d），分 2 次服用。

软膏剂：2%。霜剂：2%。局部涂抹 2 次/日。

伊曲康唑 片剂：50mg，100mg。口服：100mg/d，就餐时顿服。对一般浅表真菌感染疗程为 15 日左右，甲癣需 3 个月，用于全身真菌感染 200～300mg/d，就餐时 1 次或 2 次服，疗程据疗效而定；小儿 3～5mg/（kg·d）。

克霉唑 霜剂：1%，3%。软膏剂：1%，3%。局部涂抹。

灰黄霉素：成人 500~600mg/d，儿童 10~15mg/（kg·d），分 2~4 次口服。滴丸（固定分散物）剂量减半，疗程 10~14 日。

氟胞嘧啶　片剂：0.25g。口服：成人 4~6g/d，分 4 次，疗程视病情而定。

阿昔洛韦　片剂：0.2g。口服：成人 0.2g/次，每 4h 1 次。注射剂：0.25g，0.5g。静脉滴注：成人常用量 5mg/（kg·d），每 8h 1 次，疗程 7~10 日。另有眼膏、软膏供用。

伐昔洛韦　片剂：0.1g，0.2g。口服：成人常用量，治疗带状疱疹推荐剂量为 1g/次，3 次/日，7 日为 1 疗程。治疗生殖器疱疹和皮肤黏膜疱疹病毒感染，推荐剂量为 0.5g/次，2 次/日，5 日为 1 疗程。

碘苷　0.1% 滴眼液，0.5% 眼膏。眼用：治疗疱疹性角膜炎，白天 1h 1 次，夜间 2h 1 次，症状显著改善后，改为白天 2h 1 次，夜间 4h 1 次。

齐多夫定　片剂：0.1g，0.2g。口服：成人 0.2g/次，4 次/日，疗程 6 周以上。

地丹诺辛　片剂：50mg，100mg，150mg。口服：成人 200~300mg/次，2 次/日。

扎西他宾　片剂：0.375mg，0.75mg。口服：成人或小儿 0.03mg/（kg·d），分 4 次。

利巴韦林　片剂：0.05g，0.1g。口服：成人 0.1~0.2g/次，3 次/日。注射液：1ml：0.1g。静脉注射：10~15mg/（kg·d），分 2 次。

阿糖腺苷　注射液：1ml：0.2g，5ml：1g。静脉滴注：10mg/（kg·d），用葡萄糖注射液溶解后缓慢滴入。1 次/日。

α-干扰素　粉针剂：100 万 U，300 万 U，500 万 U。肌内注射或静脉注射：300 万 U/次，1~3 次/周。

金刚烷胺　片剂：0.1g。0.2g/次，2 次/日。

（李新才）

CHAPTER 第四十三章

抗恶性肿瘤药物

☞ **学习要求**

1. 掌握抗肿瘤药物的应用原则。
2. 熟悉细胞增殖周期与抗恶性肿瘤药物的作用环节、药物的分类。
3. 熟悉抗肿瘤药物的主要不良反应。

恶性肿瘤是一类严重威胁人类健康的常见病、多发病。目前临床上常采用手术切除、放射治疗、药物治疗（化疗）、免疫治疗、基因治疗等多种治疗方法，显著提高了对恶性肿瘤的治疗效果。许多以前认为致命的恶性肿瘤如睾丸癌、淋巴瘤和白血病，现在已能得到有效治疗。其中化疗在综合治疗中占有重要地位，许多抗肿瘤新药，已被用来治疗以往无法治疗或只得接受局部手术和放疗的病人。但在常用的治疗药物中，唯有抗肿瘤药物治疗指数小而毒副作用强，因此，充分了解这些药物的药理作用和临床应用，对安全有效地进行临床治疗具有非常重要的意义。

第一节 抗恶性肿瘤药的药理学基础

一、细胞增殖周期

肿瘤细胞从一次分裂结束经过物质的积累直到下一次细胞分裂结束，这段时间称为细胞增殖周期。根据其生长繁殖特点分为两类。

1. **增殖细胞群** 历经 4 个时相，DNA 合成前期（G_1 期）、DNA 合成期（S 期）、DNA 合成后期（G_2 期）、有丝分裂期（M 期）。这部分肿瘤细胞对化疗药物敏感。

2. **非增殖细胞群** 又称为静止细胞群（G_0 期），有增殖能力，但暂不分裂，当增殖细胞群被药物杀灭后，静止细胞群即可进入增殖状态，是肿瘤复发的根源。静止期细胞对药物不敏感。此外，还有一类无增殖能力的细胞，无治疗学意义。

二、抗恶性肿瘤药物的分类

从生物学角度考虑，诱导肿瘤细胞分化，抑制肿瘤细胞增殖或者使肿瘤细胞死亡的药物均可发挥抗肿瘤作用，可根据其化学结构及来源分类，也可按其对细胞增殖周期的影响进行分类。

1. 按化学结构及来源分类

（1）抗代谢类：甲氨蝶呤、氟尿嘧啶、巯嘌呤、羟基脲、阿糖胞苷等。

（2）烷化剂类：塞替派、环磷酰胺、白消胺等。

（3）抗肿瘤抗生素类：多柔比星、柔红霉素、丝裂霉素、博来霉素、放线菌素D等。

（4）抗肿瘤植物生物碱类：长春碱类、三尖杉酯碱、紫杉醇、喜树碱等。

（5）激素类：肾上腺皮质激素、雄激素类、雌激素类等。

（6）其他类：门冬酰胺酶、顺铂、卡铂等。

2. 按药物对细胞增殖周期作用的特点分类

（1）细胞周期非特异性药物：可杀灭增殖周期各时相的细胞甚至包括 G_0 期细胞的药物，作用快而强，能迅速杀死肿瘤细胞，本类药多采用大剂量间歇给药，在机体能耐受的毒性范围内，其杀伤能力随剂量的增加而成倍增加。如某些直接破坏 DNA 结构和功能的药物（烷化剂和抗肿瘤抗生素）。

（2）细胞周期特异性药物：作用于细胞周期中某一时相的药物，起效较慢而作用较弱，多采用缓慢静注或肌注给药。如作用于 S 期的抗代谢药和作用于 M 期的长春碱类药物等。

第二节 常用抗恶性肿瘤药物

一、抗代谢类

本类药物的化学结构和核酸代谢的必需物质如叶酸、嘌呤、嘧啶等十分相似，可干扰核酸的代谢，从而干扰 DNA 的合成，阻止肿瘤细胞的分裂和增殖，属于作用于 S 期的细胞周期特异性药物。

甲氨蝶呤（Methotrexate，MTX）

【药理作用】化学结构与叶酸相似，对二氢叶酸还原酶有强大而持久的抑制作用，阻断叶酸代谢，影响 DNA 和蛋白质的合成。

【临床应用】对儿童急性淋巴细胞性白血病疗效显著，也用于绒毛膜上皮癌及恶性葡萄胎，鞘内注射可用于中枢神经系统白血病的预防和症状的缓解。

【不良反应】主要表现为消化道反应和骨髓抑制，大剂量长期用药可致肝、肾损害，妊娠早期应用可致畸胎，死胎。

氟尿嘧啶（5-Fluorouracil，5-FU）

化学结构与尿嘧啶相似，抑制脱氧胸苷酸合成酶，阻止脱氧尿嘧啶（dUMP）甲基化为脱氧胸嘧啶（dTMP），从而影响 DNA 的合成。而且，此药可以伪代谢产物形式掺入 RNA 中干扰蛋白质的合成，对其他各期细胞也有作用。对消化道肿瘤和乳腺癌疗效较好，对卵巢癌、宫颈癌、绒毛膜上皮癌、膀胱癌等也有效。多见骨髓抑制和消化道毒性，出现血性腹泻应立即停药，偶见肝、肾损害。

巯嘌呤（6 - Mercaptopurine，6 - MP）

在体内转变成硫代肌苷酸后，阻止肌苷酸转变为腺苷酸和鸟苷酸，干扰嘌呤代谢，阻碍核酸合成，对 S 期细胞作用最为显著，对 G_1 期细胞有延缓作用。该药起效慢，常用于儿童急性淋巴细胞性白血病的维持治疗，大剂量对绒毛膜上皮癌疗效亦好。主要不良反应为胃肠道反应和骨髓抑制，少数病人可出现肝功能障碍。

羟基脲（Hydroxycarbamide，HU）

抑制核苷酸还原酶，阻止胞苷酸转变为脱氧胞苷酸，从而抑制 DNA 的合成。对 S 期细胞有杀灭作用，用药后可使瘤细胞集中于 G_1 期，故可做同步化药物，增加肿瘤细胞对化疗或放疗的敏感性。对慢性粒细胞性白血病疗效好，能暂时缓解黑色素瘤的病程。不良反应主要为骨髓抑制，尚有轻度消化道反应。有致畸作用，孕妇忌用。

阿糖胞苷（Cytarabine，Ara - C）

在体内转变成二或三磷酸胞苷后，抑制 DNA 多聚酶的活性，影响 DNA 合成，也可掺入 DNA 中干扰其复制，属细胞周期特异性药物，与常用抗恶性肿瘤药物无交叉耐药性。临床用于治疗成人急性粒细胞或单核细胞性白血病。主要不良反应为骨髓抑制、胃肠道反应；静脉注射可致静脉炎。

二、烷化剂类

烷化剂是一类性质活泼的化合物，其活泼的烷化基团能与细胞中 DNA、RNA 或蛋白质中的氨基、巯基、羟基和磷酸基等起作用，干扰 DNA 的复制过程，造成 DNA 结构和功能的损害，从而阻止细胞增殖，导致细胞死亡。属于细胞周期非特异性药物。目前常用的有如下几种。

环磷酰胺（Cyclophosphamide，CTX）

本药体外无药理活性，在体内代谢后生成醛磷酰胺，在肿瘤细胞内分解为磷酰胺氮芥而发挥作用。抗瘤谱广，为目前广泛应用的烷化剂。对恶性淋巴瘤、急性淋巴细胞性白血病疗效显著，对多发性骨髓瘤、肺癌、卵巢癌、乳腺癌等也有效。常见骨髓抑制，消化道反应较轻，大剂量时可导致出血性膀胱炎，同时应用巯乙磺酸钠可预防发生。

噻替派 (Thiotepa, Thiophosphoramide, TSPA)

是乙酰亚胺类烷化剂的代表，本品化学性质活泼，选择性较高，抗瘤谱较广，对乳腺癌、卵巢癌、肝癌、黑色素瘤和膀胱癌等疗效较好。不良反应为骨髓抑制，局部刺激性小，可行静脉注射、肌内注射、动脉内注射及腔内给药。

白消安 (Busulfan)

属甲烷磺酸酯类，在体内解离后起烷化作用。小剂量即可选择性地抑制粒细胞生成，对慢性粒细胞性白血病疗效显著，对慢性粒细胞性白血病急性病变及急性白血病无效。口服吸收好，分布迅速，代谢产物从尿排出。主要不良反应为胃肠道反应，骨髓抑制。

三、抗肿瘤抗生素类

博来霉素 (Bleomycin, BLM)

为含多种糖肽的复合抗生素，能与铜或铁离子络合，使 DNA 单链断裂，阻止 DNA 复制，干扰细胞分裂增殖。属细胞周期非特异性药物。用于鳞状上皮癌，也用于恶性淋巴瘤的联合治疗。不良反应有脱发，发热等，肺毒性严重，可致间质性肺炎或肺纤维化。

丝裂霉素 C (Mitomycin C, MMC)

本药具有烷化作用，能抑制 DNA 复制，也能使部分 DNA 链断裂，属细胞周期非特异性药物。抗瘤谱广，主要用于胃癌、肺癌、乳腺癌、慢性粒细胞性白血病、恶性淋巴瘤等。不良反应为骨髓抑制，明显而持久，次为消化道反应，偶见肾毒性和间质性肺炎。注射局部刺激性大。

放线菌素 D (Actinomycin D, DACT)

为多肽类抗恶性肿瘤抗生素，抑制 RNA 多聚酶的功能，妨碍蛋白质合成从而抑制肿瘤细胞的生长。属细胞周期非特异性药物，对 G_1 期作用较强，阻止细胞从 G_1 期转变为 S 期。抗瘤谱窄，主要用于恶性葡萄胎、绒毛膜上皮癌、恶性淋巴瘤、肾母细胞瘤、神经母细胞瘤等。与放疗联合应用，可提高肿瘤细胞对放疗的敏感性。常见不良反应为消化道反应如恶心、呕吐、口腔炎等，还可发生骨髓抑制。

柔红霉素 (Daunorubicin, DRN)

为蒽环类抗生素，破坏 DNA 的模板功能，影响 DNA 和 RNA 的合成。主要用于治疗对常用抗恶性肿瘤药耐药的急性白血病，但缓解期短。主要毒性反应为骨髓抑制、消化道反应和心脏毒性等。

多柔比星（Doxorubicin，ADM）

作用机制与柔红霉素相似，属细胞周期非特异性药物。抗瘤谱广，疗效高，主要用于治疗对常用抗恶性肿瘤药耐药的急性淋巴细胞性白血病或粒细胞性白血病、恶性淋巴瘤及乳腺癌、小细胞肺癌、骨肉瘤、肝癌等。不良反应与柔红霉素类似，心脏毒性较轻。

四、抗肿瘤植物生物碱类

长春碱类

主要有长春碱（Vinblastine，VLB）及长春新碱（Vincristine，VCR），为夹竹桃科长春花植物所含的生物碱。其作用为抑制肿瘤细胞微管蛋白聚合，干扰纺锤体和微管的形成，对细胞有丝分裂有抑制作用。属作用于 M 期的细胞周期特异性药物。VLB 对急性白血病、恶性淋巴瘤、绒毛膜上皮癌疗效明显，VCR 对儿童急性淋巴细胞性白血病疗效好，起效快，常与泼尼松龙合用做诱导缓解药。还可应用于乳腺癌和肺癌的治疗。不良反应包括骨髓抑制、消化道反应、神经毒性、脱发及注射部位刺激性强。

三尖杉酯碱类（Harringtonine）

是从三尖杉属植物中提取的生物碱。抑制蛋白质合成的起始阶段，干扰核蛋白体的功能，主要作用于 S 期细胞，属细胞周期特异性药物。对急性粒细胞白血病疗效较好，对恶性淋巴瘤也有效。只作缓慢静脉滴注用。不良反应有骨髓抑制及胃肠道反应，其心脏毒性可致心律失常、心功能衰竭等。

喜树碱（Camptothecin，CPT）

是从我国特有的植物喜树中提取的生物碱。主要作用于 S 期，属细胞周期特异性药物，临床用于胃癌、结肠癌、直肠癌、绒毛膜上皮癌和急性、慢性粒细胞白血病。不良反应较大，主要有泌尿道刺激症状、骨髓抑制、消化道反应。

紫杉醇（Paclitaxel）

此药有其独特的抗肿瘤作用机制，且对耐药细胞也有效，是近年来受到广泛重视的抗恶性肿瘤新药。可抑制细胞有丝分裂过程。临床用于食管癌、大肠癌、肺癌、黑色素瘤等，疗效较好。不良反应主要有骨髓抑制、神经毒性、心脏毒性、过敏反应等。

五、激素类及其拮抗剂

某些肿瘤如乳腺癌、前列腺癌、甲状腺癌、宫颈癌、卵巢癌和睾丸肿瘤等与机体内相应的激素失调有关。用某些激素或其拮抗剂能改变体内激素的平衡失调状况，抑制肿瘤生长，且无骨髓抑制等不良反应，但激素作用广泛，应用不当也可导致机体产生不良影响。

糖皮质激素类

常用的有泼尼松、泼尼松龙、可的松等，能抑制淋巴组织，使淋巴细胞溶解。对急性淋巴细胞性白血病及恶性淋巴瘤的疗效较好，起效快但不持久，易产生耐药性。对慢性淋巴细胞性白血病，除可降低淋巴细胞数目外，还可降低血液系统并发症的发生率或使其缓解。常与其他抗恶性肿瘤药合用，治疗霍奇金病和非霍奇金淋巴瘤。短期小剂量应用可以改善恶性肿瘤引起的发热、毒血症等症状。对其他恶性肿瘤无效，且可抑制机体免疫功能，导致肿瘤扩散。

雌激素类

常用药有己烯雌酚，可通过抑制下丘脑及脑垂体促间质细胞刺激激素的分泌，从而减少睾丸间质细胞的睾丸酮及肾上腺皮质的雄激素分泌。可对抗雄激素促进前列腺癌组织生长发育的作用，用于前列腺癌的治疗，对绝经期乳腺癌也有效。

雄激素类

常用药为二甲基睾丸酮、丙酸睾丸酮等，可抑制脑垂体前叶的功能，减少卵巢雌激素的分泌，还能对抗催乳素对肿瘤细胞的促进作用，对晚期乳腺癌效果较好。

他莫西芬（Tamoxifen，TAM）

为人工合成的雌激素受体的部分激动剂，具雌激素样作用，同时也有拮抗雌激素的作用，从而抑制雌激素依赖性肿瘤细胞的生长。主要用于雌激素受体阳性的乳腺癌病人。

六、其他类

L-门冬酰胺酶（L-Asparaginase）

L-门冬酰胺是某些肿瘤细胞不能自行合成但其生长必需的氨基酸，它可将血清门冬酰胺水解而使肿瘤细胞缺乏门冬酰胺供应，生长受抑。而正常细胞能自行合成，不受此限制。主要用于急性淋巴细胞性白血病，但疗效不持久。不良反应有消化道反应及精神症状，偶见过敏反应，应作皮试。

顺铂（Cisplatin，DDP）及卡铂（Carboplatin，CBP）

作用与烷化剂相似，破坏DNA的结构和功能，属周期非特异性药物。顺铂抗瘤谱广，对头颈部鳞状细胞癌、卵巢癌、肺癌、鼻咽癌、淋巴瘤、膀胱癌等有良好疗效。主要不良反应为骨髓抑制，消化道反应。卡铂为第二代铂类配合物，作用机制同顺铂，抗癌作用活性较强，毒性较低，主要用于肺癌及不能耐受顺铂的卵巢癌、头颈部癌、睾丸癌等。

第三节　抗恶性肿瘤药物毒性和应用原则

一、抗恶性肿瘤药物的毒性

大多数抗恶性肿瘤药的选择性低、治疗指数小，药物杀灭或抑制肿瘤细胞的同时，对机体增殖更新较快的正常组织如骨髓、消化道黏膜、淋巴组织、免疫系统、肝、肾等常有不同程度的损害，毒性反应成为化疗限制剂量使用的关键因素，同时也影响了患者的生存质量。主要的不良反应有以下一些。

1. **消化道反应**　常表现为食欲减退、恶心、呕吐、腹痛、腹泻等，是抗肿瘤药最常见的不良反应。一般认为，这些反应是由药物直接刺激延髓催吐化学感受区的结果，抗肿瘤药对消化道黏膜的直接损伤，则表现为口腔炎、口腔溃疡、胃炎、胃溃疡等。

2. **骨髓抑制**　最常见的骨髓抑制表现为白细胞减少、血小板减少、严重者发生再生障碍性贫血，为绝大多数抗恶性肿瘤药物最严重的不良反应。不同抗肿瘤药物对骨髓的抑制程度、出现快慢及持续时间有所不同，对于迟发性骨髓造血功能损害的药物，使用时应特别注意。

3. **肝损害**　肝脏是抗肿瘤药物代谢的重要器官，肝损害时常表现为肝肿大、黄疸、药物性肝炎等。

4. **肾损害及膀胱毒性**　药物可损伤肾小管上皮细胞，出现血尿、蛋白尿、管型尿、急性或慢性血尿素氮、血清肌酐升高。

5. **神经毒性及耳毒性**　可引起手足麻木、腱反射消失及末梢神经感觉障碍，有些耳毒性药物严重者可致耳聋。

6. **肺损害**　可引起间质性肺炎及肺纤维化，表现为干咳、呼吸困难，严重时可致死。

7. **心肌损害**　表现为心肌炎、心肌缺血、心电图改变或充血性心力衰竭等，与累积剂量，心脏疾病及患者年龄有关。

8. **免疫抑制**　长期大量使用时，可抑制机体的免疫功能，致使机体易于诱发感染。

9. **致突变、致畸、致癌**　多数抗肿瘤药物可导致基因突变，发生于胚胎细胞可致畸胎，发生于一般组织细胞可致癌。

二、应用原则

因为抗肿瘤药物疗效还不满意，对机体毒性大，容易产生耐药性，在制定合理用药方案时应根据抗恶性肿瘤药的作用机制和细胞增殖周期，作如下考虑。

1. 从细胞增殖周期考虑 根据抗肿瘤药物的作用机制和细胞增殖动力学，设计出联合用药方案，可以提高疗效、延缓耐药性的产生，而毒性增加不多。增长缓慢的实体瘤，一般先用周期非特异性药物，杀灭增殖期及部分 G_0 期细胞，使瘤体缩小而驱动 G_0 期细胞进入增殖周期。继用周期特异性药物杀死之。相反，对生长比率高的肿瘤如急性白血病，则先用杀灭 S 期或 M 期的周期特异性药物，以后再用周期非特异性药物杀灭其他各期细胞。待 G_0 期细胞进入周期时，可重复上述疗程。

2. 从抗瘤谱考虑 消化道腺癌宜用氟尿嘧啶、塞替派、环磷酰胺、丝裂霉素等；鳞癌可用博来霉素、甲氨蝶呤等；肉瘤可用环磷酰胺、顺铂、阿霉素等。

3. 从抗肿瘤药物的作用机制考虑 联合应用作用于不同生化环节的抗肿瘤药可增强疗效。

4. 从药物的毒性考虑 多数抗肿瘤药均可抑制骨髓，而泼尼松、长春新碱、博来霉素的骨髓抑制作用较少，可合用以降低毒性并提高疗效。

5. 给药方法 一般采用大剂量间歇疗法，特别是对病期较早、健康状况较好的肿瘤病人应用环磷酰胺、阿霉素、卡氮芥、甲氨蝶呤等时，此疗法往往较小剂量连续法的效果好。因为前者杀火瘤细胞数更多；而且间歇用药既有利于造血系统等正常组织的修复与补充，也有利于恢复机体的免疫性及减少耐药性。

思 考 题

1. 根据抗恶性肿瘤药物的化学结构和来源，可将其分为哪几类？

2. 抗恶性肿瘤药物的常见不良反应有哪些？

3. 设计一个科学合理的化疗方案，一般需要考虑哪些方面的问题？

制剂与用法

5 - 氟尿嘧啶 注射剂：10ml: 0.25g。静脉注射，10～12mg/（kg·d），连用 3～5 日后改为 5～6mg/（kg·2d），总量 5～10g 为 1 个疗程。必要时间隔 1～2 个月开始第 2 个疗程。

6 - 巯嘌呤 片剂：25mg，50mg。白血病：1.5～2.5mg/（kg·d），分 2～3 次口服，疾病缓解后用原量 1/3～1/2 维持。绒癌：6.0～6.5mg/（kg·d），10 日为 1 个疗程。

甲氨蝶呤 片剂：2.5mg。治疗白血病：口服，成人 5～10mg/次，4 岁以上 5mg/次，4 岁以下 2.5mg/次，每周 2 次，总量为 50～150mg。注射剂：5mg。绒毛膜上皮癌：静脉滴注，10～20mg/d，5～10 次为 1 个疗程。头颈部癌：动脉连续滴注，5～10mg/d，连用 5～10 日。鞘内注射：5～15mg/次，每周 1～2 次。

盐酸阿糖胞苷　粉针剂：50mg，100mg。静脉注射或静脉滴注，1~3mg/（kg·d），10~14 日为 1 个疗程。鞘内注射，25mg/次，2~3 次/周，连用 3 次，6 周后重复应用。

羟基脲　片剂：500mg。胶囊剂：400mg。20~40mg/（kg·d），分次口服，或 60~80mg/（kg·3d），4~6 周为 1 个疗程。

环磷酰胺　粉针剂：0.1g，0.2g。静脉注射，4mg/（kg·d），总量 8~10g 为 1 个疗程。大剂量冲击疗法为每次 10~20mg/kg，每周 1 次，8g 为 1 个疗程，以口服维持，2~4mg/（kg·d），分次服用。

塞替派　注射剂：1ml：10mg。静脉注射、动脉注射或肌内注射，0.2mg/（kg·d），连用 5~7 日，以后改为 2~3 次/周，总量约 200~400mg。体腔注射，20~40mg/次，1~2 次/周。

白消安　片剂：0.5mg，2mg。口服，2~8mg/d，分 3 次空腹服用，有效后用维持量，0.5~2mg/次，1 次/日。

博来霉素　注射剂：5mg，15mg，30mg。静脉或肌内注射，15~30mg/次，每日或隔日 1 次，总量 450mg。

丝裂霉素　片剂：1mg。2~6mg/d，1 个疗程总量 100~150mg。粉针剂：2mg，4mg。静脉注射，2mg/次，1 次/日，或 10mg/次，1 次/周。总量 60mg 为 1 个疗程。

顺铂　粉针剂：10mg，20mg，30mg。静脉注射或静脉滴注，20mg/d，连用 5 日为 1 个疗程，疗程间隔 2~4 周，可用药 4~5 个疗程。

放线菌素 D　注射剂：0.2mg。静脉注射，200μg/次，1 次/日，10~14 日为 1 个疗程。

柔红霉素　注射剂：10mg，20mg。静脉注射或静脉滴注，开始 0.2mg/（kg·d），增至 0.4mg/（kg·d），每日或隔日 1 次，3~5 次为 1 个疗程，间隔 5~7 日再给下 1 个疗程。最大总量 600mg/m^2。

长春碱　粉针剂：10mg。静脉注射，一次 0.2mg/kg，每周 1 次，总量 60~80mg 为 1 个疗程。

长春新碱　粉针剂：1mg。静脉注射，一次 0.02mg/kg，每周 1 次，总量 6~10mg 为 1 个疗程。

三尖杉酯碱　注射剂：1ml：1mg，2ml：2mg。静脉滴注 0.1~0.2mg/（kg·d），7 日为 1 个疗程，停 2 周后再用。

L–门冬酰胺酶　注射剂：1000U，2000U。肌内或静脉注射，一次 20~200U/kg，每日或隔日 1 次，10~20 次为 1 个疗程。用药前皮内注射 10~50U 作过敏试验，观察 3h。

（肖　凌）

CHAPTER 第四十四章

抗 寄 生 虫 药

☞ 学习要求

1. 熟悉不同抗疟药的作用特点、临床用途、不良反应。

2. 熟悉抗肠蠕虫药的驱虫谱、适应证。

3. 了解抗阿米巴病药及抗血吸虫病药的作用特点、临床用途及不良反应。

第一节 抗 疟 药

疟疾是由疟原虫引起的，由雌性按蚊传播的传染病。临床上以间歇性寒战、高热、出汗和脾肿大、贫血为特征。抗疟药作用于疟原虫生活史的不同环节，是防治疟疾的重要手段。

一、疟原虫的生活史和抗疟药的作用环节

根据致病疟原虫的不同，将疟疾主要分为：间日疟、三日疟、恶性疟三种，前二者又称良性疟。疟原虫的生活史可分为人体内的无性生殖阶段和雌性按蚊体内的有性生殖阶段。

（一）人体内的无性生殖阶段

1. 原发性红细胞外期　受感染按蚊叮咬人时，子孢子随蚊的唾液进入人体，随即侵入肝细胞中发育、繁殖。经过 10～14 天，生成大量裂殖子，此期不出现症状，为疟疾的潜伏期。乙胺嘧啶为对此期疟原虫有杀灭作用的药物，是病因预防药。

2. 红细胞内期　大量裂殖子破坏肝细胞进入血液，侵入红细胞，生长发育成裂殖体，并破坏红细胞，释放出大量裂殖子及其代谢物，以及红细胞破坏产生的大量变性蛋白质，引起疟疾症状的发作。从红细胞内逸出的裂殖子可再侵入其他红细胞，如此反复循环，引起疟疾症状反复发作。氯喹、奎宁、青蒿素等能杀灭此期疟原虫，有控制症状发作的作用。

3. 继发性红细胞外期　间日疟原虫在进行红细胞内期无性生殖时，在肝细胞内仍

有疟原虫生长、发育。此时肝细胞内疟原虫的来源尚无定论。此期是间日疟复发的根源。伯氨喹能杀灭此期疟原虫，对间日疟有根治（阻止复发）作用。

（二）雌性按蚊体内的有性生殖阶段

红细胞内期疟原虫不断进行裂体增殖，经过数个周期后，细胞内裂殖子发育成雌、雄配子体。按蚊在吸食疟原虫感染者血时，雌、雄配子体随血液进入蚊体，发育成子孢子，移行至唾液腺内，成为感染人的直接传染源。乙胺嘧啶则有控制疟疾传播和流行的作用。

二、常用抗疟药

（一）主要用于控制症状的药物

氯 喹（Chloroquine）

是人工合成的 4 - 氨基喹啉类衍生物。

【体内过程】口服吸收快而完全，血药浓度达峰时间为 3 ~ 5h，半衰期数天至数周，氯喹的血浆蛋白结合率为 60%，广泛分布于全身组织，在肝、脾、肾、肺组织中的浓度常达血浆浓度的 200 ~ 700 倍，受感染红细胞中浓度更大。因表观分布容积大，在治疗疟疾急性发作时必须给予负荷量才能达到有效血药浓度。氯喹在肝中代谢，原形及其代谢产物主要从肾排出，酸化尿液可加速其排泄。

【作用与用途】

1. 抗疟作用 氯喹对间日疟原虫和三日疟原虫及敏感的恶性疟原虫的红细胞内期裂殖体有强大杀灭作用，能迅速有效地控制疟疾的症状发作，其特点是起效快、疗效高、作用持久。服药后 24 ~ 72h 内血中疟原虫消失。对红细胞外期无效，既不能作病因预防药，又不能根治间日疟。

氯喹的抗疟作用机制复杂。首先，氯喹可插入疟原虫 DNA 双螺旋链之间，形成 DNA - 氯喹复合物，影响 DNA 复制和 RNA 转录，并使 RNA 断裂，从而抑制疟原虫的分裂繁殖。而且，氯喹为弱碱性药物，蓄积于疟原虫体内后，使其细胞液的 pH 值增大，形成对蛋白质分解酶不利的环境，使疟原虫分解、利用血红蛋白的能力下降，导致必需氨基酸缺乏，生长繁殖受到抑制。疟原虫对氯喹易产生耐药性，可能与其从体内排出药物增多和代谢加速有关。

2. 抗肠道外阿米巴病作用 氯喹能杀灭阿米巴滋养体，在肝内浓度高，对阿米巴肝脓肿有效。肠内药物浓度低，对阿米巴痢疾无效。

3. 其他作用 大剂量氯喹能抑制免疫反应，偶用于治疗类风湿性关节炎，系统性红斑狼疮等疾病。

【不良反应】氯喹用于治疗疟疾时，不良反应较少。仅有轻度头晕、头痛、胃肠道反应和皮疹等，停药后可消失。长期大剂量用药可引起不可逆耳毒性、视力障碍以及肝、肾损害。

奎 宁（Quinine）

为奎尼丁的左旋体，是从金鸡纳树皮中提取的一种生物碱。

【作用与用途】奎宁对各种疟原虫的红细胞内期滋养体均有杀灭作用，能控制临床症状，但疗效不及氯喹而毒性较大。对红细胞外期疟原虫无效，对配子体作用不明显。主要用于耐氯喹或对多种药物耐药的恶性疟，尤其是严重的脑型疟。

【不良反应】

1. **金鸡纳反应** 奎宁以及金鸡纳树的其他生物碱在治疗剂量时可引起恶心、呕吐、耳鸣、头痛、听力和视力减弱等一系列反应，甚至发生暂时性耳聋，称金鸡纳反应。停药后一般能恢复。

2. **心血管系统反应** 用药过量或静脉注射速度过快时可致严重低血压和致死性心律失常。因此，用于危急病例时，仅可静脉滴注，而且速度应缓慢。

3. **特异质反应** 少数恶性疟患者应用很小剂量也能引起急性溶血，出现寒战、高热、血红蛋白尿（黑尿）和急性肾功能衰竭，甚至死亡。

4. **其他** 奎宁对妊娠子宫有兴奋作用，孕妇禁用。

甲氟喹（Mefloquine）

是由奎宁经结构改造而获得的衍生物，可杀灭疟原虫红细胞内期滋养体。起效较慢，因和氯喹无交叉耐药，用于耐氯喹的恶性疟虫株感染。常可与长效磺胺和乙胺嘧啶合用，该药半衰期较长（约30天），用于症状控制性预防时，每2周给药1次。

青蒿素（Artemisinin）

是从黄花蒿及其变种大头黄花蒿中提取的一种倍半萜内酯过氧化物。

【作用与用途】青蒿素对红细胞内期滋养体有杀灭作用，对红细胞外期滋养体无效，具有高效、速效、低毒的特点，48h内疟原虫从血中消失。主要用于严重疟疾，包括对氯喹及多药耐药的间日疟和恶性疟，可透过血脑屏障，对凶险的脑型疟疾有良好抢救效果。不能用于预防用药及轻度疟疾的治疗。

青蒿素治疗疟疾最大的缺点是复发率高，口服给药后近期复发率可达30%以上，这可能与其在体内消除快，代谢产物无抗疟活性有关。与伯氨喹合用，可使复发率降至10%左右。青蒿素也可诱发耐药性，但比氯喹为慢，与长效磺胺或乙胺嘧啶合用，可延缓耐药性的产生。

【不良反应】少见，患者连续7天服用治疗剂量下的青蒿素不会出现毒副作用。动物试验中应用大剂量时发现有胚胎毒性作用，孕妇禁用。

蒿甲醚（Artemether）和青蒿琥酯（Artesunate）

蒿甲醚是青蒿素的脂溶性衍生物，溶解度大，可制成油针剂注射给药。青蒿琥酯是青蒿素的水溶性衍生物，可经口、静脉、肌内、直肠等多途径给药。两药抗疟作用机制同青蒿素，效果强于青蒿素，近期复发率比青蒿素低，与伯氨喹合用，可进一步降低复发率。

咯萘啶（Pyronaridine）

对红细胞内期疟原虫有杀灭作用，可用于治疗各种类型的疟疾，包括耐氯喹恶性疟，毒副作用小。

（二）主要用于控制复发和传播的药物

伯氨喹（Primaquine）

是人工合成的 8 - 氨基喹啉类衍生物。

【作用与用途】伯氨喹对间日疟红细胞外期子孢子和各种疟原虫的配子体有强大的杀灭作用，是根治间日疟和控制疟疾传播最有效的药物。对红细胞内期无效，不能控制疟疾症状的发作。常与红细胞内期抗疟药（氯喹等）合用，根治良性疟，减少耐药性的产生。

【不良反应】毒性较大，但目前尚无合适药物可以取代之。治疗量即可引起头晕、恶心、呕吐、腹痛、紫绀等，停药后可消失。大剂量时上述症状加重，多数病人可致高铁血红蛋白血症。少数特异质病人在小剂量时也可发生急性溶血性贫血和高铁血红蛋白血症，是因为其体内缺乏葡萄糖 - 6 - 磷酸脱氢酶（G - 6 - PD），有蚕豆病史及家族史者禁用。

（三）主要用于病因性预防的药物

乙胺嘧啶（Pyrimethamine）

是目前用于病因性预防的首选药。

【作用与用途】乙胺嘧啶能杀灭各种疟原虫原发性红细胞外期子孢子发育、繁殖而成的裂殖体。用于抑制耐氯喹株恶性疟的症状发作，作用持久，服药 1 次，其预防作用可维持 1 周以上。对红细胞内期的未成熟裂殖体也有抑制作用，对已成熟的裂殖体则无效。常需在用药后第二个无性增殖期才能显效。此药不能直接杀灭配子体，但含药血液随配子体被按蚊吸入后，能阻止疟原虫在蚊体内的孢子增殖，起阻断传播作用。

研究发现，乙胺嘧啶为二氢叶酸还原酶抑制剂，能阻止虫体内的二氢叶酸转变为四氢叶酸，阻碍其核酸的合成，从而发挥抗疟作用。

【不良反应】治疗量时毒性较小，偶可引起皮疹和造血功能低下。长期大量服用时，可因二氢叶酸还原酶受抑制而引起巨幼细胞贫血，停药或用甲酰四氢叶酸治疗后均可迅速恢复。此药略带甜味，易被儿童误服而中毒，表现为恶心、呕吐、发热、发绀、惊厥，甚至死亡。

第二节 抗阿米巴病药和抗滴虫药

一、抗阿米巴病药

阿米巴病是由溶组织内阿米巴原虫感染所致，包括肠内阿米巴病和肠外阿米巴病。人经口感染阿米巴包囊，在肠腔内发育成小滋养体，寄居在结肠内与肠道菌丛共生，小滋养体一部分移向下段形成新的包囊，此时并无症状，称为排包囊者，是阿米巴病重要的传染源，当人体免疫力低下或肠壁受损时，小滋养体侵入肠壁，成为大滋养体，破坏肠组织而引起肠内阿米巴病。大滋养体也可经血流至肝和其他器官引起阿米巴炎症和脓肿，统称为肠外阿米巴病。抗阿米巴病药的选用主要根据感染部位和类型。根据药物作用部位，分为三类。

（一）抗肠内、肠外阿米巴病药

甲硝唑（Metronidazole，灭滴灵）

为人工合成的咪唑衍生物。

【体内过程】甲硝唑口服吸收迅速而完全，$1 \sim 3h$ 内达有效血药浓度，$t_{1/2}$ 约 $8h$，在体内各组织和体液中分布均匀。可通过胎盘和血脑屏障。主要在肝中代谢，由肾排出，亦可经乳汁排出。

【药理作用和临床应用】

1. 抗阿米巴作用 甲硝唑对阿米巴大滋养体有强大杀灭作用，是治疗急性阿米巴痢疾和肠外阿米巴病的首选。单用甲硝唑治疗阿米巴痢疾时，复发率较高，对排包囊者无效，须合用肠腔内抗阿米巴药，以减少复发。

2. 抗滴虫作用 能直接杀灭阴道滴虫，为治疗阴道滴虫病的首选药。口服后可出现于阴道分泌物、精液和尿中。对女性和男性泌尿生殖道滴虫感染都有良好疗效。

3. 抗厌氧菌作用 对革兰阳性和阴性厌氧杆菌和球菌都有较强的抗菌作用，对脆弱杆菌的杀菌作用更好。常用于口腔、盆腔和腹腔内厌氧菌感染及由此引起的败血症，以及气性坏疽等，至今未发现耐药菌株。

4. 抗贾第鞭毛虫作用 是治疗贾第鞭毛虫病最有效的药物。

【不良反应】最常见者为胃肠道反应如恶心、口腔金属味、呕吐、腹泻、腹痛，此外尚有神经系统反应如头痛、眩晕、肢体麻木，但极为罕见。本药干扰乙醛代谢，如服药期间饮酒，可出现急性乙醛中毒，出现腹部不适、恶心、呕吐、头痛和味觉改变等。动物试验证明有致突变作用，孕妇禁用。

替硝唑（Tinidazole）

为咪唑衍生物。与甲硝唑相比，半衰期较长（$12 \sim 24h$）。口服一次，其有效血药浓度可维持72h。对阿米巴痢疾和肠外阿米巴病的疗效与甲硝唑相当而毒性略低。也用于阴道滴虫症。

（二）抗肠外阿米巴病药

依米丁（Emetine，吐根碱）和去氢依米丁（Dehydroemetine）

依米丁为茜草科植物中提取的一种生物碱，其衍生物去氢依米丁药理作用相似，毒性略低。两药对组织中的阿米巴滋养体有直接杀灭作用。因毒性大，仅用于急性阿米巴痢疾和肠外阿米巴病病情严重，甲硝唑无效或禁用时。此药刺激性大，只能深部肌内注射，且须住院后在严密监护下给药。

（三）抗肠内阿米巴病药

二氯尼特（Diloxanide）

通常用其糠酸酯，对于无症状排包囊者有良好疗效，可用于慢性阿米巴痢疾，对于急性阿米巴痢疾疗效不佳，常合用甲硝唑以肃清肠腔内包囊，预防复发。对肠外阿米巴病无效。不良反应轻微，大剂量时可致流产，但未见致畸作用。

二、抗滴虫药

滴虫病主要指阴道滴虫病，由阴道毛滴虫感染导致，也可寄生于男性尿道内。甲硝唑是治疗滴虫病最有效的药物，且经济、安全。偶遇抗甲硝唑株滴虫感染时，可考虑改用乙酰胂胺局部给药。

乙酰胂胺（Acetarsol）

为五价胂剂，其复方制剂称滴维净。常局部给药置于阴道穹隆部。有轻度局部刺激作用，使阴道分泌物增多。

第三节　抗血吸虫病药和抗丝虫病药

一、抗血吸虫病药

酒石酸锑钾是最早用于血吸虫病的特效药，但它有毒性大、疗程长、必须静脉注射等缺点。现已被高效、低毒、疗程短、可口服的新一代药物吡喹酮所取代。

吡喹酮（Praziquantel）

为人工合成的吡嗪异喹啉衍生物，为广谱抗吸虫药和驱绦虫药。

【药理作用】吡喹酮对多种血吸虫具有杀灭作用，对成虫作用强，对幼虫作用弱，对其他吸虫如华支睾吸虫、姜片吸虫、肺吸虫，都有不同程度的疗效。对各种绦虫及其幼虫也有杀灭作用。

吡喹酮达到有效浓度时，能为血吸虫迅速摄取，可使虫体兴奋、收缩和痉挛、麻痹，失去吸附能力，脱离宿主组织，从肠系膜静脉内向肝转移，并在肝内死亡。吡喹酮的上述作用可能与增加血吸虫体对某些阳离子如 Ca^{2+} 通透性有关。吡喹酮对哺乳动物细胞膜则无上述作用，可见其具有高度选择性。

【临床应用】用于治疗各型血吸虫病，如急、慢性及晚期有合并症的血吸虫病患者，也可用于治疗华支睾吸虫病、肺吸虫病及绦虫病等。

【不良反应】服药后可发生腹部不适、腹痛、恶心以及头昏、头痛等，持续短暂且与剂量有关。少数出现心电图异常。

二、抗丝虫病药

乙胺嗪（Diethylcarbamazine，海群生）

【作用与用途】对班氏丝虫和马来丝虫的微丝蚴和成虫均有杀灭作用。对淋巴系统中的成虫也有毒杀作用，但需较大剂量或较长疗程，是抗丝虫病的首选药。

【不良反应】此药毒性较低，常见厌食、恶心、呕吐、头痛、无力等，常可自行消失。但因丝虫成虫和蚴虫死亡释出大量异体蛋白可引起明显过敏反应，表现为皮疹、淋巴结肿大、血管神经性水肿、畏寒、发热、哮喘、心率加快以及胃肠功能紊乱等。

第四节 抗肠蠕虫药

肠道寄生的蠕虫分为三类：肠道线虫、肠道绦虫和肠道吸虫，在我国肠蠕虫病以肠道线虫感染最为普遍。

甲苯达唑（Mebendazole）

【作用与用途】甲苯达唑为高效、广谱驱肠蠕虫药。对蛔虫、蛲虫、鞭虫、钩虫、绦虫等有杀灭作用，尤其适用于上述蠕虫的混合感染。它抑制虫体对葡萄糖的摄取导致糖原耗竭，减少 ATP 生成，妨碍虫体生长发育。对上述多种蠕虫的成虫和幼虫有杀灭作用。

【不良反应】口服吸收少，首关效应明显，无明显不良反应。少数患者可见短暂腹痛、腹泻。大剂量时偶见过敏反应、脱发、粒细胞减少等。动物试验发现有致畸作用和胚胎毒性，孕妇忌用。2 岁以下儿童和对本品过敏者不宜使用。

阿苯达唑（Albendazole）

阿苯达唑为甲苯达唑的同类物，为广谱、高效、低毒的驱肠虫药。对多种肠道线虫、绦虫和吸虫的成虫及虫卵有杀灭作用，用于多种线虫的混合感染。作用机制同甲苯达唑而疗效较优。也可用于棘球蚴病、囊虫病及吸虫病的感染。不良反应轻微，偶见恶心、腹痛、头昏、失眠等，少数患者偶可出现血清转氨酶升高，停药后可恢复正常，动物实验有胚胎毒性，孕妇禁用。

噻嘧啶 (Pyrantel)

广谱驱线虫药，对蛔虫、钩虫、蛲虫和毛圆线虫感染均有较好疗效，用于上述虫体单独或混合感染。通过抑制虫体胆碱酯酶，使虫体发生神经肌肉除极化，随后虫体发生痉挛性麻痹而排出体外。不良反应轻微而短暂，主要为恶心、呕吐等消化道反应，其次为头昏、发热。

哌嗪 (Piperazine)

其枸橼酸盐称驱蛔灵，对蛔虫和蛲虫有较强的驱除作用。通过改变虫体细胞膜对离子的通透性，使虫体肌肉超极化，阻断了神经 - 肌肉传递，导致虫体发生弛缓性麻痹，失去吸附能力而随肠蠕动排出。主要用于治疗蛔虫、蛲虫感染。本品不易吸收，副作用少见。

吡喹酮 (Praziquantel)

为广谱抗吸虫病和绦虫病药。对多种吸虫有显著杀灭作用，同时也是治疗各种绦虫病和囊虫病的首选药，在治疗脑型囊虫症时，因虫体死亡后的炎症反应可导致颅内压增高，应注意预防。

氯硝柳胺 (Niclosamide)

对多种绦虫成虫有杀灭作用，对牛肉绦虫、猪肉绦虫、阔节裂头绦虫和短膜壳绦虫等感染均有效，口服几乎不吸收，肠道内浓度高，通过抑制绦虫线粒体内 ADP 的氧化磷酸化，使 ATP 生成减少，阻碍虫体生长、发育，杀死其头节和近端节片，使虫体排出，但不能杀灭虫卵。猪肉绦虫死亡节片被消化后，释出的虫卵逆流入胃，有引起囊虫症的危险。不良反应较少，偶见消化道反应。

思 考 题

1. 到疟疾流行地域旅行，应服用什么药物预防疟疾？为什么？
2. 对氯喹耐药的严重疟疾可使用哪些药物进行治疗？每药各有何特点？
3. 简述甲硝唑的作用、用途及主要不良反应。

制剂与用法

氯喹 片剂：0.25g。控制疟疾发作：口服，第 1 日先服 1.0g；8h 后再服 0.5g；第 2、3 日各 0.5g。预防：0.5g/次，1 次/周。肠外阿米巴病：0.25g/次，3 ~ 4 次/日，儿童酌减，3 ~ 4 周 1 个疗程。必要时可适当延长疗程。

硫酸奎宁 片剂：0.3g。口服，0.3 ~ 0.6g/次，3 次/日，连服 5 ~ 7 日。

二盐酸奎宁 注射剂：1ml：0.25g，1ml：0.5g。静脉滴注：0.25 ~ 0.5g/次，用葡萄糖液稀释成每毫升含 0.5 ~ 1.0mg 后，静脉缓慢滴注。切忌静脉推注。

青蒿素 油混悬剂：2ml：50mg，2ml：100mg，2ml：200mg，2ml：300mg。肌内注射，间日疟及恶性疟总量为 500 ~ 800mg，疗程 2 ~ 3 天。

磷酸伯氨喹 片剂：13.2mg。口服，4 日疗法：52.8mg/d（4 片），连服 4 日。8 日疗法：39.6mg/d（3 片），连服 8 日。14 日疗法：26.4mg/d（2 片），连服 14 日。

乙胺嘧啶 片剂：6.25mg。病因性预防：口服，25mg/次，1 次/周或 50mg，1 次/2 周。

甲硝唑 片剂：200mg。口服给药。阿米巴痢疾：0.4 ~ 0.8g/次，3 次/日，共 5 日。肠外阿米巴病：0.75g/次，3 次/日，共 10 日。阴道滴虫病和男性尿道滴虫感染：200mg/次，3 次/日，共 7 日，或 2g 顿服。贾第鞭毛虫病：0.25g，3 次/日，共 5 ~ 7 日；或 2g/d，连用 3 日。注射剂：10ml：50mg，20ml：100mg，100ml：500mg。静脉滴注，厌氧菌感染：500mg/次，于 20 ~ 30min 滴完，3 次/日，共 7 ~ 10 日。

二氯尼特糠酸酯 片剂：0.25g，0.5g。口服给药，成人：500mg，3 次/日，共 10 日；儿童：20mg/（kg·d），分 3 次给药，共 10 日。

喹碘方 片剂：0.25g。口服给药，0.25 ~ 0.5g/次，3 次/日，共 10 日。

氯碘羟喹 片剂：0.25g。口服给药，一次 0.25g，3 次/日，共 10 日。

双碘喹啉 片剂：0.25g。0.6g/次，3 次/日，共 14 ~ 21 日。

去氢依米丁 注射剂：1ml：30mg，1ml：60mg。成人：1 ~ 1.5mg/（kg·d），极量 90mg，深部肌内注射，连用 5 日；儿童也按上述方法按体重计算剂量，每 12h 各给半量。重复疗程时宜间隔 30 日。

滴维净 每次 1 ~ 2 片塞入阴道穹隆部，1 ~ 3 次/日，10 ~ 14 日 1 疗程。

吡喹酮 片剂：0.2g。口服，血吸虫病：一次 10mg/kg，3 次/日，连服 2 日，或每次 20mg/kg，3 次/日，服 1 日。

枸橼酸乙胺嗪 片剂：50mg，100mg。口服，一天疗法：1.5g，1 次或分 2 次服。七天疗法：0.2g/次，3 次/日，连服 7 天。

甲苯达唑片 片剂：0.1g。成人和 2 岁以上儿童服用同样剂量。蛲虫症：100mg，顿服，2 周后再服 1 剂。蛔虫、钩虫、鞭虫症：100mg，早晚各 1 剂，连服 3 日。绦虫症：300mg，3 次/日，连用 3 日。

阿苯达唑片 片剂：0.1g，0.2g。成人和 2 岁以上儿童服用同样剂量。蛲虫、蛔虫、钩虫、鞭虫症：400mg，顿服。

枸橼酸哌嗪 片剂：0.25g，0.5g。蛔虫症：75mg/（kg·d），极量 4g/d，顿服；儿童 75 ~ 150mg/（kg·d），极量 3g/d，空腹顿服，连用 2 日。蛲虫症：成人 1.0 ~ 1.2g/次，2 次/日；儿

童 60mg/（kg·d），分 2 次，连用 7 日。

双羟萘酸噻嘧啶 片剂：0.3g。钩虫症：5～10mg/kg，顿服，连服 2～3 日。蛔虫症：剂量同上，用药 1 次。蛲虫症：剂量同上，连服 1 周。

氯硝柳胺 片剂：0.5g。猪肉、牛肉绦虫症：清晨空腹服 1g，顿服，1h 后再服 1 剂，1～2h 后服硫酸镁导泻。短膜壳绦虫症：清晨空腹嚼服 2g，1h 后再服 1 剂，连服 7～8 日。

（肖　凌）

第八篇

免疫功能调节药

CHAPTER 第四十五章

免 疫 抑 制 药

☞ **学习要求**

1. 熟悉常用免疫抑制药的药理作用、临床应用及不良反应。
2. 了解本章药物的分类和特点。

免疫系统是体内一个特殊的能识别异己、排除异己物质的系统，由参与免疫反应的各种细胞、组织和器官，如胸腺、骨髓、淋巴结、脾、扁桃体及分布在全身组织中的淋巴细胞和浆细胞等构成。正常的免疫具有免疫防护、免疫稳定和免疫监视三大功能，主要功能是能够识别、破坏和清除异物，以维持机体内环境的稳定。若此功能异常，可导致自身免疫性疾病、免疫缺陷病、变态反应、肿瘤等发生，严重的导致死亡。调节免疫功能的药物，可以通过影响免疫应答反应和免疫病理反应而调节机体免疫功能来治疗免疫性疾病。主要包括免疫抑制药和免疫增强药。

免疫抑制药是一种非特异性的抑制机体免疫功能的药物，主要用于自身免疫性疾病和抗器官移植的排斥反应。

免疫抑制药大多数缺乏选择性和特异性，对正常和异常的免疫反应都有抑制作用，长期用药，除了各药特有的毒性外，还容易降低机体抵抗力而诱发感染，抑制造血功能，增加肿瘤发生率及影响生殖系统功能等。

环孢素（Cyclosporin，环孢素 A，CsA）

环孢素是从真菌的代谢产物中提取得到的由 11 个氨基酸组成的环状多肽，现已能人工合成。

【体内过程】 口服吸收慢而不完全，生物利用度 20% ~ 50%，血药浓度 3 ~ 4h 达峰值。在血液中约 50% 被红细胞摄取，30% 与血红蛋白结合，4% ~ 9% 结合于淋巴细胞，血浆中游离药物仅为 5%，$t_{1/2}$ 为 14 ~ 17h，主要在肝脏代谢，自胆汁排出，有明显的肝肠循环。体内过程个体差异明显。

【药理作用】 主要选择性作用于 T 淋巴细胞活化早期，使 T_h 细胞明显减少，T_h/T_s 降低，对 B 细胞的抑制作用弱，对自然杀伤（NK）细胞活力无明显抑制作用，但可通过抑制干扰素的生成而影响 NK 细胞的活力。因为对吞噬细胞功能无影响，所以一般不显著影响机体的防御功能。

环孢素能进入淋巴细胞与环孢素结合蛋白（cyclophilin）结合形成复合体，抑制钙调磷酸酶（calcineurin），阻止了细胞浆 T 细胞激活核因子（nuclear factors of activated T cells）的去磷酸化，妨碍了信息核转导，而抑制 T 细胞活化及 IL－2、IL－3、IL－4、TNF－α、INF－γ 等细胞因子的基因表达。另外环孢素还可以增加 T 细胞内转运生长因子（transforming growth factor，TGF－β）的表达，TGF－β 对 IL－2 诱导的 T 细胞增殖有强大的抑制作用，也能抑制抗原特异性的细胞毒 T 细胞产生。

【临床应用】广泛用于器官、骨髓、皮肤和角膜移植时的抗排斥反应，为首选药；也适用于其他药物无效的难治性自身免疫性疾病，如系统性红斑狼疮、类风湿性关节炎、银屑病等。

【不良反应】发生率高，主要是肝、肾毒性。此外，继发感染也较常见，还可引起胃肠道反应、高血压、多毛症等。

硫唑嘌呤（Azathioprine，依木兰）

硫唑嘌呤为巯嘌呤的衍生物，是最为常用的抗代谢药。主要通过干扰嘌呤代谢的所有环节，抑制嘌呤核苷酸合成，进而抑制细胞 DNA、RNA 和蛋白质合成而发挥抑制 T、B 及 NK 细胞的效应，能同时抑制细胞免疫和体液免疫，但不抑制巨噬细胞的吞噬功能，其中对 T 淋巴细胞抑制作用较强，对 B 淋巴细胞作用较弱。主要用于肾移植的抗排斥反应和类风湿性关节炎、系统性红斑狼疮等多种自身免疫性疾病。不良反应有骨髓抑制、胃肠道反应、皮疹、荨麻疹、药热等。

抗淋巴细胞球蛋白（Antilymphocyte Globulin，ALG）

抗淋巴细胞球蛋白是直接抗淋巴细胞的抗体，能选择性的与 T 淋巴细胞结合，在血清补体协助下，可使外周血淋巴细胞溶解，对 T、B 细胞都有破坏作用，但对 T 细胞作用较强或者封闭淋巴细胞表面受体，使受体失去识别抗原的能力。特异性高，安全性好，能有效抑制各种抗原引起的初次免疫应答，对再次免疫应答作用弱。常与糖皮质激素、硫唑嘌呤等合用，预防器官移植的排斥反应。

糖皮质激素类

糖皮质激素类常用药物有地塞米松、泼尼松、泼尼松龙等。作用于免疫反应各期，对免疫反应的多个环节都有抑制作用。主要是抑制巨噬细胞对抗原的吞噬和处理；也阻碍淋巴细胞 DNA 合成和有丝分裂，并损伤浆细胞。广泛用于自身免疫性疾病、变态反应性疾病和器官移植时的抗排斥反应。作为免疫抑制药应用时，剂量较大，疗程较长，易产生严重的不良反应和并发症。

环磷酰胺（Cyclophosphamide，CTX）

环磷酰胺是一种常用的烷化剂。它不仅杀伤增殖期淋巴细胞，也影响某些静止细胞，可以使循环中淋巴细胞数目减少，B 细胞较 T 细胞对此药更为敏感，因而能选择性抑制 B 淋巴细胞，明显降低 NK 细胞活性，抑制初次和再次体液与细胞免疫反应。但在免疫抑制剂量下不影响已活化巨噬细胞的毒性。临床常用于抗排斥反应与移植物抗宿主反应和糖皮质激素不能缓解的自身免疫性疾病以及恶性淋巴瘤、多发性骨髓瘤等的治疗。不良反应主要有骨髓抑制、消化系统症状、泌尿道症状及脱发等。孕妇和肝功能不良者应慎用。

思 考 题

1. 常用的免疫抑制药有哪些？临床上主要用于什么情况？
2. 环孢素的药理作用和临床应用有哪些？
3. 肾上腺皮质激素在免疫抑制方面的应用有哪些？

制剂及用法

环孢素　口服液：5g/50ml。10～15mg/（kg·d），于器官移植前 3h 开始应用，并持续 1～2 周，然后逐渐减至维持量 5～10mg/kg。静脉滴注可将 50mg 以生理盐水或 5% 葡萄糖注射液 200ml 稀释后于 2～6h 缓慢点滴，剂量为口服剂量的 1/3。

硫唑嘌呤　片剂：50mg，100mg。口服，每日 1.5mg～4mg/kg，1 次/日或分次口服；异体移植，每日 2mg～5mg/kg，1 次/日或分次口服；白血病，每日 1.5mg～3mg/kg，1 次/日或分次口服。

抗人淋巴细胞免疫球蛋白　注射剂：250mg/瓶。将本品稀释于 250～500ml 氯化钠注射液中（幼儿酌减稀释用的氯化钠注射液量），静脉滴注。开始速度每分钟 5～10 滴，如 10min 后无反应，再逐渐加速，全量在 1～2h 内输完。用于器官移植和烧伤植皮时，为预防免疫排斥发生，可在手术前 3 日开始注射。在发生排斥危象时，及时注射本品。注射次数视病情需要而定。在使用前或一个疗程完毕后，经过 1～2 周以上的时间，需要再用药时，均需用猪的正常免疫球蛋白进行皮试，皮试阴性者方可使用。用量：一般按每公斤体重注射 20～30mg，共 5 次，每次间隔 2～3 日。需要时可每日注射。

注射用环磷酰胺　注射液：200mg/支。成人常用量：单药静脉注射按体表面积每次 500～1000mg/m²，加生理盐水 20～30ml，静脉冲入，每周 1 次，连用 2 次，休息 1～2 周重复。联合用药 500～600mg/m²。儿童常用量：静脉注射每次 10～15mg/kg，加生理盐水 20ml 稀释后缓慢注射，每周 1 次，连用 2 次，休息 1～2 周重复。也可肌内注射。

（贾彦敏）

CHAPTER 第四十六章

免 疫 增 强 药

☞ **学习要求**

1. 熟悉常用免疫增强药的药理作用、临床应用及不良反应。
2. 了解本章药物的分类和特点。

免疫增强药是指能激活一种或多种免疫活性细胞，增强机体特异性免疫功能的药物，主要用于免疫缺陷病，慢性感染性疾病，也常作为肿瘤的辅助治疗药物。

卡介苗（Bacillus Calmette - Guerin，BCG）

卡介苗是牛结核分枝杆菌的减毒活菌苗，用于预防结核病。也具有免疫佐剂作用，为非特异性免疫增强剂。具有活化 T、B 淋巴细胞，增强机体的细胞免疫和体液免疫，提高巨噬细胞的吞噬能力等作用。除了用于预防结核病，临床上主要用于肿瘤的辅助治疗，如白血病、黑色素瘤和肺癌等。近年也用于膀胱癌术后冲洗预防肿瘤的复发。不良反应与剂量、给药途径和以往免疫治疗次数有关。注射局部可见红肿、溃疡形成、过敏反应；瘤内注射偶见过敏性休克，甚至死亡。

胸腺素（Thymosin，胸腺肽）

胸腺素是从胸腺分离的，现在也能采用基因工程生物合成。可以促进 T 细胞分化成熟，即诱导淋巴干细胞（前 T 细胞）转化为 T 细胞，并进一步分化成具有特殊功能的各亚型群 T 细胞；还能增强白细胞、红细胞的免疫功能。临床用于细胞免疫缺陷疾病（包括艾滋病）、自身免疫性疾病及肿瘤等的辅助治疗。少数有变态反应。

转移因子（Transfer factor，TF）

转移因子是从人白细胞、牛脾、猪脾中提取出的小分子多肽。可将供体细胞免疫信息转移给受体的淋巴细胞，使之转化、增殖、分化为致敏淋巴细胞，从而获得较持久的免疫力。但不转移体液免疫，不起抗体作用。主要用于胸腺依赖性细胞免疫缺陷病、自身免疫性疾病和恶性肿瘤的辅助治疗；也适用于难控制的病毒性和真菌性感染。

不良反应少，偶见皮疹。

干扰素（Interferon，IFN）

可分为 INF－α、INF－β、INF－γ，是免疫系统产生的细胞因子。现在一般采用 DNA 重组技术生产重组人干扰素 α－2α、α－2b、重组人干扰素 γ。干扰素具有广谱抗病毒、抑制肿瘤细胞的增殖和调节免疫功能等作用。其中 INF－α 和 INF－β 抗病毒作用强于 INF－γ。INF－γ 有免疫调节作用，能活化巨噬细胞，表达组织相容性抗原，介导局部炎症。临床上主要用于病毒感染性疾病和恶性肿瘤的治疗。不良反应有发热、流感样症状及神经系统症状，肝功能损害等。大剂量可见可逆性白细胞和血小板减少等，少数患者快速静注时可出现血压下降。

左旋咪唑（Levamisole，LMS）

是一种口服有效的免疫调节药物。对正常人和动物几乎不影响抗体的产生，但对免疫功能低下者能使受抑制的巨噬细胞和 T 细胞功能恢复正常；但不能促进抗体生成和 B 细胞的增殖反应；适量应用还能恢复肿瘤病人的免疫功能低下，增强特异性淋巴细胞对肿瘤细胞的细胞毒作用。主要用于免疫功能低下者、自身免疫性疾病及肿瘤的辅助治疗，可以增强机体抗病能力，巩固肿瘤的治疗效果，减少复发或转移，延长缓解期，改善类风湿性关节炎、系统性红斑狼疮等免疫异常症状。不良反应主要有恶心、呕吐、腹痛等，少数有头晕、乏力、皮疹等，个别患者可见白细胞、血小板减少、肝功能异常等。

白细胞介素－2（Interleukin－2，IL－2，T 细胞生成因子）

白细胞介素－2 与 IL－2 受体特异性结合而产生作用，是 T 细胞增殖分化所需的调控因子。对 B 细胞、NK 细胞、抗体依赖性杀伤细胞和淋巴因子激活的杀伤（LAK）细胞等均可促进分化增殖。可用于治疗恶性黑色素瘤、肾细胞癌等恶性肿瘤、病毒性感染和自身免疫性疾病，能控制肿瘤发展，减小肿瘤体积并延长生存时间。不良反应较常见，有寒战、发热、皮肤瘙痒、厌食、肌痛、关节痛及神经系统症状。

思 考 题

1. 免疫增强药的临床治疗价值有哪些？如何合理应用？
2. 干扰素的药理作用和临床应用有哪些？
3. 白细胞介素－2 的药理作用有哪些？

制剂及用法

　　卡介苗　粉针剂：0.5mg～0.75mg 菌体。皮肤注射或皮肤划痕接种。

　　胸腺素　注射液（猪胸腺素）：2mg/2ml；5mg/2ml。肌内注射，2～10mg/次，1 日或隔日 1 次。

　　转移因子　注射液：2ml：3mg（多肽）：100μg（核糖）。肌内注射，2ml/次，相当于 10^8 个淋巴细胞（或 1g 扁桃体），1～2 次/周。

　　盐酸左旋咪唑　片剂：25mg，50mg。治疗肿瘤，每 2 周用药 3 天或每周用药 2 天，3 次/日，50mg/次。自身免疫性疾病：2～3 次/日，50mg/次，连续用药。

（贾彦敏）

第九篇

解 毒 药

第四十七章

氰化物中毒及解救药

☞ 学习要求

1. 掌握氰化物中毒的机制、常用解毒药的药理作用和临床应用注意事项。
2. 熟悉常用解毒药的用法用量。
3. 了解氰化物中毒的毒理作用与临床表现。

氰化物是一类剧毒物，常见的有氰化氢、氰化钠、氰化钾、氰化钙等无机类和乙腈、丙腈、丙烯腈、正丁腈等有机类，另外某些植物果实中如苦杏仁、桃仁、李子仁、枇杷仁、樱桃仁及木薯等都含有氰苷，分解后可产生氢氰酸。

氰化物可经口服、吸入及皮肤黏膜吸收。小剂量引起呼吸兴奋；大剂量，呼吸先兴奋后抑制，呼吸麻痹是氢氰酸中毒死亡的主要原因。小剂量氰化物对心血管有兴奋作用，表现为心跳加快、心输出量增加、血压升高，随后逐渐恢复正常。若剂量增大，继之可出现抑制，心跳缓慢、心输出量减少、血压下降，甚至心跳停止。循环衰竭亦是导致氰化物中毒死亡的原因之一。

氰化物产生毒理作用的机制是抑制细胞内多种酶系统，被吸收后与粒线体上的细胞色素 P_{450} 中三价铁（Fe^{3+}）产生络合物，抑制细胞氧化磷酸化作用，阻断能量 ATP 的生成，并使得细胞缺氧窒息。

氰化物中毒的解救药物：常用的解毒药物主要有高铁血红蛋白形成剂、供硫剂、氰化物络合剂等。

亚硝酸钠（Sodium Nitrite）

【体内过程】口服后吸收迅速，15min 起效，可持续 1h，约 60% 在体内代谢，其余以原形由尿排泄。静脉注射立即起效。

【药理作用】氰化物与细胞色素氧化酶的三价铁（Fe^{3+}）有高亲和性。本品系氧化剂，能使血红蛋白中 Fe^{2+} 氧化成 Fe^{3+}，形成高铁血红蛋白。高铁血红蛋白中的 Fe^{3+} 与氰化物（CN^-）结合力比 Fe^{2+} 为强，即使已与细胞色素氧化酶结合的 CN^- 也可使其重新释放，恢复酶的活力。但高铁血红蛋白与 CN^- 结合后形成的氰化高铁血红蛋白在数分钟后又逐渐解离，释出 CN^-，又重现氰化物毒性。因此本品对氰化物中毒仅起暂时性的延缓其毒性。另本品尚有扩张血管作用。

【临床应用】用于氰化物中毒。

【不良反应】有恶心、呕吐、头昏、头痛、出冷汗、紫绀、气急、昏厥、低血压、休克、抽搐。不良反应的程度除剂量过大外，还与注射本品速度有关。

亚硝酸异戊酯（Amyl Nitrite）

吸入体内后半分钟起效，随即迅速水解灭活，药效持续仅 $3 \sim 10min$。血管扩张作用与硝酸甘油类似，但作用更快。进入细胞内释放 NO，激活鸟苷酸环化酶，使平滑肌和其他组织内的 cGMP 增多，导致血管扩张；并能扩张周围静脉，使周围静脉贮血，左心室末压降低和舒张期对冠脉血流阻力降低，也可扩张周围小动脉而使周围阻力和血压下降，从而心肌耗氧量降低，缓解心绞痛。还具有解除氰化物毒性的作用，其机制与亚硝酸钠相同。

亚甲蓝（Methylthioninium Chloride）

【体内过程】亚甲蓝静注后作用迅速，基本不经过代谢即随尿排出。口服可吸收，并在组织内迅速还原为白色亚甲蓝。在 6 天内74% 由尿排出，其中22% 为原形，其余为白色亚甲蓝，且部分可能被甲基化。少量亚甲蓝通过胆汁，由粪便排出。

【药理作用】亚甲蓝系氧化剂，根据其在体内的不同浓度，对血红蛋白有两种不同的作用。低浓度时6 - 磷酸 - 葡萄糖脱氢酶中的氢离子经还原型三磷酸吡啶核苷传递给亚甲蓝，使其转变为还原型的白色亚甲蓝；白色亚甲蓝又将氢离子传递给带 Fe^{3+} 的高铁血红蛋白，使其还原为带 Fe^{2+} 的正常血红蛋白，而白色亚甲蓝又被氧化为亚甲蓝。亚甲蓝的还原 - 氧化过程可反复进行。高浓度时，亚甲蓝不能被完全还原为白色亚甲蓝，因而起氧化作用，将正常血红蛋白氧化为高铁血红蛋白。由于高铁血红蛋白易与 CN^- 结合形成氰化高铁血红蛋白，但数分钟后二者又离解，故仅能暂时抑制 CN^- 对组织中毒的毒性。

【临床应用】对化学物亚硝酸盐、硝酸盐、苯胺、硝基苯、三硝基甲苯、苯醌、苯肼等和含有或产生芳香胺的药物引起的高铁血红蛋白血症有效。对先天性还原型二磷酸吡啶核苷高铁血红蛋白还原酶缺乏引起的高铁血红蛋白血症效果较差。对急性氰化物中毒，可暂时延迟其毒性。

【不良反应及注意事项】本品静脉注射过速，可引起头晕、恶心、呕吐、胸闷、腹痛，剂量过大，除上述症状加剧外，还出现头痛、血压降低、心率增快伴心律失常、大汗淋漓和意识障碍。用药后尿呈蓝色，排尿时可有尿道口刺痛。

本品不宜皮下、肌内或鞘内注射，前者引起坏死，后者引起瘫痪。6 - 磷酸 - 葡萄糖脱氢酶缺乏患者和小儿应用剂量过大可引起溶血。对肾功能不全者应慎用。

硫代硫酸钠（Sodium Thiosulfate）

【体内过程】本品不易由消化道吸收。静脉注射迅速分布到各组织的细胞外液，$t_{1/2}$为 15～20min，而后经尿排泄。

【药理作用】本品所供给的硫，通过体内硫转移酶，将硫与体内游离的或已与高铁血红蛋白结合的 CN^- 相结合，使变为毒性很小的硫氰酸盐，随尿排出而解毒。

【临床应用】主要用于氰化物中毒，也可用于砷、汞、铅、铋、碘等中毒。

【不良反应】可引起头晕、乏力、恶心、呕吐、腹泻等反应，有引起接触性皮炎的报道。

思 考 题

1. 氰化物中毒的机制是什么？
2. 常用解毒药有哪些？
3. 解毒药的作用机制是什么？

制剂与用法

亚硝酸钠　注射液：10ml: 0.3g。仅供静脉使用，每次 10～20ml（即 6～12mg/kg），每分钟注射 2～3ml；需要时在 1h 后可重复半量或全量；出现严重不良反应应立即停止注射本品。成人常用量静脉注射 0.3～0.6g；小儿常用量按体重 6～12mg/kg。

亚硝酸异戊酯　吸入剂：0.2ml。将安瓿包在一层手帕或纱布内，折断，经鼻腔吸入本品，每次 15s。氰化物中毒：0.3～0.4ml（1～2 支）/次，2～3min 可重复 1 次，总量不超过 1～1.2ml（5～6 支）。心绞痛发作：0.2ml/次。

亚甲蓝　注射液：2ml: 20mg。静注：①亚硝酸盐中毒：1～2mg/kg；②氰化物中毒：5～10mg/kg，最大量 20mg/kg。

硫代硫酸钠　粉针剂：0.64g。用法：静注。成人，①氰化物中毒：缓慢静注 12.5～25g，必要时可在 1h 后重复半量或全量；②洗胃，用 5% 溶液。小儿，0.25～0.5g/kg。

（赵永新）

第四十八章

重金属类物质中毒解救药

☞ **学习要求**

1. 掌握重金属中毒常用解毒药的药理作用、临床应用和注意事项。

2. 熟悉常用解毒药的用法用量。

3. 了解重金属中毒的中毒机制与临床表现。

  重金属指比重大于4或5的金属，约有45种，如铜、铅、锌、铁、钴、镍、锰、镉、汞、钨、钼、金、银等。尽管锰、铜、锌等是生命活动所需要的微量元素，但是大部分重金属如汞、铅、镉等并非生命活动所必须，而且所有重金属超过一定浓度都对人体有毒。

  重金属中毒的机制可分为抑制酶活性、影响离子通道、干扰神经系统功能等方面，从而影响人体正常生理活动，甚至造成病理性伤害。例如铅能引起血红蛋白合成的障碍、降低肾小球滤过率；汞可与蛋白质及酶系统中的巯基结合，抑制其功能，影响红细胞膜稳定性，最后导致溶血，还会使肾小管重吸收功能降低；汞还可作为半抗原引起变态反应，导致肾病综合征发生。

  重金属中毒解救的常用药物有：①巯基络合剂，如二巯丙醇等；②氨羧络合剂，如依地酸钙钠等；③其他络合剂，如青霉胺等。

二巯丙醇（Dimercaprol）

  【体内过程】口服不吸收。肌注后30～60min血药浓度达高峰，维持2h。4h后几乎完全代谢降解和排泄。为在血浆中保持两倍于金属浓度的优势和避免本品过高浓度的毒性反应，需要控制剂量反复给药，一直用到金属排尽和毒性作用消失为止。

  【药理作用】该药带有两个巯基（–SH）。一个药物分子结合一个金属原子形成不溶性复合物，两个分子则与一个金属原子结合形成较稳定的水溶性复合物。复合物在体内可重新解离为金属和二巯丙醇，最终被氧化灭活。该药与生物酶的结合能力强于重金属，可阻止重金属与生物酶的巯基结合和使已与重金属络合的酶复活而解毒。但若重金属与酶的结合时间过长，则难以将重金属从酶的结合部位置换出来。

  【临床应用】主要用于砷、汞和金中毒，与依地酸钙钠合用于儿童急性铅脑病。发生金属中毒后最好在 1~2h 内给药，超过 6h 作用减弱。对其他金属的促排效果，排铅不及依地酸钙钠，排铜不及青霉胺，对锑和铋无效。

【不良反应和注意事项】有特殊气味。一般不良反应常在给药后 10min 出现，30~60min 后消失，常见的有恶心、呕吐、头痛、唇和口腔灼热感、咽和胸部紧迫感、流泪、流涕、流涎、多汗、腹痛、肢端麻木和异常感觉、肌肉和关节酸痛等；剂量超过 5mg/kg 时出现心动过速、血压升高、抽搐和昏迷，暂时性血清丙氨酸氨基转移酶和门冬氨酸氨基转移酶增高；持续应用可损伤毛细血管，引起血浆渗出，导致低蛋白血症、代谢性酸中毒、血乳酸增高和肾脏损害。儿童不良反应与成人相同，但可有发热和暂时性中性粒细胞减少。

与镉、铁、硒、银、铀结合形成复合物，毒性反应比原金属更大，故应避免应用。甲基汞和其他有机汞化合物中毒时应用本品，可促使汞进入脑组织，故应禁用。严重肝功能障碍、对花生或花生制品过敏、严重高血压、心力衰竭和肾功能衰竭的患者应禁用。老年人、心脏病、高血压、肾脏病、肝病和营养不良者慎用。

用药前后应测量血压和心率。治疗过程中应监测尿常规和肾功能。该药于重金属结合的复合物在酸性条件下容易离解，故使用时宜碱化尿液保护肾脏。二次给药间隔时间不得少于 4h。本品为油剂，肌内注射可引起疼痛及肌内无菌坏死，故注射部位要不断更换。

二巯丙磺钠 （Sodium Dimercaptopropane Sulfonate）

【药理作用】该药含两个巯基，可与金属络合，形成不易离解的无毒性络合物由尿排出，同时还能置换已经与酶结合的金属并恢复酶的活性。由于与金属形成的络合物仍有一定程度的离解，故排泄较慢。

【临床应用】主要用于汞中毒、砷中毒，为首选解毒药。对有机汞有一定疗效，对铬、铋、铅、铜及锑化合物（包括酒石酸锑钾）等中毒也有效。实验治疗观察对锌、镉、钴、镍、钋等中毒，也有解毒作用。

【不良反应和注意事项】本品比二巯丙醇毒性低。但静注速度过快时有恶心、心动过速、头晕及口唇发麻等，一般 10~15min 即可消失。偶有过敏反应，如皮疹、寒战、发热，甚致剥脱性皮炎、过敏性休克等，一旦发生应立即停药，并对症治疗，轻症者可用抗组胺药，反应严重者应用肾上腺素或糖皮质激素。

该药从与金属络合物中解离后很快被氧化，但释放游离的金属仍能产生中毒现象，故治疗时需反复给予足量的药物。高敏体质者或对巯基化合物有过敏史者慎用或禁用，必要时脱敏治疗后密切观察下小剂量使用。

二巯丁二酸 （Dimercaptosuccinic Acid）

【体内过程】本品口服易吸收，达峰时间 30min，在血中约 95% 与血浆蛋白结合，$t_{1/2}$ 约 48h。主要分布在肾脏，其次为肺、肝、心、肠和脾等。铅中毒儿童服用后有肝-肠循环。迅速以原形和代谢物经肾排出。经肾消除速度与血铅浓度成正相关。

【药理作用】该药分子中的两个活性巯基能夺取已与组织中酶结合的金属，形成稳定的水溶性螯合物由尿中排出，使含有巯基的酶恢复活性，从而解除重金属毒性。还可特异性地与铅结合，减少铅从胃肠道吸收和滞留，降低血铅浓度。本品也可与汞、砷等形成螯合物。

【临床应用】主要用于解救铅中毒，对汞、砷、镍、铜等金属中毒也有效，还用于肝豆状核变性。但对缺乏 G-6-PD 或伴有镰状细胞性贫血儿童使用该药无效

【不良反应及注意事项】常见不良反应有恶心、呕吐、腹泻、食欲明显下降、轻度腹泻等胃肠道反应。还可见皮疹（约4%成人）、血清氨基转移酶一过性升高（6%～10%），偶见中性粒细胞减少等过敏反应。

因该药可使骨铅游离入血而升高血铅浓度，另外部分患者再次铅中毒接受治疗时反出现血铅浓度升高，故治疗时应监测血铅浓度。对这类患者须反复用药，才能保证疗效。治疗时宜每周监测血氨基转移酶、血常规及尿铅的排泄，发现中性粒细胞减少时应及时停药。肝脏疾病者慎用，严重肝功能障碍和妊娠妇女禁用。

依地酸钙钠（Calcium Disodium Edetate）

【体内过程】静脉注射 $t_{1/2}$ 约 20～60min；肌内注射 $t_{1/2}$ 约 90min。主要分布在细胞外液和血浆，脑脊液中甚微，仅占血浆的5%。在体内几乎不被代谢，主要以原型从肾脏排泄，1h 内可排出50%，24h 内排出95%。静脉注射本品 1g，24h 可络合体内游离铅的14%，排铅量可达3～5mg。

【药理作用】能与多种二价和三价重金属离子络合形成可溶性复合物，由组织释放到细胞外液，通过肾小球滤过随尿排出；金属络合物在尿中排泄的高峰为用药后 24～48h。但与各种金属离子的络合能力不同，以与铅的结合能力最强，其他金属较差，而对汞和砷则无效。这可能系汞和砷在体内与酶（-SH）结合牢固，或不易与组织内的金、汞和砷络合之故。

【临床应用】主要用于铅中毒，亦可用于镉、锰、铬、镍、钴和铜中毒，以及作诊断用的铅移动试验。

【不良反应】

1. **一般反应** 头昏、前额痛、食欲不振、恶心、畏寒、发热等，少数有尿频、尿急、蛋白尿、低血压和心电图 T 波倒置。

2. **组胺样反应** 鼻黏膜充血、喷嚏、流涕和流泪等。

3. **过量中毒** 过大剂量可引起肾小管上皮细胞损害，导致急性肾功能衰竭。肾脏病变主要在近曲小管，亦可累及远曲小管和肾小球。

部分患者使用后出现高血钙症，应予以注意。一般反应和肾脏损害在停药后可恢复。

青霉胺（Penicillamine）

【作用和用途】

1. **重金属中毒** 能络合铜、铁、汞、铅、砷等重金属，形成稳定和可溶性复合物

由尿排出。其驱铅作用不及依地酸钙钠，驱汞作用不及二巯丙醇；但本品可口服，不良反应稍小，可供轻度重金属中毒或其他络合剂有禁忌时选用。

2. **Wilson 病**　这是一种染色体隐性遗传性疾病，系因大量铜沉积于肝和脑组织，导致组织豆状核变性。该药能与沉积在组织中的铜结合形成可溶性复合物由尿排出，降低组织铜浓度而利于病变修复。

3. **胱氨酸尿及其结石**　能与胱氨酸反应形成半胱氨酸－青霉胺二硫化物的混合物，从而降低尿中胱氨酸浓度。该混合物的溶解度比胱氨酸大 50 倍，因此能预防胱氨酸结石的形成。长期服用 6 ~ 12 个月，可能使已形成的胱氨酸结石逐渐溶解。

4. **抗类风湿关节炎**　治疗类风湿关节炎的作用机制尚未明了。用药后发现明显降低血清和关节液中的 IgM 类风湿因子和免疫复合物的水平，但对血清免疫球蛋白绝对值无明显降低。体外有抑制 T 细胞的活力的作用，而对 B 细胞无影响。本品还能抑制新合成胶原交叉连接，故也用于治疗皮肤和软组织胶原病。

【不良反应】

1. **一般反应**　常见的有厌食、恶心、呕吐、溃疡病活动、口腔炎和溃疡等，20%患者产生味觉异常。

2. **过敏反应**　可见瘙痒、荨麻疹、发热、关节疼痛和淋巴结肿大，少数出现狼疮样红斑和天疱样皮损。

3. **造血系统损害**　可见粒细胞缺减少、嗜酸粒细胞增多、血小板减少性紫癜，严重者可导致溶血性贫血或再生障碍性贫血。

4. **其他**　本品抑制胶原交叉连接，使皮肤变脆和易出血，并影响创口愈合；约6% ~ 20%患者出现蛋白尿、血尿和免疫复合物膜型肾小球肾炎所致的肾病综合征；个别出现秃发、胆汁潴留、Goodpasture 综合征、重症肌无力和耳鸣。

药物不良反应大多在停药后自动缓解和消失。过敏反应用肾上腺皮质激素和抗组胺药物治疗有效。味觉异常，除 Wilson 病患者外，可用 4% 硫酸铜溶液 5 ~ 10 滴，加入果汁中口服，每日 2 次，有助于味觉恢复。

【药物相互作用】本品可加重抗疟药、金制剂、免疫抑制剂、保泰松对造血系统和肾脏的损伤，口服铁剂患者，本品宜在服铁剂前 2h 使用，以免减弱解毒疗效。

去铁胺（Defetoxamine）

【体内过程】本品在胃肠道中吸收甚少，可通过皮下或肌内注射给药，也可静脉注射。入血后在全身各组织迅速分布，但很快被血浆和组织中的酶代谢失活。

【药理作用】本品属羟肟酸络合剂，羟肟酸基团与游离或与蛋白结合的 Fe^{3+} 或 Al^{3+} 形成稳定、无毒的水溶性铁胺或铝胺复合物（在酸性条件下结合作用加强），由尿排出。本品能清除铁蛋白和含铁血红素中的 Fe^{3+}，但对转铁蛋白中的 Fe^{3+} 清除作用不强，更不能清除血红蛋白、肌球蛋白和细胞色素中的 Fe^{3+}。

【临床应用】主要用于急性铁中毒和慢性铁蓄积所致疾病，如原发性和继发性含铁血红素沉着症。由于本品与其他金属的亲和力小，故不适于其他金属中毒。

【不良反应和注意事项】毒性小，不良反应少。口服给药主要产生恶心、腹部不适、腹泻等胃肠道刺激症状；肌内注射产生注射局部疼痛、全身发红、荨麻疹以及胃肠道症状；静脉注射除产生上述反应外，还可见低血压、心悸、惊厥、休克等。为控制不良反应，可将剂量控制在15mg/（kg·h）或550mg/（kg·d）以下。长期服用可致肝损害，肝、肾疾病患者、初孕3个月以内的孕妇慎用或禁用。

思 考 题

1. 重金属中毒解救药的分类有哪些？
2. 常用解毒药的作用机制是什么？
3. 常用药物的临床应用注意事项？

制剂与用法

二巯丙醇　注射液：1ml: 100mg, 2ml: 200mg。肌内注射：按体重2~3mg/kg，第1、第2天，每4h 1次。第3天改为每6h 1次，第4天后减少到每12h 1次。疗程一般为10天。

二巯丙磺钠　注射液：5ml: 0.25g。用于急性金属中毒时可静脉注射，每次5mg/kg，第1天每4~5h 1次，第2天2~3次，以后每天1~2次，7天为1个疗程。用于慢性中毒：每次2.5~5mg/kg，1次/日，用药3天停4天为1疗程，一般用3~4个疗程。对毒鼠强中毒：首剂0.125~0.25g，肌内注射，必要时0.5~1h后再追加每次0.125~0.5g，至基本控制抽搐。

二巯丁二酸　胶囊0.25g。口服：0.5g/次，3次/日，连用3天为1疗程，停药4天再用；或每次0.5g，2次/日，隔日服药，共10天，停药5天再用。一般2~3个疗程即可。儿童每次口服10mg/kg或350mg/m²，每8h 1次，连用5天，然后改为每12h 1次，连用2周，共19天为1疗程。

依地酸钙钠　注射液：5ml: 1g。成人每天1g加入5%葡萄糖注射液250~500ml静脉滴注，4~8h内滴完，连续用药3天。肌内注射，用0.5g加1%盐酸普鲁卡因注射液2ml，稀释后作深部肌内注射，1次/日，疗程参考静脉滴注。小儿常用量：每日按体重25mg/kg，静脉用药方法参考成人。

青霉胺　片剂：0.125g。口服：慢性铅、汞中毒，成人：1.0g/d，分3~4次，5~7天为1个疗程；小儿：20~30mg/（kg·d），分4次口服。可用1~3个疗程，疗程间停药2天。

去铁胺　粉针剂：20mg。肌内注射：初始量20mg/kg，维持量10mg/kg。每天总量不超过120mg/kg。静脉注射剂量同肌内注射。

（赵永新）

有机氟与有机氮农药中毒及解救药

☞ **学习要求**

1. 掌握乙酰胺的药理作用、临床应用和用药注意事项。
2. 熟悉有机氟与有机氮农药中毒的解救药物。
3. 了解有机氟与有机氮农药中毒的机制。

第一节　有机氟农药中毒及解救药

有机氟农药中毒常见有氟乙酰胺、氟乙酸钠及甘氟，均为一高效杀鼠剂，毒性均甚强烈。本类毒物经呼吸道、消化道及皮肤侵入人体后，经体内酰胺酶的作用可分解为氟乙酸，可与辅酶A结合，生成氟乙酰辅酶A并进而与草酰乙酸缩合成氟柠檬酸，此步反应称为"致死合成"，因生成的氟柠檬酸可明显抑制乌头酸酶，使柠檬酸不能进一步氧化，三羧循环中断，能量（ATP）生成障碍，兼之有大量堆积的柠檬酸的直接刺激，从而使体内各重要器官功能严重障碍，尤以脑、心肌损害最为明显。特效解毒药为乙酰胺。

乙酰胺（Acetamide）

【药理作用】本品为有机氟中毒的解毒剂。其解毒机制可能是由于其化学结构和氟乙酰胺相似，竞争酰胺酶，从而影响氟乙酸的生成，从而消除氟乙酸对机体三羧循环的毒性作用。

【临床应用】有机氟中毒的特殊解毒剂，能延长中毒潜伏期、减轻发病症状。

【不良反应】毒性低，仅局部注射处疼痛，配合普鲁卡因应用减轻疼痛。

第二节　有机氮农药中毒及解救药

有机氮农药有杀虫脒、虫螨畏、巴丹等，属中等毒性，主要以皮肤吸收或口服中毒。症状表现为头晕、头痛、乏力、嗜睡、四肢麻木。重症者可有昏睡、甚至昏迷。此外尚可见抽搐、尿频、尿急、尿痛及尿血等症。

中毒急救方法如下。

1. 迅速清除毒物。

2. 解除高铁血红蛋白症 用1%美蓝（亚甲蓝）25～50ml加入10%葡萄糖40～60ml缓慢静注，必要时1～2h重复半量，每天量不超过600mg；维生素C、硫代硫酸钠亦可选用。

3. 对症治疗 如有出血性膀胱炎可静注止血剂，同时静脉输入碳酸氢钠碱化尿液。及时防治脑水肿、肺水肿、消化道出血、贫血等并发症，纠正水电解质紊乱。

思 考 题

1. 乙酰胺的药理作用、临床应用和用药注意事项有哪些？
2. 有机氟与有机氮农药中毒的机制和解救药物。

制剂与用法

乙酰胺 注射液：5ml：2.5g。肌内注射：2.5～5g/次，2～4次/日；或0.1～0.3g/（kg·d），分2～4次注射。一般连续注射5～7日。

（赵永新）

第十篇

合理用药及其他

CHAPTER 第五十章

联合用药时药物的相互作用

☞ **学习要求**

1. 掌握药物在药动学、药效学、药剂学方面的相互作用原理及影响因素。
2. 熟悉常用药物相互作用实例。
3. 了解联合用药的意义。

第一节 概 述

药物的相互作用指同时或间隔一定时间先后使用两种或两种以上的药物时，由于药物之间或药物、机体之间的反应而产生单种药物所没有的药理作用或不良反应。联合用药的目的是为了提高疗效、治疗多种或复杂的病症，但药物间的相互作用也会使药物不良反应发生的概率增加。药物相互作用的类型包括药动学的相互作用、药效学的相互作用、药剂学的相互作用等，其结果可能出现药效增强或减弱、毒副作用增加或减轻、药物理化性质变化等。

1. **有益的相互作用** 联合用药时，若得到治疗作用适度增强或不良反应减轻的效果，则此种相互作用是有益的。例如，多巴脱羧酶抑制剂（甲基多巴肼或苄丝肼）与左旋多巴联合应用，可抑制后者在周围脱羧，增加进入中枢的药量而提高疗效，并减轻不良反应；甲氧苄啶（TMP）使磺胺药增效；吗啡和阿托品联用等。只有少数的相互作用是有益的。

2. **不良的相互作用** 许多药物在联合用药时常导致不良的相互作用，包括药物的治疗作用减弱，不良反应增强。治疗作用的过度增强，超出了机体所能耐受的强度则可能出现毒性作用。

实际上有益的相互作用是很少的，而不良的相互作用和有争议性的相互作用却占极大多数。有争议性的相互作用也包含了引起不良反应的因素。为了保证用药安全，注意的重点应放在防止不良反应的发生上。研究药物的相互作用是为了掌握药物的相互作用机制和规律，预测其发生可能性及后果，正确指导临床用药，保证用药的安全与有效。

第二节 药动学的相互作用

药物的体内过程包括吸收、分布、代谢与排泄。一种药物的体内过程受到另一种药物的影响会造成该药物的起效时间、药效持续时间、药物效应强度以及毒副作用改变。

一、影响药物吸收

1. **胃肠道 pH 值的改变** 消化液对于某些药物是吸收的必要条件，如使用抗胆碱药可减少唾液分泌，而使硝酸甘油的吸收延迟。许多药物在酸性条件下有利于吸收，如喹诺酮类药物、酮康唑、伊曲康唑等，因此并用抗酸药、抗胆碱药、H_2受体阻滞药及质子泵抑制剂等均可使胃酸分泌减少而影响其吸收。

2. **改变胃排空或肠蠕动速度** 胃排空的速度决定药物抵达小肠的速度，影响药物在肠道的吸收。肠蠕动减慢，药物停留时间延长，会增加药物的吸收；反之，则减少药物的吸收。吗丁啉、甲氧氯普胺加速胃排空和肠道蠕动，使某些药物的吸收减少，地高辛、维生素 B_{12} 只能在十二指肠和小肠上部吸收，与甲氧氯普胺合用时，使药物迅速通过吸收部位，减少吸收而降低疗效。抗酸药、抗胆碱药和镇静催眠药可减慢胃排空，延迟药物的吸收。阿片类可减慢乙酰氨基酚的吸收，抗胆碱药可减慢地西泮、左旋多巴的吸收，西沙必利促进环孢素、地西泮的吸收。

3. **螯合作用** 四环素类与二、三价金属离子（钙盐、镁盐、铁盐等）可生成不溶物，难于吸收，因此不宜同服。但只要把服用时间错开，如先服四环素类，过 1～2h 再用盐类药物即可避免。硫糖铝减少苯妥英钠、喹诺酮类、甲状腺素的吸收。

4. **改变肠黏膜转运功能** 肠壁生理特性的改变：细胞毒药物（环磷酰胺、甲氨蝶呤）破坏肠黏膜，妨碍其他药物的吸收，顺铂减少苯妥英钠、维拉帕米的吸收，抗酸药可减少阿奇霉素、喹诺酮类、利福平的吸收。

二、影响药物分布

1. **竞争蛋白结合部位** 药物间可发生血浆蛋白结合的竞争性置换，使游离型药物增多，药物作用增强，同时消除速率也会加快。分布容积小、$t_{1/2}$长、治疗窗狭窄的药物被置换后具有明显的临床意义，磺胺类、保泰松可以置换甲苯磺丁脲等口服降血糖药，引起低血糖反应；保泰松、乙酰水杨酸、苯妥英钠等都是强力置换剂，与双香豆素合用时，可将双香豆素从蛋白结合部位置换出来，引起药理作用的加强。

竞争性置换发生在那些蛋白结合率高的药物分子间，才有临床意义。如甲苯磺丁脲在正常情况下结合物为95%，游离体仅5%，如若结合物降至90%（只降5%），游离体增至10%，即血中游离体浓度提高了1倍。而一些结合率低的药物，以磺胺二甲嘧啶为例，即使结合率由30%降至15%，游离体由70%增至85%，血游离药物浓度只增加约20%（表50-1）。

表50-1 常见药物血浆蛋白结合率的竞争性置换现象

强力结合药	被置换药	结果
长效磺胺药、水杨酸类、香豆素类、保泰松	磺酰脲类降血糖药	血糖过低
保泰松、水杨酸类、苯妥英钠	香豆素抗凝血药	凝血时间延长、出血
乙胺嘧啶	奎宁	奎宁毒性增强
呋塞米、磺胺类、水杨酸类	甲氨喋呤	甲氨蝶呤毒性增强

2. 改变肝组织血流量 去甲肾上腺素减少肝脏血流量，使利多卡因的代谢速度下降，血药浓度增加。

三、药物代谢的相互作用

药物在体内代谢的一般规律是由活性物转化为非活性（或低活性）的代谢物，但也有转化为活性高的代谢物，这一转化过程是依靠酶的催化而进行的。酶活性的变化必然会影响到药物的代谢。不少药物通过增强或抑制肝药酶的活性而影响药物的代谢，通常有两种形式。

1. 酶抑制作用 有些药物具有抑制药物代谢酶活性的作用，可使其他药物的代谢受阻，消除减慢，而血药浓度高于正常，药效增强，同时也有引起中毒的危险。

具有较明显酶抑作用的药物有别嘌呤醇、胺碘酮、氯霉素、氯丙嗪、西咪替丁、环丙沙星、右丙氧酚、地尔硫䓬、红霉素、丙咪嗪、异烟肼、酮康唑、美托洛尔、甲硝唑、咪康唑、去甲替林、口服避孕药、羟保泰松、奋乃静、保泰松、伯氨喹、普萘洛尔、奎尼丁、丙戊酸钠、磺吡酮、磺胺类、硫利达嗪、甲氧苄啶及维拉帕米等（表50-2）。

表50-2 常见肝药酶抑制剂

酶抑药	使代谢降低，作用增强的药物
氯霉素	苯妥英钠、甲苯丁脲、氯磺磺丙脲等降血糖药，香豆素类抗凝血药
西咪替丁	华法林、苯茚二酮等抗凝血药，地西泮、氯氮䓬等苯二氮䓬类（氯硝西泮、奥沙西泮除外），氨基比林，茶碱
酚噻嗪衍生物	三环类抗抑郁药
红霉素	茶碱
利他林	双香豆素类、苯妥英钠、巴比妥类
异烟肼	苯妥英钠（慢乙酰化型者）
对氨基水杨酸	异烟肼、苯妥英钠
香豆素类	苯妥英钠、甲苯磺丁脲

2. 酶诱导作用 某些药物具有诱导药物代谢酶活性的作用，可使其他药物的消除速率加快。如苯巴比妥具有药酶诱导作用，当它与双香豆素类抗凝药、多西环素、维生素K等联合应用，可促使这些药物加速失效。又如，利福平可促使口服避孕药的代

谢加快，提前失效，而导致突破性出血和避孕失败。

也有这样的情况，某些前体药物需要在体内代谢生成活性物而起作用。如环磷酰胺需要在细胞色素 P_{450} 的催化下生成醛磷酰胺才有活性，苯巴比妥可加速这一过程，使醛磷酰胺生成加快，在短时间内使血药浓度升高而显示一定的毒性。

常用具有酶诱导作用的药物有巴比妥类、卡马西平、乙醇、氨鲁米特、灰黄霉素、甲丙氨酯、苯妥英钠、格鲁米特、利福平、磺吡酮等（表50－3）。

表50－3 常见肝药酶诱导剂

酶促药物	使代谢增快，作用减弱的药物
巴比妥类	香豆素类、糖皮质激素、洋地黄毒苷、苯妥英钠、睾丸素、孕酮、灰黄霉素
苯妥英钠	糖皮质激素、维生素D、香豆素类、口服避孕药
乙醇	苯妥英钠、华法林、甲苯磺丁脲、氨基比林
灰黄霉素、水合氯醛	香豆素类
保泰松	氢化可的松、氨基比林

四、药物排泄的相互影响

1. 影响肾小管的重吸收 药物在肾小管的重吸收为被动吸收过程，受药物解离度的影响，弱酸性药物在酸性尿液中，非离子型多，易被肾小管重吸收，排出较少；碱性尿液时，解离度增大，再吸收减少，排出增多。

2、肾小管主动分泌的改变 两种以上通过相同排泄机制的药物联合应用，就可以在排泄部位发生竞争。由于药物性质的不同，有的药物较易排泄，而也有的药物则相对较难排泄，易排泄的药物占据了孔道，使那些相对不易排泄的药物的排出量减少而潴留。丙磺舒可减少青霉素、头孢菌素的排泄，提高血药浓度而使之增效，但丙磺舒也可减少甲氨蝶呤的排出而提高其毒性。保泰松可使氯磺丙脲潴留而作用加强等（表50－4）。

表50－4 对肾小管分泌有相互作用的药物

抑制肾小管分泌药	使分泌减少的药物
丙磺舒	青霉素类、吲哚美辛（消炎痛）、萘普生
水杨酸类	丙磺舒、保泰松、吲哚美辛、磺胺苯吡唑
双香豆素类	氯磺丙脲
保泰松	乙酰苯磺酰环乙脲
羟基保泰松	青霉素

第三节 药效学的相互作用

一、竞争受体

一种药物与另一种药物在受体部位竞争与受体作用。如阿托品拮抗 M 胆碱受体激动剂，普萘洛尔拮抗 β - 肾上腺素受体激动剂，酚妥拉明拮抗 α - 肾上腺素受体激动剂，纳络酮拮抗吗啡等。

1. 敏感化现象　一种药物可使组织或受体对另一种药物的敏感性增强，即敏感化现象。排钾利尿药可使血钾减少，从而使心脏对强心苷敏感性增强，易发生心律失常；利舍平、胍乙啶导致肾上腺素受体超敏，从而使具有直接作用的拟肾上腺素药的升压作用增强；麻醉性镇痛药、乙醇、抗组胺药、抗抑郁药、抗惊厥药可加强催眠药的作用；利尿药、麻醉药、中枢神经系统抑制剂和普萘洛尔能加强抗高血压药物的降血压作用。

2. 神经递质的影响　优降宁与麻黄素、间羟胺等药物合用，使去甲肾上腺素从贮存部位大量释放而引起血压升高，甚至高血压危象；MAO 抑制剂可引起 NA 在肾上腺素能神经元内积聚，使促 NA 释放的药物作用增强，易发生高血压危象和心律失常，摄入含高酪胺的食物和饮料时也可发生高血压危象，称"奶酪反应"。

二、药理效应的协同和拮抗

1. 药理效应的协同　药理效应相同的两药合用时，它们的效应可以协同，可引起中毒。如阿托品与氯丙嗪合用，引起胆碱能神经功能过度低下的中毒症状；氨基糖苷类与硫酸镁合用，可加强硫酸镁引起的呼吸麻痹；氨基糖苷类互相配伍，耳、肾毒性亦增加。

2. 药理效应的拮抗　噻嗪类利尿药的高血糖作用可对抗胰岛素或口服降血糖药的降糖作用。

第四节　药剂学的相互作用

是指在患者用药前，药物相互间发生化学或物理性相互作用，使药性发生变化，即物理化学性相互作用，或体外药物相互作用，从而导致药效改变，即药物"配伍禁忌"。

本类相互作用多发生于配制液体药物时，可发生在药物与输液、药物与药物、药物与容器之间。由于 pH 值的不同，溶媒的改变，可使药物理化性质发生变化，导致溶解度、稳定性改变，产生沉淀、变色、气泡等，导致药物的生物利用度下降和药效降低。一旦沉淀物、结晶体进入微血管，将会引起栓塞，可能造成严重后果。

一、相互作用引起沉淀或析出结晶

酸性药物与碱性药物混合后，极易发生沉淀反应。如盐酸氯丙嗪与磺胺嘧啶钠混合于输液中能析出沉淀。磺胺嘧啶钠与间羟胺、甲氧西林、普鲁卡因、甲基多巴和麻醉药品的盐类以及酸性电解质混合后可析出磺胺嘧啶结晶。

二、相互作用引起药物失效

儿茶酚胺类药物如多巴胺、多巴酚丁胺等在苯环的邻位上有两个羟基，在碱性溶液中易氧化，因此不能在其葡萄糖溶液中加入碱性药物。维生素 C 注射液在 pH 6 以上易被氧化失效，因此不能与碱性药物配伍使用。肝素在 pH 低于 6 的溶液中迅速灭活。羧苄西林与庆大霉素混合，使庆大霉素的抗菌活性消失，还可使红霉素、四环素、维生素 C、儿茶酚胺类、B 族维生素的药理作用降低。

三、药物与容器的相互作用

药物的输注容器，包括输液容器、输液管、注射器和滤器等多为医用塑料（聚氯乙烯、PVC）制成，塑料容器对某些药物如胰岛素、硫喷妥钠、地西泮、氯硝西泮、胺碘酮、利多卡因、硝酸甘油、硝酸异山梨醇酯、尼莫地平、维生素 A、博来霉素、卡氮芥、紫杉醇等脂溶性药物具有较强的吸附作用，其吸附的药量与塑料容器的面积及药物与塑料器具接触的时间成正比。由于塑料器具的吸附作用，使进入体内的药量减少，药效明显降低。为了保证进入体内药物的有效浓度，在使用上述药物时，应尽量避免使用塑料器具，如必须使用塑料器具时，应适当增加药物的用量，并在允许的条件下尽快注射完，以减少药物的损失。

思 考 题

1. 药物相互作用按作用机制可分为哪几类？请举例说明。
2. 影响血浆蛋白结合率和药物作用有什么特点？举例说明。
3. 何为酶促作用？何为酶抑作用？举例说明。
4. 影响药效学的药物相互作用有哪几类？
5. 为避免输液配伍禁忌，输液时有哪些注意事项？

（赵永新）

第五十一章

药 源 性 疾 病

☞ **学习要求**

1. 掌握药源性疾病的基本概念和分类。
2. 熟悉引起药源性疾病的常见药物和药源性疾病的防治措施。
3. 了解常见药源性疾病的发病机制。

第一节 概 述

药源性疾病（drug - induced disease）是指由于药物作为致病因子，引起人体功能或组织结构损害，并具有相应临床经过的疾病。药源性疾病多由药物不良反应发展而来，但不包括药物过量导致的急性中毒。

关于药源性疾病分类，目前尚未有全面合理的分类法，根据临床用药的实际情况，大致可分四类。

1. 量效关系密切型（A 型） 是临床上最常见的药源性疾病，约占药源性疾病的80%，是由于药物的吸收、分布，生物转化排泄等药动学的个体差异和机体靶器官的敏感性增高引起的。

2. 量效关系不密切型（B 型） 是由于药物异常性和机体的遗传、免疫异常性引起的。

3. 长期用药致病型 是由于机体的适应性反跳现象引起的。

4. 药后效应型 包括致畸、致癌、致突变等。

药源性疾病除了发生在肝脏、肾脏、心脏、肺等重要脏器外，还可引起血液病、胃损伤、眼损害、耳损害、药疹、神经损害、致畸和性功能损害等。

一、药物的变态反应

这类反应有的是速发型反应，有的是迟发型反应。与药物剂量无线性关系，往往很小的剂量就可产生明显的不良反应，一旦停药，则反应消失。反应仅发生于少数人，这些不良反应可以认为是超强的免疫应答反应。

1. **I型反应（速发型）** 在这一类型反应中，药物或其代谢物在体内与组织肥大细胞和嗜碱粒细胞的 IgE 抗体结合，使之释放活性介质，如组胺、激肽、5-羟色胺和花生四烯酸衍生物等，这些物质可导致变态反应发生，典型的表现是鼻炎、荨麻疹、支气管哮喘、血管性水肿和过敏性体克。引起这些反应的常见药物有青霉素、链霉素、局麻药、含碘化合物等。

2. **II型反应（细胞毒型）** 在这一类型反应中，药物（半抗原）与循环的 IgG、IgM 和 IgA 的抗体结合反后，再与细胞膜蛋白形成抗原-抗体复合物，在补体作用下细胞溶解。这一类型反应主要表现在血液学方面，如血小板减少、白细胞减少症和溶血等。奎尼丁、奎宁、地高辛和利福平易引起血小板减少，免疫性白细胞减少和细胞毒性白细胞减少难以区别，但保泰松、甲亢平、甲苯磺丁脲、抗痉药、氯磺内脲、甲硝唑等易引起免疫性白细胞减少，青霉素、头孢菌素、利福平、奎宁、奎尼丁易产生溶血性贫血。

3. **III型反应（免疫复合物型）** 在这一类反应中，药物（半抗原）与循环中 IgG 抗体结合后，在补体作用下损伤血管内皮细胞，血清病就是这类型反应的典型表现，临床表现为发烧、关节炎、淋巴肿大、荨麻疹、皮疹、哮喘等。引起这种反应的药物有青毒素、链霉素、磺胺和抗甲状腺药。

4. **IV型反应（细胞介导或迟发型）** 在这种反应中，药物与蛋白质形成的抗原复合物致敏了 T 淋巴细胞，被敏化了的淋巴细胞一旦与其相应的原相接触，则产生炎症反应。这种炎症反应多见于因局部用药而引起的皮炎，如局部膏药、抗组胺膏药、局部应用抗生素和抗真菌药。

5. **药物热** 是全身性过敏反应之一，其发生率约为 3%～5%。引起药热的药物有青霉素、抗组胺药、巴比妥类、苯妥英钠、阿司匹林、异烟肼、奎尼丁、磺胺类等。

6. **药疹** 各种药源性皮疹也属于全身过敏反应。临床表现为各种皮疹、荨麻疹、皮炎、血管神经性水肿等，常伴有多种全身症状，如嗜酸粒细胞增多、蛋白尿、哮喘、粒细胞减少等。引起中毒性红斑的药物有青霉素、链霉素、磺胺类、保泰松、利尿剂等；引起荨麻疹的药物有青霉素、阿司匹林、右旋糖酐、X 线造影剂等；引起结节性红斑的药物有磺胺类、口服避孕药；引起紫癜的药物有奎尼丁、利尿剂、奎宁等；引起剥脱性皮炎的药物有保泰松、异烟肼、卡马西平等。

二、肝损害

很多药物在肝药酶作用下被代谢，因此多种药可影响肝脏功能。

引起脂肪肝及严重损害肝脏的药物有丝裂霉素、光神霉素、糖皮质激素、氯霉素、无味红霉素、门冬酰胺霉素、奎尼丁、胺碘酮、苯妥英钠等；引起黄疸的药物有氯霉素、奋乃静、氟奋乃静、三氟拉嗪、甲丙氨脂、甲基睾丸酮、氯磺丙脲、氯霉素、克林霉素、林可霉素、异烟肼、利福平、氯喹、磺胺类、甲氨蝶呤、别嘌醇、硫唑嘌吟等。

三、肾损害

引起肾损害的抗菌药有磺胺类、四环素类、万古霉素、林可霉素、青霉素类、多黏菌素类、头孢菌素类、氨基糖苷类、两性霉素 B、甲硝唑等。保泰松可引起血尿、蛋白尿或肾小管坏死。大剂量对氨基水杨酸钠静滴可引起肾功衰竭。环磷酰胺、白消安、苯丁酸氮芥可引起出血性膀胱炎或急性肾功衰竭。利福平可引起肾脏过敏。去甲肾上腺素、甲氧胺、新福林可导致急性肾功衰竭。

四、药源性心脏疾病

引起心律失常的药物有强心苷、抗心律失常药、钾盐等，肾上腺素可引起室性早搏，新斯的明可引起心动过缓、血压下降或休克，肼屈嗪可引起窦性心动过速或心绞痛。可引起心律失常的药物还有麻黄素、多巴胺、去氧肾上腺素、苯丙胺、酚妥拉明、异丙肾上腺素等。

维拉帕米、奎尼丁、普鲁卡因胺、洋地黄类、新斯的明、毛果芸香碱、罂粟碱、吐根碱、利多卡因、氯喹等可引起阿斯综合征。奎尼丁、利多卡因、美西律、英卡胺、氟卡胺、胺碘酮、安搏律定、溴苄胺、硝苯地平、洋地黄类、异丙肾上腺素、甲氯达嗪、氯丙嗪、异丙嗪、阿米替林等可引起尖端扭转型室性心动过速。

五、药源性肺疾病

巴比妥类、氯丙嗪、地西泮、硝西泮、吗啡、哌替啶、芬太尼、美沙酮等用量过大可引起呼吸抑制，氨基糖苷类抗生素可引起呼吸麻痹，多黏菌素、杆菌肽也可引起呼吸抑制。

青霉素、氨基糖苷类抗生素、四环素、红霉素、磺胺类、局麻药、维生素 K、抗血清、阿司匹林、吲哚美辛、保泰松、氨基比林、普萘洛尔等可引起支气管哮喘。

阿司匹林、呋喃妥因、呋喃唑酮、青霉素类、丙咪嗪、对氨基水杨酸钠、氢氯噻嗪、氯磺丙脲、甲氨喋呤、硫唑嘌呤、磺胺类等可引起嗜酸粒细胞性肺炎。

博来霉素、白消安、甲氨蝶呤、环磷酰胺、瘤可宁、甲基苄肼、硫唑嘌呤、丝裂霉素、呋喃妥因、青霉素类可引起弥漫性间质性肺炎和肺纤维化。可引起同类疾病的药物还有普鲁卡因胺、磺胺类、异烟肼、对氨基水杨酸钠、苯妥英钠、美沙酮、氯磺丙脲、肼屈嗪等。

可待因、美沙酮、镇痛新、保泰松、阿司匹林、苯丙胺、普萘洛尔、右旋糖酐、甲氨蝶呤、氮芥、氢氯噻嗪等可引起肺水肿。

雌激素、曲吡那敏（去敏灵）、西米替丁可引起肺血栓，抗肿瘤药和肾上腺皮质激素类药物可引起肺部继发性炎症。

六、药源性血液病

引起粒细胞减少的药物有氯霉素、磺胺类、氨基比林、安乃近、异烟肼、甲基硫氧嘧啶、丙基硫氧嘧啶、吲哚美辛、锑剂、氯氮平等；氯丙嗪、苯妥英钠、苯海拉明、对氨基水杨酸、阿司匹林、奎尼丁、西咪替丁等也可引起粒细胞减少。

引起血小板减少的药物有阿糖胞苷、环磷酰胺、甲氨蝶呤、巯基嘌呤、白消安、长春新碱、奎尼丁、奎宁、氯霉素、磺胺类、氨苄西林、头孢菌素类、利福平、阿司匹林、保泰松、非那西丁、氨基比林、安乃近、巴比妥类、呋塞米、扑尔敏、安妥明等。

引起再生障碍性贫血的药物有环磷酰胺、甲氨蝶呤、巯基嘌呤、阿糖胞苷、白消安、氯霉素、氯丙嗪、苯妥英钠等，其中氯霉素引起的再生障碍性贫血最严重，再生障碍性贫血病死率可达50%。

七、神经系统损害

氨基糖苷类抗生素可引起第八对脑神经损害，其中庆大霉素所致者在儿童聋哑病因中占50%以上，尤为2岁以内儿童的发病率高。呋塞米、利尿酸、万古霉素等也可引起耳聋。

引起周围神经炎的药物有呋喃西林、呋喃唑酮、呋喃妥因、异烟肼、链霉素、卡那霉素、甲硝唑、甲硫咪唑、吲哚美辛、长春新碱等。

引起锥体外系反应的药物有氯丙嗪、奋乃静、氟奋乃静、三氟拉嗪、氟哌啶醇、五福利多、利舍平、碳酸锂等。

引起视神经炎的药物有氯霉素、异烟肼、乙胺丁醇、氯喹等。糖皮质激素眼药水可引起青光眼或白内障，巴比妥类、甲丙氨酯、氯氮草、氯丙嗪、苯妥英钠、丙咪嗪、氟尿嘧啶等可引起眼球震颤或复视。

糖皮质激素、地卡因、氯喹、甲氨蝶呤等可诱发癫痫发作，巴比妥类、水合氯醛、大剂量溴剂可引起精神错乱。咖啡因、氨茶碱、麻黄碱可引起焦虑、精神不安或失眠。

八、消化系统损害

阿司匹林、保泰松、吲哚美辛、糖皮质激素、利舍平、胍乙啶、氯化钾等能诱发消化道溃疡或出血。氯丙嗪、丙咪嗪、多虑平、氯氮平、阿托品、东莨菪碱、抗组胺药等可引起肠麻痹或肠坏死。氨苄西林、阿莫西林、头孢菌素类、林可霉素类、四环素类、氯霉素类等可引起伪膜性肠炎。

第二节 药源性疾病的预防和治疗

一、药源性疾病的预防

1. 充分重视药源性疾病的危害性 随着药物的广泛应用，药源性疾病的发生率也不断增加。药物不仅是治疗的一种手段，也可能是一种致病的因素，如果对其致病作用认识不足，同样会给人类带来严重危害。用药过程中要严密观察药物反应，以便及时调整剂量或调换治疗药物，尽可能把药物源性疾病的发生减少到最低限度。

2. 做到合理用药 滥用和误用药物是引起药源性疾病的主要原因，如能合理用药则大多数药源性疾病是可以避免的，如何做到合理用药，下列几点必须考虑。①用药要有明确的指征，选药不仅要对适应证，还要排除禁忌证。要充分认识滥用药物的危害性。②要有目的地联合用药，可用可不用的药物尽量不用，争取能用最少品种的药物达到治疗目的。联合用药时要排除药物之间相互作用可能引起的不良反应。③根据所选药物的药理作用特点，即药效学与药动学规律，制定合理的用药方案。④应用新药须预先熟悉其药效学与药动学知识，切忌盲目使用。

3. 加强药源性疾病的监督 药源性疾病监督的主要目的是保证病人使用药物安全有效。

二、药源性疾病的诊断和治疗

对于药源性疾病应以预防为主，最大限度地减少其发生率，一旦发生则需要准确诊断及时处理，以保证病人的生命安全。

1. 药源性疾病的诊断 药源性疾病的发生于用药之后，因此用药时间与发病时间的关系对于诊断有重要意义。患者的病史和用药史、临床表现、病理学检查、生化检验等资料是诊断的依据。对疑为药源性疾病的病例要求有详细的记录。在诊断中要考虑排除药物以外其他因素可能造成的假象，诸如原有疾病引起的可能性或原有手术或诊断操作可能造成的后果等。如有可能，还要设法从多种用药中找到致病药物。可根据药物特殊的临床病理类型确定，如氯丙嗪引起的肝细胞胆管型肝病时血清转氨酶值升高不明显，但碱性磷酸酶值高度上升，胆固醇也增高。也可采用"除激发"与"再激发"方法来确定，即停药可使疾病停止发展；再次用药又可使疾病再发。但再激发可能给病人带来危险，应慎用。

2. 影响药源性疾病发生的因素 ①遗传因素：长期服用异烟肼，快乙酰化易使异烟肼转化为乙酰肼，后者可生产肝脏损害；慢乙酰化型则易发生周围神经炎。$G-6-PD$ 缺乏者易诱致对某些药物发生溶血性贫血。②性别：药物不良反应在妇女的发生率要比男性高，如保泰松和氯霉素引起的粒细胞缺乏为男性的 3 倍；对氯霉素引起的再生障碍性贫血为男性的 2 倍，药源性红斑狼疮亦较男性多见。③年龄：如老年人应用地高辛、哌替啶后血药浓度较高，半衰期较长；应用肝素过程中易导致出血；应用硝西泮治疗量即易致脑功能紊乱；对保泰松和普萘洛尔引起的不良反应发生率较高；用利尿剂易致失钾；用降压药和吩噻嗪类易致体位性低血压；用抗胆碱药和抗震颤麻痹药易致尿潴留。婴儿用氯霉素易发生灰婴综合征；磺胺、维生素 K 可引起或加重新生儿或早产儿核黄疸；对耳毒性抗生素较为敏感等。此外，其他易发因素尚有肝、肾疾病和变态反应性疾病等。

3. 药源性疾病的处理原则　药源性疾病的处理，原则上是若怀疑出现的症状是由药物所引起、而又不能确定为某种药物时，首先是停止应用的所有药物。这样做不但可及时制止药物继续损害机体，而且有助于诊断。停药后，临床症状减轻或缓解常可提示疾病为药源性。此后根据病情采取治疗对策。由于药源性疾病多有自限性特点，停药后无需特殊处理，待药物自体内消除后，可以缓解，症状严重时须进行对症治疗，如致病药物很明确，可选用特异拮抗剂。若是药物变态反应，应将致病药物告知病人防止日后再度发生。

思 考 题

1. 何为药源性疾病？如何分类？
2. 常见药源性疾病有哪些？由哪些常见药物所引起？
3. 药源性疾病防治措施有哪些？

（赵永新）

CHAPTER 第五十二章

药 物 依 赖 性

☞ **学习要求**

1. 掌握药物依赖性的基本基本概念、依赖性药物的分类。
2. 熟悉各类依赖性药物的作用与危害及防范措施。
3. 了解依赖性药物产生依赖的机制。

药物依赖性（drug dependence）指反复使用麻醉药品或精神药品后机体对药物产生的生理适应现象，表现为患者需要药物的支撑才能维持内环境的稳定，突然停药会导致机体产生严重不适甚至戒断反应（withdrawal symptoms）。药物依赖性又分为精神依赖性（psychological dependence）和躯体依赖性（physical dependence）。精神依赖性是指患者对药物在精神意识上的渴求，以获得服药后的特殊快感。躯体依赖性是指反复使用药物使中枢神经系统发生了某种生化或生理变化，一旦停止使用，即会出现戒断症状，容易引起精神依赖和躯体依赖的药物有吗啡、海洛因、可卡因、巴比妥类、酒精、苯丙胺、大麻等。也有些药物只引起精神依赖而不引起躯体依赖，如尼古丁。

依赖性药物按作用可分为：①抑制型，包括巴比妥类、吗啡类、酒精、大麻、一些有机溶剂等；②兴奋型，包括咖啡因类、安非他明类、可卡因、氯胺酮、致幻剂等；③其他，如香烟、解热镇痛药、类固醇类等。

按药物的性质又可分为：①麻醉药品，包括阿片类、福可定类、可卡因类、合成麻醉药类（如哌替啶等）、药用原植物及其制剂等；②精神药品类，包括兴奋剂（如四氢大麻酚、咖啡因等）、致幻剂、挥发性有机溶剂（如汽油、苯、甲醇、乙醚等）等；③生活嗜好品如香烟、酒精等。

药物依赖性形成的机制目前尚未完全清楚，一般认为是药物作用于侧旁核（NAc）神经元，引起超极化，从而抑制 NAc 神经元而导致精神依赖、欣快感、幻觉、妄想等症状。吗啡抑制 GABA 神经元而激活 DA 神经元，使游离的 DA 增加，同时也可抑制 NAc 的神经元；安非他明和可卡因则是促进 DA 的释放；酒精和尼古丁也可激活 DA 神经元，使游离的 DA 增加，同时还可兴奋 VTA 的阿片受体；苯环利定（PCP）则是抑制谷氨酰胺受体。

第一节 酒 精 类

酒类是多种化学成分的混合物，乙醇是其主要成分，除此之外，还有水和其他化学物质包括酸、酯、醛、醇等。

【作用与危害】

1. 中枢神经系统　酒精对中枢神经系统的作用与全麻药类似，但兴奋期较长。这种兴奋是一种表象，是由于酒精对中枢的去抑制作用而造成的。随着摄入量的增加，兴奋状态就会消失而出现抑制状态。

2. 呼吸和循环系统　小剂量时扩张血管引起血压下降，刺激呼吸中枢而兴奋呼吸，大剂量则直接抑制呼吸中枢。由于皮肤血管扩张，早期可感觉发热，随着散热的增加，体温下降。大剂量时直接抑制体温调节中枢，使体温显著下降。

3. 消化系统　小剂量时促进胃酸分泌，大剂量对胃酸分泌和整个消化功能均呈抑制作用。在肝脏，酒精有促进脂肪蓄积的作用而引起脂肪肝，并可导致肝硬化。

4. 利尿作用　酒精抑制抗利尿激素的分泌而增加尿量。

【中毒及解救】

1. 急性中毒　大量摄入酒精会导致昏睡、体温下降、呼吸循环功能抑制等中毒症状，严重时可致死亡。解救措施包括洗胃、维持呼吸、静脉点滴纳洛酮等，严重时可进行血液透析。

2. 宿醉　大量摄入酒精后，第二日会出现头痛、乏力、头晕、恶心、呕吐等宿醉（hangover）现象。多饮水可以缓解症状，必要时可静脉点滴葡萄糖或碳酸氢钠等。

3. 酒精依赖症　长期大量饮酒可导致酒精依赖症。突然停饮会出现戒断症状，如震颤、幻觉、谵妄、躯体痉挛等，必要时可给予苯二氮䓬类药物对症治疗。

酒精依赖的诊断标准为：①强烈的饮酒欲望；②酒瘾发作时间固定；③饮酒意向高于一切活动；④清晨空腹饮酒；⑤不饮酒时出现生理和心理症状；⑥戒酒后易重新酗酒。具备其中三条即可诊断为酒精依赖。

第二节 阿片生物碱类

阿片生物碱是从罂粟科植物罂粟未成熟的蒴果中提取的生物碱，包括吗啡、可待因、罂粟碱、那可丁等，另有经人工合成的阿片类生物碱，如海洛因、哌替啶、美散痛等。吗啡是一种烈性毒品，0.25 g 为成人致死量，儿童 0.001g /kg 即可致死。海洛因，又名乙酰基吗啡，进入人体后，首先被水解为单乙酰吗啡，然后再进一步水解成吗啡。海洛因的水溶性、脂溶性都比吗啡大，因此在体内吸收更快，更易透过血脑屏障，中枢神经系统抑制作用更强，其镇痛作用也为吗啡的 4 ~ 8 倍，药物依赖性比吗啡更强，常用剂量连续使用 2 周甚至更短即可成瘾，由此产生严重的药物依赖。海洛因的致死量为 50~70mg。

【作用与危害】

1. 全身作用　海洛因静脉注射，快速产生一种爆发式的快感。2~3h 内，使用者会沉浸在半麻醉状态。由于快感很快消失，为了追求这种快感，很快会产生对毒品的容忍、习惯和依赖。随着使用时间的迁延，需要越来越多的药物才能产生原来的效应，耐受量不断增大。此时一旦停止使用海洛，会出现十分剧烈的戒断症状，一般表现为焦虑、烦躁不安、易激动、流泪、周身酸痛、失眠、有灼热感、呕吐、喉头梗塞、腹部及其他肌肉痉挛、失水等，还会出现神经质、精神亢奋、全身性肌肉抽搐、大量发汗或发冷，男性还会出现自发性的阴茎勃起甚至射精，或二者兼而有之。

2. 消化系统　阿片生物碱类可使胃肠蠕动减慢，消化液分泌骤减，吸食者可表现出食欲下降、排便困难，造成营养不良。

3. 心血管系统　静脉注入海洛因后，海洛因及其所含的杂质对血管壁产生化学刺激及继发感染，造成局部血管甚至深部较大血管的阻塞，可继发引起脑栓塞、大动脉栓塞，甚至发生坏死性脉管炎。还可直接导致心脏传导阻滞、心律不齐。

4. 呼吸系统　阿片生物碱类对支气管和咽喉部可造成直接刺激，并有明显抑制呼吸中枢及咳嗽中枢的作用，因此吸食者患慢性咽喉炎、气管炎者较多。

5. 其他　长期使用海洛因还可引起性功能的损害，吸食海洛因对男性性欲的损害高达100%，对女性也达60%。海洛因吸食者极易发生皮肤细菌的感染，如脓肿、败血症破伤风等。由于共用注射器，使艾滋病的感染率极高，是艾滋病的重要传染源。

海洛因中毒的主要症状为：瞳孔缩小、皮肤冷而发黑，呼吸极慢，深度昏迷，呼吸麻痹，最后衰竭死亡。阿片生物碱类的作用机制、中毒解救详见参见第十七章镇痛药。

第三节　可卡因类

可卡因，白色晶体，无臭，味苦而麻。具有高度的精神依赖性，可造成吸食者精神异常和身体各种功能的损害，大剂量使用会造成严重并发症甚至死亡。

【作用与危害】

1. 中枢兴奋　可卡因能刺激中枢神经系统，使吸食者产生欣快感。随后出现抑制作用。小剂量的可卡因导致心率减慢，剂量增大后则心率增快，呼吸急促，可出现呕吐、震颤、痉挛、惊厥等，70mg 可卡因即可致死。

2. 类精神病作用　使用可卡因后会产生幻视、幻触等类似精神病的症状。大剂量时，可出现类偏执性精神病，表现为妄想、假性幻觉。可卡因是一种致惊厥剂，一次使用即可诱发癫痫发作，重复使用可导致慢性癫痫。

3. 依赖性　吸食可卡因可以产生强烈的依赖性，滥用可卡因会对个人健康带来严重危害，可引起呼吸系统疾病、肝炎、细菌性心内膜炎等，多人共用注射器也可以导致其他传染病甚至艾滋病的发生。滥用可卡因还可引起颅内出血、抽搐、持续性或机械性重复动作、共济失调和步态异常，但停药后会逐渐消失。大剂量滥用还可出现急性中毒症状，引起呼吸抑制甚至死亡。

第四节　安非他明类

此类药物包括安非他明（苯丙胺，Amphetamine）、冰毒（甲基苯丙胺、甲基安非他明、去氧麻黄素，Methamphetamine）、摇头丸（二亚甲基双氧安非他明、亚甲二氧基甲基苯丙胺、MDMA）等，是一类中枢兴奋剂。安非他明类药物进入体内后被摄入神经末梢，使囊泡储藏 DA 的功能受到破坏，引起 DA 的释放增加。

【作用与危害】苯丙胺和甲基苯丙胺在中小剂量时，表现为精神振奋、注意力集中，但这类药物具有很强的精神依赖性。因对中枢神经系统有强烈的兴奋作用，吸食或静脉注射后，会出现较长时间的强烈兴奋、活动过度、情感冲动，使行为失控产生攻击或暴力行为；药效过后，吸食者会产生严重抑郁、疲惫不堪、萎靡不振。为寻求失去的快感，就会再次吸食。长期滥用，人体的正常生理活动和平衡遭受严重破坏，免疫力下降，常常表现为烦躁、焦虑、失眠、神志不清、心律不齐、血压过高、恶心、呕吐，严重者导致死亡。

第五节　大麻类

大麻（Cannabis sativa L.）是温带和热带地区生长的一年生草本植物。大麻的活性物质为四氢大麻酚（tetrahydrocannabinol，THC）。

【作用与危害】

1. 中枢作用　产生欣快感和精神肉体的满足感。听觉、味觉、触觉敏感，想像力增强，容易导致幻听、幻觉、幻视，感受性增强，情绪变得极不稳定。

2. 末梢作用　出现血压下降，体温下降，镇痛等。对生殖功能有抑制作用，对食欲有促进作用。

第六节　氯胺酮

【作用与危害】氯胺酮（Ketamine，K 粉）是一种分离性麻醉剂，属于静脉麻醉药（见第十一章），近年来国家食品药品监督管理局将氯胺酮列入二类精神药品管理。滥用氯胺酮可产生幻觉，滥用者会失去控制活动功能的能力、麻痹、昏睡。服用过量会导致失去知觉，抑制循环及呼吸系统，甚至会导致死亡。

第七节　镇静催眠药及抗焦虑药

长期反复使用抗焦虑药及催眠药类也会产生心理依赖或躯体依赖。一旦产生依赖，在乙醇与巴比妥类以及包括苯二氮䓬类在内的非巴比妥类镇静催眠药之间，会存在某些相互的、不完全的交叉耐受性，巴比妥类和乙醇在产生依赖、戒断症状和慢性毒性反应方面极其相似。

【作用与危害】

镇静催眠药的中毒体征为皮肤浅表反射减退、细小的侧视眼球震颤、清醒度轻度减退伴有快速的眼球震颤、共济失调与口齿含糊以及姿态不稳等。病情转重时出现直视性眼球震颤、嗜睡、明显共济失调甚至跌倒、意识模糊、深睡、瞳孔缩小、呼吸抑制，最后导致死亡。服用大剂量镇静催眠药常有思维困难、言语和理解缓慢、记忆和判断能力差、注意力涣散及情绪不稳等。

对于某些较为敏感的患者，心理依赖发展得相当迅速，数周就会形成，一旦停药便会使原先的失眠再次恶化，坐立不安，噩梦频繁，常常醒转，并在清晨感到紧张。躯体依赖的产生与剂量及服药时间长短有关。例如，每日服用200mg戊巴比妥即使持续数月也不会引起明显依赖；但如每日服用300mg，持续3个月以上，停药后则会出现戒断症状；每日服用500～600mg，只需1个月即可出现戒断反应。突然停用大剂量巴比妥类药会产生严重的，甚至危及生命的戒断综合征，症状与震颤谵妄很相似。

苯二氮䓬类的戒断综合征与巴比妥类相似，但症状较轻。由于药物在体内停留时间较长，因此症状出现较为缓慢。据报道，服用治疗剂量者也会产生轻重不等的戒断症状。使用吸收快且血药浓度下降快的药物（如阿普唑仑、劳拉西泮、三唑仑等），戒断症状较为严重。三唑仑是一种新型的苯二氮䓬类药，长期服用极易导致药物依赖。因为这种药物的催眠、麻醉效果比普通苯二氮䓬类药强45～100倍，口服后可以迅速使人昏迷。

思　考　题

1. 什么是药物依赖性、精神依赖性、躯体依赖性？
2. 依赖性药物分哪几类？
3. 各类常见依赖性药物的危害有哪些？

（赵永新）

附录一 药品一般知识

一、药品标准和药典

（一）药品标准

药品标准是国家对药品质量规格及检验方法所作出的技术规定，是药品生产、供应、使用、检验和管理部门共同遵循的法定依据，属于强制性标准。

（二）药典

药典是由政府编纂、颁布的记载药品标准和规格的法典，具有法律性约束力。它规定了比较常用而有一定防治效果的药品和制剂的标准规格和检验方法，是药品生产、供应、使用和管理的依据。

我国最早的一部药典是唐朝政府颁布的《新修本草》（公元 659 年），也是世界上最早的药典。1930 年我国出版了《中华药典》。新中国成立后的 1953 年出版了《中华人民共和国药典》（The Pharmacopoeia of People's Republic China），简称《中国药典》。现行版《中华人民共和国药典》是 2005 年版。

二、药物的剂型

为了发挥药物最大疗效，减少副作用及毒性，将原料药加工制成适应于防治疾病需要的药物应用形式，称为药物剂型，简称剂型。常用的剂型有注射剂、汤剂、丸剂、冲剂、片剂、膜剂、软膏剂、栓剂、胶囊剂、气雾剂、滴鼻剂、乳剂等。

三、药物的有效期和失效期

1. **有效期** 指在规定的贮存条件下能够保持药品质量的期限。如某药标明有效期为 2006 年 6 月，即表示该药可使用至 2006 年 6 月 30 日，7 月 1 日既失效。有的药物只标明有效期 2 年，则可以从药品的批号推算出其有效期限，如某药的批号为 060916，则表示该药在 2008 年 9 月 16 日以前有效。国内统一采用有效期。

2. **失效期** 指在规定的贮存条件下，药品从生产制造之日或自检验合格之日到有效期满的时间。如某药品标明失效期为 2006 年 10 月，即表示该药只能用到 2006 年 9 月底，10 月 1 日已失效。进口药品多采用失效期表示，用 Exp. date 或 Use before 表示。

四、假药与劣药

（一）假药

按照《中华人民共和国药品管理法》规定，有下列情况之一的为假药：①药品所含成分与国家药品标准和药品规定的成分不符；②以非药品冒充药品或者以他种药品冒充此种药品的。

有下列情况之一的药品按假药处置：①国务院药品监督管理部门规定禁止使用的；②依法必须批准而未经批准生产、进口或依法必须检验而未经检验及销售的；③变质不能使用的；④被污染不能使用的；⑤依法必须取得批准文号而未取得批准文号的原料药生产的；⑥所标明的适应证或功能主治超出规定范围的。

（二）劣药

劣药是指药品成分的含量不符合国家药品标准的。有下列情况之一的药品按劣药处置：①未标明有效期或更改有效期的；②不注明或更改生产批号的；③超过有效期的；④直接接触药品的包装材料和容器未经批准的；⑤擅自添加着色剂、防腐剂、香料、矫味剂及辅料的；⑥其他不符合药品标准规定的。

五、特殊管理药品

根据《中华人民共和国药品管理法》规定，对于毒性药品、精神药品、麻醉药品和放射性药品实行严格的特殊管理。

（一）医疗用毒性药品的管理

国务院 1988 年 12 月 27 日发布了"医疗用毒性药品管理办法"，该办法从毒性药品的制剂加工、配制、经营、供应及使用、保管均作出了详细的规定。

1. 概念　医疗用毒性药品是指毒性剧烈，治疗量与中毒量相近，使用不当可使人中毒或死亡的药品。

2. 医疗用毒性药品的品种　毒性西药仅指原料药，不包含制剂。按卫生部规定，毒性西药管理的品种有 11 种，即：去乙酰毛花苷、洋地黄毒苷、阿托品、氢溴酸后马托品、氢溴酸东莨菪碱、水杨酸毒扁豆碱、毛果芸香碱、士的宁、三氧化二砷、升汞、亚砷酸钠。

3. 医疗用毒性药品的储存保管方法

（1）毒性药品必须储存于专用仓库或专柜加锁并由专人保管。库内需有安全措施，如警报器、监控器，并严格实行双人、双锁管理制度。

（2）毒性药品的验收、收货、发货均应坚持双人开箱，双人收货、发货制度，并共同在单据上签名盖章。严防错收、错发，严禁与其他药品混杂。

（3）建立毒性药品支收帐目，定期盘点，做到帐物相符，发现问题应立即报告当地药品主管部门。

（4）对不可供用的毒性药品，经单位领导审核，报当地有关主管部门批准后方可销毁，并建立销毁档案，包括销毁日期、时间、地点、品名、数量、方法等。销毁批准人、销毁人员、监督人员均应签字盖章。

（二）精神药品管理

1. 概念　精神药品是指作用于中枢神经系统，使之兴奋或抑制，连续使用可产生精神依赖性的药品。

2. **分类** 根据精神药品对人体产生依赖性和危害人体健康的程度，我国卫生部于1989年2月公布的《精神药品管理办法》第二版将精神药品分为两类，第一类和第二类。第一类比第二类药品更易产生依赖性，且毒性较强。我国目前已生产、供应、使用的一类精神药品11个品种有：布桂嗪（强痛定）针、布桂嗪片、复方樟脑酊、咖啡因粉、安钠咖片、哌醋甲酯针、哌醋甲酯片、司可巴比妥胶囊、盐酸丁丙诺啡针；第二类精神药品我国目前生产的有14个品种，常用的有：巴比妥、苯巴比妥、利眠宁、氯硝西泮、地西泮、艾司唑仑、氟西泮、眠尔通、三唑仑、氨酚待因等。

3. **《精神药品管理办法》第十条对精神药品的供应规定** 第一类精神药品只有县以上卫生行政部门指定的医疗单位才能使用，不得在医药门市部零售；第二类精神药品可供医疗单位使用。社会药房必须凭医疗单位公章及执业医师处方才能零售。第一类精神药品处方剂量每次不超过3日常用量，第二类每次不超过7日常用量。

（三）麻醉药品管理

1. **概念** 麻醉药品是指连续使用后易产生身体依赖性，能成瘾癖的药品，被纳入国际禁毒公约管制的物质，共分为两大类：一类为精神药品；另一类为麻醉药品。

2. **我国目前已生产、供应、使用的麻醉药品品种及分类**

（1）阿片类：阿片酊、阿片片、阿片粉。

（2）吗啡类：包括盐酸吗啡粉、盐酸吗啡片、盐酸吗啡控释片、硫酸吗啡控释片、硫酸吗啡缓释片、盐酸吗啡注射液，盐酸吗啡阿托品注射液。

（3）可待因类：磷酸可待因粉，磷酸可待因片，磷酸可待因针，磷酸可待因糖浆。

（4）可卡因类：盐酸可卡因粉。

（5）乙基吗啡类：盐酸乙基吗啡粉。

（6）福尔可定类：福尔可定片。

（7）合成麻醉药类：盐酸派替啶注射液、盐酸派替啶片、盐酸二氢埃托啡片、枸橼酸芬太尼片、美散痛片、美散痛注射液。

3. **麻醉药品管理** 应按"五专管理"的要求进行管理。即专人、专柜加锁、专帐、专处方及专册登记。

对于经县以上医疗单位诊断确需使用麻醉药品止痛的危重病人，如晚期癌症患者，为了改善患者的生存质量，可由县以上行政部门指定医疗单位凭医疗诊断书和户籍簿，核发《麻醉药品专用卡》，患者凭专用卡到指定医疗单位按规定开处方配药。

（四）放射性药品

1. **概念** 放射性药品是指用于临床诊断或治疗的放射性核素制剂或其标记化合物。

2. **品种** 我国国家药品标准收载的36种放射性药品是由14种放射性核素制备的。因此，可按放射性核素的不同分为14类。它们是：^{32}磷、^{51}铬、^{67}镓、^{123}碘、^{125}碘、^{131}碘、^{132}碘、^{131}铯、^{133}氙、^{169}镱、^{198}金、^{203}汞、^{99m}锝、^{133m}铟。

3. 放射性药品的储存保管方法

（1）放射性药品应严格实行专库（柜）、双人双锁保管，专帐记录。仓库需有必要的安全措施。

（2）放射性药品的储存应具有与放射剂量相适应的防护装置；放射性药品置放的铅容器应避免拖拉或撞击。

（3）严格出库手续，出库验发时要有专人对品种、数量进行复查。

（4）由于过期失效而不可供用的药品，应清点登记，列表上报，监督销毁，并由监销人员签字复查，不得随便处理。

附录二 处　方

一、处方的概念及意义

（一）概念

处方是医生根据患者病情需要所开写的用药单据，也是患者取药的凭证。

（二）意义

1. **法律意义**　因开写处方或调配处方出现差错或造成医疗事故时，医师和药师都负有相应的法律责任，处方可作为法律凭证，追究相关责任。医师具有诊断权和开具处方权，但无调配处方权；药师具有审核、调配处方权，但无诊断和开具处方权。

2. **经济意义**　处方是药品消耗及药品经济收入结帐的凭据和原始依据，也是患者在治疗疾病全过程中用药的真实凭证，所以原始处方必须保存，一供备查。

3. **技术意义**　开具或调配处方者都必须是经过资格认定的医药卫生技术人员。医师必须对患者作出明确的诊断后，在安全、合理、有效、经济的原则下开具处方。药学技术人员按医师处方准确、快捷地调配，并将药品发给患者应用。

二、处方的结构

完整的处方有前记、上记、中记、下记、标记和后记六个部分组成。前记和后记两项用本民族文字记载，其他四项可用拉丁语书写。

1. **前记（处方前记）**　记载医疗单位名称、科别、门诊或住院号，患者姓名、性别、年龄以及开写处方的日期等。

2. **上记（处方头）**　此项只有拉丁语 Recipe 的缩写形式"Rp. 或 R."，印在处方笺的左上角，它表示请取的意思。

3. **中记（处方正文）**　记载药物的名称、规格或剂量，是处方最重要的组成部分。按规定，药名记载在前，规格或剂量记载在后。

4. **下记（调配方法）**　是医师对药物处理的原则性建议，记载药物的调配方法和要求的剂型。

5. **标记（用药方法）**　记载药物的使用方法。通常包括：每次服用剂量、每日用药次数、给药时间及给药途径等。常用 Signa 的缩写词"S."或"Sig."表示，可译成标记或用法，也可用 D.S.（给予，用法）表示。

6. **后记**　医生和药剂人员签字或盖章，以示负责。

处方示例

处方笺

NO：

姓名		年龄		性别		科别	
门诊号		住院号				床位号	
诊断				日期			

Rp

硫酸阿托品注射液 0.5mg×1

Sig. 0.5mg　i.m

阿司匹林片　　0.3g×9

Sig. 0.3g　t.i.d　p.c

医师＿＿＿＿＿＿＿＿＿＿　　　　　　审核＿＿＿＿＿＿＿＿＿＿

药品金额＿＿＿＿＿＿＿　　调配＿＿＿＿　　核对＿＿＿＿＿＿＿

三、开写处方的规则和注意事项

1. 处方书写要求　处方必须在专用的处方笺上用钢笔书写，字迹要清晰，不得任意涂改，如有涂改，医生必须在涂改处签字或盖章，以示负责。

2. 药品名称

处方中每一药名应占一行，可用中文或拉丁语书写。拉丁语除前置词和连接词外，药名中的每一个词的词首字母都要大写，并且拉丁药名均用属格形式。若处方中药物较多时，应按主次药物顺序依次书写。

3. 药品用量

（1）用量数字　药品用量一律用阿拉伯数字书写，小数点应上下行对齐。并在整数后添加小数点和一个"0"。

（2）用量单位　药品的用量单位一般以药典规定的衡量单位为准。固体或半固体以克（g）为单位，液体以毫升（ml）为单位，处方中克（g）和毫升（ml）可以省略不写。如以其他单位（如毫克、微克等）则不能省略。

（3）用量限度　处方中药品应使用常用量，一般不应超过药典所规定的极量，如因医疗需要必须超过极量时，医生必须在剂量旁标出惊叹号（！）并签字或盖章，以示对患者安全负责，否则药房人员有权拒绝发药。

每张处方所开写的药物总量，一般以3天为宜，7天为限，慢性疾病或特殊情况下可适当增加。毒性药品及麻醉药品不得超过一日极量。

4. 急症处方　急症处方应在处方笺左上角加盖急字图章或写上 Cito!（急速地!）或 Statim!（立即!）字样，药剂人员见到此类处方应优先发药，不得延误。为便于识别和管理，急症处方笺是淡黄色、麻醉药品是淡红色，儿科是淡绿色，普通药品为白色。

403

中、西药应分处方开写。

5. 处方保管与销毁规则　普通处方、急诊处方、儿科处方保留 1 年，毒性药品、精神药品及戒毒药品处方保留 2 年，麻醉药品处方保留 3 年。销毁处方需经院长书面批准方能执行。

6. 处方调配规则　处方调剂与审核、配发药品的药剂人员，必须取得药学专业技术职务任职资格后方可上岗。药品在发给病人前必须双人核对。为确保发出的药品准确无误，发药人员必须由药师以上专业技术人员担任。药学技术人员对处方所列药品不能擅自更改或使用代用品。

调配处方过程中必须做到"三查六对"。三查：接方时查处方是否书写正确完整；调配时查药名、用法、用量与处方内容是否相符；发药时查配方与处方各项内容是否正确。六对：对患者姓名、性别、年龄；对药名、用法、用量；对用量与患者年龄是否相符；对是否有配伍禁忌或药物相互作用；对临床诊断与药品使用是否合理；对药品包装、标签、药袋书写与处方医嘱是否相符。

处方常用外文缩写词

缩写词	中文	缩写词	中文
aa	各	q. o. d.	隔日 1 次
ad	加	q. d.	每日 1 次
add	加至	b. i. d.	每日 2 次
q. s.	适量	t. i. d.	每日 3 次
a. m	上午，午前	q. i. d.	每日 4 次
p. m	下午	q. h.	每小时
饭前（服）	饭前（服）	q. 6h.	每 6 小时 1 次
p. c	饭后	q. 2d.	每 2 日 1 次
p. o. 或 o. s.	口服、经口	Pr. dos	顿服，一次量
p. r.	灌肠	p. r. n.	必要时（长期医嘱）
i. h.	皮下注射	s. o. s.	必要时（临时医嘱）
i. m.	肌内注射	stat！（st.）	立即
i. v.	静脉注射	cito！	急速地
i. v. gtt 或 i. v. drip	静脉滴注	lent！	慢慢地
h. s.	睡时	Co. 或 Comp.	复方的
q. n.	每晚	M. f.	混合，制成
q. m.	每晨	Rp.	取
us int.	内服	sig. 或 s.	标记（用法）
us ext.	外服	Inj.	注射剂
Pr. ocul.	眼用	Tab.	片剂
Pr. aur.	耳用	Caps.	胶囊剂
Pr. nar.	鼻用	Ung. Oint.	软膏剂
O. D.	右眼	Ocul.	眼膏剂
O. S. （或 O. L.）	左眼	Aur.	滴耳剂
O. U.	双眼	Nar.	滴鼻剂
Amp.	安瓿	Gtt.	滴眼剂
U.	单位	Syr.	糖浆剂
I. U.	国际单位	Sol. 或 Liq	溶液剂
A. S. T.	皮试后	Mist. 或 M.	合剂
Aq. Dest	蒸馏水	Tinct. 或 Tr.	酊剂

四、处方种类

1. **医疗处方**　指医生根据患者的医疗需要开写的处方，在医疗实践中此类处方居多。

2. **法定处方**　指国家药典和部颁标准收载的处方，具有法律效力。它的应用范围很广，适用于全国。生产部门应严格按照法定处方规定的药品种类、剂量和剂型、规格、含量等进行配制生产。

3. **协定处方**　由医师与药剂人员协商制定的处方。它只适用于制定该协定处方的医疗单位，多为应用量大或适合做成预备制剂的处方。一般在本单位内使用，也可由几个医院联合协商制定，在几个医院内部使用。

附录三　处方药与非处方药

目前世界上大多数国家和地区通过立法或发布法规将药品划分为处方药和非处方药，对药品生产、销售和使用实行分类管理，以保证用药安全、有效及使用方便。我国也是实行药品分类管理的国家之一。现将药品的分类管理简介如下。

一、处方药

（一）概念

处方药是指凭执业医师或助理执业医师处方才可调配、购买和使用的药品。

（二）分类

根据处方药零售、使用上的限制不同，可将处方药分为：①患者不可自行用药，必须由医师使用或在医院由医师监控下使用的且社会药店不可零售的处方药，如一类精神药品、麻醉药品、放射性药品、堕胎药米非司酮等；②患者不可自行用药，必须由医师、医疗技术人员使用，社会药店可零售的处方药，如注射给药的处方药；③患者可按处方和医嘱自行用药，社会药店可零售的处方药，如口服抗生素等。

二、非处方药

（一）概念

非处方药是指不需执业医师或助理执业医师处方即可自行判断、购买和使用的药品。美国把非处方药又称柜台发售药品（Over The Counter drugs，OTC），所以世界各国都把非处方药简称为OTC。日本则称为"一般用医药品"或"大众药"，公众可直接从药房、药店等处购得，并在自我判断基础上使用的药物。

（二）分类

由于安全性、稳定性和使用复杂程度的不同，非处方药的零售渠道和管理规则也不同，可将非处方药分为以下两类。

1. **甲类非处方药**　只能在具有《药品经营许可证》、配备执业药师或药师以上药学技术人员的社会药店、医疗机构药房零售的非处方药。

2. **乙类非处方药**　是指除社会药店和医疗机构药房外，还可以在经过批准的普通零售商店零售的药品。

三、处方药与非处方药管理办法的主要内容

（1）国家食品药品监督管理局负责非处方药的遴选、审批、发布和调整工作。

（2）非处方药的包装必须印有国家指定的非处方药专有标识，每个销售基本单元

包装必须有标签与说明书。

（3）非处方药的标签和说明书，必须经国家食品药品监督管理局批准，除附合规定外，用语应当科学、易懂，便于消费者自行判断、选择和使用。

（4）医疗机构根据医疗需要，可以决定或推荐、使用非处方药。

（5）乙类非处方药可以在经省级药品监督管理部门或经授权的药品监督管理部门批准的药品专营企业以外的商业（如超市、宾馆、副食品店等）中零售。

（6）非处方药经批准可在大众传播媒体上进行广告宣传，处方药只准在专业性医药报刊上进行广告宣传。

（7）处方药可以继续在社会零售药店中销售，但必须凭医生处方才能购买使用。

处方药与非处方药的关系不是一成不变的，非处方药主要来自处方药，一般情况下，如果处方药经长期（通常是 6～10 年）临床实践被证明是安全有效、使用方便、价格低廉、即使是非医疗专业人员也能使用，经药政管理部门批准即可转为非处方药。当处方药转为非处方药后，在适应证及剂量上都有所改变，甚至同一药品由于剂型与剂量的不同也可分为处方药与非处方药。

（王培忠）

参 考 文 献

1 张大禄．药理学．第4版．北京：人民卫生出版社，2001

2 张洪全．医用护理药理学．北京：科学出版社，2000

3 范照东．药理学．郑州：郑州大学出版社，2004

4 丁全福．药理学．第4版．北京：人民卫生出版社，2002

5 孙定人等．国家临床新药集．北京：中国医药科技出版社，2001

6 周宏灏．药理学（中科院教材建设委员会规划教材）．北京：科学出版社，2003

7 杨宝峰．药理学（卫生部规划教材第6版）．北京：人民卫生出版社，2006

8 陈新谦等．新编药物学．第15版．北京：人民卫生出版社，2003

9 江明性．新编实用药物学．第2版．北京：科学出版社，2004